眼科検査の
グノーティ・セアウトン

この検査では，ここが見えない

編集 山下英俊
谷原秀信

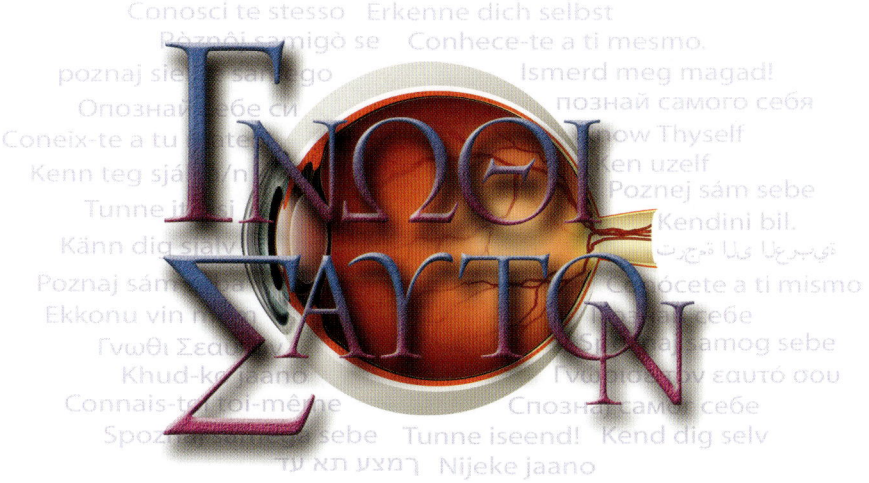

シナジー

編集協力

金子　　優　山形大学医学部眼科学講座
小泉　範子　同志社大学生命医科学部医工学科
後藤早紀子　山形大学医学部眼科学講座
今野　伸弥　山形大学医学部眼科学講座
中馬　秀樹　宮崎大学医学部感覚運動医学講座眼科学分野
原　　竜平　熊本大学大学院生命科学研究部視機能病態学分野
本庄　　恵　東京都健康長寿医療センター眼科

序

　名医とは，鑑別診断がきちんとできる医師，いろいろな状況の裏にある問題点を正確に把握して的確な治療の方向性を提示することのできる医師のことをさすのではないでしょうか．現代医学は，ライフサイエンス，テクノロジーの発展によって極めて大きな進歩をみせ，多くの知見が蓄積されています．それが近年のIT（情報技術）の進展でデータベース化され，いつでも，ほぼ制限なく使える状態になりました．しかし，これらの情報からは，それぞれに異なる個々の患者さんの診断に至るための具体的な必要性，重要性は見えにくいものです．同じ情報でも，場合により臨床的な意味，意義が変化しうるからです．このため，目の前の患者さんにとっての最善の治療を求めて多くの情報を取捨選択し，インテグレートして的確な検査・診断と治療方針を決定する必要がありますが，これは機械には困難なことです．やはり人がその能力を磨いて当たらなければなりません．イメージとして，囲碁や将棋のプロ棋士にコンピュータが到底かなわないのと似ています．われわれ臨床医は，このようにコンピュータにはできない高度な判断を日々患者さんのために行っていますが，それを正しく行うためには，やはり不断の研鑽が必要です．

　本書はこのような理由から，まず眼科診療のうち診断能力の向上を目指すために読む本として企画されました．なかでも，日常診療で行われる臨床検査の重要性に着目し，その適切な選択，効果的な用い方と情報の見方について記述することを目的としています．

　本書の表題にある「グノーティ・セアウトン（gnothi seauton）」とは，古代ギリシャの格言で"汝自身を知れ"という意味をもつ言葉です．デルフォイのアポロン神殿に刻まれた銘としても知られ，ソクラテスがモットーとしたとも伝えられています．自分がこれまでに獲得した技量や能力を過信することなく，常に新たな知に対して謙虚であれ，という自戒のこめられた言葉といえるでしょう．そして，"この検査では，ここが見えない"という副題が示すように，本書では，日常検査での過信や惰性を戒めつつ，いつもとは少し違った視点から眼科検査を見つめ直して，検査の思わぬ落とし穴や見逃しがちなポイントを考えてみよう，という主旨で項目が集められています．これらの項目は，百科辞書的に網羅的に提示されているものではなく，それぞれの分野のエキスパートの先生方が，想定される日常診療におけるプライオリティに基づいて選抜したものとなっています．眼科分野での広範な検査，診断の中から，その本質につながる問題を提起し，基礎から学びつつコンセプトを理解できるようなテーマ設定と記述内容を心がけました．

　本書が診断上の疑問を明らかにしたり，これまで気づかなかった視点を提供するなど，読者の日常診療に資するものとなれば幸いです．

2010年10月

山形大学医学部眼科学教室 教授
山下英俊

熊本大学大学院生命科学研究部視機能病態学分野 教授
谷原秀信

眼科検査のグノーティ・セアウトン
Contents

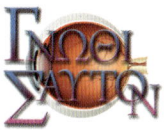

序 ———————————————————————————— 山下英俊／谷原秀信　iii

1. 視機能・斜視弱視　　　　　　　　　　　　　　　　　　　　　　　　　　1

正面視だけの検査では，交代性上斜位，下斜筋過動症，その合併を見逃すことがある ── 河野尚子，中馬秀樹　2
Goldmann視野検査では半側空間無視を見落とすことがある ──────────── 中馬秀樹　5
交代遮蔽検査では微小斜視角を見落とすことがある ─────────── 杉本貴子，中馬秀樹　9
眼球運動検査だけでは正確な麻痺筋の同定ができないことがある ──────── 三村　治　12
同名性孤立暗点は，静的視野検査スクリーニングでは見落とすことがある ──── 中馬秀樹　16
自動視野計で標準的に用いられているプログラム30-2のみでは，すべての視野障害を評価できない ── 松本長太　19
輻湊後退眼振は，普通の眼球運動検査では見落とすことがある ─────── 中馬秀樹　21
通常の視診では見落としてしまう中枢眼球運動異常のサイン─眼のゆれ─ ───── 鈴木康夫　23
眼位検査だけで判断すると斜偏位（skew deviation）を滑車神経麻痺と間違うことがある ── 宮本和明　26
眼球を牽引するだけでは，斜筋のForced duction testの正確な評価ができない ───── 佐藤美保　29
コカイン点眼試験以外に，Horner症候群の診断ができるものがある ─────── 石川　均　31
レチノスコープでは，検眼レンズを使えない状況でも屈折を推定することができる ── 不二門尚　35
抗体検査やテンシロンテストだけでは，眼筋無力症の同定ができないことがある ── 三村　治　37

2. 角膜・結膜　　　　　　　　　　　　　　　　　　　　　　　　　　　　　41

眼表面の上皮系腫瘍病変を把握するためには，
　スリットランプによる直接観察法よりもフルオレセイン染色が有用である ──── 小泉範子　42
角膜上皮の細胞膜障害は，
　フルオレセイン染色直後にはわからない（透過性亢進によるdelayed staining） ── 井上幸次　45
Fleischer輪を細隙灯顕微鏡で観察するとき，
　ディフューザーでは見えないがコバルトフィルターなら見える ─────── 井上幸次　47

アルカリ外傷の受傷直後のフルオレセイン染色では，
　重症度を正確に判定できないことがある ── 稲富　勉　48

円錐角膜疑いの診断にはビデオケラトスコープが適しているが，
　高度円錐角膜の診断には不適である ── 渕端　睦，前田直之　51

結膜の障害は，フルオレセイン染色とコバルトブルーフィルターによる観察では見落とすことがある ── 横井則彦　55

点眼麻酔を行ったSchirmer試験（Schirmer I法変法）では，
　反射性涙液分泌機能は評価できない ── 加藤直子　57

角膜上皮浮腫や細胞浸潤は，
　スリットランプ（細隙灯）の直接観察法では見逃すことがある ── 近間泰一郎　60

通常のスリットランプ（細隙灯）による診察では，眼瞼内反や結膜弛緩症を見落とすことがある ── 横井則彦　64

角膜浸潤と瘢痕の鑑別には虹彩反帰光法を活用する ── 宇野敏彦　67

アレルギー検査の弱点：各種検査の長所と短所 ── 福島敦樹　69

角膜上皮にびらんを認めない再発性角膜上皮びらんがある ── 加治優一　72

アカントアメーバ角膜炎の初期では角膜生検検体を検鏡しても病原体が見つかりにくい ── 加治優一　78

過去の屈折矯正手術の種類（LASIKまたはPRK）を判別するには，スリットランプによる
　直接観察法よりも，フルオレセイン染色を用いた角膜モザイクのパターンが有用である ── 小林　顕，横川英明　83

スリットランプ（細隙灯）ではわからない角膜内皮異常，
　滴状角膜と見分けのつかない角膜内皮異常がある ── 山田昌和　87

起床時に症状があっても診察時には所見がない角膜疾患がある ── 山田昌和　90

ノンコンタクトマイボグラフィーでここが見える！：スリットランプ（細隙灯）に付属させた
　ノンコンタクトマイボグラフィーはMeibom腺の形態を非侵襲的に簡単に観察できる検査法である ── 有田玲子　92

3. 水晶体　97

知っているつもりで知らないことが多い調節検査 ── 浅川　賢，石川　均　98

あなたは収差をどこまで理解していますか？：
　収差の検査方法と，収差を考慮した検査結果の読み方 ── 宮井尊史　102

翼状片-白内障同時手術の功罪：いくら綿密に術前検査をしても，
　同時手術だとIOL度数はずれる．そのときの計算方法は？ ── 森　洋斉　108

眼軸長測定：AモードとIOLマスター™の使い分け ── 須藤史子　111

測定検者によるA定数の違い：鵜呑みにはできない検査結果 ── 須藤史子　115

眼軸長が測定しにくい患者の検査方法：
　片眼手術患者や強度近視患者の術後度数を検査で決めるには ── 黒坂大次郎　119

オートケラトメータの盲点：LASIK術後, 角膜手術後の角膜には補正が必要である	渕端 睦, 前田直之	122
多焦点眼内レンズ挿入時の瞳孔径検査の意義と注意点	林 研	127
多焦点眼内レンズ挿入眼の視機能検査	柴 琢也	131

4. 緑内障　　　　　　　　　　　　　　　　　　　　　　　　　　　　　　　135

眼底検査：緑内障に特徴的な視神経乳頭と網膜神経線維層の変化について	福地健郎	136
眼圧検査：眼圧測定に影響する因子と眼圧の自然変動	川瀬和秀	140
閉塞隅角眼の隅角検査：何が見えて何が見えないのか？そして何を"みる"べきか	酒井 寛	144
視野検査：早期緑内障診断に有用な視野検査の使い分け	庄司信行	148
緑内障診断における画像解析装置による視神経乳頭・網膜神経線維層の解析： 　HRT, GDx（VCC ECC）, OCT（タイムドメイン, スペクトラムドメイン）の欠点, 利点	板谷正紀	153
Humphrey視野計による緑内障の視野進行評価の注意点と限界	富所敦男	159
前眼部OCTはUBMの代わりになるか？ 　前眼部OCTでわかること, UBMでわかることの違い	広瀬文隆, 栗本康夫	162
隅角鏡検査, 隅角画像検査, 隅角機能的検査：それぞれの利点と欠点	栗本康夫	165
耳側視野欠損：緑内障か？　非緑内障か？	木村泰朗	169
同一の検査プログラム（検査配置点）だけでは 　早期緑内障の視野障害を検出できないことがある	大久保真司, 杉山和久	173
眼圧測定の使い捨てプリズムは, 何を用いても構わないのか？	中村 誠, 平井宏二	176
視野のスコア分類は, 日常診療に適用すべきなのか？	中村 誠, 中 真衣子	178

5. 網膜・硝子体　　　　　　　　　　　　　　　　　　　　　　　　　　　181

硝子体の見方：後部硝子体剥離とラクナの見分け方	大谷倫裕	182
黄斑部の網膜剥離と網膜色素上皮剥離： 　加齢黄斑変性・中心性漿液性網脈絡膜症・急性期のVogt-小柳-原田病の鑑別	大久保明子	185
周辺部の網膜裂孔はどうやってさがすか？	井上 真	189
未熟児網膜症の眼底検査で見逃してはいけないポイントは？	平岡美依奈	193
黄斑円孔と黄斑前膜の見分け方：OCTがなくても推察するポイント	坂口裕和	196

サイトメガロウイルス網膜炎と急性網膜壊死関連網膜疾患をPCRなしで推察するポイント	箕田　宏	198
糖尿病網膜症でフルオレセイン蛍光眼底検査なしで新生血管を推察するポイント	福嶋はるみ，加藤　聡	202
糖尿病黄斑浮腫をOCTなしで推察するコツ	船津英陽，野間英孝	205
網膜中心静脈閉塞症に伴う黄斑浮腫：検査と視機能評価のポイント	野間英孝，船津英陽	209
加齢黄斑変性とその類縁疾患を見分ける	飯田知弘	212
正常眼底に見えても視力が低下する網膜疾患がある	近藤峰生	215
網膜色素変性関連疾患をどう見分けるか？	和田裕子	217
網膜の機能を検査すると，網膜の診断がとてもやさしくなる：網膜電図の効力	町田繁樹	224
後極部の漿液性網膜剥離：中心性漿液性脈絡網膜症と早合点しないで	辻川明孝	230
OCTなしで強度近視の黄斑分離をいかにして疑うか	島田典明	235
網膜が薄くてわかりにくい強度近視の黄斑部出血の見分け方	大野京子	237
フルオレセイン蛍光造影に見られる旺盛な色素の漏れは，加齢黄斑変性の脈絡膜新生血管の可能性がある	湯澤美都子	241

6. ぶどう膜　　　　　　　　　　　　　　　　　　　　　　　　　　　　　　　　245

眼外結核病巣が証明されない場合，結核性ぶどう膜炎と診断するために必要な補助検査は？	竹内　大	246
初診でぶどう膜炎を診たときに必要なことは？	竹内　大	249
慢性・再発性ぶどう膜炎のマネジメント	竹内　大	253
HLA検査の適正な使用方法	澁谷悦子，水木信久	258
Vogt-小柳-原田病と多発性後極部網膜色素上皮症の蛍光眼底造影における鑑別ポイント	髙橋寛二	263
サルコイドーシスの診断基準が変わった：診断には検査を反復施行することが重要である	石原麻美	266
ぶどう膜炎における血液検査オーダー（ぶどう膜炎セット）のポイント	岩橋千春，大黒伸行	271
PCR法の利点・欠点（定性PCR，RT-PCR，multiplex PCR，real-time PCR，broad-range PCR）	杉田　直	274
水痘・帯状疱疹ウイルス感染による内眼炎の重要度を調べるには，VZV皮内反応が有用である	毛塚剛司，臼井嘉彦	278
急性網膜壊死に硝子体手術を行うタイミングと方法	後藤　浩	280
眼内液（前房水，硝子体液）検査の実際と限界	園田康平	283
隅角結節と周辺虹彩前癒着の密接な関係：細隙灯顕微鏡検査から	南場研一	285

7. 視神経　289

真のうっ血乳頭と，偽性うっ血乳頭やその他の乳頭腫脹の鑑別は，MRIでは困難である ── 中馬秀樹　290

相対的入力瞳孔反射異常（RAPD）だけで判断すると球後視神経症と間違いやすい疾患がある ── 田口　朗　293

視神経乳頭陥凹だけで判断すると緑内障と間違う視神経疾患がある ── 吉冨健志　296

MRIでは原因がわからないうっ血乳頭がある ── 橋本雅人　299

外傷性散瞳が合併していても相対的入力瞳孔反射異常（RAPD）は判断できる ── 尾﨑峯生　302

危険な複視 ── 尾﨑峯生　305

上方視神経低形成の診断ポイント ── 尾﨑峯生　309

8. 外眼部（涙囊・涙道・眼窩など）　315

眼窩悪性リンパ腫はCT，MRIなどの画像上は
　浸潤性の増殖を示すとされているが，境界鮮明で孤立性のものもある ── 髙村　浩　316

涙囊部悪性腫瘍の初期は涙囊炎との鑑別が困難である．
　臨床経過や涙洗の所見で腫瘍を疑う ── 髙村　浩　318

上方視，下方視時の眼瞼の動きのみでは，眼瞼挙筋機能を
　正しく評価できない症例がある．正確な眼瞼挙筋機能はMRIで評価できる ── 兼森良和　320

眼内悪性リンパ腫の臨床診断と切除硝子体による確定診断の方法 ── 後藤　浩　322

松尾による代償期の腱膜性眼瞼下垂症（腱膜すべり症）の
　診断に睫毛クリップ負荷テストも有用である ── 栗橋克昭　327

涙液分泌テストとしては5分測定のSchirmer濾紙法よりも
　5～10秒測定の濾紙法，綿糸法，チューブ加綿糸法が有用である ── 栗橋克昭　335

涙道通過障害の諸検査と治療選択 ── 栗原秀行　341

インドシアニングリーン蛍光造影の血管拡張や蛍光漏出などの異常所見は，見間違えやすい ── 森　圭介　345

索引 ── 351

執筆者一覧 (執筆順)

河野　尚子	宮崎大学医学部感覚運動医学講座眼科学分野
中馬　秀樹	宮崎大学医学部感覚運動医学講座眼科学分野
杉本　貴子	宮崎大学医学部感覚運動医学講座眼科学分野
三村　治	兵庫医科大学眼科学教室
松本　長太	近畿大学医学部眼科学教室
鈴木　康夫	手稲渓仁会病院眼窩・神経眼科センター
宮本　和明	京都大学大学院医学研究科眼科学
佐藤　美保	浜松医科大学眼科学教室
石川　均	北里大学医療衛生学部視覚機能療法学
不二門　尚	大阪大学大学院医学系研究科・医用工学講座感覚機能形成学
小泉　範子	同志社大学生命医科学部医工学科
井上　幸次	鳥取大学医学部視覚病態学
稲富　勉	京都府立医科大学眼科学教室
渕端　睦	大阪大学医学部眼科学教室
前田　直之	大阪大学医学部眼科学教室
横井　則彦	京都府立医科大学眼科学教室
加藤　直子	慶應義塾大学医学部眼科学教室
近間泰一郎	山口大学大学院医学系研究科眼科学
宇野　敏彦	愛媛大学大学院感覚機能医学講座視機能外科学分野
福島　敦樹	高知大学医学部眼科学教室
加治　優一	筑波大学大学院人間総合科学研究科眼科学分野
小林　顕	金沢大学大学院医学系研究科視覚科学
横川　英明	金沢大学大学院医学系研究科視覚科学
山田　昌和	国立病院機構東京医療センター感覚器センター
有田　玲子	伊藤医院
浅川　賢	北里大学医療衛生学部視覚機能療法学
宮井　尊史	東京大学医学部附属病院眼科
森　洋斉	宮田眼科病院
須藤　史子	東京女子医科大学眼科
黒坂大次郎	岩手医科大学医学部眼科学講座
林　研	林眼科病院
柴　琢也	東京慈恵会医科大学眼科学講座
福地　健郎	新潟大学大学院医歯学総合研究科感覚統合医学講座視病態学分野
川瀬　和秀	岐阜大学大学院医学系研究科眼科学
酒井　寛	琉球大学医学部附属病院眼科
庄司　信行	北里大学医療衛生学部視覚機能療法学
板谷　正紀	京都大学大学院医学研究科眼科学
富所　敦男	東京大学医学部眼科学教室
広瀬　文隆	神戸市立医療センター中央市民病院眼科
栗本　康夫	神戸市立医療センター中央市民病院眼科
木村　泰朗	上野眼科医院・順天堂大学眼科
大久保真司	金沢大学医薬保健研究域医学系視覚科学（眼科学）
杉山　和久	金沢大学医薬保健研究域医学系視覚科学（眼科学）
中村　誠	神戸大学医学部眼科教室
平井　宏二	神戸大学医学部眼科教室
中　真衣子	神戸大学医学部眼科教室
大谷　倫裕	群馬大学医学部眼科学教室
大久保明子	うのき眼科
井上　真	杏林アイセンター
平岡美依奈	小金井眼科クリニック
坂口　裕和	大阪大学医学部眼科学教室
箕田　宏	とだ眼科
福嶋はるみ	JR東京総合病院眼科
加藤　聡	東京大学医学系研究科外科学専攻感覚・運動機能医学講座眼科学
船津　英陽	東京女子医科大学八千代医療センター眼科
野間　英孝	東京女子医科大学八千代医療センター眼科
飯田　知弘	福島県立医科大学医学部眼科学講座
近藤　峰生	名古屋大学大学院医学系研究科感覚器障害制御学
和田　裕子	わだゆうこ眼科クリニック
町田　繁樹	岩手医科大学医学部眼科学教室

辻川　明孝	京都大学大学院医学研究科眼科学
島田　典明	東京医科歯科大学眼科学教室
大野　京子	東京医科歯科大学医歯学総合研究科眼科学
湯澤美都子	日本大学医学部眼科
竹内　大	防衛医科大学校眼科学講座
澁谷　悦子	横浜市立大学医学部眼科学教室
水木　信久	横浜市立大学医学部眼科学教室
髙橋　寛二	関西医科大学眼科学教室
石原　麻美	横浜市立大学医学部眼科学教室
岩橋　千春	大阪労災病院眼科
大黒　伸行	大阪厚生年金病院眼科
杉田　直	東京医科歯科大学医学部眼科学教室
毛塚　剛司	東京医科大学眼科学教室
臼井　嘉彦	東京医科大学眼科学教室
後藤　浩	東京医科大学医学部眼科学教室
園田　康平	山口大学大学院医学系研究科眼科学
南場　研一	北海道大学大学院医学研究科眼科学分野
田口　朗	大阪赤十字病院眼科
吉冨　健志	秋田大学大学院医学系研究科眼科学講座
橋本　雅人	札幌医科大学眼科学教室
尾﨑　峯生	尾﨑眼科/宮崎大学医学部眼科
髙村　浩	公立置賜総合病院眼科
兼森　良和	カネモリ眼科形成外科クリニック
栗橋　克昭	栗橋眼科
栗原　秀行	栗原眼科病院
森　圭介	埼玉医科大学病院眼科

1.
視機能・斜視弱視

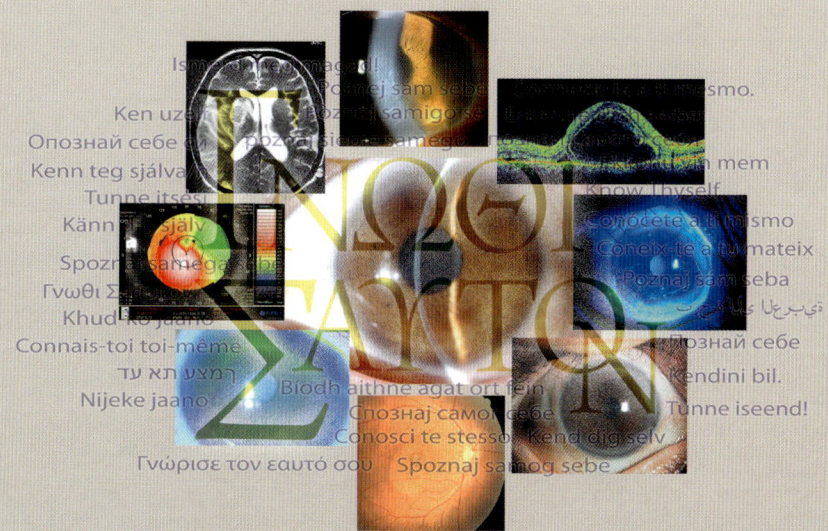

正面視だけの検査では，交代性上斜位，下斜筋過動症，その合併を見逃すことがある

河野尚子，中馬秀樹
宮崎大学医学部感覚運動医学講座眼科学分野

交代性上斜位と下斜筋過動症の検出法

交代性上斜位や下斜筋過動症は，通常の正面視だけでの検査ではその存在または合併を見逃すことがあるため，face turn での遮蔽試験が有用である．以下にそれぞれの特徴と検出方法を述べる．

交代性上斜位の特徴

> 交代遮蔽試験で検出できる．

交代性上斜位は，正面位にて片眼を遮蔽すると遮蔽眼が上転，外転，外方回旋する現象である．これらの現象は，疲労時やぼうっとしているときには自然と現れることもある．これは，真の上斜視ではない．なぜなら，非遮蔽眼が下斜視を呈さないからである．交代性上斜位は両眼性で，しばしば非対称性である．通常は交代遮蔽試験にて検出される両眼性の上斜位となる（1 a, b）．つまり，正面位にて片眼を遮蔽し，もう片眼で固視させる．遮蔽を片眼に移動させると，遮蔽が解除された眼が上転位から降りてきて正面固視する．これを交互に繰り返すと，開放された眼が上方から降りてくるのが両眼に観察される．したがって，Hering の法則には従わない．交代性上斜位は，先天内斜視に合併することが多いが，他の両眼視機能が障害されときにも起こる．

下斜筋過動症の特徴

> head-tilt test で原発性か続発性かの鑑別ができる．

下斜筋過動症は，原発性と続発性に分けられる．続発性は，先天上斜筋麻痺によるものである．原発性は，先天内斜視に伴うもの，外斜視に伴うもの，斜視がなく，単独で起こるものがある．原則

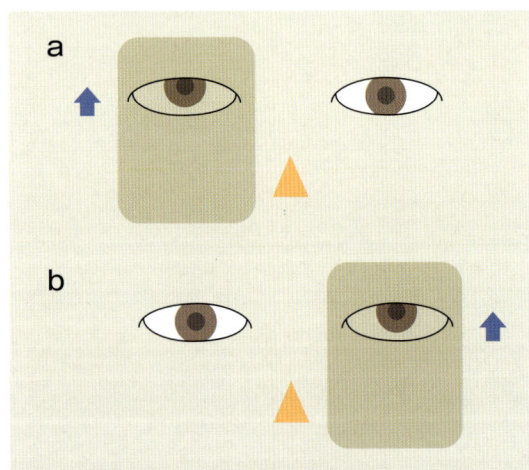

1 交代性上斜位の交代遮蔽試験
a：右眼を遮蔽すると，右眼の上方変位が見られる．
b：左眼を遮蔽すると，左眼の上方変位が見られる．

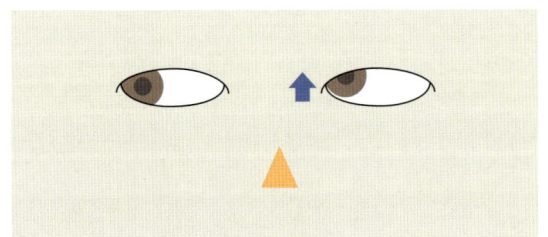

2 下斜筋過動症の眼球運動所見
側方視時に内転眼が上転する動きが見られる．

1. 視機能・斜視弱視

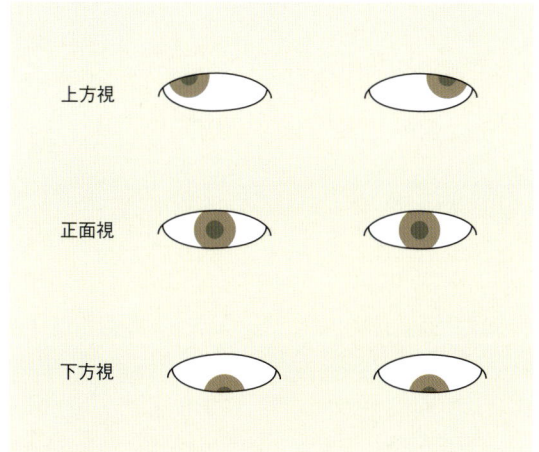

3 原発性下斜筋過動症

V型斜視のタイプで，上方視で外斜が大きくなる，いわゆるY型．原発性の下斜筋過動症を示唆する．実際には，眼位で判断する．

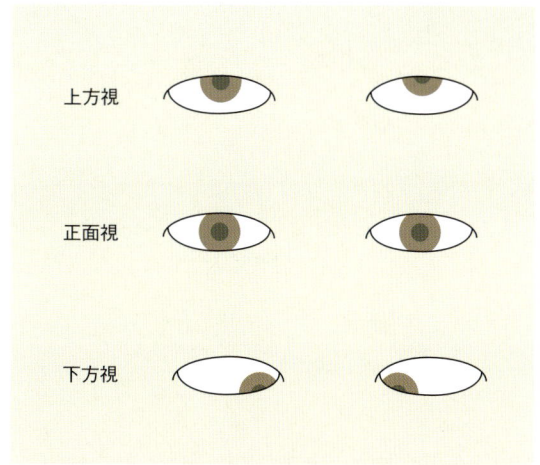

4 先天上斜筋麻痺による続発性下斜筋過動症

V型斜視のタイプで，下方視で内斜が大きくなる，いわゆる矢印型．先天上斜筋麻痺による続発性下斜筋過動症を示唆する．実際には，眼位で判断する．

として両眼性で，非対称性のものも見られる．臨床的な所見は，内転時に内転眼が上方変位し（**2**），加えてV型斜視を呈し，両眼倒像鏡で上転時の外方回旋が見られる．対称性のものは，正面視で眼位ずれは見られない．

原発性か先天上斜筋麻痺による続発性かの鑑別はhead-tilt testによる．head-tilt testが陰性であれば原発性で，陽性であれば続発性である．V型斜視のタイプも鑑別に有用である．原発性では上方視で外斜が大きくなる，いわゆるY型を示し（**3**），先天上斜筋麻痺による続発性であれば，下方視で内斜が大きくなる，いわゆる矢印型を示す（**4**）．

交代性上斜位と下斜筋過動症の鑑別

> 合併例もあり，通常の検査では鑑別が難しい．

下斜筋過動症は，水平眼球運動時に内転眼が上転する動きである．交代性上斜位は，片眼を遮蔽すると，遮蔽眼が上転する動きである．ところが，交代性上斜位でも水平眼球運動時に内転眼が鼻や内眼角で遮蔽され，内転眼が上転する．また，下

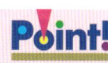

重要な交代性上斜位と下斜筋過動症の鑑別

交代性上斜位と下斜筋過動症の治療法はまったく異なり，通常，交代性上斜位には両眼大量上直筋後転術，下斜筋過動症には下斜筋後転術が，交代性上斜位と下斜筋過動症の合併例には下斜筋前方移動術が行われる．また，交代性上斜位と下斜筋過動症の合併例に交代性上斜位の治療をすると下斜筋過動症を悪化させ，逆に下斜筋過動症の治療をすると交代性上斜位を悪化させる．したがって，両者がそれぞれ単独で存在するのか，合併しているのかの鑑別は重要である．

斜筋過動症と交代性上斜位はしばしば合併する．交代性上斜位と下斜筋過動症が合併していると，水平方向の眼球運動時に上下ずれが相殺され，下斜筋過動症が検出されにくい．それぞれ非対称性のこともあり，実地臨床では，それぞれ単独で存在するのか，合併しているのかの鑑別が難しいことが多い（⇒**Point!**）．

具体的な鑑別法

> 側方視での遮蔽-非遮蔽試験が有用．

実際の検査例を以下に示す．たとえば，左方視させた場合，外転している左眼を遮蔽し，内転

1. 視機能・斜視弱視

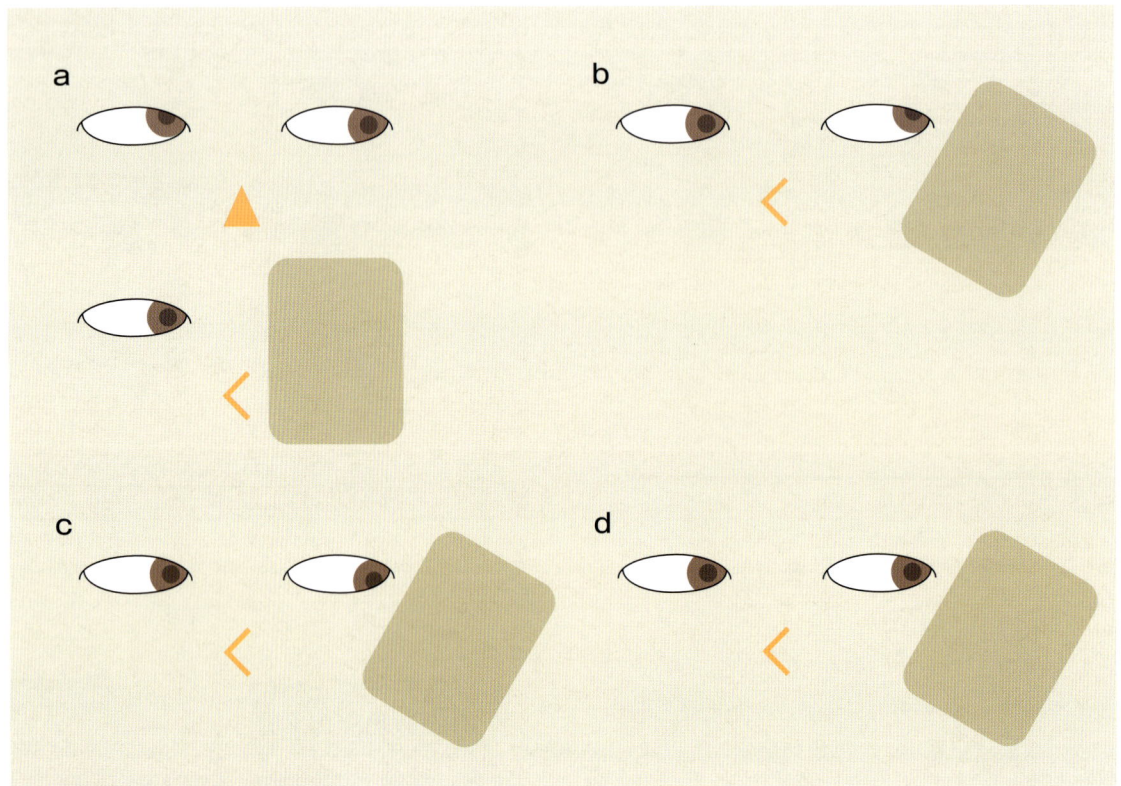

5 側方視での遮蔽-非遮蔽試験

a：左方視させた場合（上段），外転している左眼を遮蔽し，内転している右眼で固視させる．その後，遮蔽を解除し，同時に外転している左眼の位置を観察する．
b：交代性上斜位．眼球が上転している．
c：下斜筋過動症．眼球が下転している．
d：交代性上斜位と下斜筋過動症の合併例．眼球に上下偏位がない．

ている右眼で固視させる（5a）．その後，遮蔽を解除し，同時に外転している左眼の位置を観察する．すなわち，

① 眼球が上転した状態→交代性上斜位（5b）
② 眼球が下転した状態→下斜筋過動症（5c）
③ 眼球に上下偏位がない状態→交代性上斜位＋下斜筋過動症（5d）

となる．

■引用文献

1. Wright KW: Oblique dysfunction. Wright KW, Spiegel PH (editors): Pediatric Ophthalmology and Strabismus, 2nd ed., Springer, New York, 2003; p. 234-249.

Goldmann視野検査では半側空間無視を見落とすことがある

中馬秀樹
宮崎大学医学部感覚運動医学講座眼科学分野

同名半盲と半側空間無視

> 同名半盲と半側空間無視は障害領域が異なり，日常生活上の不自由さがまったく異なるので，鑑別は重要である．

　同名半盲は，後頭葉視皮質の障害による（**1a**）視野を中心とした半盲である．半側空間無視は，頭頂葉の障害による（**2a**）身体を中心とした半側空間の無視である．一般に行われている動的，または静的視野検査は，身体を正対させた状態で施行するため，同名半盲（**1b**），半側空間無視（**2b**）ともに同名半盲と診断されやすい．

　しかし，両者の鑑別は重要である．なぜなら，同名半盲と半側空間無視では日常生活の不自由さがまったく異なり，半側空間無視では専門的リハビリテーションが必要だからである．また，欧米のある地域では同名半盲の患者には運転も認められている．しかし，半側空間無視の患者は，程度がごく軽度でも，何を見失っているかに気づかないため運転は禁忌である．したがって，両者の鑑別は重要なのである（⇒**Point!**）．

次に行うべき検査

> Goldmann視野検査も通常法と身体を正対させたまま眼球のみで右方視させた検査を行う．

　次に行うべき検査は，対座法視野検査である．左半盲患者を例に，方法などについて述べる．
　対座法を用いて，被検者の身体を正対させた状態で左の半盲を確認後（**3a**），検者は被検者の右側に移動し，被検者は身体を正対させたまま眼球のみを右方視，つまり検者を固視させて，対座法を行う（**4a**）と，同名半盲では視野中心の半

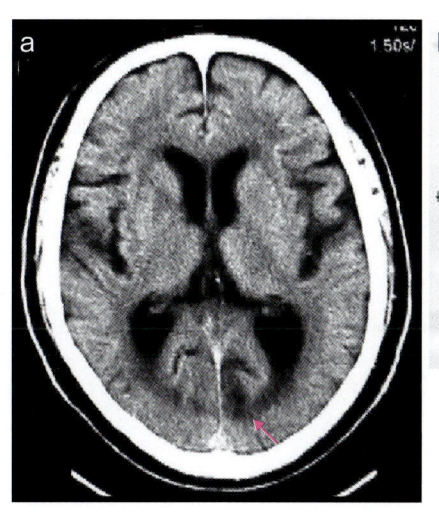
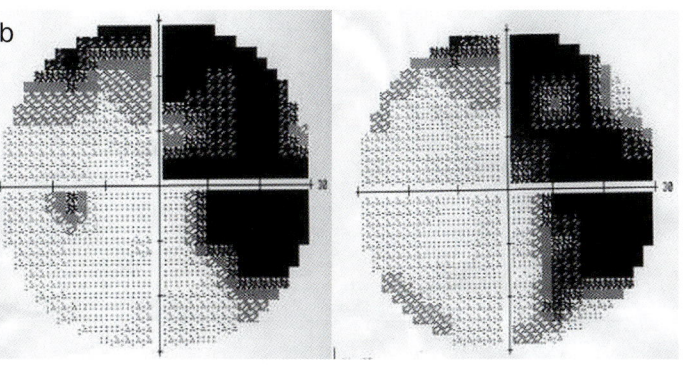

1 同名半盲の頭部CT画像と視野検査
a：頭部CT画像．左後頭葉に梗塞性病変を認める（→）．
b：Humphrey視野検査．右同名半盲を認める．

1. 視機能・斜視弱視

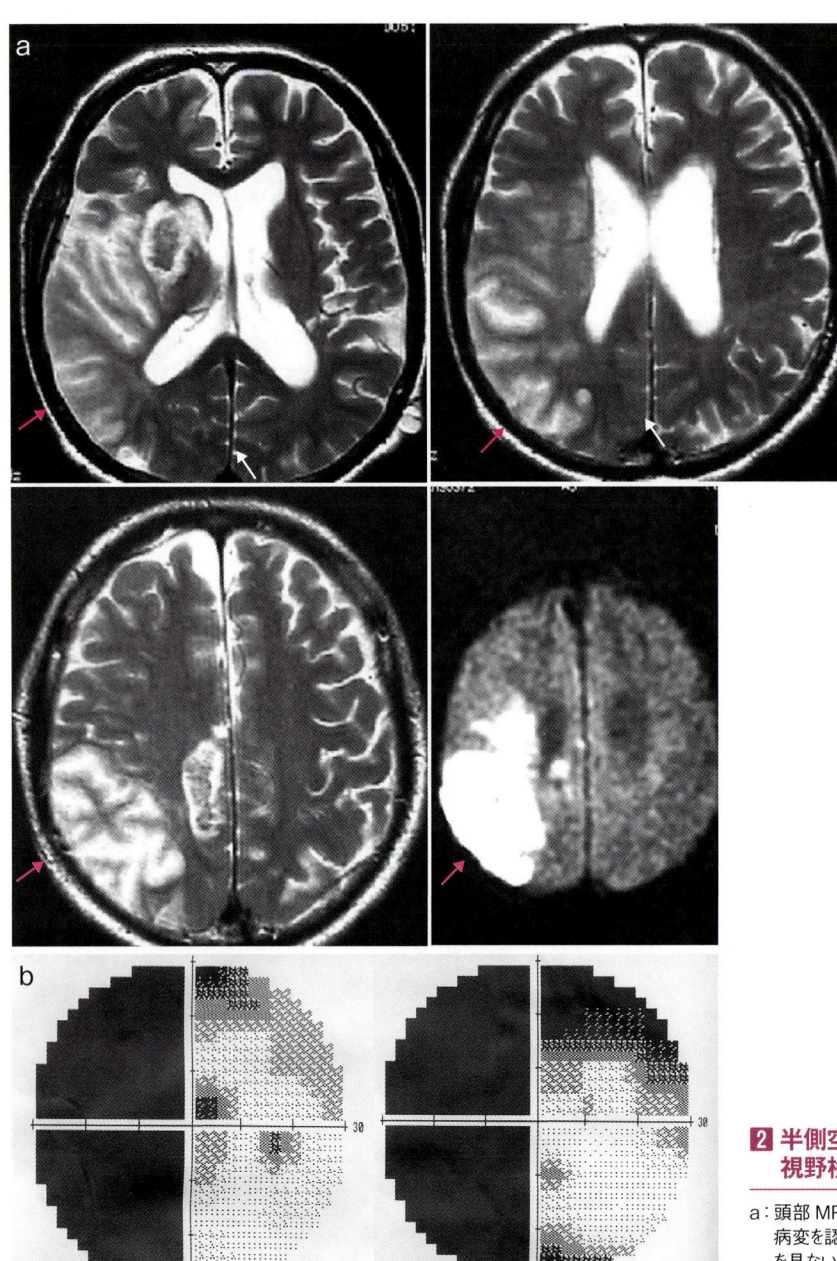

2 半側空間無視の頭部MRI画像と視野検査

a：頭部MRI T2強調画像．右頭頂葉に梗塞性病変を認める（→）が，後頭葉視皮質は異常を見ない（⇒）．
b：Humphrey視野．左同名半盲を認める．

Point! 半側空間無視を見落とさないために

同名半盲と診断されやすい半側空間無視と真の同名半盲は，障害領域が異なるため，日常生活の不自由さも大きく違い，当然，対応法も変わってくる．両者の鑑別，特に半側空間無視の確定診断や，両者の合併した症例の診断は，Goldmann視野計検査に加えて，線分二等分試験や聴覚や触覚などの感覚無視も調べたうえで行う．

側障害であるため，再び左半盲が検出されるが，半側空間無視では身体中心の半側無視であるため，健常側での検査では半盲が消失する．

したがってGoldmann視野検査でも，通常の身体を正対させた状態（3 b）と，身体を正対させたまま眼球のみを右方視させたとき（4 b）では，結果が異なる．

1. 視機能・斜視弱視

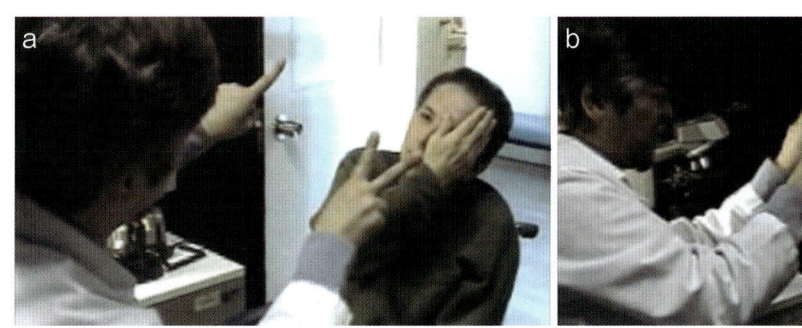
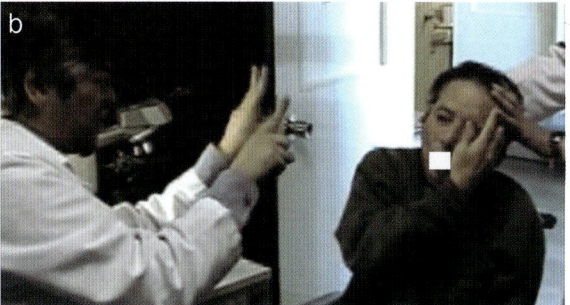

3 同名半盲の対座法視野検査
a：正面視．b：身体を正面位にして眼球のみを右方視した状態．

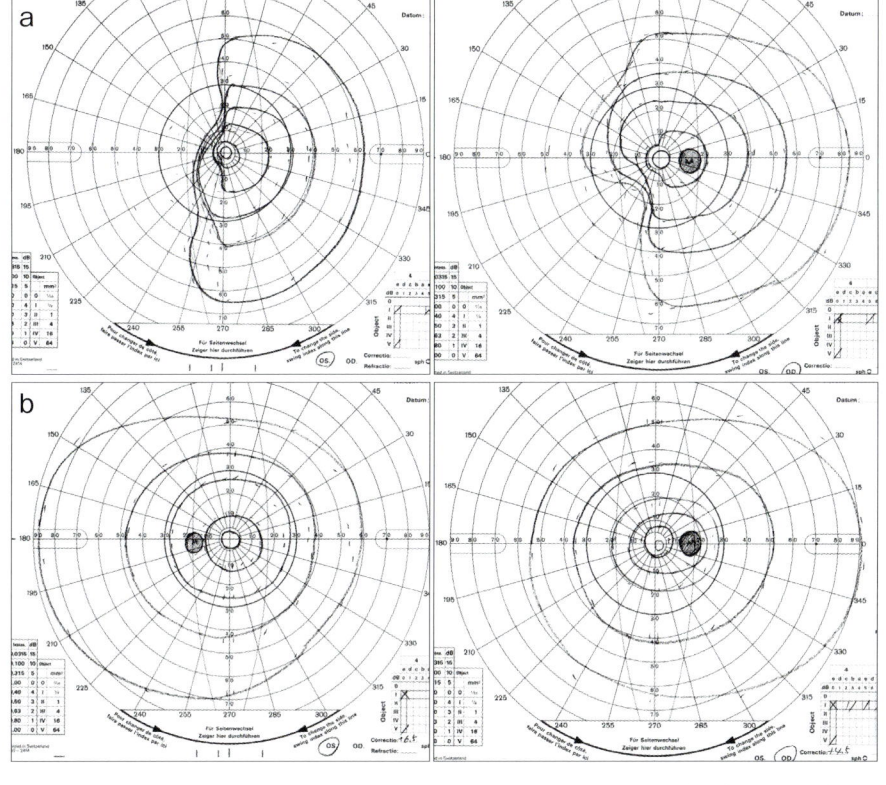

4 同名半盲のGoldmann視野検査

a：正面視．
b：身体を正面位にして眼球のみを右方視した状態．

他に行うべき検査

半側空間無視を確認するために行うその他の検査としては，線分二等分試験（**5**）や，図を描かせる方法がある．また，半側空間視の場合は身体の片側の無視であるため，聴覚や触覚などの他の感覚無視も合併する（**6**）ことが知られている．

実際的には，これらを総合的に検査して判断すべきである．両者の鑑別を**7**に示す．

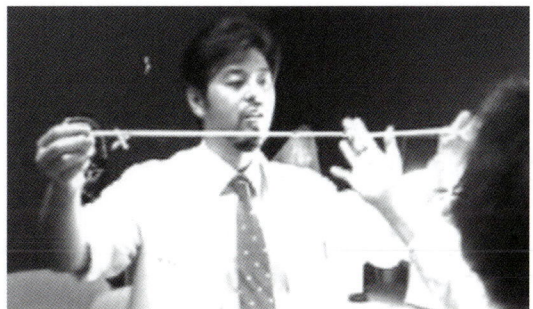

5 半側空間無視の患者の線分二等分試験
線分の真ん中を持つように指示すると，左1/2を無視するために，右半分の1/2，つまり右側1/4を示す．

1. 視機能・斜視弱視

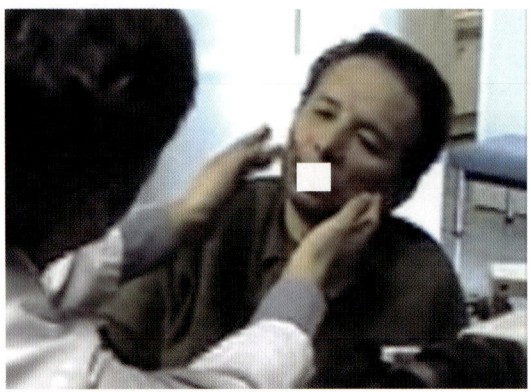

6 聴覚や触覚などの他の感覚の検査

患者は，検者の顔を見ながら，どちらの頬を触っているかを答える．同時に触ると，左半側空間無視の患者は，必ず右を触っていると答える．

半側空間無視と同名半盲が合併した症例

> 対座法を行えば，半側空間無視と同名半盲の合併も検査・診断できる．

対座法を用いた鑑別方法は，他の診断検査法と比較して，半側空間無視と同名半盲が合併した症例でも検出できるという，もう一つの利点がある．

半側空間無視と同名半盲が合併した症例では，他の精神神経学的検査では半側空間無視を示す．

7 同名半盲と半側空間無視の鑑別

	半側空間無視	同名半盲
同時視覚刺激の消失	++	+
同時触覚刺激の消失	++	−
同時聴覚刺激の消失	++	−
半視野と半側空間の解離	++	−
健常空間での半分指示	++	−

しかし，被検者が身体を正対させたまま眼球のみを右方視して検者を固視させ，対座法を行うと，同名半盲を合併しているため，やはり半盲が検出される．

このように，半側空間無視と同名半盲の鑑別のみでなく，合併例も眼科医が検査，診断できる，重要な役割をもっていると考える．

■参考文献

1. Trobe JD: Hemispatial neglect, The Neurology of Vision, Oxford University Press, New York, 2001; p.326-331.
2. 中馬秀樹，ほか：同名半盲と半側空間無視の鑑別における対座法視野検査の有用性，臨床眼科 2007; 61(7): 1199-1202.

交代遮蔽検査では
微小斜視角を見落とすことがある

杉本貴子,中馬秀樹
宮崎大学医学部感覚運動医学講座眼科学分野

微小斜視角が臨床で問題になる場合

> 他覚検査のみでは自覚症状が多様な滑車神経麻痺は見逃されやすい.

　微小斜視角で問題になる代表的な疾患は,滑車神経麻痺である.滑車神経は,上斜筋を支配しており,その複雑な解剖学的走行により,外転,下転,内方回旋という複雑な眼球運動を施行するために大きな役割を果たす.したがって,その麻痺となると,上斜視,外方回旋,内斜視,または融像が壊れるために外斜視を生ずる.しかもそれぞれが微妙に混在するために,患者の自覚症状もさまざまで,また検出が困難である.症例によっては,上斜視がごくわずかである場合もある.しかし,上下の融像域は1プリズムと狭いために,患者は複視を自覚している.

　眼球運動の検査方法には,自覚的検査法と他覚的検査法がある.交代遮蔽検査は,最も日常的に行われている他覚検査の一つである.しかし,交代遮蔽検査では,2プリズム以下の斜視角は検出されにくい[1]とされており,評価が困難な場合もある.加えて,内斜視や外斜視を併発しているため,交代遮蔽検査を行うと,眼球の動きが上下だけでなく水平方向も観察される.上下偏位がわずかで,また,Parksの3 step procedureを施行する際には頭位を変換させて上下ずれの差を検出しなければならず,評価がよりわかりにくくなる.

　そのために,臨床的には頻度の高い滑車神経麻痺も,正確に評価,検出されておらず,見逃されている症例も多いと推察される.

> Maddox杆を使えば微小角度の斜視を鋭敏に検出できる.

　微小角度の斜視の差の検出,上下斜視と水平斜視が混在している,頭位を変換させて測定するという複雑な要因を簡単にするのが,Maddox杆である(⇒**Point!**).

　Gulden社製Maddox杆(**1**)は広く世界中で自覚的斜視角の検査法として使用されており,日本でも発売が開始された(アールイーメディカル).このGulden社製Maddox杆は,Maddox杆の部分の面積が従来の日本国内で使用されているものより広いので使いやすく,軽量で持ち運びがしやすいという利点がある.微小角度の斜視を鋭敏に検出でき,上下斜視と水平斜視が混在しているものでも,分離して上下斜視だけを測定することができる.

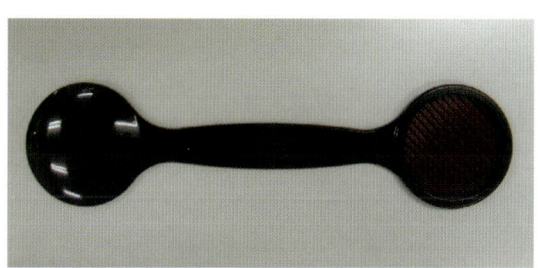

1 Gulden社製Maddox杆付遮眼子
右側の斜線が入っているのがMaddox杆部,黒色円形の部分が遮眼部である.

1. 視機能・斜視弱視

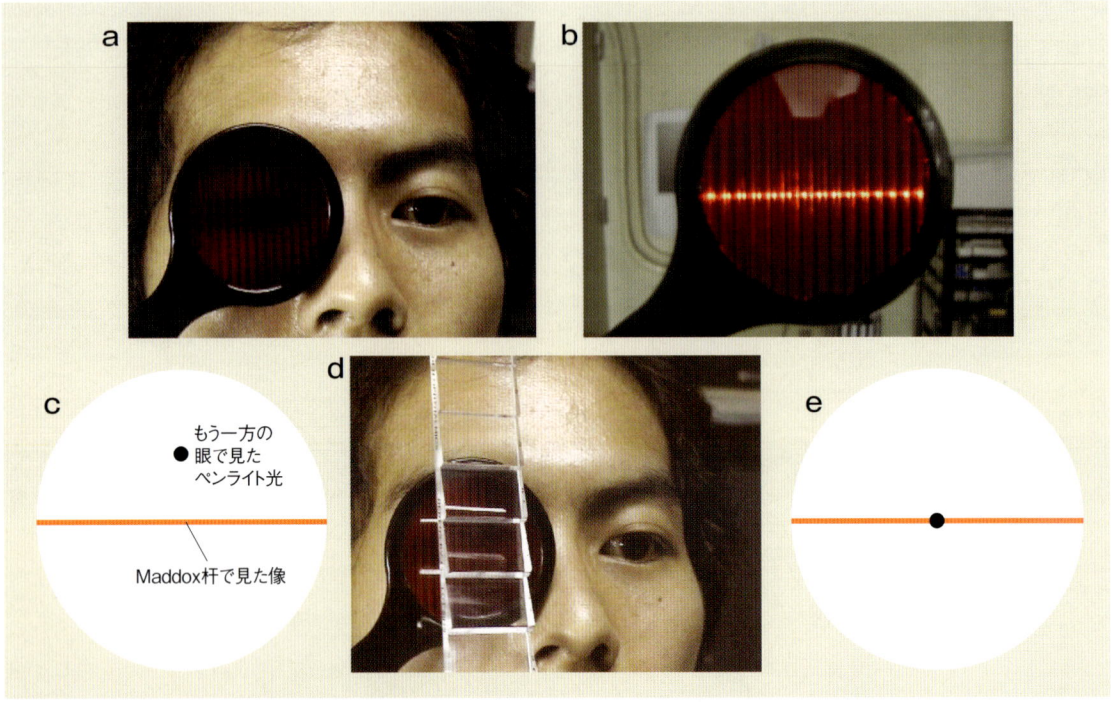

2 Maddox杆を用いた垂直成分の眼位ずれの検出

a：Maddox杆部の線が垂直になるように片眼前に保持し，ペンライト光を固視してもらう．検者はプリズムをMaddox杆片眼前に置く．
b：Maddox杆を通しての像は，赤い水平線として自覚される．
c：患者から見える像の一例．
d：cのように赤い水平直線がペンライト光より下にあれば，検者はプリズムの基底部を下方に置く．
e：図のように，赤い水平直線とペンライト光が重なった時点のプリズム角度が斜視角である．

Maddox杆の使い方

　垂直，水平の混合性複視の，垂直成分のみの眼位ずれを検査したい場合，2aに示すように，Maddox杆の線が垂直になるように片眼前に保持し，ペンライト光を固視してもらう．Maddox杆を通しての像は，赤い水平直線として自覚される（2b）．もう一方の眼はペンライト光が見える．片眼で見える赤い水平直線ともう一方の眼から見えるペンライト光の位置関係を比較する（2c）．赤い水平直線がペンライト光より下にあれば，検者はプリズムの基底部を下方にして，Maddox杆の片眼前に置く（2d）．赤い水平直線とペンライト光が重なるまでプリズムを移動させ（2e），重なった時点のプリズム角度を斜視角として記載する．

　Maddox杆の限界としては，患者が高齢者や小児である場合や，重症筋無力症など眼位が変化していく症例では安定した偏位が測定しにくいことがある．また，抑制がなく，網膜対応が正常でなければならない．

Maddox杆のその他の利点

　脳虚血性病変の責任病巣の推測や後天性麻痺性斜視のFresnelプリズム膜の処方にも有用である．

　脳幹部に虚血性病変が生じた際，臨床的には側

微小斜視覚検出のコツ

交代遮蔽検査では，さまざまな自覚症状を現す滑車神経麻痺は検出や評価が難しい．しかし，Maddox杆を使うことで微小斜視覚の検出は容易になり，脳虚血性病変の責任病巣の推測やFresnelプリズム膜の処方にも有用である．

方注視麻痺や垂直注視麻痺をきたし，複雑な眼球運動，瞳孔反応，頭位異常，眼位異常を生ずる．また，そのような患者はしばしば脳虚血性病変の既往があり，多発している病巣のどの部分が今回の責任病巣であるかが，画像診断だけでは判断が困難な場合もある．その際，一つ一つの所見を注意深く観察し，その組み合わせで責任病巣を考えることが必要である．眼位検査もその重要な手がかりとなるが，眼球運動制限や眼振が合併するため，交代遮蔽試験を行っても斜視角の測定は困難であることがある．Maddox杆による眼位検査は，自覚的斜視角を測定するためそのような症例の斜視角の測定も可能である．

また，後天性麻痺性斜視の治療で，Fresnelプリズム膜を処方する際にも有用である．Fresnelプリズム膜は1枚が比較的高価で，1枚の膜から片眼のレンズ分しかとれないため，処方した度数が合わなかった場合，再処方すると患者にさらなる経済的な負担がかかる．Maddox杆は，自覚的な斜視角を正確に検出できるので，これによって得られた斜視角で処方すれば，問題になることはほとんどない．

■引用文献

1. 渡辺好政：Part 9 視能矯正学各論 斜視の検査．丸尾敏夫，ほか（編）：視能矯正学，改訂第2版，金原出版，1998; p. 232-233.

■参考文献

1. 池田福美，ほか：GULDEN社製Maddox付遮眼子の臨床的有用性．日本視能訓練士協会誌 2004; 33: 141-144.

眼球運動検査だけでは正確な麻痺筋の同定ができないことがある

三村 治
兵庫医科大学眼科学教室

後天滑車神経麻痺の特徴と回旋偏位の検査方法

> 後天滑車神経麻痺は上下偏位が少なく，外方回旋偏位が大きいことがあり，Hessチャートでは検出できないことがある．

　先天上斜筋麻痺や代償不全性上斜筋麻痺は，麻痺側の上斜筋麻痺だけでなく二次的下斜筋過動症も必発するため，患側眼の上斜視の程度は大きく，見逃すことはまれである．しかし，後天性の滑車神経の不全麻痺では，上下偏位はそれほど著明ではなく，むしろ外方回旋偏位が大きく見られる場合が多い．この外方回旋偏位は下方視で増強するため，「階段が降りにくい」「センターラインがずれていく」などの自覚症状を患者は強く訴えるが，肉眼的な眼球運動の観察では眼球運動制限が見られず，Hessチャートでもわずかのずれしか見られないことがある（❶）．

　このような場合には，自覚症状から，まず滑車神経麻痺の存在を疑い，大型弱視鏡（シノプトフォア）を用いて両眼に映る像を水平，垂直，回旋の3要素に分けて患者自身に融像させる検査を行う．特に滑車神経麻痺などの麻痺性斜視ではむき眼位により偏位角が変化するのが特徴であり，正面視だけでなく上下左右各15°（施設によっては20°）とその間の斜め方向の計9方向で測定する9方向（むき）眼位検査（❷）を行うことが望ましい．また，眼底写真を撮れば患側の眼底のみ外方回旋をしているのが観察できる（❸）．

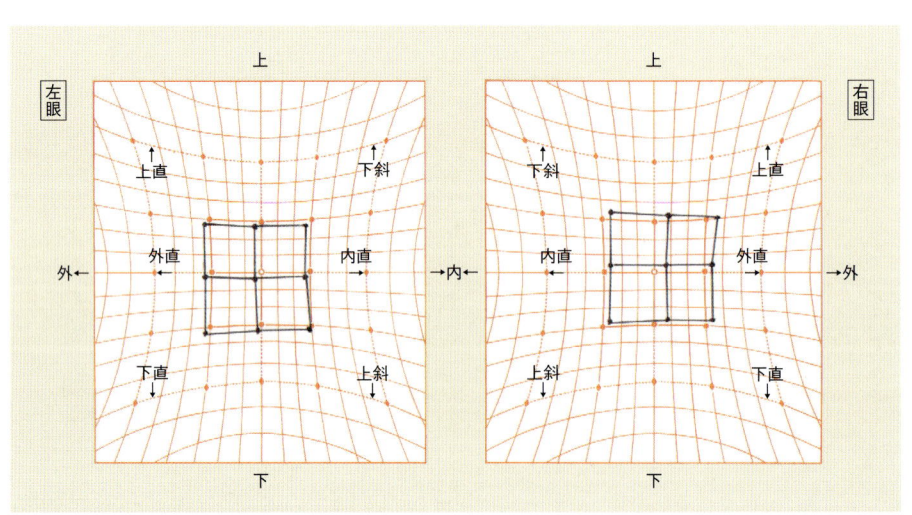

❶ 右虚血性滑車神経麻痺のHessチャート

後天性の不全麻痺では，完全麻痺や先天麻痺と違って上下偏位も少なく，大きな異常を認めにくい．

2 右滑車神経麻痺の大型弱視鏡による9方向眼位検査

+2, R/L3.0, Ex6	+1, R/L3.0, Ex6	+2, R/L3.0, Ex6
+2, R/L4.0, Ex8	+2, R/L4.0, Ex6	+2, R/L3.0, Ex6
+3, R/L5.5, Ex9	+3, R/L4.5, Ex8	+3, R/L3.5, Ex8

各眼位での水平偏位，垂直偏位，回旋偏位をそれぞれ分けて記載する．＋は内斜，Ex は外方回旋を示す．

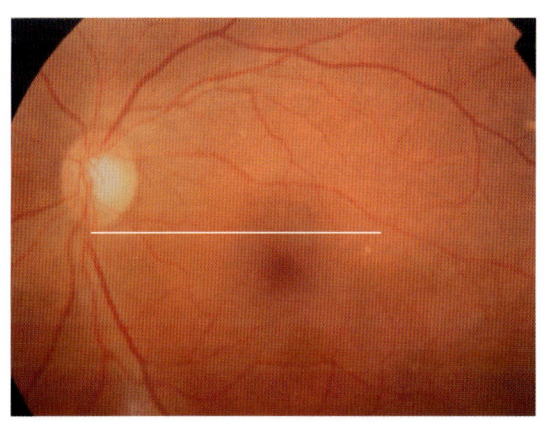

3 右滑車神経麻痺の右眼の眼底写真

正常眼では乳頭下縁から水平に引いた線上に黄斑中心窩が位置するのが普通であるが，滑車神経麻痺では中心窩が線より下方に位置する外方回旋を示す．

> 両側性滑車神経麻痺は左右眼とも上斜するため両眼が打ち消し合い，結果として上下偏位がなくなることもある．

滑車神経は上髄帆の背側で交差をするため，交通事故のような強い頭部外傷ではしばしば両側性の麻痺を発症する．片側性の麻痺では患側が上斜するが，両側性の麻痺では両眼とも上斜する結果，眼位としてはほとんど上下偏位が見られず，肉眼による眼球運動検査では眼球運動制限としても観察できないことがある．さらに Hess チャートでも 4 に示すように，上下偏位を含めてほとんど異常を認めないものもある．しかし，このような症例でも外方回旋偏位は両眼で加重され，大型弱視鏡を使用すれば正面視でも 10°以上，下方視では 15°以上のずれを検出できることが多い．

眼頭部傾斜反応の検査方法

> 意外と多い核上性眼球運動障害だが，眼底写真が決め手になる．

重度の脳幹障害の後，左右の耳石器官・垂直半規管経由の前庭入力のアンバランスにより，斜偏位（skew deviation）の1種である眼頭部傾斜反応（ocular tilt reaction：OTR）がしばしば見ら

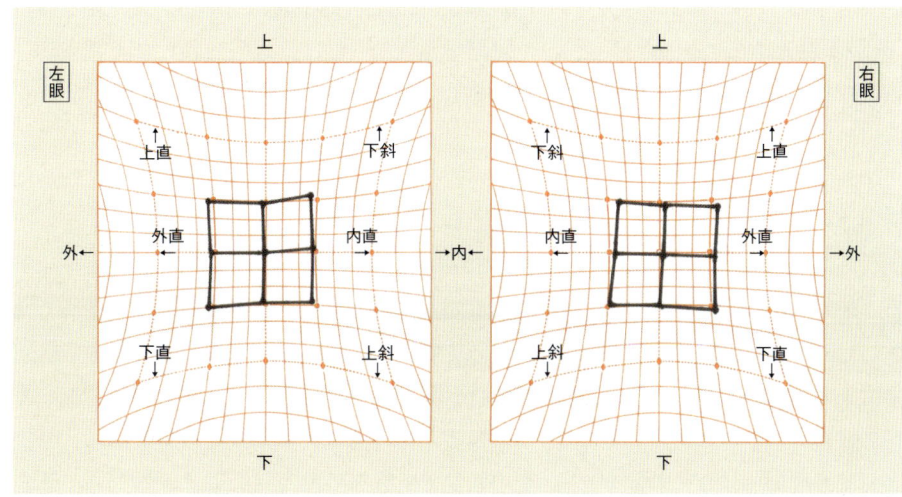

4 47歳，男性の転落事故による両側性滑車神経麻痺の Hess チャート

大型弱視鏡では正面視で 11°，下方視で 16°の外方回旋が見られた．

1．視機能・斜視弱視

5 ocular tilt reactionの大型弱視鏡による9方向眼位検査

右眼固視	+3, R/L3.5, Ex2	+1, R/L4.5, Ex2	0, R/L3.5, Ex2
	+4, R/L3.5, Ex2	+1, R/L4.0, Ex3	+1, R/L4.0, Ex3
	+4, R/L2.5, Ex2	+2, R/L2.0, Ex3	+1, R/L3.0, Ex3
左眼固視	+4, R/L3.5, Ex1	+1, R/L4.0, Ex2	+2, R/L4.0, Ex2
	+4, R/L3.5, Ex2	+1, R/L4.5, Ex2	+2, R/L3.5, Ex2
	+4, R/L3.0, Ex3	+3, R/L3.5, Ex3	+2, R/L3.5, Ex3

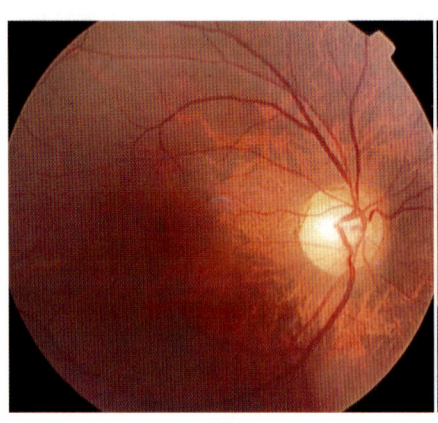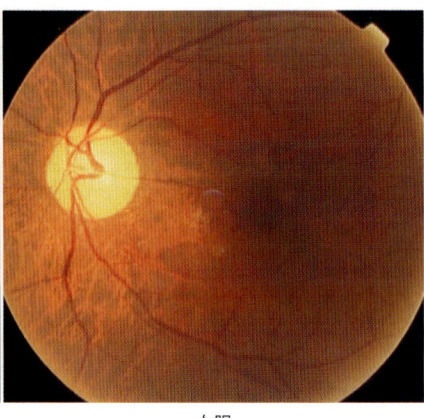

右眼　　　　　　　左眼

6 ocular tilt reactionの両眼の眼底写真

右眼（上転眼）が内方回旋，左眼（下転眼）が外方回旋しているのがわかる．

> **Point! 正確な麻痺筋の同定の決め手**
>
> 眼球運動検査（Hessチャート）に加えて，それぞれ以下の検査を行う．
> ・滑車神経麻痺には，大型弱視鏡による9方向眼位検査と眼底写真
> ・核上性眼球運動障害には，眼底写真
> ・固定内斜視には，眼窩画像診断（MRI冠状断）

れる．これは，①眼球の上下偏位，②眼球回旋（上転眼の内方回旋，下転眼の外方回旋），③斜頸，④自覚的垂直軸の傾斜を4主徴とする病態である．

大型弱視鏡は回旋偏位の測定ができるはずであるが，片方の眼で固視をさせて反対眼のずれを検出する．したがって固視眼がすでに回旋していると，反対眼の眼の回旋ずれに加算または減算された値として検出される．前述のように両側性の滑車神経麻痺では両眼の外方回旋が加算されるため，検出に非常に有効である．しかし，この眼頭部傾斜反応では内方回旋と外方回旋の両者が打ち消し合うため，結果として回旋偏位はごくわずか

になる（）．しかし，このとき眼底写真を撮れば必ず上転眼の内方回旋，下転眼の外方回旋が記録できる（ **6** ）．もし，上転眼が外方回旋していれば，それは滑車神経麻痺である．

固定内斜視の検査方法

> 固定内斜視では，眼球運動検査だけでは発症機序は不明で，眼窩画像診断が必須である．

眼球が極端な内転位に固定されてしまい，まったく動かない斜視を固定内斜視（strabismus fixus）というが，眼球運動検査だけでは，その原因が外転神経麻痺なのか眼球構造によるものかは不明である．この場合，眼窩画像診断（できれば冠状断MRI）を行う必要がある．外転神経麻痺による固定内斜視では，冠状断の画像（ **7** ）で外直筋の萎縮による菲薄化が見られるのみで，外直筋の位置異常は見られない．一方，高度近視あるいは眼窩が浅い構造による固定内斜視では，冠状断の画像で上直筋の内方への偏位と外直筋の下方

1. 視機能・斜視弱視

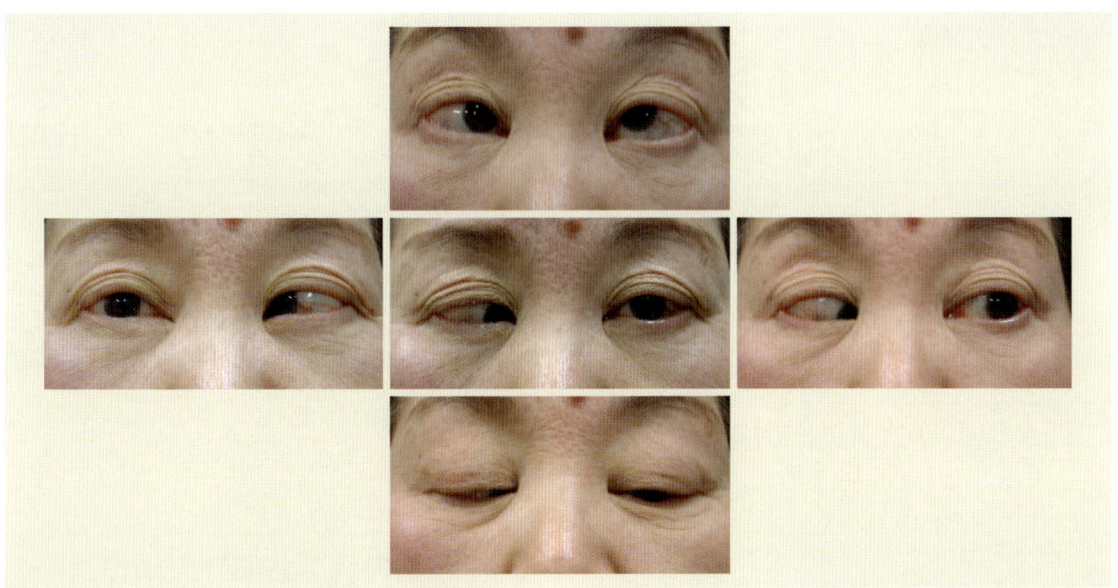

7 高度近視による右固定内斜視の5方向眼位
左眼も高度近視のためすでに外転障害が見られる．

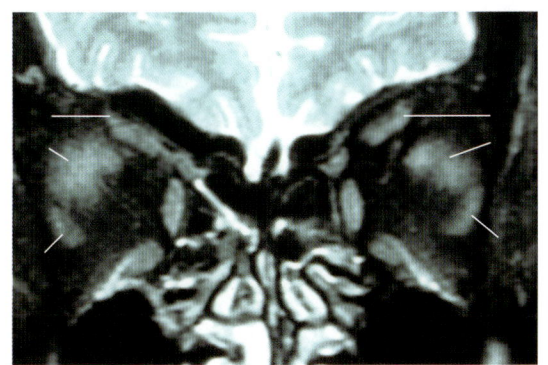

8 高度近視による左固定内斜視の冠状断 MRI
SR：上直筋，LR：外直筋，EB：眼球後部．
SR が内方，LR が下方に移動し，眼球後方が外上方に脱臼しているように見える．

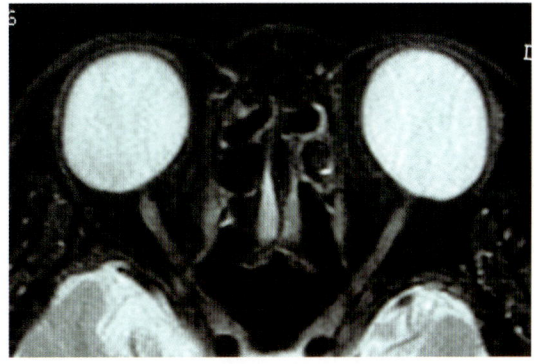

9 高度近視による左固定内斜視の軸位断 MRI
両眼とも高度近視のため前後に長い楕円形を示すが，特に左眼が著明である．

への偏位が見られ，その間から眼球の後方があたかも脱臼しているかのように見える（**8**）．さらに軸位断を撮ると，高度近視では長眼軸や前後に長い楕円形をした眼球が，その他のものでは相対的に前後に浅い眼窩が観察される．

1. 視機能・斜視弱視

同名性孤立暗点は，静的視野検査スクリーニングでは見落とすことがある

中馬秀樹
宮崎大学医学部感覚運動医学講座眼科学分野

同名性孤立暗点検出の重要性

> 自覚症状と他覚的検査所見が解離しやすい．

　同名性孤立暗点の患者は，明らかな傍中心暗点を自覚し，眼科を初診する．しかし，検眼鏡的所見には異常を認めない．加えて，自動視野計にて検査しても，明らかな視野欠損を認めないことが多い．自覚症状が明らかで，他覚的検査所見に乏しい場合，真に解離がある場合は，非器質性疾患と考えられる．

　一方，他覚的検査の精度により器質性疾患が見逃されていることもあり，その際，器質性疾患がより重症であるほど，また，生命に関わりがある疾患であるほど，医学的な問題となり，患者，医師間の信頼関係も損なわれる．後頭葉視皮質の病変による視野異常の一つである同名性孤立暗点は，自覚症状と他覚的検査所見が解離しやすい疾患である．したがって，われわれは，検査や疾患についてその性質をよく理解しておく必要がある．

次に行うべき検査

> Humphrey10-2プログラム検査を行う．

　1に正面視で，視野の中心より少し左側の暗点を自覚し，眼科を受診した症例のHumphrey24-2プログラムを示す．これでは，明らかな視野欠損を認めない．**2**に，同症例のHumphrey10-2プログラム検査結果を示す．その結果，この患者には左同名性孤立暗点を認めた．そこで後頭葉視皮質の病変を考え，頭部CTを施行したところ，左後頭葉の脳梗塞を認めた（**3**）．

後頭葉の病変と視野欠損の孤立暗点の関係

> 視覚領の55〜60％の面積を中心視野からの投射が占めているので，梗塞巣が大きくても視野欠損は小さい．

　後頭葉一次視覚中枢の視覚投射は，網膜下方からの線維は鳥距溝の下，網膜上方からの線維は鳥

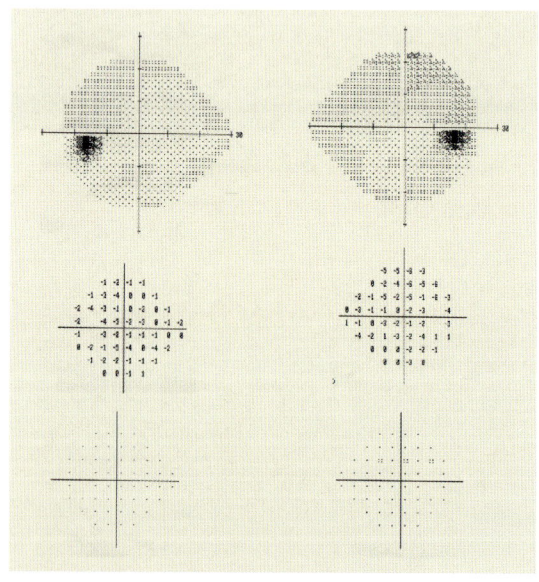

1 視野の中心より少し左側の暗点を自覚し，眼科を受診した症例の
Humphrey24-2プログラム検査

Humphrey24-2プログラム検査では視野の異常を認めない．

1. 視機能・斜視弱視

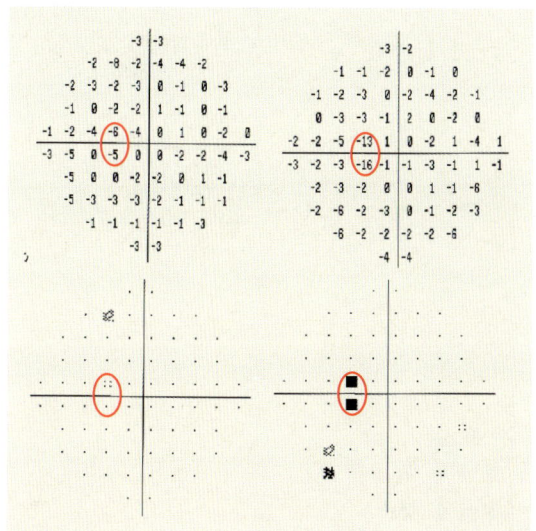

2 **1** の症例の Humphrey 10-2 プログラム検査結果
左同名性孤立暗点を認める（○で囲んだ部分）．

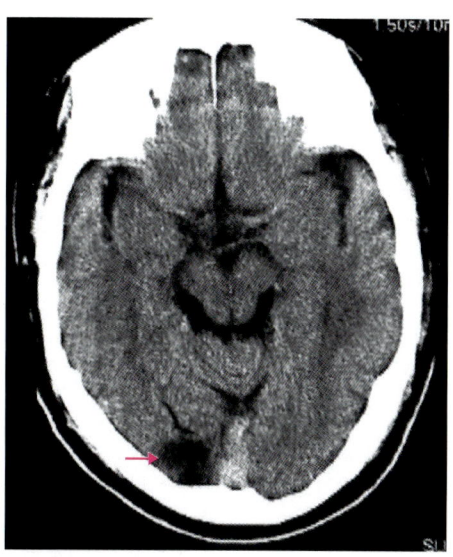

3 **1** の症例の頭部 CT 画像
左後頭葉の脳梗塞を認める（矢印）．

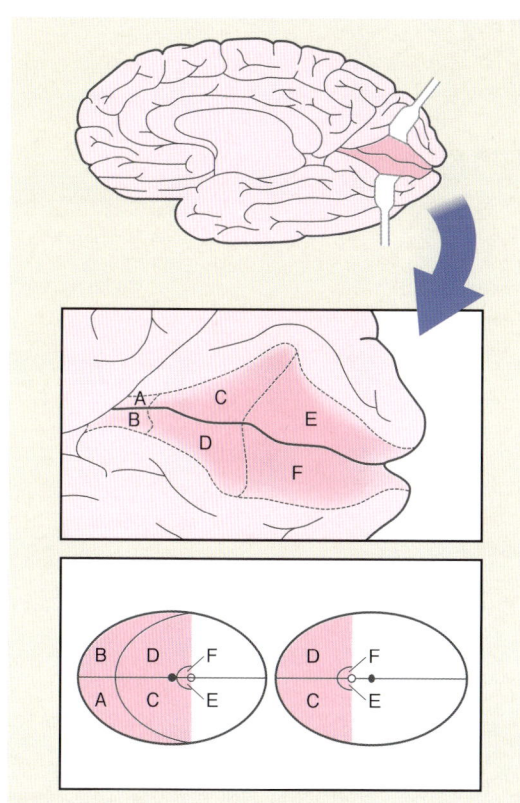

4 後頭葉一次視覚中枢の視覚投射
視覚領の 55～60％の面積を中心視野からの投射が占めている．

距溝の上に投射される．中心窩は最も後極部に投射し，同心円状に，周辺網膜に行くにしたがい後頭葉の前方に投射する．また視野の水平軸は鳥距溝を広げた場合，中央に位置し，垂直軸は最も周辺部に位置する（**4**）．

注目すべき点は，視覚領の広い面積を中心視野からの投射が占めていることである．中心10°の視野が，55～60％の面積を占めており，また中心窩の部分の投射面積は，周辺60°の部位と比較して40倍も拡大されている．そのため，比較的広い範囲の後頭葉病変でも視野では孤立小暗点として現れる．

孤立暗点検出のためには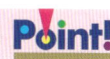

自覚症状と他覚検査所見が解離しやすい孤立暗点（視野欠損）を検出するためには，中心視野を調べる必要がある．そのためには，検出点の間隔の狭い Humphrey 10-2 プログラムのほうが傍中心暗点を検出する精度が高い．

Humphrey 24-2 と 10-2 の検出精度

10-2 プログラムのほうが傍中心暗点の検出精度が高い．

Humphrey 自動視野計中心 30-2 プログラムでは

17

1. 視機能・斜視弱視

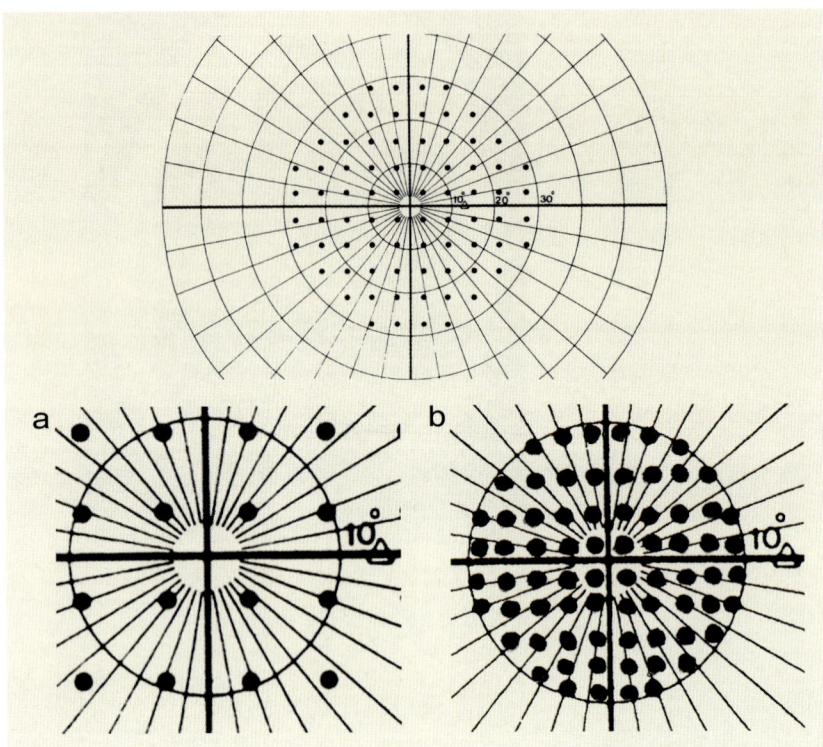

5 中心30-2プログラムと10-2プログラムの測定点の違い

a：中心30-2プログラムでの10°以内の測定点
b：中心10-2プログラムでの10°以内の測定点
上図は，中心30-2プログラム．

30°以内の閾値を6°間隔で76点検査している（5a）のに対し，中心10-2プログラムでは10°以内の閾値を2°間隔で68点検査している（5b）．したがって，中心30-2プログラムでは測定点の間隔が孤立小暗点より大きく，異常が検出されない可能性があり，中心10-2プログラムのほうがより傍中心暗点の検出精度が高いといえる．

■参考文献

1. Gray LG, et al: The central visual field in homonymous hemianopia. Arch Neurol 1997; 54: 312-317.
2. 遠藤寛子，ほか：ハンフリー10-2プログラムが診断に有用であった同名性孤立暗点を生じた二例．日本視能訓練士協会誌 2005; 34: 185-189.

自動視野計で標準的に用いられているプログラム 30-2 のみでは，すべての視野障害を評価できない

松本長太
近畿大学医学部眼科学教室

従来の視野計

> Humphrey プログラム 30-2 では盲点サイズの暗点は検出できないことがある．

　自動視野計による静的視野測定では，Humphrey 視野計のプログラム 30-2 など，中心 30°内を格子状に測定する測定配置が広く用いられている（1）．この均一なグリッド型配置は，世界で初めての自動視野計である Octopus 201 において，プログラム No.32 として広く用いられていた配置である．Humphrey プログラム 30-2 では，6°間隔で計76点の測定点が中心 30°内に配置されている．視野の測定結果のプリントアウトからは，一見多くの測定点で閾値が測定されているように思われる．

　しかし，実際の測定点配置を眼底写真に重ね合わせると，このプログラム 30-2 の配置パターンは，実はかなり粗で，視神経乳頭（盲点）一つ分の暗点がその間に完全に入ってしまうことがわかる（2）．言い換えれば，盲点のサイズの暗点を検出できない可能性もあるということになる．実際，プログラム 30-2 の場合，盲点を絶対暗点として検出できない症例が存在する．さらに現在では，多くの視野解析は盲点を除外して行われている．

新しい視野計

> 解剖学的特徴に合わせて測定点を中心部に多く配置した．

　この格子状の測定点の配置は，網膜の解剖と生理から考えた場合も，視細胞や網膜神経節細胞の密度が黄斑部できわめて高いという解剖学的特徴をまったく反映していない．そのため Octopus では，プログラム G とよばれる中心に測定点をより多く配置したパターンへ変更となった（3）．一方 Humphrey 視野計では，過去のデータの互換

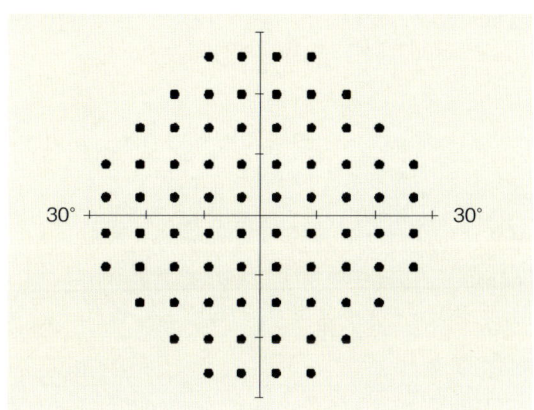

1 Humphrey プログラム 30-2 の測定点の配置

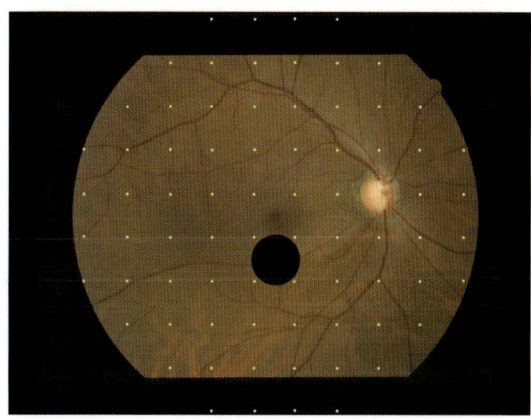

2 眼底とプログラム 30-2 の測定点の関係（視標サイズ3）

1. 視機能・斜視弱視

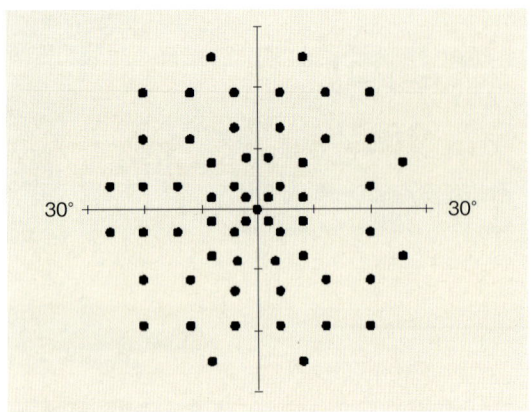

3 Octopus プログラム G の測定点の配置

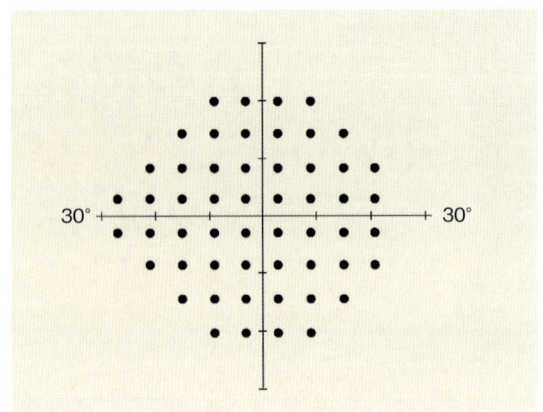

4 Humphrey プログラム 24-2 の測定点の配置

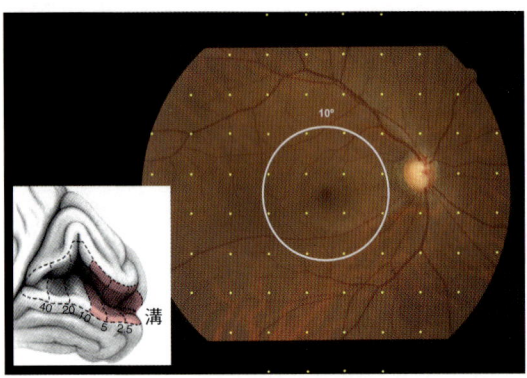

5 中心視野と第一次視中枢の関係

(Horton JC, et al, 1991[1] より改変)

> **Point!**
> **標準＋Humphrey10-2 または Octopus M**
>
> 固視点近傍の機能評価には標準のプログラム30-2に，測定密度の高いHumphrey10-2やOctopus Mの併用が必要である．

性を重視し，現在でも基本的にこのプログラム30-2のパターン，精度の低い周辺の測定点を除いたプログラム24-2（**4**）が標準で，引き続き用いられている．

さらに精度を上げるには

> いくつかのプログラムを併用する．

しかしながら，特に後頭葉の第一次視中枢への投射を考えた場合，中心10°内視野はそのほぼ

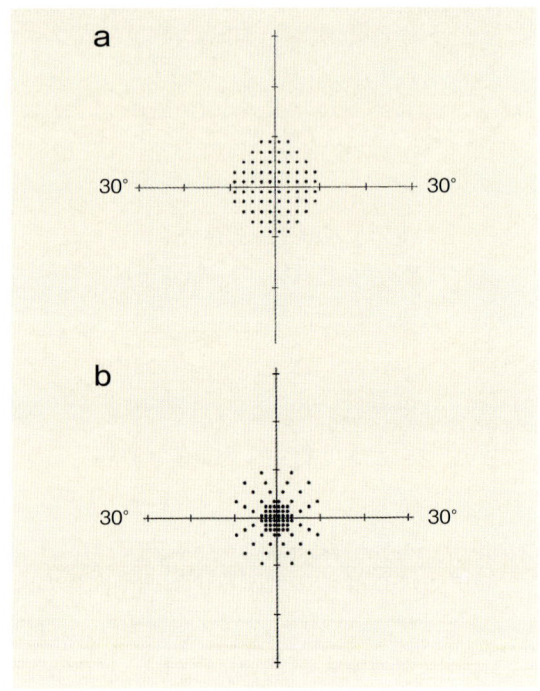

6 Humphrey プログラム 10-2（a）と Octopus M（b）の測定点の配置

50%を占めていることが知られており（**5**），この点から考えても，固視点近傍の機能評価には，さらに測定密度を上げたHumphrey10-2，Octopus Mなどのプログラムの併用が必要となることを常に留意する必要がある（**6**，⇒**Point!**）．

■引用文献

1. Horton JC, Hoyt WF: The representation of the visual field in human striate cortex. A revision of the classic Holmes map. Arch Ophthalmol. 1991; 109: 816-824.

輻湊後退眼振は，普通の眼球運動検査では見落とすことがある

中馬秀樹
宮崎大学医学部感覚運動医学講座眼科学分野

輻湊後退眼振とは，

> 中脳背側に病変があると出現する症状だが，見落とされやすい．

　輻湊後退眼振は，文字どおり輻湊と後退を繰り返す眼振である（**1**）．これは，中脳背側症候群の一所見である．中脳の背側に病変があることを示唆するため，臨床的に重要である．松果体腫瘍によるものが有名であるが，それ以外にも脳梗塞や同部原発の腫瘍の報告もある．中脳背側症候群の他の所見としては，対光-近見解離，斜偏位（skew deviation）が見られる．これらは比較的，所見としては目につきやすいものである．散瞳や，対光反射不良となる疾患は数多くあり，skew deviationも滑車神経麻痺との鑑別の問題はあるが，自覚的には複視を生ずるため，気づかないことはない．神経眼科を指導している経験から，最も見落とされやすいのは輻湊後退眼振である．また，重要なことは，中脳背側病変に特異度の高い所見であることである．対光-近見解離，skew deviationは，いろいろ鑑別が必要であるが，輻湊後退眼振の所見が見られれば，病変部は中脳背側で決まりである．

わかりにくい輻湊後退眼振

> 異常が見られるのは，速い眼球運動系の中心より上方注視時だけである．

　眼球運動は，遅い眼球運動（滑動性追従運動，pursuit）と，速い眼球運動（衝動性眼球運動，saccade）に分けられる．通常，眼球運動を見るときは，ペンライトの光を注視させてきちんと正常範囲まで眼球が動くかどうかを見るが，これはどちらかというと遅い眼球運動を見ていることになる．眼球運動制限を見るときはこれで十分であるが，中脳背側症候群の診断にはまったく役立たない．眼球運動制限は見られないし，遅い眼球運動にはまったく異常が見られない．中脳背側症候群で異常が見られるのは，速い眼球運動系であるからである．しかも，中心より上方注視時のみ速い眼球運動が障害されるのである．したがって1回の検査では見逃されやすい．

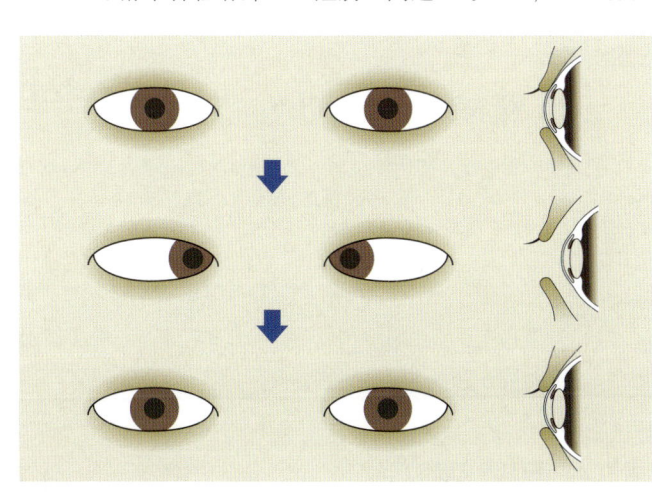

1 輻湊後退眼振

輻湊と同時に眼球後退を繰り返す．

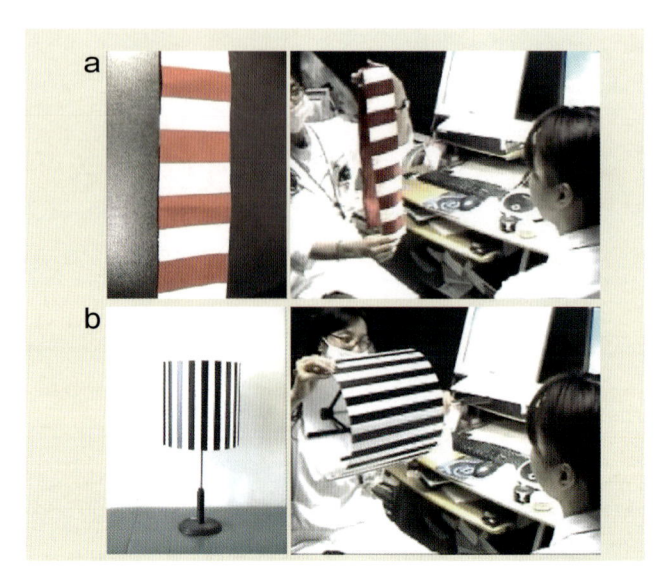

1. 視機能・斜視弱視

2 OKNストライプ，またはドラムを用いた，速い眼球運動の検出

OKNストライプ（a）またはドラム（b）を，患者の眼前やや上方に提示し，下方へ回す．

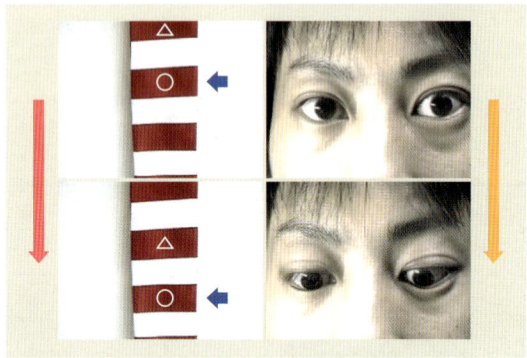

3 OKNストライプを下方へ回した際の眼球の下方への動き

○印の赤いストライプを眼で追った下方への滑動性追従運動となる．左右の矢印の向きがストライプと同時に動く眼球の動きを示す．

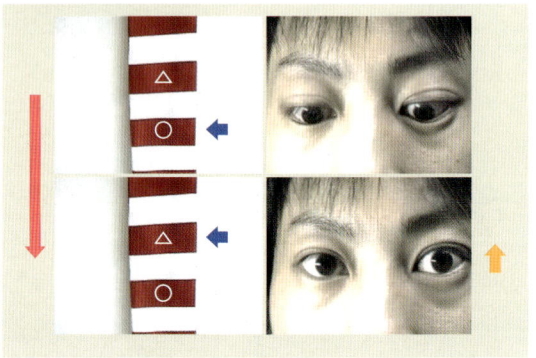

4 OKNストライプを下方へ回した際の眼球の上方への動き

○印の赤いストライプを眼で追った後に続いて現れる△印の赤いストライプを固視しようとするために，上方への速い動き（衝動性眼球運動）となる．左の矢印の向きがストライプの動き，右の矢印の向きが 3 に続いて生ずる眼球の動きを示す．

うまく輻湊後退眼振を観察するには

> 中心より上方へ，繰り返し速い眼球運動を誘発させれば検出できる．

具体的には，OKN（oculokinetic nystagmus）ストライプ（2a）またはドラム（2b）を患者の眼前やや上方に提示し，下方へ回せばよい（2）．そうすると，ヒトの生理的反応として，その模様を追い（下方への滑動性追従運動，3），その後に上方への反射性の速い眼球運動（衝動性眼球運動）が得られ

輻湊後退眼振検出のコツ **Point!**

輻湊後退眼振は，通常の遅い眼球運動をみる検査では見つからない．速い眼球移動を誘発することで検出する．

る（4）．そうすると，中脳背側症候群では，上下内外の4直筋が同時に収縮することにより，輻湊後退眼振が誘発され，観察できる（1，⇒**Point!**）．

■参考文献

1. Lei RJ, Zee DS: Convergence-Retration Nystagmus; The Neurology of eye movement, 4th ed. Oxford Unibersity Press, New York, 2006; p. 512.

通常の視診では見落としてしまう中枢眼球運動異常のサイン
—眼のゆれ—

鈴木康夫
手稲渓仁会病院眼窩・神経眼科センター

眼振の診断の進め方

「眼のゆれ」を主訴とする人の診察にはコツがある．系統立った診察をしなければ，重要な中枢神経障害の症状である眼振を見逃してしまうこともある．**1**に示したフローチャートに従い，診察のコツを以下にまとめた．

「眼のゆれ」を診察する前に

必ず，矯正視力，動揺視の有無を確認し，症状の始まった時期などについて慎重な病歴聴取を行う．

矯正視力が良く，動揺視の自覚がない場合は，周囲から眼のゆれを指摘されて受診するケースがほとんどであり，先天眼振の可能性が高い．

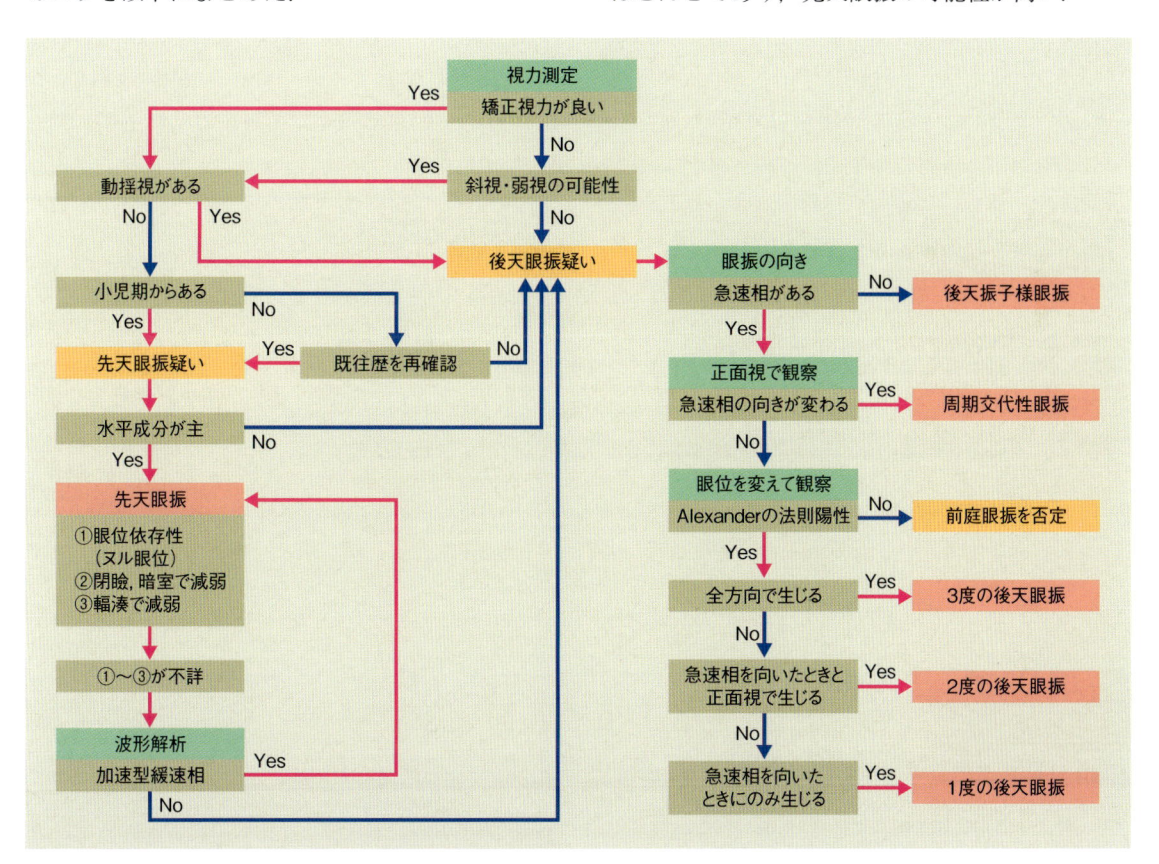

1 視力測定から始める「眼振」の鑑別診断の進め方

系統的な診察手順で，眼振を先天眼振，後天振子様眼振，周期交代性眼振，その他の後天眼振（1〜3度）に鑑別することができる．その他の後天眼振は，さらに眼振の向き，緩速相の波形解析によって細分化できる．

逆に，発症時期が明確な動揺視があり，他の眼疾患では説明のつかない矯正視力の低下を伴う場合は，後天眼振を疑う必要がある．

先天眼振診断のコツ

①先天眼振の大部分は水平眼振である．垂直・回旋成分をもつこともあるが，主成分は水平である．眼振の垂直・回旋成分が強い場合は後天眼振を疑う．

②先天眼振の強さは，水平眼位を変えると変化する．眼振が最も弱くなる視線方向をヌル眼位（null position）とよぶ．自然な状態での顔の向きが正面にない場合は，ヌル眼位が身体の正面を向くように頭位を回転させている可能性がある．

③先天眼振は，視覚入力の抑制（暗室，閉瞼）によって減弱する．暗室で眼球運動を観察することのできる装置（赤外線ビデオカメラ，眼球運動記録装置など）がない場合は，閉瞼をさせ，上眼瞼上から角膜の動きに伴う眼瞼隆起の動きを視診，もしくは触診で観察すれば，眼振の減弱の有無を判定することができる．

④先天眼振は，輻湊によっても減弱する．輻湊は，患者自身の指を視標として用いると誘発しやすい．

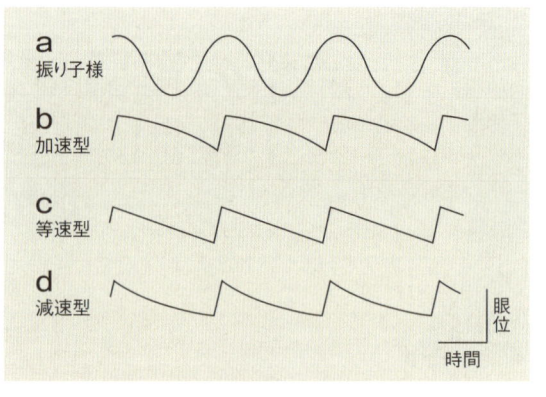

2 眼振の波形による分類．

緩速相と急速相の区別のある眼振では緩速相波形が原因を示唆する．bは先天眼振を，cは前庭眼振を，dは眼位保持の障害を示唆する．眼位保持には，脳幹，中脳，小脳の多数の部位が関与しているため，種々の中枢神経障害で減速型緩速相をもつ後天眼振が生じてくる．

⑤②～④が明らかでない場合は，眼球運動を記録し，波形解析を行う必要がある．緩速相が典型的な加速型波形（**2**b）を示した場合には先天眼振と診断できる．等速型波形（**2**c），振子型波形（**2**a）を呈することもあるが，加速型波形をまったく認めないことはまれである．

後天眼振診断のコツ

①振幅の小さな眼振や回旋眼振は光量を落とし，スリットの幅を最大とした細隙灯顕微鏡を用い

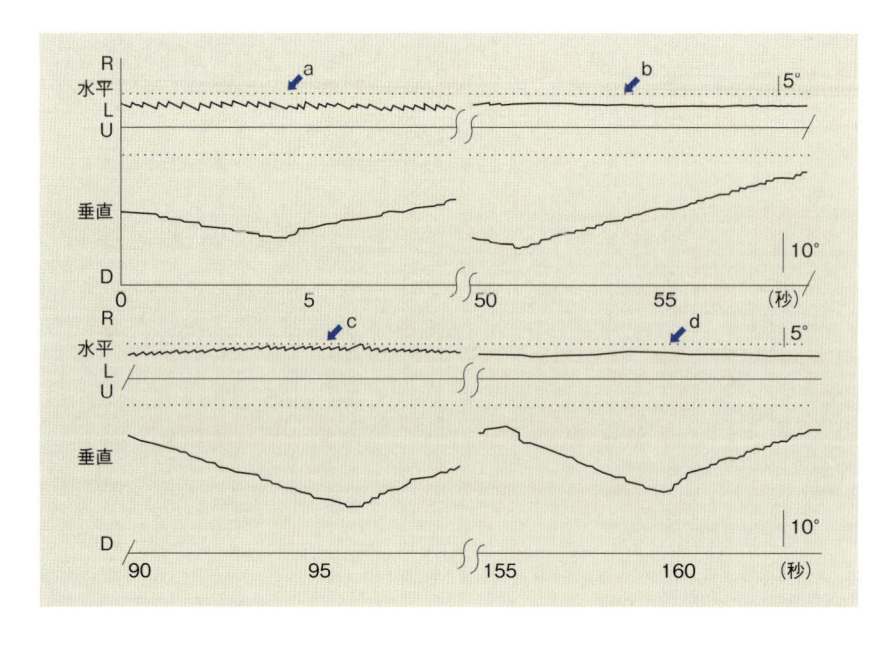

3 脊髄小脳変性症に認めた周期交代性眼振

連続する165秒間の眼球運動記録からの抜粋（9秒ごと，4区間）．記録開始時は右むき眼振（a）であったが，50秒後には左むき眼振（b）となり，徐々に振幅が増大した（c）．その後，振幅は小さくなり，160秒後にはほぼ消失した（d）．

❶「眼のゆれ」はすべて眼振なのだろうか？

眼のゆれは，固視を保つ機構の障害によって生ずる．視機能に障害がない場合，固視点からずれた視線は，「ずれ」とは逆向きの「戻し」で随時対象に向けられる．この視線の「ずれ」と「戻し」の繰り返しが「眼のゆれ」となる．視線の「戻し」は速い眼球運動であり，衝動性眼球運動（saccade）系によって生じることがわかっている．
「視線のずれ」が遅い眼球運動によって生じる場合が眼振である．「眼振の向きは速い眼球運動の向き」と定義されているため，「眼振の原因」と「眼振の向き」とは逆向きである．一方，「視線のずれ」が速い眼球運動によって生じる場合もあり，衝動性眼球運動混入（saccadic intrusions）という．鑑別診断には，眼球運動を記録し波形解析を行う必要がある．視機能の障害に起因した眼振では，視線の「戻し」が速い眼球運動系では生じにくいため，急速相と緩速相の区別のない振子様眼振（**2 a**）を呈しやすい．

❷ Alexander の法則と眼振の強さ

前庭眼振（前庭障害などによる前庭信号の偏りによって生じる眼振）では，急速相へ視線を向けると眼振が悪化する（振幅が大きく，緩速相が速くなる）．このことを Alexander の法則という．しかし，この法則は，前庭眼振のみならず，中枢性の下打ち眼振，上打ち眼振でも成立することが多く，陽性のものすべてが前庭眼振ではない．前庭眼振と他の後天眼振との鑑別には緩速相の波形解析を行わねばならないが，この法則が成り立たないときは前庭眼振を否定できる．Alexander の法則を用いて，眼振を1～3度に定量評価できる．

❸ Frenzel 眼鏡

眼振を観察するためのゴーグル型眼鏡．左右眼に各々＋15D～＋22D のレンズと内部照明とが組み込まれている．強い凸レンズは視覚入力の黄斑部への結像を妨げるため，固視視標があると抑制されやすい前庭眼振の検出が容易に行える．また凸レンズの拡大効果もあり，小さな眼振，回旋眼振を検出しやすい．

て観察する．最低倍率でも十分に観察できる．
②眼振の向きを判定する．急速相と緩速相の区別が可能な眼振では，急速相の方向が眼振の向きと定義されている（⇒**Point ❶**）．急速相と緩速相の区別ができない場合は，後天振子様眼振が示唆される．
③眼振は，時間経過とともに変化することがある．眼振の向き，大きさの判定はある程度の時間（少なくとも2～3分）をかけて，慎重に行う．眼振の向き，大きさに周期的な変動をきたす眼振を周期交代性眼振とよぶ（**3**）．
④眼振は眼位に依存して変化しうる．Alexander の法則に従うかどうかを判定する（⇒**Point ❷**）．
⑤後天眼振には，先天眼振とは逆に固視視標の提示により抑制されるものもある．このような眼振の検出のためには，Frenzel眼鏡，もしくは，赤外線ビデオカメラによる暗室での検査が必要である．Frenzel眼鏡や赤外線ビデオカメラが使用できない場合は，トライアルフレームに+20Dのレンズを装着することで代用できる（⇒**Point ❸**）．

■引用文献

1. Leigh RJ, Zee DS: The Neurology of Eye Movements. 4th ed, Oxford University Press, New York, 2006; p475-558.

1. 視機能・斜視弱視

眼位検査だけで判断すると斜偏位（skew deviation）を滑車神経麻痺と間違うことがある

宮本和明
京都大学大学院医学研究科眼科学

斜偏位と滑車神経麻痺

ともに垂直方向の複視を訴え，他覚的検査で上下斜視を示す点が共通しているので，鑑別しなければならない．

斜偏位（skew deviation）と眼頭部傾斜反応（ocular tilt reaction：OTR）

斜偏位（skew deviation，別名：核上性上下斜視）とは，眼球運動核への核上性入力障害によって生じた後天発症の上下斜視のことをいう[1]．古くは，一側の眼球が内下方へ，他側の眼球が外上方へ偏位する特異な眼位をさし，その責任病巣として内下方へ偏位した眼球側の中小脳脚であるとされていた．

現在では斜偏位の責任病巣は中脳，橋，延髄，小脳と広範囲にわたり，症状の持続性と脳幹部の他の神経学的所見と併せて病巣部位が決定され

る．一般に，むき眼位で上下ずれの変化はみられず，単眼での眼球運動は正常である．特に，斜偏位に眼球の回旋偏位（両眼の下斜視眼側への回旋，すなわち上斜視眼の内方回旋，下斜視眼の外方回旋）と頭部傾斜（下斜視眼側への斜頸）を伴ったものを眼頭部傾斜反応という（**1**）．

滑車神経麻痺

確定診断にはParks-Bielschowsky 3段階試験を行う．

一方，滑車神経麻痺は，上斜筋麻痺により患側の上斜視を呈し，代償反応による健側への頭部傾斜および顔回しという眼性頭位異常が見られる（**2**）．患眼には回旋偏位（外方回旋）も見られるため，垂直方向の複視に加え，患眼の像が傾いて見えると訴える．確定診断には，Parks-Bielschowsky 3段階試験を行う．**3**に右眼上斜視の場合のParks-Bielschowsky 3段階試験で麻痺筋を

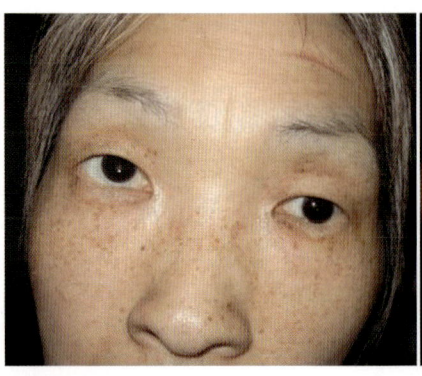

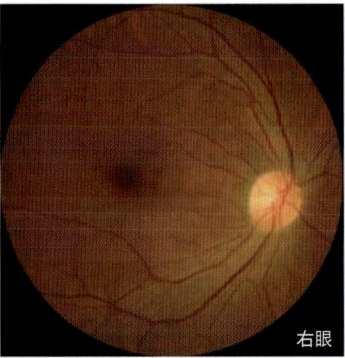

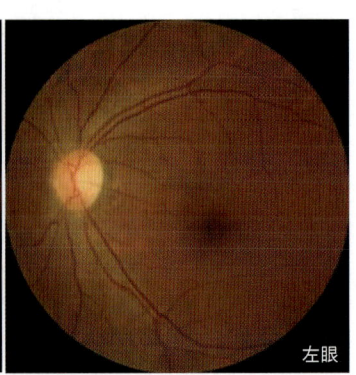

1 眼頭部傾斜反応
右眼上斜，左眼下斜の上下斜視と下斜視眼側への頭部傾斜が見られる．眼底写真で上斜視眼の内方回旋と下斜視眼の外方回旋が見られる．

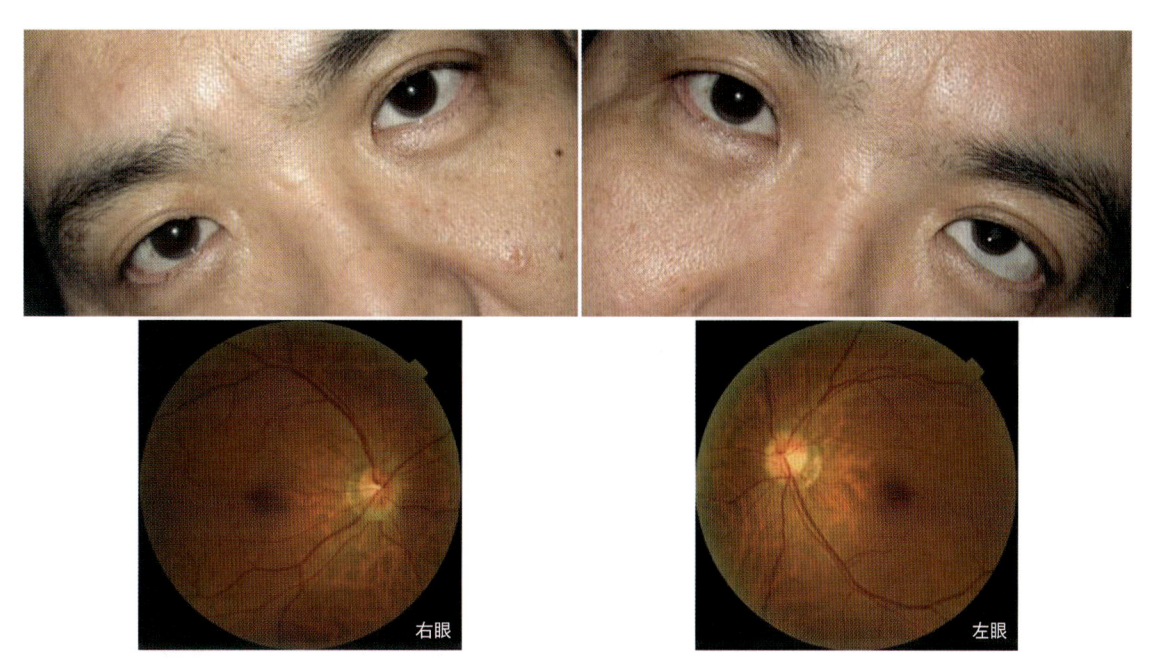

1. 視機能・斜視弱視

2 左滑車神経麻痺

左（患側）への頭部傾斜で左眼の上斜視が著明となり，眼底写真で左眼（上斜視眼）の外方回旋が見られる．

	所見	考えられる麻痺筋	
第1段階 （正面視）	右上斜視	・右上斜筋 ・右下直筋 ・左下斜筋 ・左上直筋	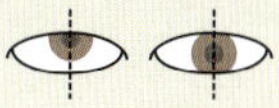
第2段階 （右方視・左方視）	左方視で 右上斜視が著明	・右上斜筋 ・左上直筋	右方視　　　左方視
第3段階 （右頭部傾斜・左頭部傾斜）	右頭部傾斜で 右上斜視が著明	・右上斜筋	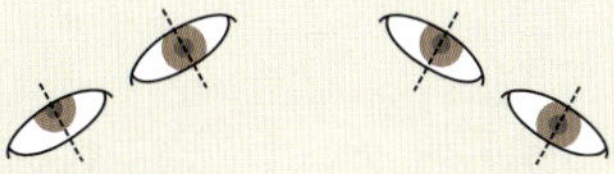 右頭部傾斜　　左頭部傾斜

3 Parks-Bielschowsky 3段階試験（右眼上斜視の場合）

眼位の上下ずれがある場合に麻痺筋を同定する検査法で，次の3段階の検査で診断する．第1段階：正面視で上斜視は右眼か左眼か／第2段階：右方視と左方視のどちらで眼球の上下偏位が大きいか／第3段階：頭を右に傾けたときと左に傾けたときのどちらで眼球の上下偏位が大きいか．特に第3段階は，Bielschowsky頭部傾斜試験といい，上斜筋麻痺の診断に有用である（本試験は麻痺筋が単独である場合にのみ成立する検査法であるということに注意する）．

同定する過程を示す．

斜偏位と滑車神経麻痺の鑑別のコツ

　滑車神経麻痺の診断は，鼻内側への眼球運動障害が明らかで，患側への頭部傾斜で患眼の上転が

Point! 斜偏位と滑車神経麻痺の鑑別

①斜偏位は滑車神経麻痺よりも頑固な垂直方向の複視を訴えることが多い．
②上斜視眼の回旋偏位を見るために，眼底写真を撮る．
③滑車神経麻痺は単眼視では頭部傾斜は起こらない．

1. 視機能・斜視弱視

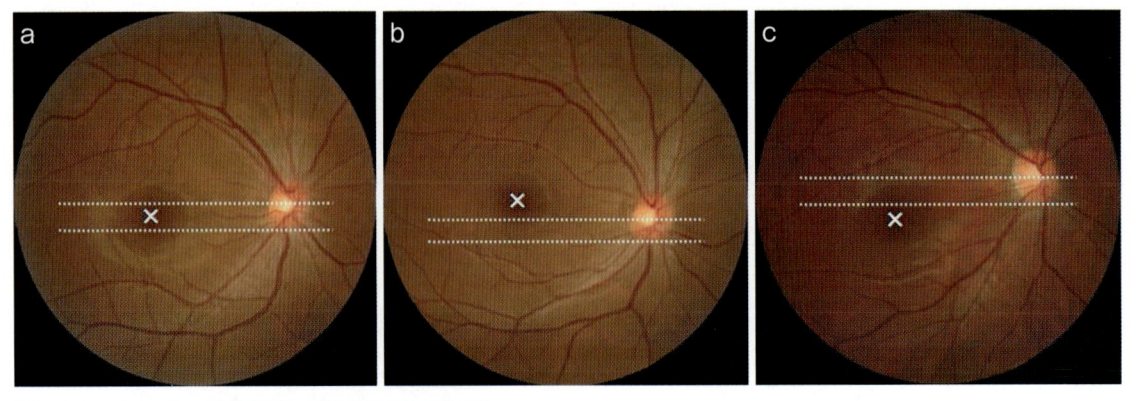

4 眼底写真による眼球回旋の判定方法（右眼）

眼底写真は必ず患者の頸が垂直の状態で撮影する．
a：正常．黄斑は視神経乳頭中央を通る水平線よりやや下方に存在し，視神経乳頭下縁を通る水平線より上にある．
b：内方回旋．黄斑が視神経乳頭中央を通る水平線よりも上にある．
c：外方回旋．視神経乳頭下縁を通る水平線よりも下にある．

はっきり認められる場合は難しくない．しかし，眼球運動障害が軽度で，斜視角がそれほど大きくない場合は，眼位検査だけでは斜偏位との鑑別が難しいことがある．その場合の鑑別のコツ（⇒**Point!**）は以下のとおりである．

① 斜偏位は，斜視角が小さくても融像が困難で，滑車神経麻痺に比べて頑固な垂直方向の複視を訴えることが多い．

② 患者の頭を垂直にして眼底を観察し，眼球回旋の状態をチェックする．眼球回旋は，視神経乳頭と黄斑部の位置関係で判定するので，視神経乳頭と黄斑部を含む眼底写真を撮るとわかりやすい（**4**）．滑車神経麻痺は，上斜視眼（患眼）の外方回旋という片眼性の回旋偏位を呈し，眼頭部傾斜反応は，上斜視眼の内方回旋と下斜視眼の外方回旋という両眼性の回旋偏位を呈する．すなわち上斜視眼の回旋偏位が，外方か（滑車神経麻痺），内方か（眼頭部傾斜反応）が鑑別に重要である．

③ 滑車神経麻痺では，単眼視にすると頭部傾斜が消失する．

■引用文献

1. Brodsky MC, et al: Skew deviation revisited. Surv Ophthalmol 2006; 51: 105-128.

眼球を牽引するだけでは，斜筋のForced duction testの正確な評価ができない

佐藤美保
浜松医科大学眼科学教室

斜筋の牽引試験

　眼球牽引試験は，①眼球運動に抵抗する眼筋の異常を判定する，②眼球運動制限の原因となる眼筋麻痺の程度を評価する，③腱の眼球への付着状態の異常を判定する，という目的がある．Force generation test以外は，全身麻酔下でないと正確に評価することは難しい．ここでは，上斜筋牽引試験と下斜筋牽引試験について解説する．

上斜筋牽引試験

> 上斜筋麻痺はさまざまな上斜筋の異常を伴っている．

上斜筋の付着異常とは

　上斜筋は付着部のバリエーションが非常に高い筋である．上斜筋腱は，正常であれば上直筋の耳側縁，上直筋の付着部から約7 mm後方に前端が存在する．バリエーションとしては，①腱が弛緩していて容易に強膜から持ち上げられるもの，②上直筋の鼻側縁に付着するもの，③Tenon嚢内に迷入しているもの，④欠損しているもの，に分けられる．これらはいずれも上斜筋麻痺の原因となる．最終診断は，手術による露出と肉眼的観察であるが，牽引試験を行うことによって，付着異常をある程度予測することが可能となる．

上斜筋牽引試験の意義

> 上斜筋腱付着異常の有無の予測以外に，上斜筋腱縫縮術術中の縫縮量決定，Brown症候群の診断にも有用である．

　上斜筋腱縫縮術の合併症として医原性Brown症候群（上斜筋腱鞘症候群）がある．縫縮量が多すぎるために内転時の上転が不可能になる状態であり，上斜筋腱縫縮術においては十分に注意が必要である．上斜筋牽引試験は，術前に上斜筋腱付着異常の有無を予測するのに用いる以外に，上斜筋腱縫縮術の術中に繰り返し行い，適切な縫縮量を決定するのにも役立つ．この際，縫縮量は他眼の上斜筋牽引試験と比較して決定すればよい．

　上斜筋牽引試験は，Brown症候群の診断のために必要な検査でもある．内転時の上転制限が見られれば診断できる．Brown症候群は滑車部を上斜筋腱が通過する際の通過障害が原因である．先天性のほかに，上斜筋腱縫縮術後に代表される医原性，炎症性などがある．

上斜筋牽引試験の方法（1）

　上斜筋の腱の異常には，上斜筋麻痺に見られる腱の付着異常，腱の欠損がある．単純に眼球を上や下へ引っ張るのではなく，2本の鑷子を用いて，眼球後方に存在する上斜筋腱を感じることが必要である．上斜筋腱が欠損しているとか，著しく緩い場合には，上斜筋腱の上を眼球が乗り越える感じがしない．逆にBrown症候群では内上転方向へ牽引すると，抵抗を感じる．

1. 視機能・斜視弱視

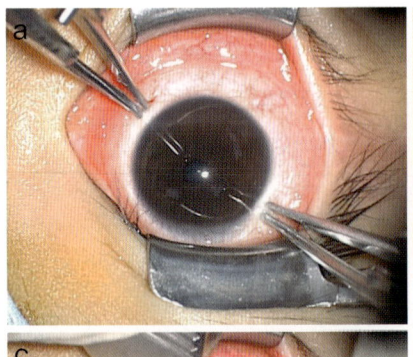

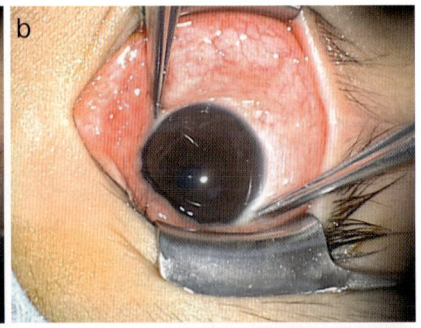

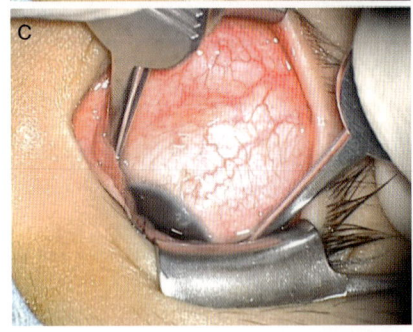

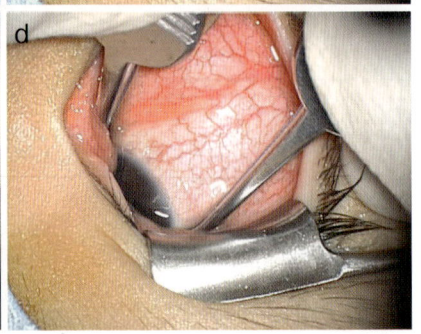

1 上斜筋牽引試験の方法（右眼）

a：角膜輪部の4時と11時（鼻下側と耳上側）を鑷子でつまむ.
b：軽く眼球を押し込む.
c：内上転させる.
d：内上転させた位置から耳上側へ向けて眼球を回旋させながら，眼球が上斜筋腱を乗り越えるときのクリックを感じる.

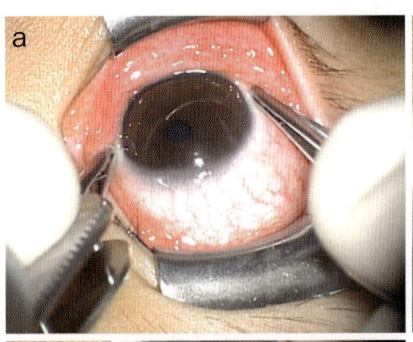

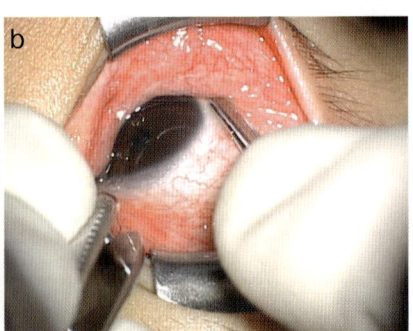

2 下斜筋牽引試験の方法（右眼）

a：1時と7時の角膜輪部を鑷子でつまむ.
b：内下転させる.
c：内下転させた位置から外下転方向へ向けて眼球を回旋させる.

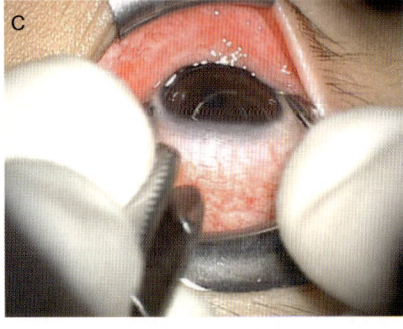

下斜筋牽引試験

> 下斜筋切除術後の取り残しがないことの確認に用いる.

下斜筋は，上斜筋に比べると牽引試験の結果が不安定である.

下斜筋切除術をしたあとに，牽引試験をすることによって下斜筋の取り残しがないことを確認するのに用いる．方法は上斜筋牽引試験と同様である（**2**）.

いずれの検査も，主観的なものであるため，普段から検査を行って，感覚を身につけることが重要である.

コカイン点眼試験以外に，Horner症候群の診断ができるものがある

石川　均
北里大学医療衛生学部視覚機能療法学

Horner症候群と点眼試験

> 緊急性を要したり，悪性腫瘍など，隠れている疾患を点眼試験で迅速かつ確実に診断する．

　瞳孔不同，軽度眼瞼下垂を見ればHorner症候群を疑い原因精査を進めるであろう．しかし生理的瞳孔不同になんらかの原因（多くは加齢，炎症，コンタクトレンズの長期使用など）で軽度の眼瞼下垂を合併したいわゆるpseudo Hornerとよばれるものも多く，診断は確実につけたいところである．Horner症候群の瞳孔不同は暗所で明らかとなり，約半数の症例では対光反応などで縮瞳した瞳孔は緩慢に散大する「散大遅延」とよばれる症状を呈し，生理的瞳孔不同との鑑別に役立つ．

　Horner症候群は眼科的には軽度のぼやけ，まぶたの下垂感を訴える者もいるが，視機能にはほとんど影響を及ぼさない．しかしその影に隠れている疾患，すなわち緊急を要する内頸動脈解離による有痛性Horner症候群や頭頸部，胸腹部の悪性腫瘍などにより生じたものなどがあるので，診断は正確，迅速かつ確実につけたいところである．

点眼試験のメカニズム

> Horner症候群の診断には点眼試験が迅速，簡便である．このため正常な交感神経の解剖や薬理学的反応を理解することが大切である．

　交感神経の経路（**1**）は視床下部後外側から始まり，脳幹部を下降し，第8頸椎から第2胸椎

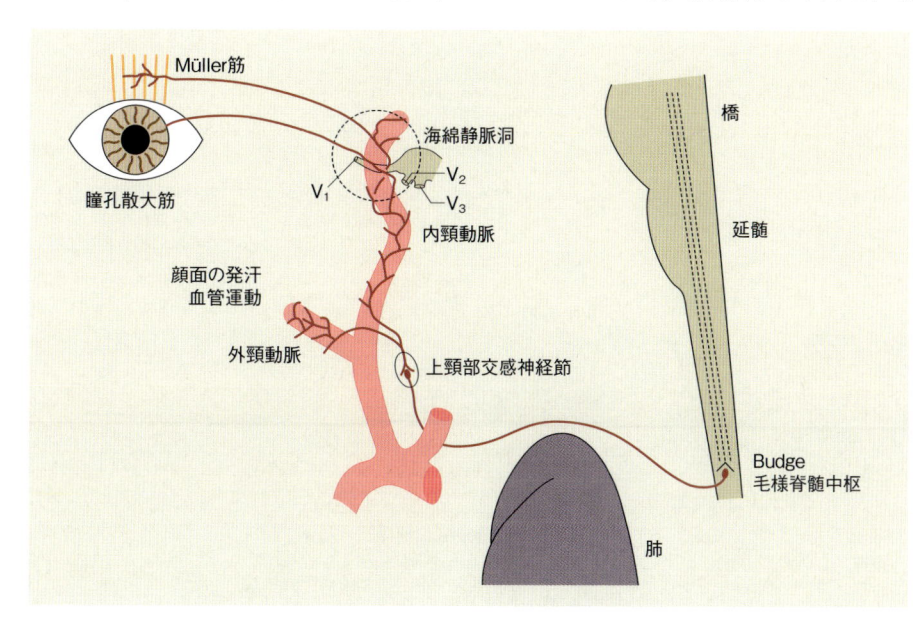

1 眼交感神経経路

交感神経は，視床下部から長い経路を通って，瞳孔散大筋，Müller筋へ達する．

31

1. 視機能・斜視弱視

2 部位別原因疾患

中枢性	シナプス前	シナプス後
脳幹部腫瘍	頸部外傷	群発頭痛
脊髄腫瘍	気胸	鼻咽頭腫瘍
延髄外側症候群	肺腫瘍	中耳炎
脊髄空洞症	甲状腺腫瘍	内頸動脈塞栓，動脈瘤，外傷，海綿静脈洞病変

中枢性Horner症候群の単独出現はまれで通常は脳幹部症状や脊髄症状を伴う．たとえば延髄外側部梗塞（Wallenberg症候群）では対側の体幹と上下肢の温痛覚消失，同側顔面の温痛覚消失，小脳症状，下部脳神経麻痺が存在する．Horner症候群の診断，障害部位判定は総合的に行うべきである．

（Budge毛様脊髄中枢）でシナプスを形成しその後，肺尖部を通り下顎角の高さにある上頸部交感神経節に入る．そこでさらにシナプスを形成し，最終線維は内頸動脈に伴走して海綿静脈洞に入り，三叉神経第1枝である眼神経と吻合し眼窩内に入り虹彩へ達する．一方，顔面の発汗や血管運動を司る神経は外頸動脈に沿うため，通常，節後障害では無汗，顔面紅潮などは出現しにくく，これらの症状出現は障害部位判定の一助となりうる．2に部位別Horner症候群の原因疾患を示す．

3に示すとおり，交感神経末端に達した神経刺激は神経末端のシナプス小胞中に存在する神経伝達物質であるノルアドレナリンを放出させる．放出されたノルアドレナリンは瞳孔散大筋，眼瞼のMüller筋に存在する$α_1$受容体に結合し筋を収縮させ，その後放出されたノルアドレナリンは再び神経末端に取り込まれる（再吸収）という反応が存在する．

点眼試験の実際

コカイン

> 交感神経障害が経路のどこにあっても威力を発揮する．

コカインは神経筋接合部，すなわち交感神経末端から放出されたノルアドレナリンの神経末端への再吸収を抑制する作用がある（3）．そのため交感神経の全経路に障害がなく神経末端に正常にノルアドレナリンが蓄積されることで，初めてコカイン点眼により正常眼では効果器へのノルアドレナリン濃度が高まって散瞳する．しかし中枢から末梢に至るまでの交感神経経路の一部に障害があると，おそらく神経末端に蓄積されたノルアドレナリン量が減少および放出機構が減弱するなどの理由により，健眼と比較し散瞳が減弱もしくは消失する．左右の散瞳の程度差を比較すると長い

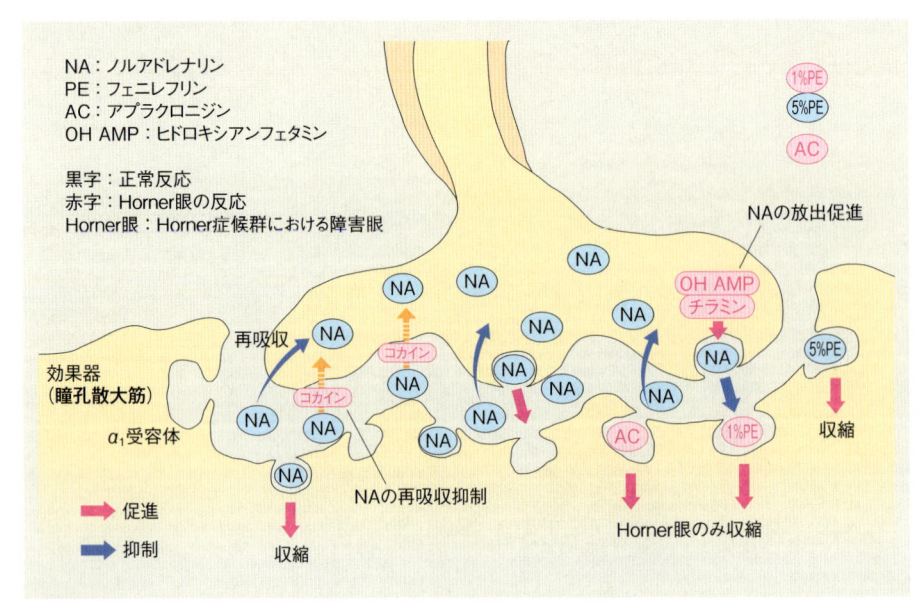

3 交感神経末端での薬理反応と点眼試験薬の作用

AC，1%PEはHorner眼のみで散瞳作用を発現し，コカインは正常眼のみで散瞳作用を発現する．

NA：ノルアドレナリン
PE：フェニレフリン
AC：アプラクロニジン
OH AMP：ヒドロキシアンフェタミン

黒字：正常反応
赤字：Horner眼の反応
Horner眼：Horner症候群における障害眼

1．視機能・斜視弱視

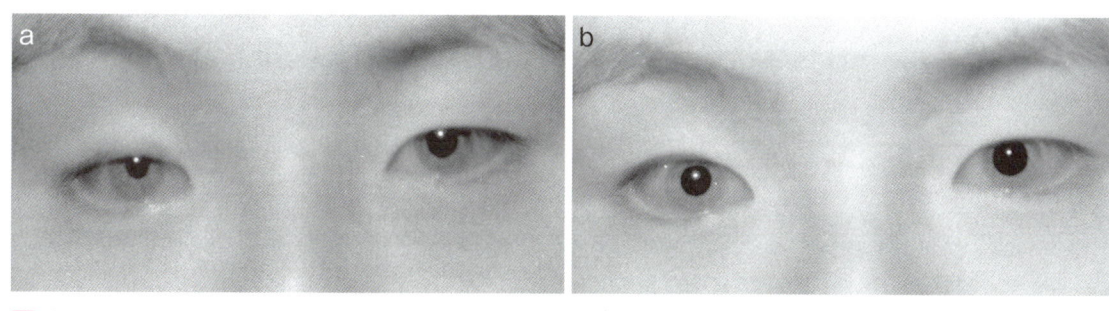

4 症例1：手掌多汗症に対して胸部交感神経遮断手術を施行し，その後右眼Horner症候群が生じた症例

節前線維（第2ニューロン）の障害である．本症例に1％フェニレフリンを点眼すると，1時間後に明らかな眼瞼挙上，散瞳を示した．
a：点眼前，b：点眼後1時間

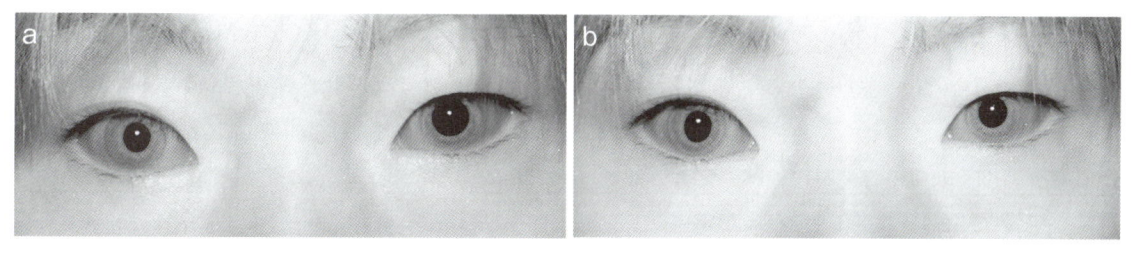

5 症例2：肺尖部腫瘍により右眼Horner症候群を呈した症例

アプラクロニジン点眼45分後眼瞼挙上，瞳孔不同の消失が認められる．
a：点眼前，b：点眼後

交感神経路のいずれが障害されていてもHornerで障害された眼（Horner眼）の散瞳は減弱する．

このようにコカイン点眼試験は交感神経障害が経路のいずれであっても威力を発揮する．しかしコカインは高価であるうえ，麻薬の管理などの問題からわが国のほとんどの施設では保有していない薬物でもあり事実上使用は不可能で，それに替わる点眼薬が求められてきた．

フェニレフリン，アプラクロニジン

> Horner眼のみ眼瞼を挙上し，瞳孔を散大する．

Horner症候群により効果器である瞳孔散大筋もしくは眼瞼Müller筋の$α_1$受容体でのノルアドレナリンによる刺激が減少すると，その受容体は作用薬に対して過敏な状態となる．すなわち非常に低濃度のノルアドレナリン様物質によって受容体は過大反応を起こす．これを脱神経過敏，過過敏，すなわちdenervation supersensitivityとよぶ．これを利用し希釈フェニレフリン（1％）を点眼するとHorner眼のみ眼瞼挙上，瞳孔散大が認められる（**4**）．しかし通常，フェニレフリン（ネオシネジンコーワ®）は5％であり，希釈するという問題は残るかもしれない．

レーザー照射後の一過性眼圧上昇に対しては，$α_2$受容体作用薬（アプラクロニジン：アイオピジンUD®）が用いられている．本薬剤は$α_1$受容体部分作用薬でもあり，弱いながら$α_1$刺激作用を有する[1]．これを過敏な受容体に結合させることにより，1％フェニレフリンと同様の効果が期待できると考えられている．米国でも"Are we ready to replace cocaine with apraclonidine in the pharmacologic diagnosis of Horner syndrome?"[2]と非常に期待されている．筆者の施設で経験した症例を**5**に提示する．

しかし希釈フェニレフリン，アプラクロニジン使用にあたり以下のような問題も提唱されている．すなわち，

①すべてのHorner症候群で脱神経過敏を呈するかが不明である
②脱神経過敏がいつ出現するか

33

③希釈フェニレフリンは角膜を通過しにくく，房水に希釈され最終的に瞳孔散大筋に達するが，正確に左右同濃度が到達しているかは疑問である
④アプラクロニジンは正常眼に散瞳作用がないかである．

チラミン，アンフェタミン

> ノルアドレナリンを放出させて瞳孔を散大する．

米国では交感神経終末に貯蔵されているノルアドレナリンを放出させる作用があるヒドロキシアンフェタミンをHorner症候群の診断に用いるが，わが国ではそれに代わるチラミン（5%）を用いている．通常は蓄積されたノルアドレナリンが放出され瞳孔は散大する．障害が節後，すなわち眼球に近いほど神経終末端に蓄積されるノルアドレナリンが減少し散瞳を示さなくなる．

点眼試験方法と判定

> 点眼試験のみでHorner症候群の障害部位を判定するのは避けたほうがよい．

コカイン（5～10%）はおよそ2分間隔で両眼に2滴点眼し，45分後（色素の濃い日本人では90～120分後）に左右眼で散瞳の程度，瞳孔不同の程度を比較観察する．同様の方法にてフェニレフリン（1%）では60分後，チラミン（5%）では45分後に結果を判定する．アプラクロニジン（0.5もしくは1%）の効果判定は報告によりさまざまであるが，45分程度と考えたい．

点眼試験の効果判定は，点眼薬の眼内移行や色素への沈着などの問題から症例により異なり，さらに眼瞼下垂の消失は薬剤の眼内移行を必要としないため短時間で消失することもあり，個々の症例により注意深く観察したい．

さらに点眼試験による部位別診断であるが，末梢側，すなわち眼球に近い部位での障害ほど点眼試験の結果は明らかとなる．しかし中枢性Horner症候群と節前性Horner症候群を点眼試験で区別することは困難であるように，点眼試験のみで障害部位を判定することは避けたほうがよいと考えられる（⇒**Point!**）．

Point! Horner症候群の診断

Horner症候群の診断には詳細な問診，暗所で明らかな瞳孔不同，散大遅延，眼瞼下垂，さらに発汗異常や顔面紅潮などの臨床症状に加えて，点眼試験，画像診断などを行い総合的に判断すべきである．なかでも点眼試験は簡便，確実性が高いが，それのみでHorner症候群の診断，特に障害部位判定を行うべきではない．

■引用文献

1. Ishikawa H, et al: Comparison of post-junctional α-adrenoceptors in iris dilator muscle of humans, and albino and pigmented rabbits. Naunyn Schmiedeberg Arch Pharmacol 1996; 354: 765-772.
2. Kardon R: Are we ready to replace cocaine with apraclonidine in the pharmacologic diagnosis of Horner syndrome? J Neuroophthalmol 2005; 25: 69-70.

レチノスコープでは，検眼レンズを使えない状況でも屈折を推定することができる

不二門 尚
大阪大学大学院医学系研究科・医用工学講座感覚機能形成学

> 年少児や精神発達遅滞患者の屈折の検査にはレチノスコープが有用である．

検眼レンズを使った自覚的屈折検査は，通常3歳以降にならないとできない．また3歳以降でも精神発達遅滞がある場合は，検査が困難である．Down症など精神発達遅滞のある患者には，屈折異常を伴う場合が少なくない．このような年少児や精神発達遅滞のある患者の屈折矯正には，レチノスコープによる検査（検影法）が有用である．

レチノスコープの原理

> 乱視の軸を知るためには光源が線状のレチノスコープが有利である．

レチノスコープには光源が点状のものと，線状のものがある．乱視の軸を知るためには線状のものが有利である．実際に使用するにあたっては，光束が平行光束か開散光束になっていることを確かめる必要がある．被検者の眼底に投影された光は，網膜面で反射して，検者にはオレンジ色の反帰光が観察される（**1**）．

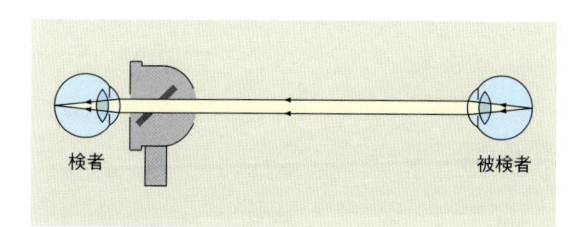

反帰光が弱い場合は，屈折異常が強いことが多いが，角膜・水晶体の混濁がある症例や，網膜剥離が存在する場合にも反帰光が弱くなるので注意を要する．

レチノスコープによる測定の実際

レチノスコープを水平方向に振ったときに，振った方向と同じ方向に反帰光が動く場合を同行，逆方向に反帰光が動く場合を逆行という．

眼前50cmでレチノスコープを水平方向に振ったときに，反帰光が同行の場合は水平方向の屈折値は遠視または正視，または－2D未満の近視ということになる（**2**）．この場合は凸の板付きレンズを，眼前12mmの位置に置いて低い球面値から順に上げていき，反帰光が動かなくなる値（中和点）を求める．このレンズ値から2Dを引いた値が水平方向の屈折値となる．中和点がわかりにくい場合は，反帰光が逆行する最も小さい球面値を求めることになる．以上の操作を垂直方向にも行い，垂直方向の屈折値を求める．

眼前50cmでレチノスコープを水平方向に振っ

1 レチノスコープの原理

被検者の眼底に投影された光は，網膜面で反射して，検者にはオレンジ色の反帰光が観察される．

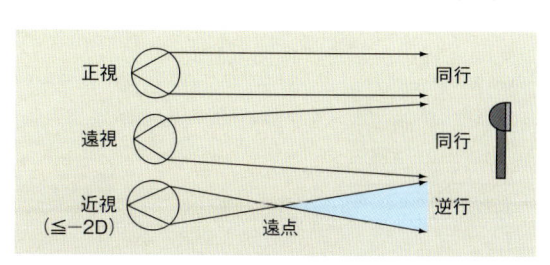

2 屈折異常と，順行，逆行の関係

眼前50cmでレチノスコープを水平方向に振ったときに，反帰光が同行の場合は，水平方向の屈折値は遠視または正視，または－2D未満の近視で，反帰光が逆行の場合は－2D以上の近視ということになる．

1. 視機能・斜視弱視

たときに，反帰光が逆行の場合は－2D以上の近視ということになる．この場合は凹の板付きレンズを用いて同様の操作をして屈折値を求める．

レチノスコープを水平方向に振ったときに，反帰光が斜めに動く場合には，斜乱視が存在することを示唆する．この場合はその方向，およびそれと垂直の方向にレチノスコープを振り，屈折値を求める（**3**）．

レチノスコープによる屈折測定のコツ

> 初回検査では，1D程度の誤差は許容とし，再診時に眼鏡の上からover refractionを行う．

小児は集中力がないので，一点を見つめることが困難である．また，眼前にレンズを置くことを嫌がる場合も多いため，短時間で測定を終える必要がある．あまり細かい値を求めず，1D程度の誤差は，初回の眼鏡処方では許容範囲と割り切る必要がある．その代わり，再診時には眼鏡の上からover refractionを行い，必要に応じて度数を変更する必要がある．

> 術後無水晶体眼では+20D検眼レンズと板付きレンズを組み合わせるとともに，コンタクトレンズ上からのover refractionで行う．

先天白内障で，術後無水晶体眼となった症例では，遠視度が強いため+20Dの検眼レンズを板付きレンズと組み合わせて屈折度を測定する．また，トライアルのコンタクトレンズ上からのover refractionも重要である．

> 角膜混濁があるときは測定光を強くする．

角膜ヘルペスなどで角膜混濁のある症例は，乱

Point! 屈折の推定が難しいときは

自覚的屈折検査ができない3歳以下の小児や精神発達遅滞を伴うDown症候群など，さらに，屈折異常が大きい場合などでは，光源が線状になったレチノスコープを用いれば，屈折の推定は可能である．

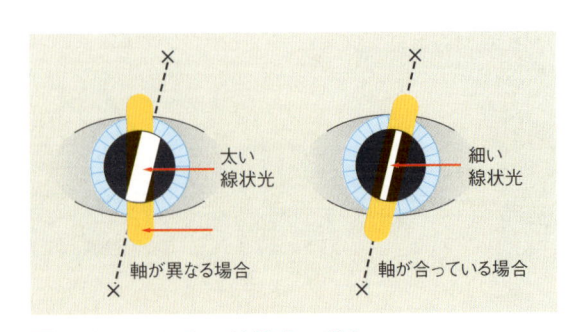

3 斜乱視の場合の線状光の動き

斜乱視がある場合には，垂直に線状光を投影すると太い反帰光が観察されるが，乱視軸に近い方向に投影すると，反帰光は細くなる．レチノスコープを水平方向に振ると，反帰光が乱視軸の方向に斜めに動くので，乱視の軸を決定することができる．

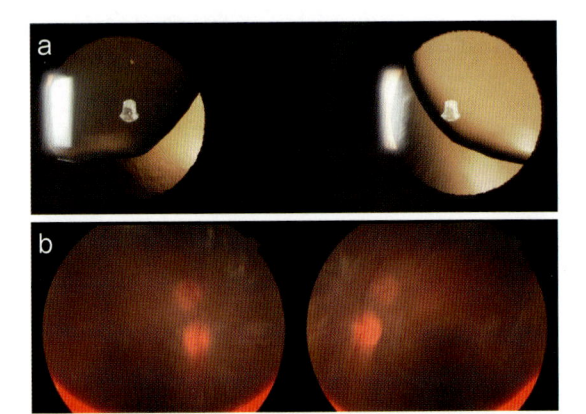

4 水晶体亜脱臼症例の徹照写真（a）および眼底写真（b）

眼底写真では，視神経乳頭が2つ写っている．これは，水晶体を通した像と水晶体がない部分を通った光の像が別の位置に結ばれているためである．

視も合併することが多く，また球面値も大きくずれている場合がある．このようなケースでは反帰光が弱く，判定が難しい．測定光の強度を強くして，反帰光の動きを注意深く見る必要がある．

水晶体亜脱臼に対する検影法（**4**）

自覚的屈折検査では，

RV＝（1.2S－2.75D＝C－3.0DA×30）

LV＝（0.1S－7.5D＝C－3.5DA×100）

であったが，レチノスコープで水晶体が亜脱臼してレンズのない部分の屈折値を測定すると，+12Dであった．この値で視力を測定すると，LV＝（0.5D+12.0D）となった．この症例のように，オートレフラクトメータが使えない場合は，屈折検査は自覚的屈折検査に頼ることになるが，屈折異常が大きい場合はレチノスコープによる検影法が有用である．

抗体検査やテンシロンテストだけでは，眼筋無力症の同定ができないことがある

三村 治
兵庫医科大学眼科学教室

重症筋無力症の抗アセチルコリン受容体（AChR）抗体陽性率

> 抗AChR抗体は全身型では85％以上が陽性だが，眼筋型では半数のみが陽性．

　重症筋無力症の本態は，骨格筋の神経筋接合部のニコチン性AChRを標的とする自己抗体（抗AChR抗体）が血中に検出される臓器特異的自己免疫疾患である．抗AChR抗体には結合抗体と阻止抗体があり，結合抗体はAChRのα-ブンガロトキシン結合部位以外の構造を認識する抗体であるのに対して，阻止抗体はα-ブンガロトキシン結合部位を認識する抗体である．この抗AChR抗体の陽性率は結合抗体のほうが高いが，それでも重症筋無力症の全例に検出されるわけではなく，全身型重症筋無力症の80～85％程度である．阻止抗体は若干陽性率が低くなるが，結合抗体が陰性でも阻止抗体が陽性となることがある．

　さらに2001年，AChR以外の新しい自己抗原として筋特異的チロシンキナーゼ（MuSK）が発見され，これに対する抗MuSK抗体はこれまでseronegative重症筋無力症とされていた患者の30％程度に検出され，第二の原因抗体と考えられるようになった．しかし，この抗体陽性患者の外眼筋は抗AChR抗体陽性患者と比較すると障害されにくく[1]（ **1** ），今後この抗体検査がルーチン化されても，抗AChR抗体陰性の眼筋型重症筋無力症と思われているものの確定診断に有用になるとはあまり考えられない．

　では眼筋型ではどの程度の比率で抗AChR抗体が陽性になるのであろうか．重症筋無力症の免疫性神経疾患に関する調査研究班などの診断基準（ **2** ）に基づいて眼筋型重症筋無力症の診断を行っ

1 抗AChR抗体陽性重症筋無力症と抗MuSK抗体陽性重症筋無力症の比較

臨床像・免疫学的特徴	抗AChR抗体陽性重症筋無力症	抗MuSK抗体陽性重症筋無力症
頻度（％）	80～85	5～10
男女比	1：2	1：3
臨床像	眼症状で発症し全身型へ	眼症状＜球症状
眼筋型の頻度（％）	20～40	3
筋萎縮の頻度（％）	10	26
クリーゼの合併率（％）	10	33
抗コリンエステラーゼ薬	著効	不定
胸腺腫の合併率（％）	20～30	0
自己抗体IgGサブクラス	IgG1	IgG4
神経筋接合部病理	補体介在性破壊あり	補体介在性破壊なし

（本村正勝，白石裕一，2006[1]より）

2 重症筋無力症の診断基準

1. 自覚症状	①眼瞼下垂　②複視　③四肢筋力低下　④嚥下困難　⑤言語障害　⑥呼吸困難　⑦易疲労性　⑧症状の日内変動
2. 理学所見	①眼瞼下垂　②眼球運動障害　③顔面筋力低下　④頸筋筋力低下　⑤四肢・体幹筋力低下　⑥嚥下障害　⑦構音障害　⑧呼吸困難　⑨反復運動による症状増悪（易疲労性），休息で一時的に回復　⑩症状の日内変動（朝が夕方より軽い）
3. 検査所見	①エドロホニウム塩化物（テンシロン）テスト陽性（症状軽快）　②Harvey-Masland 試験陽性（waning 現象）　③血中抗 AChR 抗体陽性
診断の判定	確実例：1. 自覚症状の1つ以上　2. 理学所見の①〜⑧の1つ以上と⑨，⑩　3. 検査所見の①②③の1つ以上が陽性の場合 疑い例：1. 自覚症状の1つ以上　2. 理学所見の①〜⑧の1つ以上と⑨，⑩　3. 検査所見の①②③が陰性の場合

た多くの報告では40〜60%，われわれの教室の統計では38%が陽性であった．したがって，抗AChR抗体のみでは半数以上の眼筋型重症筋無力症患者が見逃されることになる．

眼筋型重症筋無力症の検査法

> テンシロンテストでは生理食塩水静注による対照試験が必要である．

重症筋無力症の確定診断には，①エドロホニウム塩化物（テンシロン）テスト，②Harvey-Masland 試験（筋電図でのwaning 現象），③血中抗AChR 抗体のいずれか一つ以上が陽性であることが必要である．しかし，実際の眼科臨床では②は行いにくく，③が陰性であれば①が陽性であることが根拠となる．①ではエドロホニウム塩化物（テンシロン）の静脈内投与により眼瞼下垂や眼球運動などの臨床症状の改善が見られれば陽性であるが，筋ジストロフィや心因性のものなどでもしばしば改善することが知られており，内科や小児科では生理食塩水の静注による対照試験を行う必要があるとされている．また眼科ではあまり知られていないが，テンシロンテスト陽性は少なくとも劇的な症状の改善が見られたものをいう．したがって，眼瞼下垂や眼球運動がわずかに改善した

と思える程度の所見を陽性所見として重症筋無力症の診断根拠にするのは望ましくない．

> 上方注視負荷試験やアイステストなどを組み合わせて診断する必要がある．

上方注視をさせると，重力に反して眼瞼を挙上している上眼瞼挙筋や眼球を挙上している上直筋に負荷がかかる．そのため，患者に正対してペンライトを掲げて上方を注視させ，1分間そのままの状態にさせると，無治療や治療が不十分の重症筋無力症では血中抗AChR抗体が陰性であっても，眼瞼下垂がみられたり，複視が出現する．また眼球運動制限は片眼に赤フィルターを装用させることにより，複視の程度判定がより容易になる．

さらに眼瞼下垂があるものでは，神経筋接合部でのAChを分解するコリンエステラーゼの活性が温度低下によって阻害されるため，アイスパッ

> **Point!　眼瞼下垂や眼球運動障害の診断のために**
>
> 抗AChR抗体検査では半数以上の眼筋型重症筋無力症の見逃しがある．テンシロンテスト陽性は内科・小児科では劇的な症状改善が見られたものをいう．その他，反対眼に内科的疾患からくる異常がある場合もある．したがって，上方注視負荷試験やアイスパックによるアイステストなどと組み合わせて行い，眼科医が総合的に判断すべきである．

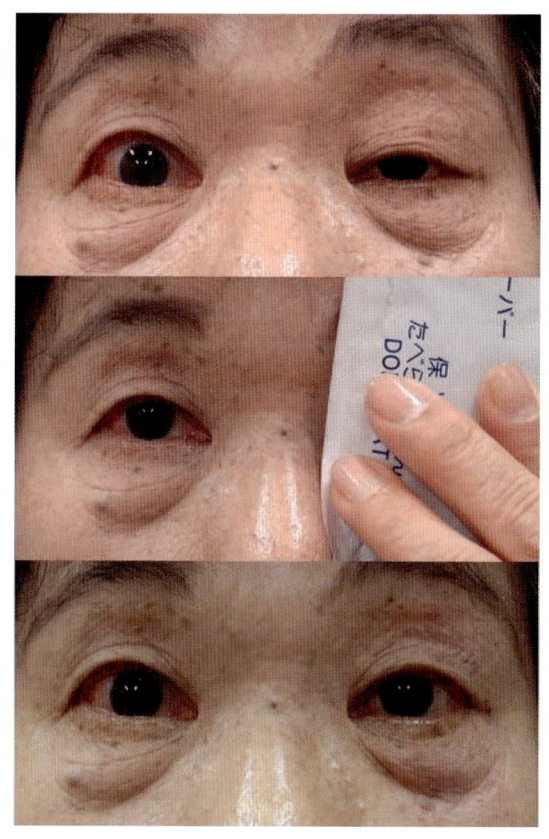

3 アイステスト

眼瞼下垂のあるほうの眼に2分間アイスパックを当て，2分後に2mm以上眼瞼が挙上すれば陽性とする．

ク（保冷剤）や氷で眼瞼を冷却すると眼瞼下垂が改善する．具体的にはアイス（アイスパック）テストとして，眼瞼下垂のあるほうの眼に2分間アイスパックを当て，2分後に2mm以上眼瞼が挙上すれば陽性と判定する（3）．この方法は小児でも簡単にでき，陽性率が高く，また偽陽性もないことから非常に有用な検査である．自験例でもフレッシュな例ではほぼ100％の陽性率であった．

海外からの報告では眼球運動障害に対してもアイステストは可能で100％の陽性率であったとしている[2]．ただし，外眼筋は上眼瞼挙筋と異なり眼窩深部にあるため2分間では十分冷却されず5分間を必要とする．われわれも数例実施したが，冷却による疼痛のため1例のみしか完遂できず，あまり推奨できる方法ではない．

> 眼筋型重症筋無力症は眼科医が総合的に診断すべきである．

内科からテンシロンテストを依頼される患者のなかには，長期にわたってハードコンタクトレンズを装用していたり，筋無力症性下垂と思われている眼の反対眼が甲状腺眼症の上眼瞼後退症であったりする例がしばしば見られる．眼球運動障害ではDuane症候群が紹介された例もあった．やはり眼瞼下垂や眼球運動障害は，内科医でなく眼科医が前述の検査を組み合わせて総合的に診断すべきである（⇒**Point!**）．

■引用文献

1. 本村政勝，白石裕一：重症筋無力症における各筋の感度・特異度と眼筋型・全身型の差．日本医事新報 2006; 4314: 89-91.
2. Ellis FD, et al: Extraocular muscle responses to orbital cooling (ice test) for ocular myasthenia gravis diagnosis. J AAPOS 2000; 4: 271-281.

2.
角膜・結膜

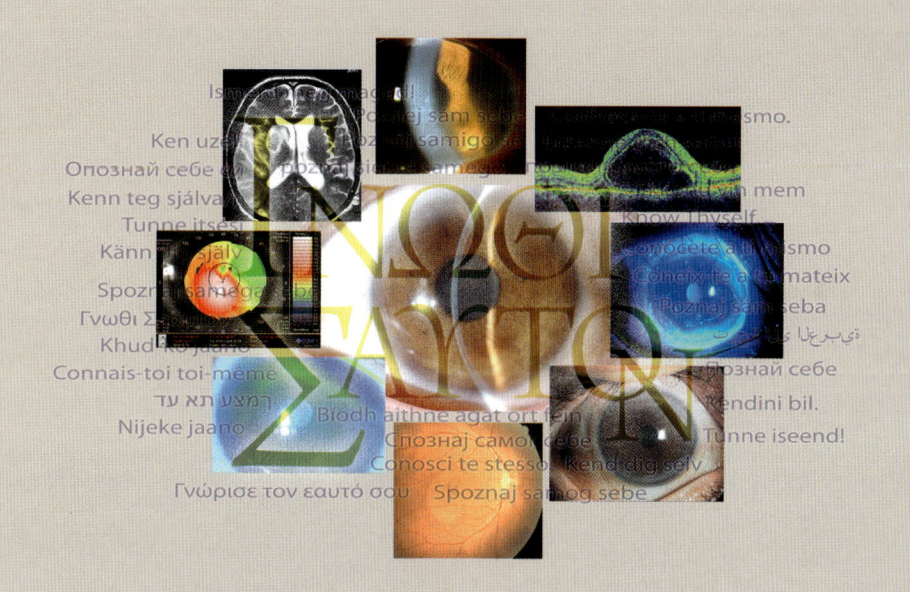

2. 角膜・結膜

眼表面の上皮系腫瘍病変を把握するためには，スリットランプによる直接観察法よりもフルオレセイン染色が有用である

小泉範子
同志社大学大学院生命医科学研究科

眼表面の上皮系腫瘍の特徴と病変部の検査方法

> 病変が上皮層内にとどまっていたり，隆起が少ない場合は，通常のスリットランプ検査では判別できないこともある．

　眼表面に生じる上皮系腫瘍は，基底膜が保たれていて病変が上皮層内にとどまる上皮内新生物（conjunctival intraepithelial neoplasia：CIN）と，基底膜を越えて上皮下の粘膜固有層に浸潤する扁平上皮癌（squamous cell carcinoma：SCC）に分類される．さらに上皮内新生物は，扁平上皮の異常増殖が上皮層内の一部に限局する異形成（dysplasiaあるいはmild CIN）と，上皮全層に及ぶ上皮内癌（carcinoma in situ あるいはsevere CIN）に分けられる[1]．角膜輪部，特に3時，9時の瞼裂部に好発し，角膜あるいは球結膜上に進展する．いずれも淡赤色あるいは乳白色で，わずかに隆起した病変を生じ，扁平上皮癌では乳頭腫様病変を呈することもある．スリットランプでは"打ち上げ花火様"といわれる特徴的な血管や，腫瘍に流入する栄養血管が認められることが特徴とされる．

　扁平上皮癌で認められる隆起性病変を見落とすことは少ないが，上皮内新生物や隆起の少ない扁平上皮癌における病変の範囲は，通常のスリットランプ検査ではわかりにくい（**1a**）．そこでフルオレセイン染色を行うと，異常上皮は健常上皮と異なる染色性を示すため，病変の範囲を明瞭に観察することができる（**1b**）．健常上皮はフル

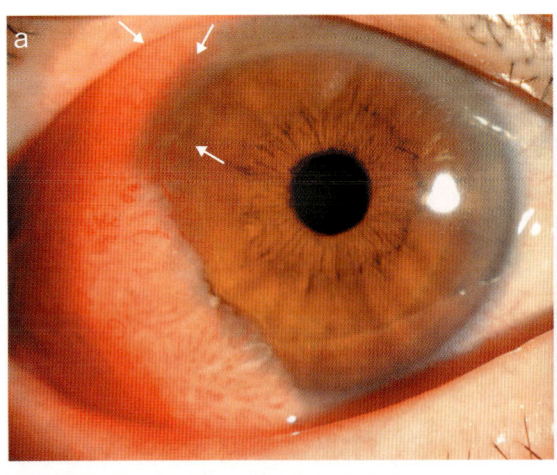

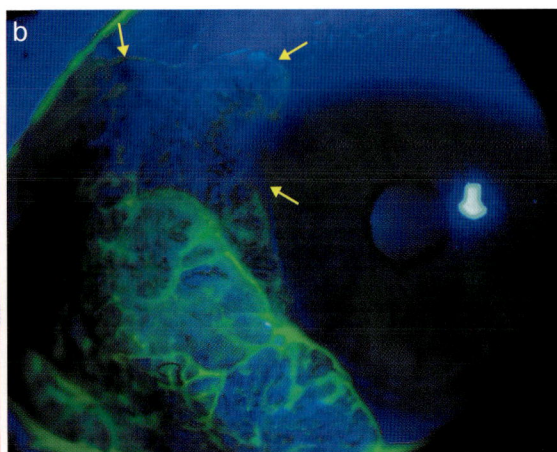

1 瞼裂の輪部に発症した扁平上皮癌（扁平上皮癌）
a：結節状の隆起の周りに角膜上方に扁平な病変（⇨）を伴っている．
b：扁平な病変と健常な角結膜との境界（⇨）はフルオレセイン染色で明瞭に確認できる．

2. 角膜・結膜

オレセインに染色されず均一な反射を示すことが多いのに対し，異常上皮はむらのある不整なフルオレセインの染色所見を認め，健常上皮との境界をライン状に追うことができる．特に隆起性病変の周囲に扁平な腫瘍性病変を伴っているような症例では，フルオレセイン染色を行わなければ正確に腫瘍の辺縁を把握することができない．

上皮系腫瘍の根本治療は，腫瘍の辺縁を確認して安全域を取って残さず全摘することであるが，このためには術中フルオレセイン染色が有用であり，静脈注射用フルオレサイトを25～30倍に希釈したものを用いる．

術後の経過観察でも，異常上皮の再発部位は，スリットランプではスリガラス様の淡い角膜混濁として観察できるが，病変部を正確に同定することは困難である（**2**a）．一方，フルオレセイン染色で観察すると特徴的な染色所見を示し，小さな再発病変も同定可能となる（**2**b）．また，通常のスリットランプによる直接観察では見逃しやすいが，スクレラルスキャッタリングによる間接観察では病変部位を明瞭に観察できる（**2**c）．

> 結膜上皮の侵入や角膜上皮ジストロフィの診断にも，フルオレセイン染色が役立つ．

慢性炎症やコンタクトレンズ装用などによって部分的な角膜輪部機能不全が生じると，結膜上皮が角膜上に侵入する．また，Lisch角膜上皮ジストロフィでも，淡い灰褐色の濁りを伴った異常な

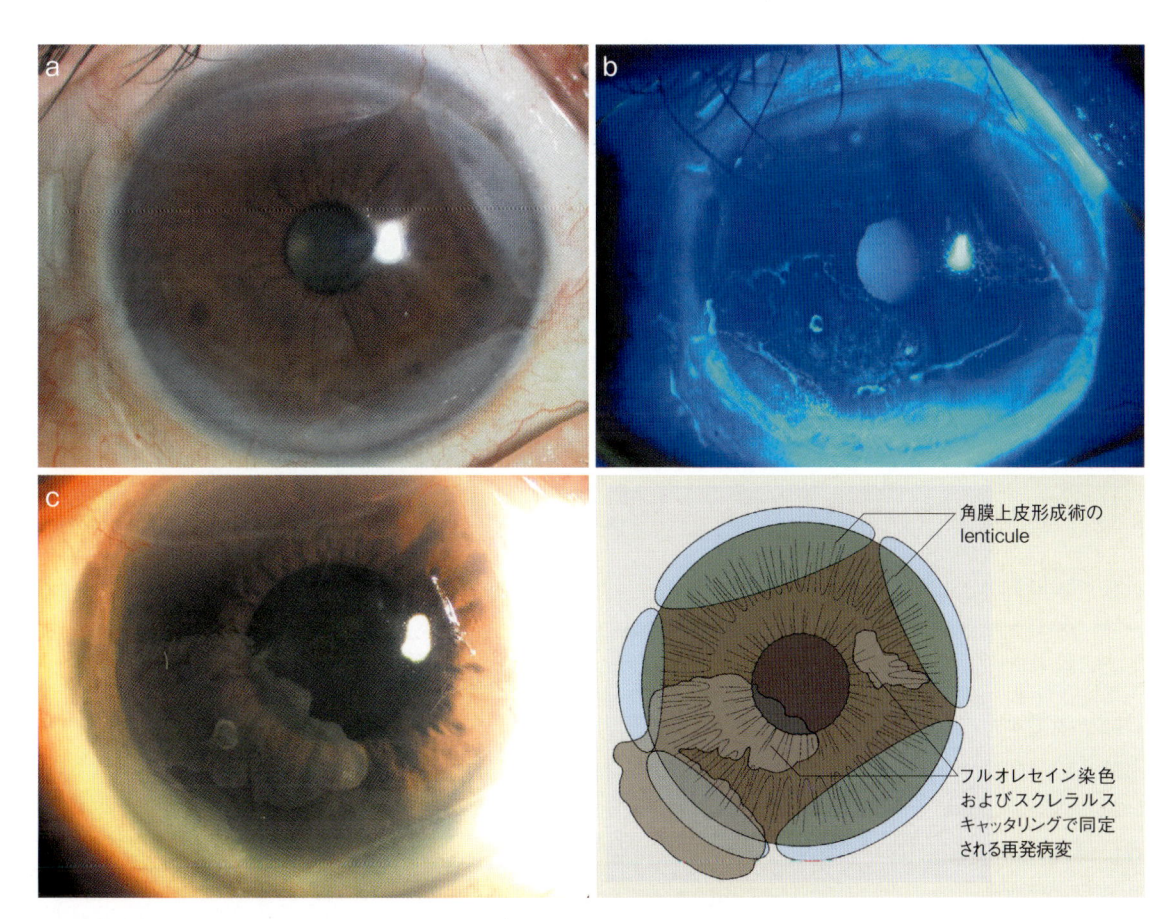

2 上皮内癌（carcinoma *in situ*）に対する角膜上皮形成術後の再発

a：通常のディフューザー観察では病変部がわかりにくい．
b：フルオレセイン染色により病変の範囲，病変部と正常上皮との境界が明瞭に観察される．
c：同様に，スクレラルスキャッタリングによる間接法での観察でも，病変部が浮かび上がって見える．

43

2. 角膜・結膜

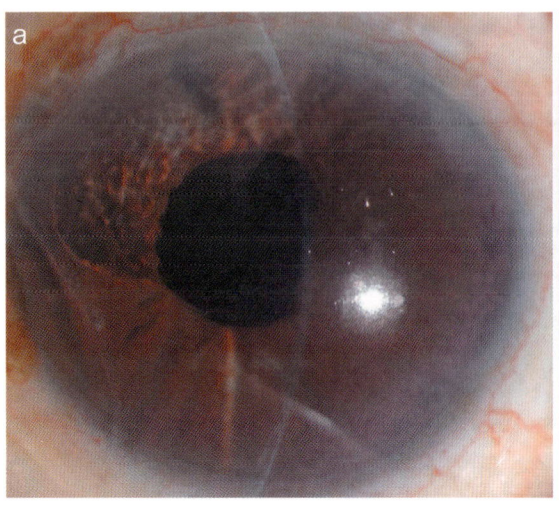

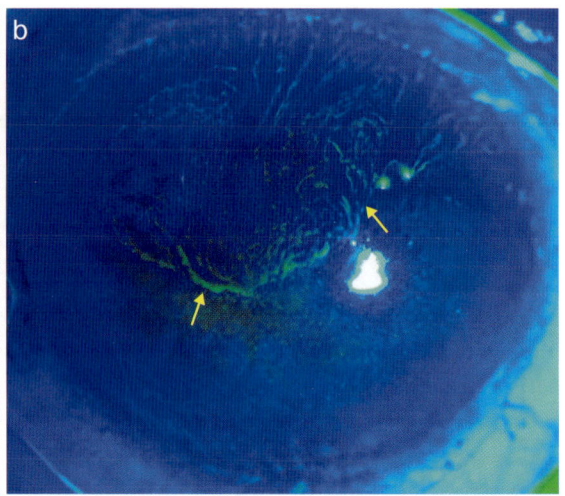

③ 糖尿病網膜症に対する硝子体手術後の角膜上皮障害
a：通常のスリットランプ観察では角膜混濁は認めない．
b：フルオレセイン染色では不整な染色を認め，上方角膜から瞳孔領にかけて異常な上皮で覆われていることがわかる．部分的な輪部機能不全による結膜上皮の侵入が疑われる（➡）．

角膜上皮が認められる．混濁が少ない場合には，通常のスリットランプによる直接観察ではこれらの異常上皮を見逃すことがある（③a）．このような場合にも，フルオレセイン染色を行うと病変を明瞭に観察することができる（③b）．

前眼部におけるフルオレセイン検査の機序と限界

フルオレセイン染色は，角膜上皮びらんや点状表層角膜症など，通常は角膜上皮細胞の脱落病変の検出に広く用いられているが，このように眼表面の異常上皮を観察するためにも有用であり，特に上皮系腫瘍の診断に役立つ．

> フルオレセイン染色でわかるのは，病変部の正確な位置までで，腫瘍の悪性度などの判定には病理学的検査が必須である．

②で示したように，眼表面に生じた透明な病変は，通常のスリットランプ撮影では判別が困難であるが，フルオレセインで染色することによって病変部を正確に把握できることがわかった（⇒ **Point!**）．病変部を正確に同定すれば，上皮系腫瘍では安全域を取って十分な切除を行うこと

Point! なぜ，眼表面の上皮性腫瘍病変をフルオレセインで染色できるのか

眼表面の上皮病変は，いずれも上皮細胞の脱落を伴っておらず，また delayed staining とよばれるようなフルオレセインの透過性亢進を認めることがない．したがって，フルオレセイン染色は上皮細胞のバリア機能の低下を見ているのではないと考えられる．それでは，なぜ病変部がフルオレセインで染色されるのか．それは，異常上皮は正常な角膜上皮に比べて表層細胞に凹凸不整があるために，フルオレセインが細胞表面に貯留して，特徴的な染色パターンを示すものと推測される．

ができる．

しかし，腫瘍の浸潤の程度や細胞の悪性度などを診断するためには病理学的検査が必須である．また，角膜上に認められた異常上皮細胞が，結膜由来か角膜由来かに関してもフルオレセイン染色では判別できない．インプレッションサイトロジーによって異常上皮を採取し，杯細胞密度や角化の程度，異形成の有無を評価することが必要である．

■引用文献

1. Shields CL, Shields JA: Tumors of the conjunctiva and cornea. Surv Ophthalmol 2004;49:3-24

角膜上皮の細胞膜障害は，フルオレセイン染色直後にはわからない（透過性亢進によるdelayed staining）

井上幸次
鳥取大学医学部視覚病態学

delayed stainingが示すもの

> delayed stainingが目立つ場合は上皮脱落よりもtight junctionの障害が著明である．

フルオレセイン染色による前眼部観察は日常臨床で最も一般的な検査であるが，通常は涙液の状態をみるのと，角膜上皮に欠損があるのを検出するために使用されている．

角膜上皮細胞が脱落したところはフルオレセインで染色するときれいに蛍光色で染まり，点状表層角膜症や上皮欠損として認識される．しかし，角膜上皮障害は上皮細胞の脱落だけでなく，細胞間のtight junctionの障害によるバリア機能障害も伴っており，それはフルオレセイン染色を行って，数分たってからフルオレセインが実質へ拡散していく状態として観察される（⇒**Point!**）．点状表層角膜症や上皮欠損でももちろんこの現象は認められるのだが，それが欠損の結果なのか，tight junctionの障害によるかは判然としない．

しかし，なかには上皮の欠損は軽度であるにもかかわらず，このdelayed stainingが目立つ病態が存在する．つまり上皮そのものはさほど障害されていないが，tight junctionの障害が著明なのである．

delayed stainingの好例：点眼毒性角膜症

臨床的によく遭遇する例としては，点眼毒性角膜症があげられる．点眼毒性角膜症ではもちろん上皮の脱落が生じ，点状表層角膜症，さらにはepithelial crack lineを生じるケースがあるが，なかには点状表層角膜症はさほどでないにもかかわらず，delayed stainingにおいて著明にフルオレセインが角膜実質に広がる症例を認めることがある（**1**）．この状態が浴槽に入浴剤（バスクリン®）が広がっていく様子に似ているため，俗にバスクリン角膜症といわれている（日本眼科学会用語集をいくら探してもないのでご注意を）．

> 糸状角膜炎があればドライアイが主で，delayed stainingがあれば点眼毒性が主である．

一方，ドライアイではdelayed stainingはあまり強くない．つまりドライアイでは上皮は脱落するが，tight junctionがしっかりしているので

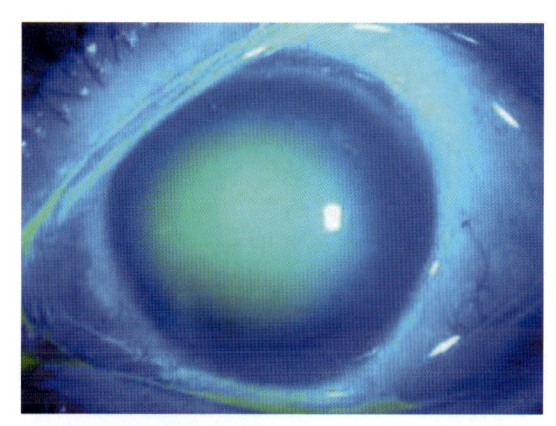

1 点眼毒性角膜症患者のフルオレセイン染色で生じたdelayed staining

点状表層角膜症はあまりないにもかかわらず，実質にフルオレセインが多量に拡散している．

2. 角膜・結膜

delayed stainingは生じにくいのである．そのために逆に脱落上皮が非脱落上皮とつながったままになってしまうことから糸状角膜炎を生じてくるのではないかと筆者は推論している．ドライアイ患者に点眼毒性がかぶってきたときに，どちらが主かを見分けるのに，糸状角膜炎があればドライアイが主，delayed stainingがあれば点眼毒性が主という見分け方ができるのではないかと思う．

delayed stainingは病態を考えさせる：膠様滴状角膜ジストロフィ

珍しい疾患ではあるが，膠様滴状角膜ジストロフィでは，このdelayed stainingが強く認められる．膠様滴状角膜ジストロフィでは，*M1S1*（*tumor-associated calcium signal transducer 2*：*TACSTD2*）という遺伝子に異常があり，それによって角膜上皮のバリア機能が障害され，涙液成分が角膜実質内に大量に流れ込み，涙液中のラクトフェリンが角膜実質浅層に沈着してアミロイドとなるという病態が考えられている．

> **Point! delayed stainingを待つ**
> 角膜上皮の細胞膜障害は，フルオレセイン染色後にはわからない．少し待って，透過性亢進によるdelayed stainingが認められるかどうかで判断する．

■参考文献

1. 大橋裕一：薬剤アレルギーの病態と治療（細胞毒性によるもの）．大橋裕一（編）：眼科 New Insight ② 点眼薬—常識と非常識，第1版，メジカルビュー社，1994; p.78-85.

Fleischer輪を細隙灯顕微鏡で観察するとき，ディフューザーでは見えないがコバルトフィルターなら見える

井上幸次
鳥取大学医学部視覚病態学

　円錐角膜の特徴的な所見であるFleischer輪のことは眼科医なら誰でも知っているが，意外にその所見をとるのは難しい．**1**のようなものなら確かによくわかるが，このような濃いFleischer輪はよほど年季の入った高度かつ高齢の円錐角膜患者にしか見られない．普通は**2**の程度である．しかし，これではかなり目を凝らしてみてもラインのありかはわからない．日本人の場合は虹彩が茶色なので，それをバックに茶色の薄い線はきわめて認識しづらいのである．

　ところが**3**のようにコバルトフィルターで見ると，不思議なことに，見えなかったFleischer輪が非常にはっきりわかるのである．そしてコバルトフィルターで見てどこにラインがあるかを認識してから通常の照明に戻ると，心眼で見たかのようにラインが見えてくる．このテクニックは角膜に鉄分の沈着する他のライン（加齢に伴うHudson-Stäli line，翼状片に伴うStocker's line，濾過胞に伴うFerry lineなど）を見るときにも応用できる．

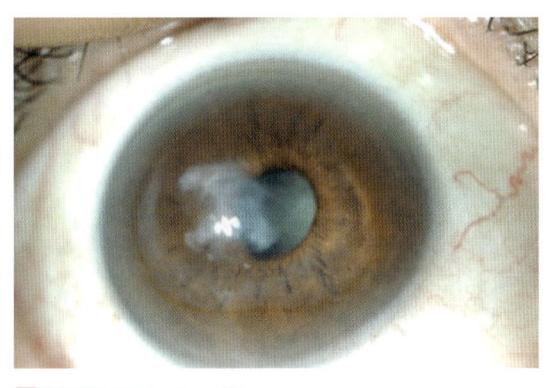

1 明瞭なFleischer輪
茶色い虹彩の日本人では，これほどはっきり見えるものには滅多に出会えない．

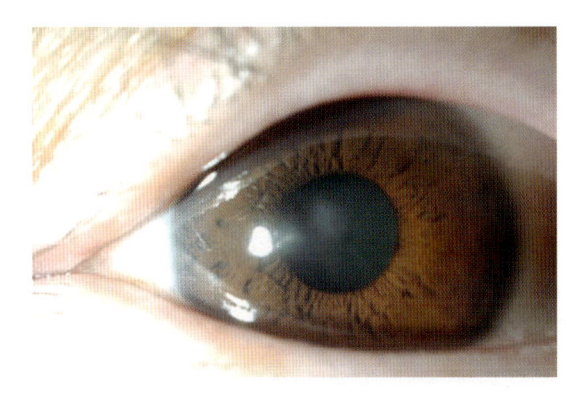

2 わかりにくいFleischer輪
ディフューザーでは，ラインがわかりにくい．

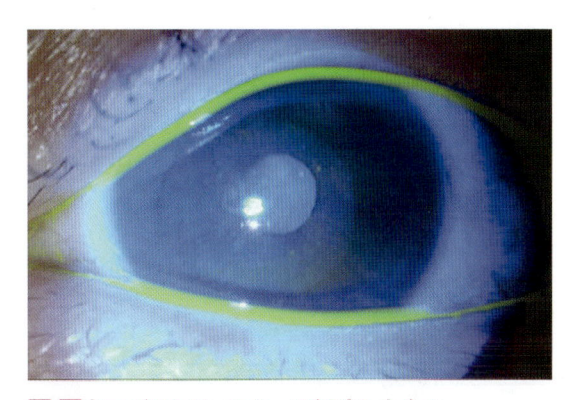

3 2をコバルトフィルターで観察したもの
Fleischer輪がよくわかる．この写真ではフルオレセインが入っているが，これは必要ない．そのままコバルトフィルターで見るだけでよい．

2. 角膜・結膜

アルカリ外傷の受傷直後のフルオレセイン染色では，重症度を正確に判定できないことがある

稲富 勉
京都府立医科大学眼科学教室

アルカリ外傷受傷時の検査方法と診断

> フルオレセイン染色法でアルカリ外傷の重症度と予後を判定する．

　熱・化学外傷による角結膜障害は，若年者の労働災害としても比較的頻度が高い．特にアルカリ外傷では組織障害が強く，予後不良の経過をたどる症例も珍しくない．受傷時の角膜輪部障害と薬剤の眼内への侵達度が重症度を決める大きな因子となる．そのため急性期に輪部の障害を木下分類などを用いて正確に評価する必要がある（**1**）．輪部が障害されていない症例（木下分類GradeⅠ，Ⅱ）では良好な角膜上皮再成が期待でき，視力予後も一般には問題になることは少ない．また角膜輪部障害が軽度であれば残存する角膜上皮で十分に代償されるが，広範囲に及ぶと角膜上皮疲弊症に至り結膜侵入を生じる．部分的な輪部の欠損であるGradeⅢaでは偽翼状片を生じることはあっても，角膜全面が結膜化することはない．しかし全輪部欠損であるGradeⅢbでは角膜表面は瘢痕組織と結膜上皮により治癒する．すなわちGradeⅢaとⅢbでは大きく受傷後の視機能障害が異なるため，早期に正確な評価をすることが大切である．

> 受傷直後は，フルオレセイン染色性が上皮欠損部位を正確に反映しないことを念頭に置く．

　アルカリ外傷の受傷時の処置としては，まず十分な量の生理食塩水で洗眼を行う．一般には洗眼後に細隙灯顕微鏡検査により角結膜障害と上皮障害範囲について観察を行う．疼痛を伴う場合が多く，オキシブプロカイン塩酸塩（ベノキシール®）点眼麻酔薬を用いて開瞼を維持する．セメント外傷や異物の混入を伴う症例では可能な範囲で除去を試みる．次にフルオレセイン染色により，上皮障害の程度を評価する．染色は試験紙を用いて眼瞼部に染色液を付着させ，ブルーフィルターで観察する．結膜上皮障害部，強膜壊死部，角膜輪部などは表面に変性蛋白が付着するなどの理由で上皮欠損が存在しても染

1 熱・化学外傷における重症度分類（木下分類）

Grade	所見		予後
Ⅰ	結膜充血，角膜上皮欠損なし		正常
Ⅱ	結膜充血，部分角膜上皮欠損		
Ⅲa	結膜充血あるいは部分的壊死，全角膜上皮欠損，POV 一部残存		正常〜偽翼状片形成
Ⅲb	結膜充血あるいは部分的壊死，全角膜上皮欠損，POV の完全消失		角膜上皮幹細胞疲弊
Ⅳ	半周異常の輪部結膜壊死，全角膜上皮欠損，POV の完全消失		

化学外傷では輪部を含む角膜上皮障害の範囲が治療予後を大きく左右する．そのため受傷早期にフルオレセイン染色による正確な診断が重要である．
POV：palisades of Vogt

2. 角膜・結膜

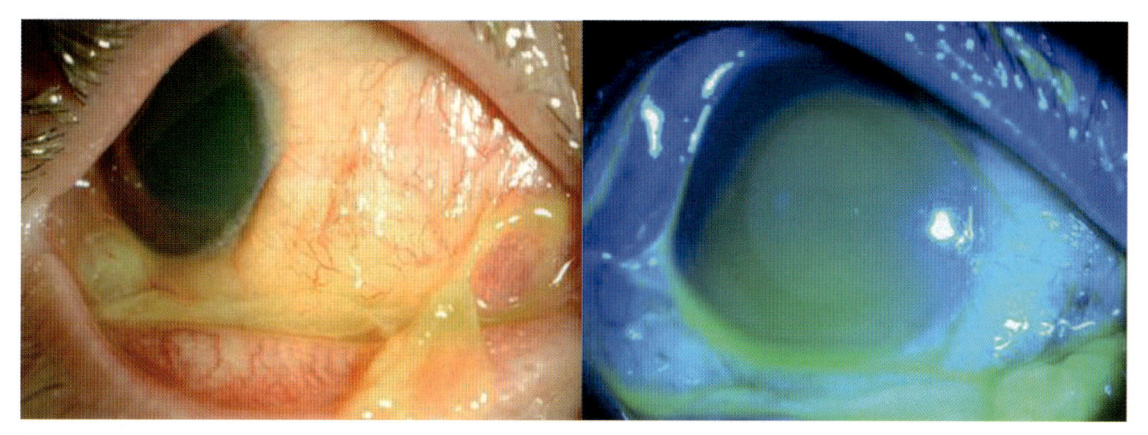

2 Grade Ⅲaの急性期におけるフィブリン
受傷直後は流涙や眼瞼浮腫により診察が困難なうえ，壊死組織やフィブリンにより染色範囲が不明瞭になる．この症例では上方の角膜上皮の残存が確認できる．

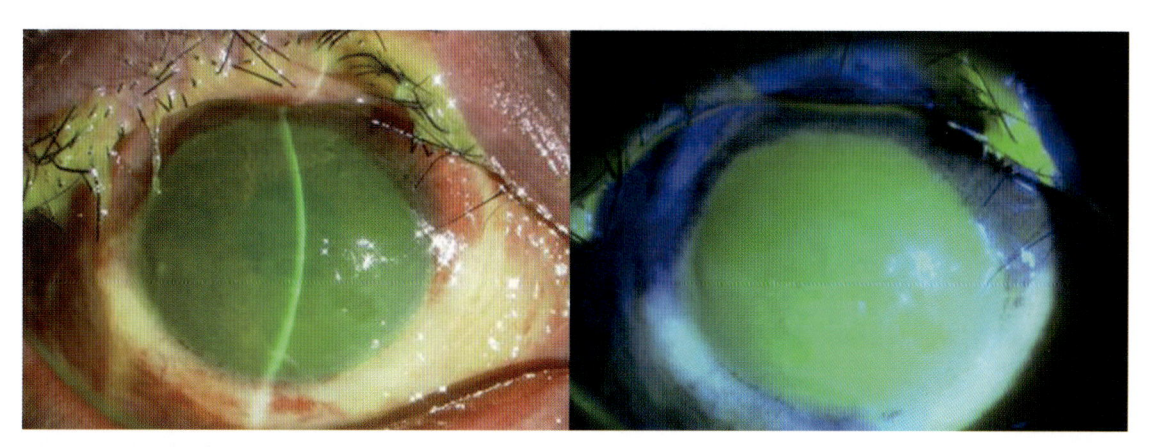

3 Grade Ⅳの熱傷症例
花火による眼瞼熱傷と結膜損傷を強く認める．受傷時には染色性が悪く，上皮の欠損範囲を同定できないことが多い．

色性が低く，明瞭なコントラストが得られないことが多い（**2**）．再度流涙を最小限にして，染色液を増量しながら十分な染色を行う．このように染色性が低いことを認識していないと上皮障害部位を"欠損なし"と評価してしまい，重症度を実際より軽症と診断してしまう可能性がある（**3**）．

十分な染色性を得られない症例では，結膜および強膜血管の変化や壊死性の血管閉塞などの所見も含めて重症度を推定する．また逆に角膜輪部にわずかに残存する上皮（**4**）を認識しないと，治療用コンタクトレンズの装用開始のタイミングが遅れたり，上皮障害を遷延させてしまう原因になる．

化学外傷や熱外傷では連日して上皮染色を行い，十分なコントラストの得られた所見での評価を行うことが重要である（**5**）．

Point! なぜ，受傷直後の所見で注意が必要か？

重症化学外傷の受傷直後のフルオレセイン染色性が不正確になる理由はいくつかが考えられる．第一は化学外傷により壊死・変性した上皮組織が眼表面に残存したり，さらには未傷害部位に付着することで正確に上皮障害を染め分けられないこと．さらに通常は強い刺激作用による流涙症でフルオレセインが希釈され，十分な染色性が得られないことがあげられる．また眼瞼や結膜浮腫も強く，開瞼が十分でないため細隙灯顕微鏡検査での観察が不十分になることも珍しくない．輪部上皮がわずかに残存する症例では，いかに早くにその存在を確認し，治療用コンタクトレンズなどで保護・増殖できるかが，予後を大きく左右することになる．

2. 角膜・結膜

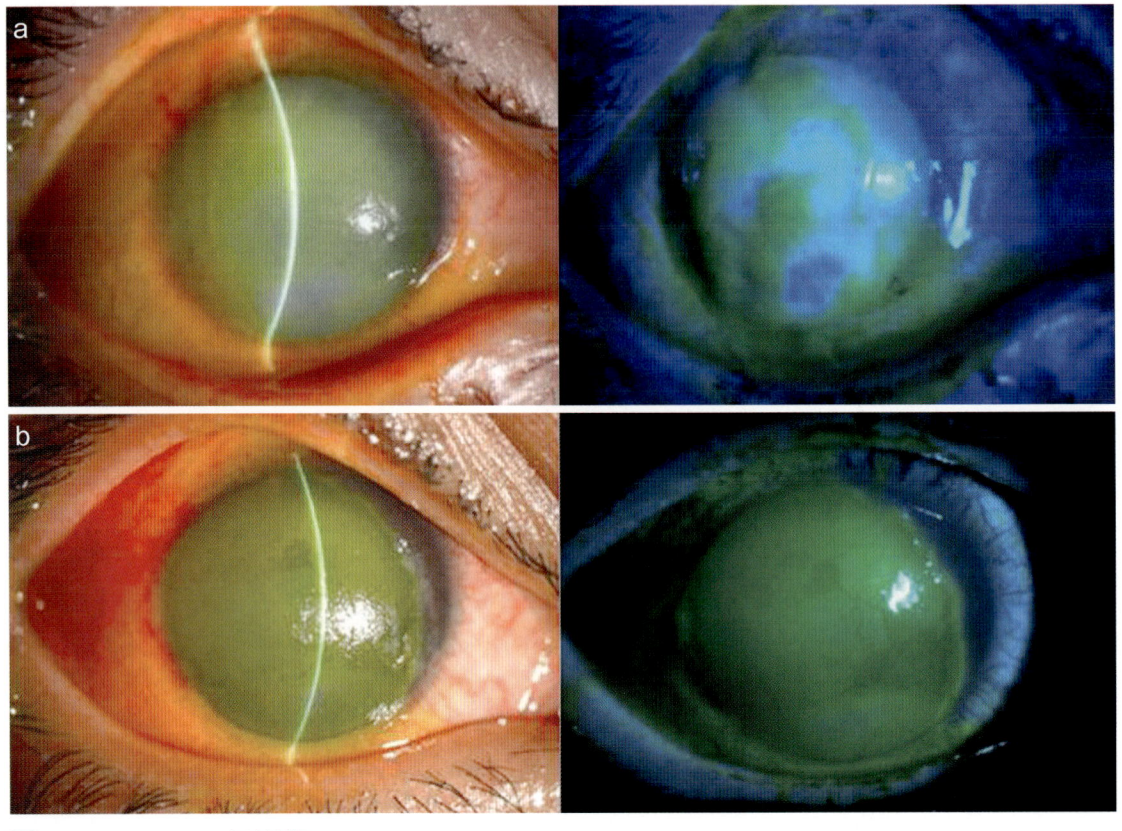

4 Grade Ⅲaのアルカリ外傷

受傷直後には染色性が悪く，上皮障害範囲の同定が困難であるが，3日後には上方の角膜輪部よりの上皮再生が確認できる．
a：受傷直後，b：3日後

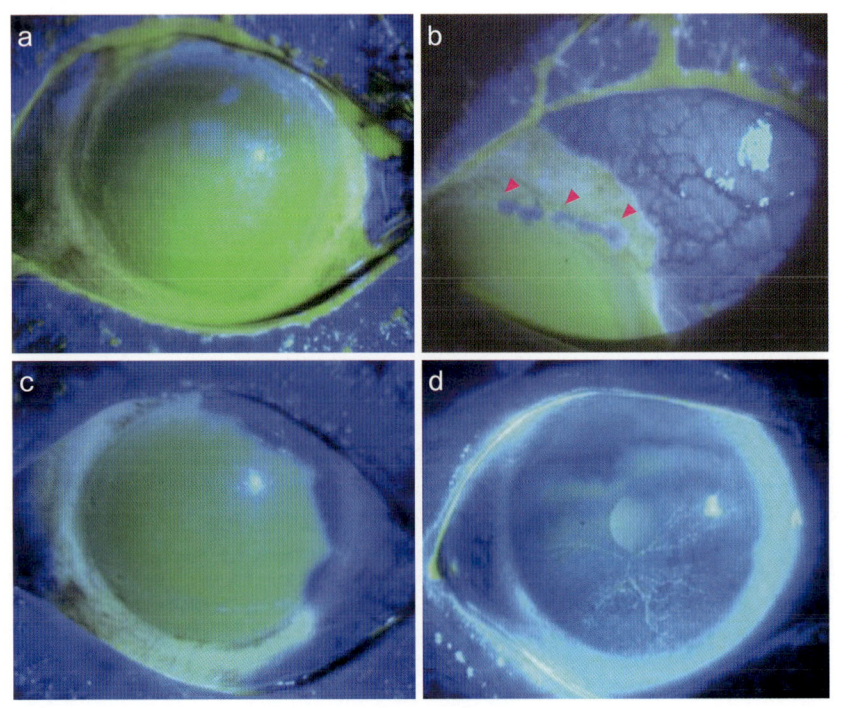

5 残存角膜上皮の確認と創傷治癒

受傷直後には広範囲の上皮障害を認め，角膜上皮の残存を判定できない．受傷後4日目には微小な角膜幹細胞からの増殖を認め，治療用コンタクトレンズ装用にて上皮再生が可能となった．早期に残存上皮の有無を確認することが重要である．
a：受傷直後
b：4日後
c：6日後
d：35日後

円錐角膜疑いの診断には ビデオケラトスコープが適しているが，高度円錐角膜の診断には不適である

渕端　睦，前田直之
大阪大学医学部眼科学教室

フォトケラトスコープとビデオケラトスコープ

> 角膜の前面の形状解析ができる．

　フォトケラトスコープは，同心円状のリング照明を角膜に投射し，生じるマイヤーリングを撮影して記録するものである．リングの間隔が狭いところは急峻で屈折力が大きく，間隔が広いところは扁平で屈折力が小さい．

　TMS（topographic modeling system）に代表されるビデオケラトスコープの測定原理はフォトケラスコープと同様であるが，投影するリング数が多い．さらにマイヤーリングをビデオに取り込み，画像をコンピュータ処理して，角膜の曲率あるいは屈折力を計測し，さらにその結果をカラーコードマップとして表示する[1]．

　これらの装置によって，角膜前面の形状解析は可能であるが，角膜屈折力は角膜後面によっても規定されているため，その後，後面の情報を得るためにスリットスキャン式角膜トポグラフィーが開発された．

スリットスキャン式角膜トポグラフィー

> 角膜前面と後面を三次元的に計測し，一つの画面に表示する．

　スリットスキャン式角膜トポグラフィーは，スリット光を角膜に連続して投射し，得られたスリット像から角膜前面および後面の三次元的な形状を計測できるOrbscan™（ボシュロム）と，Scheimpflug画像をスキャンするPentacam™（Oculus）などがある．

　どちらの装置も，それぞれ角膜前面（左上）と後面（右上）のelevation map，ビデオケラトスコープと同様に角膜前面から計算した屈折分布であるaxial map（左下），および角膜厚（右下）の4マップを一つの画面に表示できる[2]．

前眼部光干渉断層計（OCT）を用いた角膜トポグラフィ

> 混濁を伴う角膜の形状解析ができる．

　3D-OCT（CASIA™，Tomey社）は，1,310nm波長を用いて，前眼部三次元画像を非接触的に取得する装置である．

　スリットスキャン式形状解析装置は，透明角膜の測定装置であり，混濁した角膜では散乱のため解析に限界があったが，前眼部光干渉断層計では画像を三次元立体再構築することで，角膜混濁を伴う角膜の形状解析が可能である[3]．

円錐角膜の診断

> 屈折矯正手術後のkeratectasia予防のために，円錐角膜疑いの症例を見逃さない．

　円錐角膜は角膜中央部の非薄化と円錐状の突出

2. 角膜・結膜

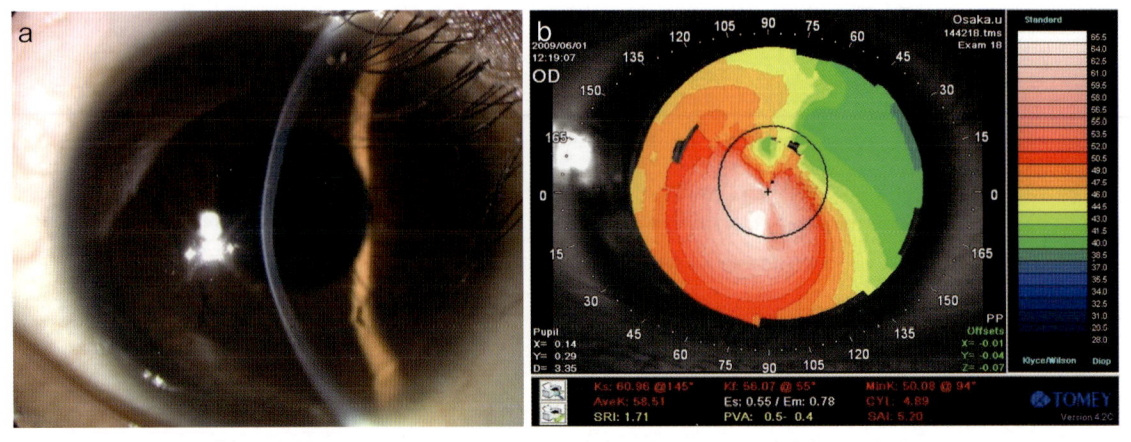

1 円錐角膜症例のスリット写真とビデオケラトスコープによるカラーコードマップ
a：スリット検査では中央にやや下方への突出と非薄化を認める．
b：ビデオケラトスコープでも角膜耳下側の急峻化が見られ，37.0〜65.5Dの屈折力分布を示しており，角膜不正乱視は高度である．

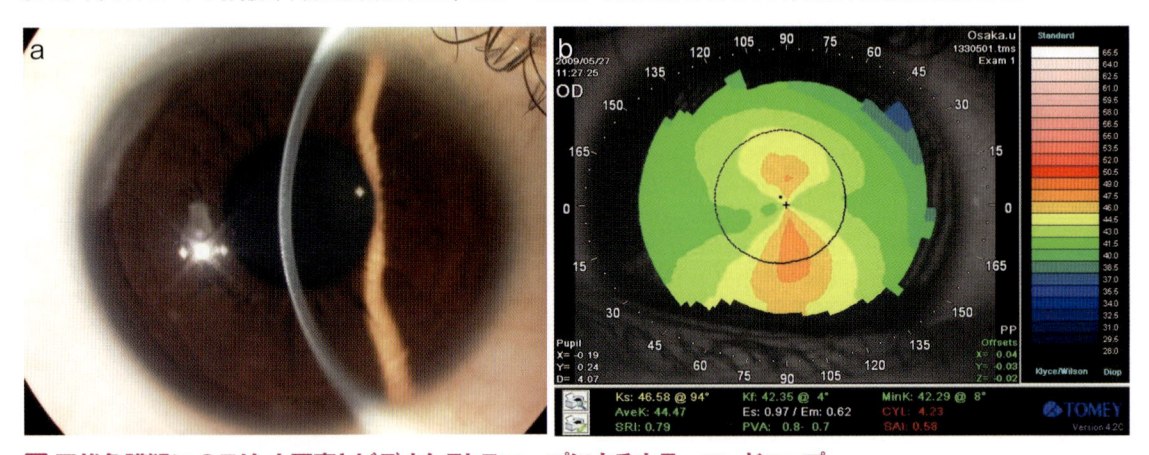

2 円錐角膜疑いのスリット写真とビデオケラトスコープによるカラーコードマップ
a：スリット検査では一見正常に見える．
b：ビデオケラトスコープでは直乱視のように見えるが，角膜下方の急峻化が見られており，上下の対称性が失われている．

を特徴とする疾患で，若年者の両眼に見られ，角膜不正乱視による視力障害を起こす．

カラーコードマップで，オレンジ色より暖色の部位（46D以上の部位）が見られるときには，円錐角膜の可能性を念頭に置く必要がある[4]．その他，以下のような特徴がある．

① 明らかな局所的急峻化（下方に多い）を認め，非対称性パターンを示す．
② 頂点と周辺の屈折力の差が拡大する．
③ 乱視軸が曲線化する．

実際の症例を **1** に示す．

円錐角膜の診断の実際

細隙灯顕微鏡検査にて，Vogt's striae, Fleischer輪，明らかな角膜実質の菲薄化など，円錐角膜に特徴的な所見がなく，矯正視力も1.0以上あるが，左記のような角膜形状異常があるものは円錐角膜疑いと定義される[5]（**2**）．

> ビデオケラトスコープによる角膜形状解析には限界がある．

円錐角膜の進行例のような角膜形状異常が高度な症例では，ビデオケラトスコープではマイヤーリ

2. 角膜・結膜

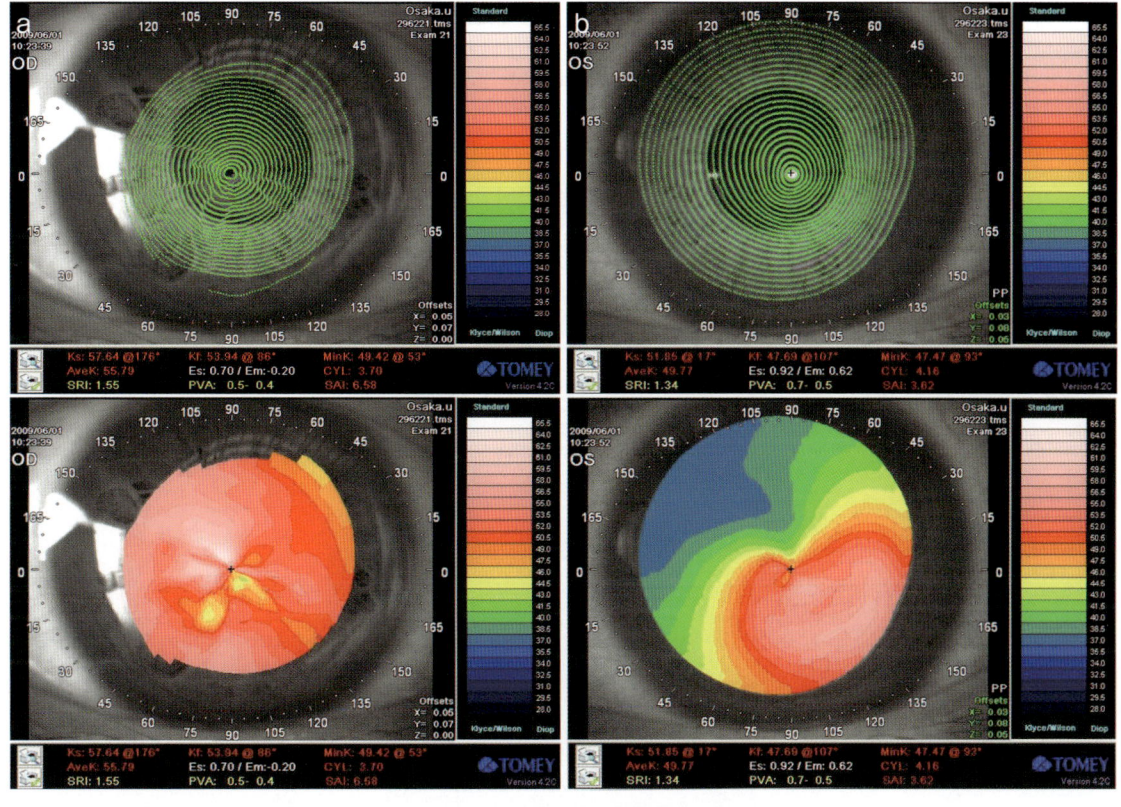

3 高度円錐角膜進行例 症例1：カラーコードマップの表示範囲が狭くなる

曲率半径が小さいと，角膜周辺部にマイヤーリングが見えない．円錐角膜が進行した右眼（a 上図）では周辺にマイヤーリングが映らないが，中等度の左眼（b 上図）においては比較的周辺部までマイヤーリングが映る．その結果カラーコードマップの表示範囲も左右差が見られる（a, b 下図）．

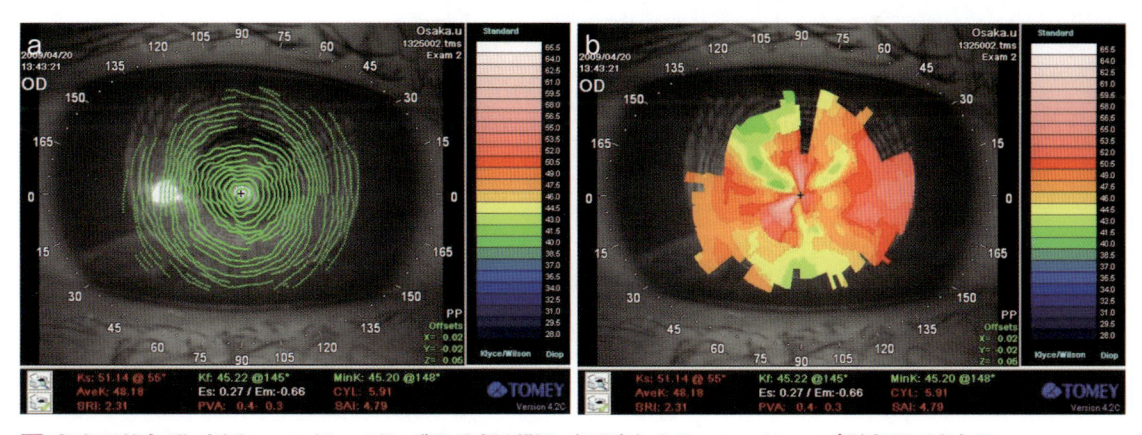

4 高度円錐角膜 症例2：マイヤーリングの分離が難しく正確なカラーコードマップが表示できない

進行した円錐角膜の症例．変形が高度であり，マイヤーリングはその周辺のリングとの間隔が狭く，不整形となって自動では正確にリングを分離できなくなる．そのため表示されるカラーコードされた屈折力は信頼できない．

ングの取得が困難となり，正確にデジタイゼーションできない．またカラースケールを超える屈折力である場合には，きれいな像が得られない（**3 4**）．

このような症例においては，スリット検査で容易に診断が可能であり，ビデオケラトスコープの結果はあまり価値がない．角膜形状の把握のためにはスリットスキャン式角膜トポグラフィーが有用である（**5 6**）．

53

2. 角膜・結膜

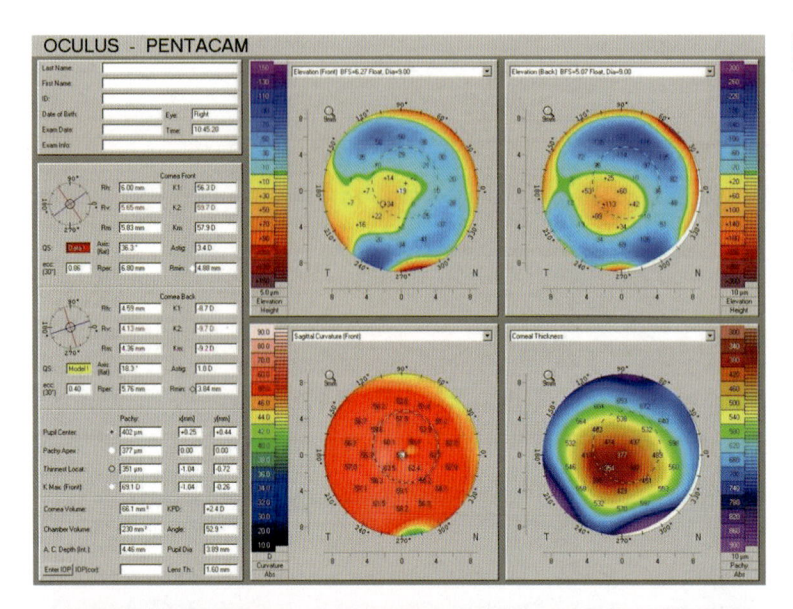

5 症例1のPentacam™画像

ビデオケラトスコープでは周辺部は表示されなかったが，Pentacam™では解析可能である．

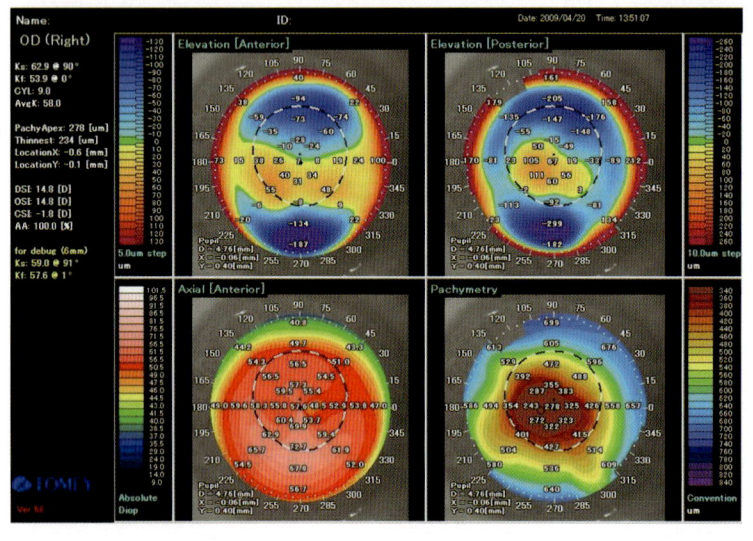

6 症例2のSS-OCT画像

TMSおよび，Pentacam™では正確に表示できない症例でも，SS-OCTでは解析が可能なことがある．特に角膜混濁のある症例ではSS-OCTは有用である．

近年，さまざまな角膜トポグラフィーが利用可能であり，症例の重症度に応じて測定原理が異なる装置を用いることによって，より正確に角膜形状解析を施行することができる（⇒Point!）．

Point! 円錐角膜疑い例から高度円錐角膜まで診断

若年者に発症しやすい角膜不正乱視は円錐角膜によって生じることが多い．また矯正視力が1.0以上ある円錐角膜疑い例もある．ビデオケラトスコープは角膜前面の計測にとどまり，高度円錐角膜では正確な結果を得られないこともあるため，後面も計測できるスリットスキャン式角膜トポグラフィーを用いる．

■引用文献

1. 林　研：角膜形状解析／ビデオケラトスコープ—原理と測定方法．前田直之，ほか（編）：角膜トポグラファーと波面センサー—解読のポイント．第1版，メジカルビュー社，2002；p.35-39．
2. 稗田　牧：角膜形状．大鹿哲郎，ほか（編）：眼科プラクティス25 眼のバイオメトリー．第1版，文光堂，2009；p.270-276．
3. 森　秀樹：前眼部OCTの使い方．前田直之，ほか（編）：眼科診療のスキルアップ前眼部編 眼科インストラクションコース．第1版，メジカルビュー社，2009；p.138-145．
4. 前田直之：角膜トポグラフィーレッスン①円錐角膜．小椋祐一郎，ほか（編）：眼科診療プラクティス33 デジタル眼底診断．第1版，文光堂，1998；p.130-133．
5. 島袋幹子：円錐角膜疑いの診断のコツ．前田直之，ほか（編）：眼科診療のスキルアップ前眼部編 眼科インストラクションコース．第1版，メジカルビュー社，2009；p.146-151．

結膜の障害は，フルオレセイン染色とコバルトブルーフィルターによる観察では見落とすことがある

横井則彦
京都府立医科大学眼科学教室

角膜上皮障害と結膜上皮障害の違い

> 結膜上皮のバリア機能が角膜上皮より弱いことが，異なる臨床表現の背景となりうる．

　角膜上皮と結膜上皮は，涙液とともに眼表面を構成するが，瞼裂間において，球結膜上皮は，輪部上皮を介して角膜上皮と連続的につながっているにもかかわらず，両者の構造上，あるいは機能上の違いを反映して，上皮の障害にも違いが見られる．

　すなわち，角膜上皮と結膜上皮は，上皮層としては，ともに重層の非角化上皮として形態学的には類似しているが，バリア機能は，角膜に比べて結膜において弱い．したがって，点眼毒性を例にあげれば，角膜上皮は点眼液の細胞毒性によりすぐに上皮障害が表現されるのに対して，結膜上皮では上皮障害は生じにくく，むしろ，その弱いバリア機能を介して，点眼毒性が結膜下に及び，炎症が引き起こされる．

　一方，結膜上皮は，結膜下組織という線維血管組織に裏打ちされるため，そこに生じる炎症も上皮に影響を与える．たとえば，眼類天疱瘡や移植片対宿主病といった，高度の炎症を伴いうる眼表面疾患では，結膜下に生じた免疫学的な炎症が上皮の分化障害を引き起こし，上皮の病的角化や杯細胞の発現の障害を招く．

　一方，比較的炎症が軽度なSjögren症候群においては，結膜表層上皮に扁平上皮化生が生じ，杯細胞が減少し，眼表面ムチンが減少する．

フルオレセインを用いた結膜上皮障害の観察

> 結膜は組織の柔軟性のため皺襞を伴いやすく，皺襞にフルオレセインが貯留するので，上皮障害を検出しにくい．

　フルオレセインは，角膜の上皮障害をよく検出しうるが，結膜上皮障害を検出しにくい弱点がある．もちろん細隙灯顕微鏡検査の観察に慣れた検者は，結膜上皮障害があるものとして観察するので，見落としは少ないといえるが，フルオレセイン染色では，結膜の障害はしばしば見落されがちである．その理由として，まず球結膜は，組織の柔軟性のために皺襞を伴いやすく，その皺襞にフルオレセインが貯留して上皮障害を観察する際の妨げとなるからである（**1**）．次に，前述のように結膜上皮は角膜上皮に比べてバリア機能が弱いため，上皮下にフルオレセインが拡散しやすく，上皮下にフルオレセインが拡散すると背景蛍光が増加してコントラストが悪くなる．さらに，コバルトブルー光の反射光やそれによって励起された強膜の自発蛍光が，観察系のコントラストを減らす要因にもなる（⇒**Point!**）．

> フルオレセインを用いた結膜の観察は角膜の観察より先に行う．

　フルオレセインでコントラストよく結膜の上皮障害を観察するためには，フルオレセインが拡散

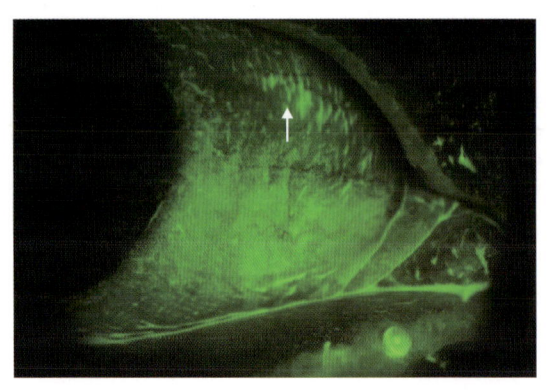

2. 角膜・結膜

1 ブルーフリーフィルターによる結膜上皮病変の観察（涙点プラグによる摩擦によって生じた結膜上皮障害）

⇨の部位は，結膜の生理的な皺襞に貯留したフルオレセインであり，下方の点状の上皮障害との差異に注意したい．

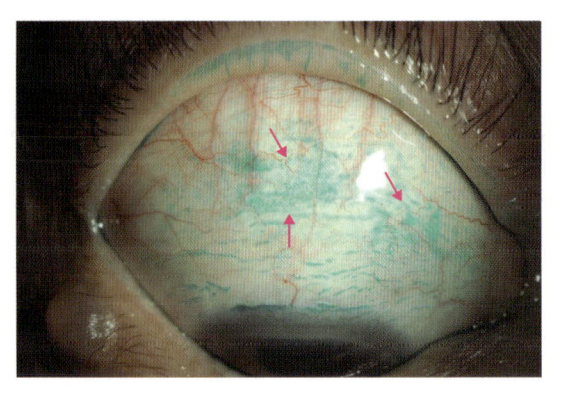

2 上輪部結膜炎の病変部のリサミングリーン染色

上皮の障害部（→）は点状に染色されているが，それ以外にも下方の結膜の生理的な皺襞部に貯留したリサミングリーンの存在がわかる．

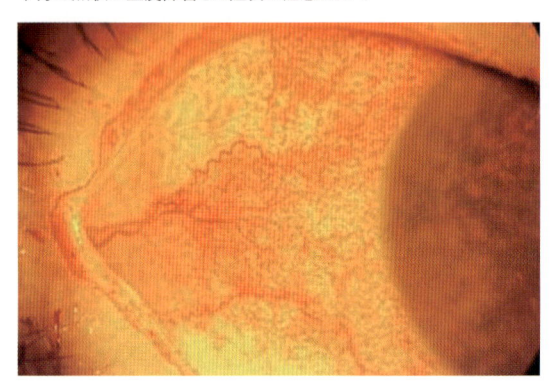

3 スルフォローダミンB染色によって明確にわかる結膜上皮障害（Sjögren症候群の例）

観察系に干渉フィルターを設置している．

Point！ なぜ，結膜の上皮障害は見落としやすいのか

結膜上皮は，角膜上皮に比べてバリア機能が弱いために，フルオレセインが上皮下に拡散しやすいこと，皺襞の間にフルオレセインが貯留しやすいこと，反射光や強膜の自発蛍光のために，コントラストを得るのが難しいことがあげられる．さらに，角膜から観察する習慣のためにフルオレセインが拡散した後に結膜を見ることが多いこともその要因になっていると思われる．したがって，結膜は病変があると思って，染色後の早い段階で観察することが重要である．

する前，すなわち染色直後に観察するように心がけ，角膜より前に結膜を観察することがまず重要である．また，フルオレセインが濃いとクエンチングという特性によって蛍光強度がかえって弱まり，コントラストが減弱することにも注意する．

特殊染色による結膜上皮障害の観察

フルオレセインとは異なる特徴をもつ他の色素や，ブルーフリーフィルターを用いて観察するとよい．

このようにフルオレセインによる結膜上皮障害の観察には，難点があるため，他の色素を用いた方法（**2**，**3**）や，ブルーフリーフィルターを用いた観察法（**1**）がある．

まず，他の色素としては，スルフォローダミンB（**3**），ローズベンガル，リサミングリーン（**2**）がある．スルフォローダミンBは，油/水分配係数が低く，フルオレセインのように結膜の上皮の障害部に貯留しやすく，赤色のため上皮障害を検出しやすい．ただし，自家調整で作る必要がある．また，ローズベンガルとリサミングリーン染色（**2**）は，類似した染色性を示し，ムチンの被覆を失った上皮を染色すると考えられている．そのため，ドライアイの診断によく用いられる．なおローズベンガルには刺激性があるが，リサミングリーンにはないため，後者がよく用いられる傾向にある．

一方，ブルーフリーフィルターは，観察系に設けられるが，検者の眼に入る余計なコバルトブルーの反射光をカットして，蛍光を効果的に観察系に導くため，結膜の上皮障害をコントラストよく観察できる．

点眼麻酔を行ったSchirmer試験(Schirmer I法変法)では,反射性涙液分泌機能は評価できない

加藤直子
慶應義塾大学医学部眼科学教室

涙液分泌の基礎

> 涙液分泌には,基礎分泌と,物理的・感情的刺激による反射性分泌とがあるとされている.

　涙液は,眼窩上壁耳側前縁に近い涙腺窩から結膜上円蓋部の外上部にある漿液腺である主涙腺と,上下円蓋部結膜のKrause腺,瞼板結膜のWolfring腺の2つの副涙腺から分泌される.涙腺は,主として副交感神経の支配を受けるが,交感神経の影響も受けている.涙液は,角結膜や眼瞼皮膚の物理的刺激に応じて分泌されるほか,感情的な刺激によっても分泌される.刺激がまったくない状態での分泌は基礎分泌とよばれている.しかし,基礎分泌の存在については不明な点が多い.睡眠中や全身麻酔下の状態では涙液分泌量が著しく減少することから,刺激のまったくない状態で涙液が分泌されるかについては疑問視されている.基礎分泌が存在するとすれば,非常に微量(0.3 μL/分以下)であると推測されている[1].

　涙液分泌量の検査方法として現在最も一般的に行われているのがSchirmer試験である.Schirmer試験は,1903年にドイツの眼科医Otto Schirmerによって考案された方法である[2].耳側の下眼瞼縁に5mm幅の濾紙(Schirmer試験紙)を挟み込んで(**1**),5分間にどのくらいの涙液が吸収されたかを計測することにより,涙液の分泌量を定量する.

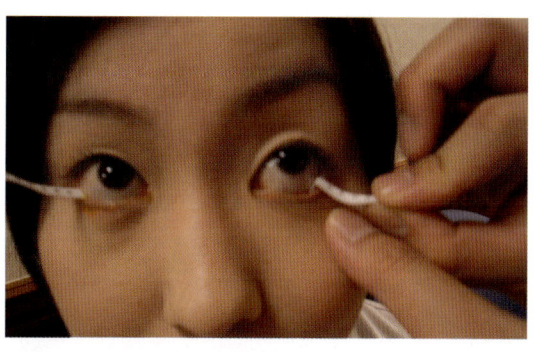

1 Schirmer試験紙の挿入
試験紙は,角膜に触れないように,なるべく耳側縁近くに挟むようにする.

Schirmer試験の実際

> I法,I法変法,II法があり,I法は基礎分泌と反射性分泌を,I法変法は基礎分泌を,II法は鼻腔粘膜刺激による反射性分泌を反映する.

　Schirmer試験には,I法,I法変法,II法の3種類がある.

①**I法**:点眼麻酔を行わずにSchirmer試験紙を瞼縁に挟んで5分間の涙液量を測定する方法で,基礎分泌と反射性分泌の両方を反映すると考えられている.もともとは開瞼して自然な瞬目のもとに行われていたが,近年では閉瞼して行っている施設も多い(**2**).正常値は10mm以上である.

②**I法変法**:点眼麻酔を施して5分経過してからI法と同様に耳側の瞼縁に試験紙を挟み,閉瞼して5分間の涙液分泌量を測定する.反射性の分泌を除いた基礎分泌量が測定されると考えられており,正常値は5mm以上である.しかし実際には,

2. 角膜・結膜

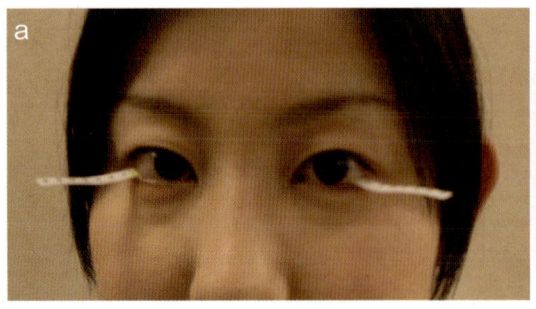

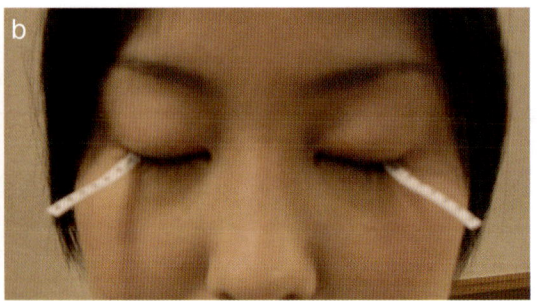

2 Schirmer試験Ⅰ法

a：Ⅰ法は，従来は開瞼して自然な瞬目のもとに測定していた．b：現在ではⅠ法，Ⅰ法変法とも閉瞼して行っている施設もある．

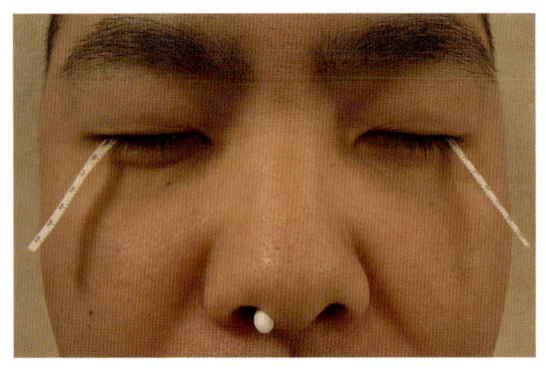

3 Schirmer試験Ⅱ法

鼻腔粘膜を綿棒で刺激しながら涙液分泌を測定する．

点眼麻酔のみでは結膜の知覚神経は麻酔されても，瞼縁の皮膚の知覚神経は麻酔されない．したがって，Ⅰ法変法が厳密に基礎分泌量を測定しているかどうかは定かでない．しかし，日常診療のレベルでドライアイの診断を行う目的としては有用とされている．

③**Ⅱ法**：鼻刺激Schirmer試験ともよばれ，鼻腔の粘膜を綿棒で刺激しながら刺激性分泌を見る方法である（**3**）．Ⅰ法では涙液量が0mmで，結膜・眼瞼皮膚刺激による反射性分泌がほとんど見られない症例に対して，本当に反射性分泌がないのかを調べるために行われる．方法は，綿棒（長さ8cm，先端の幅3.5mm）を鼻腔に挿入し，外側の粘膜に平行に上方粘膜に到達するまで進める．Schirmer試験紙を瞼縁に挟み5分間の涙液量を測定する．正常値は，10mm以上である[3]．

④**涙液クリアランステスト**：さらにⅡ法では，0.5％のフルオレセインと0.4％のオキシブプロカインの混合液10μLを点眼し（**4**a），その5分後にSchirmer試験を行い，濾紙に吸収されたフルオレセインの色を比色表（**4**b）と比較して涙液のクリアランスを測定する方法もある（涙液クリアランステスト）．涙動態学的試験は，麻酔下でのSchirmer試験の値を涙クリアランス率で除して得られる値（tear function index：TFI）を求めるもので，Schirmer試験単独，あるいは涙液クリアランステスト単独の値よりも，ドライアイの状態の評価に，より特異性が高いとされている[4]．

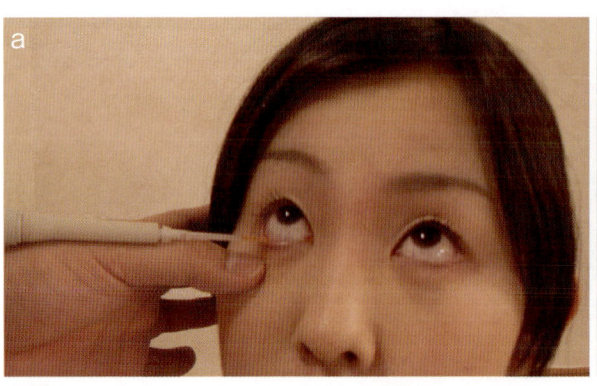

4 涙液クリアランステスト

a：フルオレセインとオキシブプロカインの混合液を点眼しているところ．マイクロピペットで定量して10μL点眼する．
b：涙液クリアランステストで使用する比色表．フルオレセイン点眼後にSchirmer試験を行い，フルオレセインに染まった試験紙の色を比色表と比べてクリアランスを判定する．

Schirmer試験の限界

> 再現性・定量性に問題がある．検査の特性を理解し，具体的な検査方法や検査中の状態を記載することが，検査結果のよりよい解釈に役立つ．

　上述のように，Schirmer試験には，測定しているものが明確でなかったり，施設によって測定の方法が若干異なっていたりするなどのいくつかの問題点がある．また，点眼麻酔を施さないⅠ法，Ⅱ法はもちろんのこと，点眼麻酔を施すⅠ法変法でも患者は痛みを訴えることがある．特に，重症ドライアイ症例では試験紙が眼瞼結膜に張りついてしまい，痛みのために患者が検査を嫌がることもある．また，瞼裂幅が短い症例では試験紙が角膜に触れて痛みを訴えることもあり，そのためもあってか再現性に乏しいこともまれではない．

　しかし，今なお日常の診療の場では，Schirmer試験はドライアイの鑑別に有用な方法とされる．検査の特徴をよく理解し，念頭に置いたうえで結果の解釈に努めるのがよいだろう．Ⅰ法，Ⅰ法変法，Ⅱ法のいずれの方法を用いたか，開瞼・閉瞼の状態はどうであったか，検査中に刺激感や痛みがなかったかなどを必ず記載することが再現性の向上につながるとともに，検査結果の解釈，より正確なドライアイの診断に役立つと考えられる（⇒**Point!**）．

Point! 反射性涙液分泌を調べる

SchirmerⅠ法変法では，点眼麻酔により結膜の知覚を麻痺させるため，結膜の機械的刺激による反射性分泌機能は評価できない．反射性分泌を測定するには，SchirmerⅠ法を行うのがよい．SchirmerⅠ法で涙液分泌がない場合には，Ⅱ法を行って反射性分泌が本当にないかどうかを調べる．

■引用文献

1. Lamberts DW: Physiology of the tear film. 1. Physiology. I. Basic science aspects. Smolin G, Thoft R (editors): The Cornea, 2nd ed., Little, Brown (Medical Division); 1983; p38-52.
2. Schirmer O: Studien zur Physiologie und Pathologie der Tranenabsonderung und Tranenabfuhr. Arch Klin Exp Ophthalmol 1903; 56: 197.
3. Tsubota K: Tear Dynamics and Dry Eye. Prog Retin Eye Res 1998; 17: 565-596.
4. Xu KP, et al: Tear function index: A new measure for dry eye. Arch Ophthalmol 1995; 113: 84-88.

角膜上皮浮腫や細胞浸潤は，スリットランプ（細隙灯）の直接観察法では見逃すことがある

近間泰一郎
山口大学大学院医学系研究科眼科学

Point! スリットランプを駆使して診断力upにつなげよう！

眼科診療においてスリットランプ検査は必須であり，スリットランプをいかに駆使するかによって種々の病変の検出率に違いが生じる．直接観察法では角膜内皮面や角膜表面の観察にとどまるので，間接観察法である，徹照法や強膜散乱法，フルオレセイン染色を行って多方面から観察する．

直接観察法と間接観察法の違いと特徴

　スリットランプによる観察方法には，観察したい部位に直接光を当てて観察する直接観察法と，観察したい部位の周辺に光を当てて間接的に目標部位を観察する間接観察法がある．

直接観察法

　直接観察法では，ディフューザを用いて低倍率で病変部の全体像をスクリーニングした後に，スリット光に

> 角膜内皮面，角膜表面を観察する．

よる観察を行う．スリット光の厚みを変えることにより角膜実質内の病変を優先的に観察したり，角膜内皮面あるいは角膜表面を観察することが可能である．

間接観察法

> 角膜内の透明性の低い病変の広がりや，角膜上に侵入した異常上皮，正常角膜上皮との境界検出に有用である．

　間接観察法である徹照法や強膜散乱法を用いることは，角膜内の透明性の低い病変の広がりを描出するのに有用である．フルオレセイン染色では，角膜びらんや点状表層角膜症などの角膜上皮細胞の脱落病変を観察したり，角膜上に侵入した異常上皮の描出や正常角膜上皮との境界を検出したりするのに有用である．

直接観察法が苦手とする角膜所見

> 上皮浮腫と細胞浸潤の局在や範囲の把握が困難なことがある．

　脂肪沈着や外傷後の瘢痕などの明らかな混濁を呈する角膜疾患では，直接観察法でその存在や局在は容易に把握が可能である．しかしながら，上皮浮腫や細胞浸潤は基本的に透明性が若干低下するのみであるため，直接観察法ではその局在や範囲の把握が困難なことがある．

角膜上皮浮腫の検出

　角膜上皮浮腫は，種々の原因により角膜上皮細胞層の細胞内あるいは細胞間に水分が貯留した状態である．原因としては，角膜内皮機能不全と高眼圧によるものがある．角膜内皮細胞数の減少に伴う不可逆的な角膜内皮機能不全である水疱性角膜症や，感染症などに伴う炎症性サイトカインによる角膜内皮細胞機能の可逆的な角膜内皮細胞の機能低下によって角膜内の水分量が増加し，角膜上皮内に水分の貯留が生じる．また，眼圧の上昇に伴って上皮浮腫が生じることもあり眼圧への留意も必要である．

　スリットランプによる検査所見は，直接観察法

2. 角膜・結膜

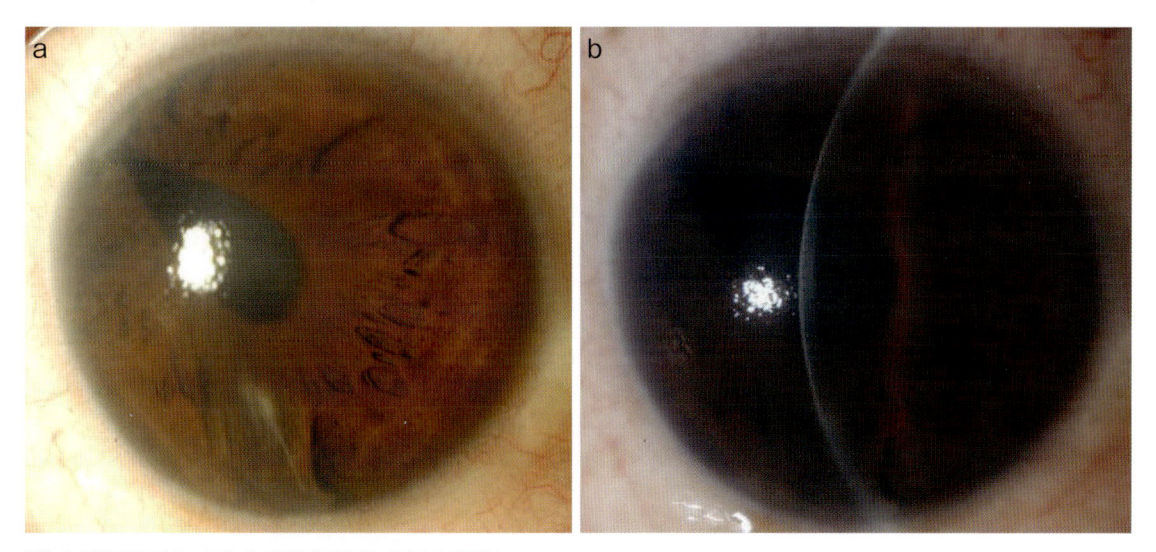

1 直接観察法による水疱性角膜症症例の観察

a：ディフューザによる直接観察法では，9時方向を中心に虹彩紋理が不明瞭であり，角膜表面の粗雑なフラッシュ光の反射が観察された．
b：スリット光を用いた直接観察法では，角膜の肥厚と上皮層の輝度の上昇が見られた．

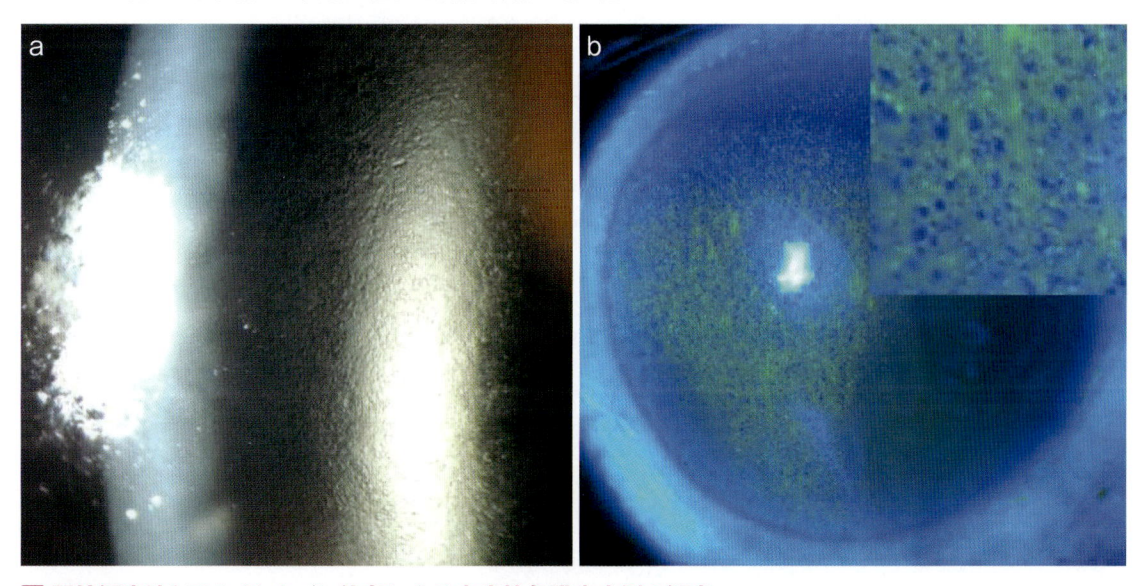

2 間接観察法とフルオレセイン染色による水疱性角膜症症例の観察

a（**1**と別症例）：間接観察法では粗雑な角膜表面の反射と上皮内の多発性で大小不同の粒状の透明構造が確認された．
b（**1**と同症例）：フルオレセイン染色では，角膜最表層が粒状に隆起することによりフルオレセイン色素がはじかれ，涙液層が局所的に薄くなるため周囲より暗い点状の病変（ダークスポット：右上拡大図参照）として観察された．

では透明性が低いと感じるものの明らかな異常所見は指摘されにくい．極細のスリット光では角膜厚の増加やDescemet膜皺襞が観察されることもある．間接観察法では粗雑な角膜表面の反射と，上皮内の多発性で粒状の透明構造が確認される（**1**，**2**a）．フルオレセイン染色では，角膜最表層が粒状に隆起することによりフルオレセイン色素がはじかれ，周囲より暗い点状の病変（ダークスポット）として観察される（**2**b）．上皮細胞の欠損ではないため染色はされない．

角膜細胞浸潤の検出

角膜細胞浸潤は，角膜に生じた感染症などに対する生体反応（免疫反応）として輪部血管から種々の炎症細胞の病変部への移動である．細菌や真菌

61

2. 角膜・結膜

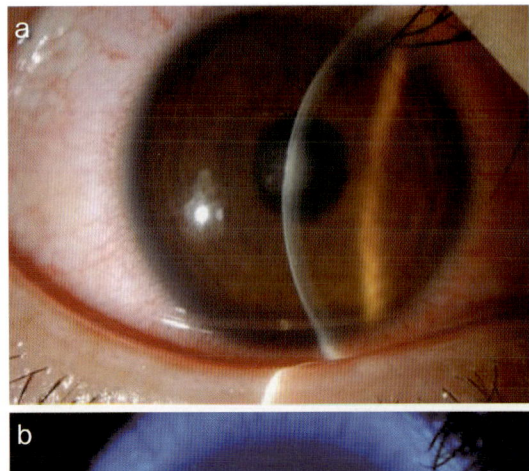

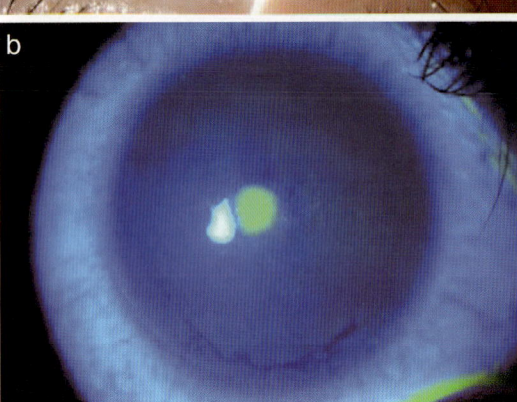

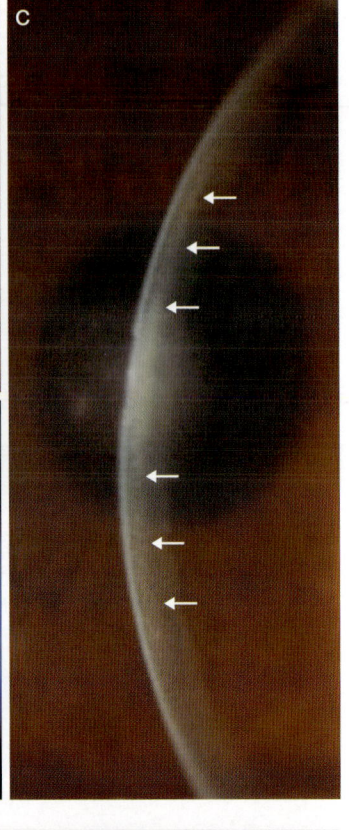

3 緑膿菌性角膜潰瘍にみられた細胞浸潤

a：スリット光を用いた直接観察法では、角膜中央部の感染病巣は角膜潰瘍と角膜の透明性の低下が観察された．
b：フルオレセイン染色では中央の潰瘍部に染色を認め，3時方向にダークスポットが散在性に観察された．
c：極細スリットで角膜実質の光学切片を観察すると，実質の前方 1/3〜1/2 に細胞浸潤による輝度の上昇（⇐）を認めた．

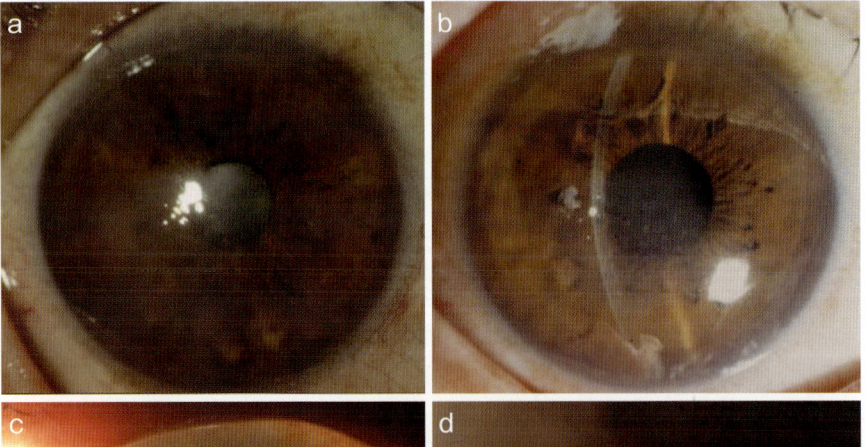

4 実質型角膜ヘルペスにみられた細胞浸潤

a, b：ディフューザ (a) およびスリット光 (b) を用いた直接観察法では，病変の境界が不明瞭．
c, d：強膜散乱法では浮腫および浸潤の境界（▷）が明瞭に描出された (c)．さらに高倍率で観察すると (d)，白色の角膜後面沈着物（▷）と上皮浮腫（⇒）が同時に観察された．

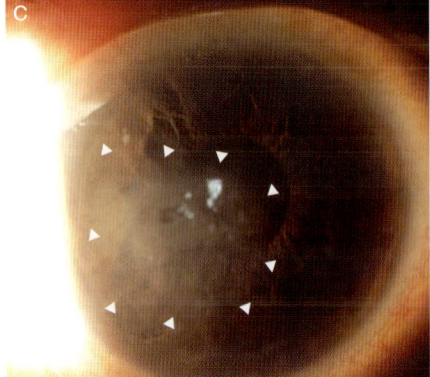

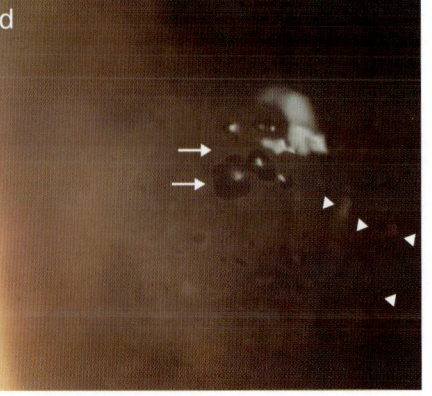

などによる感染症の急性期には主として好中球が浸潤し，実質型角膜ヘルペスなどの病原体の一部蛋白に対する免疫反応ではリンパ球が浸潤してくる．また，マクロファージを代表とする樹状細胞の浸潤や角膜実質細胞の活性化に伴う細胞形態の球状化などが病理組織学的あるいは生体共焦点顕微鏡により確認されているが，スリットランプでは倍率の関係で炎症細胞の種類までは同定は不可能である．

スリットランプによる検査所見では，直接観察法では感染症であれば病巣部の潰瘍を伴う混濁や浮腫あるいは輪部の充血が見られ，病変部周囲は浮腫を伴っていれば透明性が低くなる（**3**）．たとえ，浮腫が軽度であっても浸潤があることにより透明性が低下する．極細のスリットで高倍率にして観察すると，実質内に輝度の高い球状構造物が多数観察される（**3** c）．浸潤とともに実質の浮腫がみられることも多い．

強膜散乱法などの間接観察法では，浸潤の程度が部位により異なる場合には透明度の違いの認識が可能である（**4**）．

フルオレセイン染色では，浸潤の原因となる潰瘍を呈する感染病巣部に染色がみられ，その周囲に上皮浮腫を呈することもある（**3** b）．これは，浸潤の原因疾患により生じた炎症に伴う内皮機能障害によるものと考えられる．

通常のスリットランプ（細隙灯）による診察では，眼瞼内反や結膜弛緩症を見落とすことがある

横井則彦
京都府立医科大学眼科学教室

スリットランプによる観察上の盲点

> 積極的に見にいかないと見つからない眼病変がある．スリットランプによる観察時には特に注意しておきたい．

　スリットランプによる眼の観察は，眼科検査の基本ともいえる．すなわち，前置レンズやスリーミラーなどを駆使すれば，それ単独で，眼球の検査がすべて終えられるくらいである．しかしながら，この検査でほとんど事足りるために，症状から観察部位の優先順位を決めて，積極的に見にいかないと見落としが多いのもこの検査の特徴といえるかもしれない．特に，視機能以外の眼不定愁訴にかかわる疾患群は，この「見に行く」という姿勢が必要とされる．なかでも，眼瞼縁付近の病変，すなわち，Meibom腺疾患や睫毛付近の疾患群は意識しないと見ていないことが多い．また，流涙にかかわる涙点近傍の異常，すなわち，涙点の閉塞，ならびに涙点と半月襞・涙丘・結膜弛緩との位置関係の異常による涙液メニスカスにおける涙の流路遮断も見落としやすい．

　眼瞼に隠れた病変にも注意が必要である．下眼瞼下の病変は，上方を見させて観察することが重要で，瞼球癒着，円蓋部の挙上（capsulopalpebral fasciaの弛緩を意味する⇒**Point!**），円蓋部の短縮などは，結膜弛緩症や眼類天疱瘡などの重症の眼表面疾患とのかかわりがあるため，見落とさないよう注意しなければならない．さらに，上方の結膜弛緩は，下方を見させて上眼瞼で上方球結膜を擦り下ろすようにすると，上方の涙液メニスカスから弛緩結膜が顔を出す様子を観察できるのだが，こうした積極的な観察法を駆使しないと看破できない．また，上眼瞼結膜と角膜との間に機械的摩擦を生じる上方の異物溝前方のlid wiper領域の上皮障害（lid wiper epitheliopthy）も見落としやすい病変である．

「強制瞬目テスト」の有用性

> 下方の角膜上皮障害を見たら「強制瞬目テスト」を行いたい．隠れていた疾患が見つかることがある．

　スリットランプを用いた外眼部・前眼部の診察において，眼は「静的」に観察されることが多いが，もっと「動的」に観察されるべきである．有用な検査方法として，筆者の名づけた「強制瞬目テスト」は，隠れた摩擦の原因を浮かび上がらせる負荷テストであり，日常生活において動的に使われている状況下での目の異常を顕性化させるのに有効である．

　特に，角膜下方に上皮障害を見たときは，下方の結膜弛緩が隠れていないかどうか（**1**），眼瞼内反が隠れていないかどうか（**2**）を確認するために，強制瞬目テストを行うとよい．強い瞬目を行わせながら観察すると，下方の涙液メニスカスに結膜弛緩が顔を出す様子が観察できたり，隠れていた下

2. 角膜・結膜

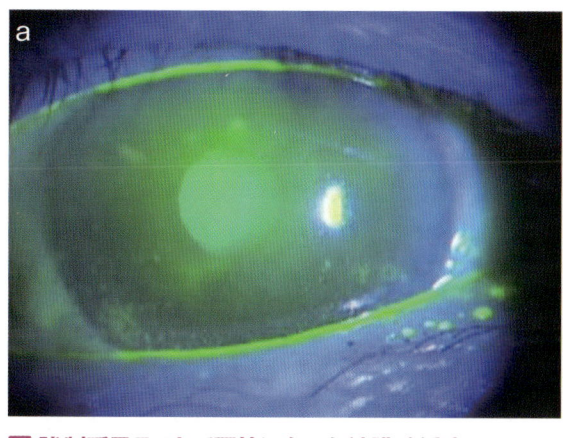

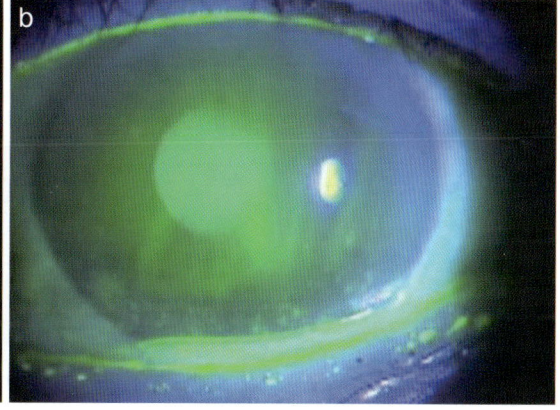

1 強制瞬目テストで顕性になった結膜弛緩症
a：瞬目前．b：瞬目後．隠れた結膜弛緩症が下方の角膜上皮障害の原因になっていることがわかる．

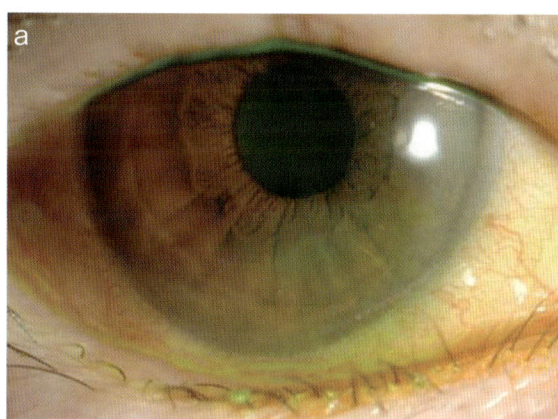

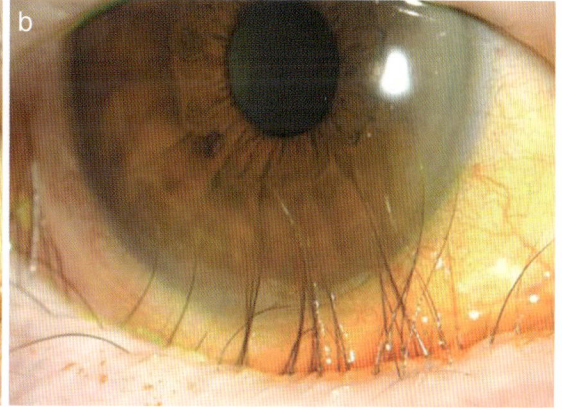

2 強制瞬目テストで顕性になった眼瞼内反症
a：瞬目前．b：瞬目後．内反症に伴い内側に向かう睫毛が角膜上皮障害の原因となりうる．

眼瞼の内反が顕性化する様子を観察できる．

見落としやすい病変を見落としにくくするコツ

> 眼不快感にかかわる不定愁訴を聴取したら見落としやすい病変をよく診ることが大切である．

　見落としやすい眼表面疾患は，一般に，視機能よりも眼不快感に総括される眼の愁訴の原因疾患となっていることが多い．そして，眼不快感の原因疾患を看破するためには，特に，眼瞼縁，眼瞼下の病変を見落とさないよう注意することが大切で，積極的に異常を見に行く努力が必要である．
　一方，積極的に見に行く契機となるのは，まず，

なぜ，眼瞼内反や結膜弛緩症を見落とすことがあるのか　Point!

　高齢者の下眼瞼内反症は，加齢による眼瞼の垂直方向および水平方向の弛緩によって生じるが，そのうち眼瞼の垂直方向（capsulopalpebral fascia によって固定される）の弛緩が下眼瞼内反症の病態に主として関与している．つまり，眼輪筋が収縮すると下眼瞼縁は上方および眼球方向へ移動するが，capsulopalpebral fascia の弛緩があると瞼板は眼球方向に回旋して，眼瞼内反を示す．したがって強い瞬目，すなわち強い閉瞼を行わせると Bell 現象によって眼球が上転し，下方の球結膜や capsulopalpebral fascia が上方に伸展させられる．そのため，閉瞼に続く開瞼で眼球が上転位から水平位に戻る際に，結膜弛緩や眼瞼内反が強調されやすくなる（結膜弛緩では，上方に伸展させられた結膜が下眼瞼縁に折り畳まれる形で顕性となり，眼瞼内反では，瞼板の眼球方向への回旋が増強して顕性となる）．すなわち，強い瞬目は，両者の負荷テストとなりうる．

2. 角膜・結膜

角膜の上皮障害である．すなわち，瞼裂間以外の部位に角膜上皮障害を認めたら，その原因を瞬目時の摩擦に求めるべきである．瞬目は予想以上に眼瞼と眼球の間に摩擦を生む原因となっており，結膜弛緩症もそのリスクファクターといえる．したがって，結膜弛緩症が見られれば，角膜上皮の原因をそこに求めることができる場合がある．

しかし，結膜弛緩症が見られなければ，瞬目時に角膜と接触する眼瞼結膜領域である lid wiper に目を向ける必要がある．ただし，涙液メニスカスに見られないサブクリニカルな結膜弛緩も角膜上皮障害の原因になりうる（**1**）ことを知っておくことは大切で，その場合は，負荷テストを行う必要がある．上方の結膜弛緩に対する負荷テストは上方の結膜の擦り下ろしであり，下方の結膜弛緩に対する負荷テストは強制瞬目である．この場合，円蓋部挙上（capsulopalpebral fascia の弛緩を意味する）があれば眼瞼内反が隠れていることがあり，注意する必要がある．

角膜浸潤と瘢痕の鑑別には虹彩反帰光法を活用する

宇野敏彦
愛媛大学大学院感覚機能医学講座視機能外科学分野

細隙灯顕微鏡での照明方法とその目的

> 直接照明のみでは病変が読めないこともある．スリット光の当て方の工夫が必要である．

　細隙灯顕微鏡（以下スリット）の照明系はさまざまな角度・位置に移動させることができるが，通常は細く絞ったスリット光，あるいはディフューザで直接照明して観察することが多い．しかし照明系を工夫することにより，目的に応じた観察が可能となる．まず各種照明法とその目的について確認しよう．なお徹照法や主に内皮を観察する鏡面法は紙面の関係上割愛する．

ディフューザ

> 全体的な観察をするもので透明組織の深さの判断には向かない．

　ペンライトのような散乱光での観察である．結膜・眼瞼・睫毛を全体的に観察するのに適しているが，角膜などの透明組織において深さの判断が必要な部分には向かない．

スリット（直接観察法）

> 左右に"スキャン"することで左右にスキャンすることで三次元的な情報が得られる．

　照明光を絞り込み，スリット光を斜めから被検眼に当てる．透明組織である角膜や水晶体，さらには前房・硝子体といった眼内の空間を光学的な切片として観察し，立体的な位置を把握するのに適している．二次元的な情報であるが，スリットを左右に"スキャン"することにより三次元的な情報が得られる．

　スリット光を最も細くすると深さの情報が得やすくなる．逆にスリット光の幅を広くすると"面"としての観察がしやすくなり，虹彩のような不透明組織に向いている．

虹彩反帰光法を含めた間接観察法

> 角膜の混濁が瘢痕か活動的な炎症を伴ったものかを鑑別できる．

　やや幅広いスリット光を用いると，照明が当たっている部位はもちろん，その周辺の組織も間接光で観察することができる．深さの情報は得られないが，細かい角膜後面沈着物などの微細な情報を得ることができる．この間接観察法の一種に虹彩反帰法がある．やや幅広のスリット光を観察したい角膜の奥の虹彩に当て，角膜内の病変を"透かし読み"する方法である．この方法の最大の利点は角膜の混濁が瘢痕であるのか，活動的な炎症を伴ったものであるかの鑑別ができることでああある．

スクレラルスキャタリング

> 浸潤・瘢痕・沈着を浮かび上がらせ，角膜全体の病変を観察するもの．浸潤と瘢痕の鑑別には適さない．

　幅の広いスリット光を角膜輪部から強膜に当て，角膜内を通る間接光で角膜全体の病変を観察

2. 角膜・結膜

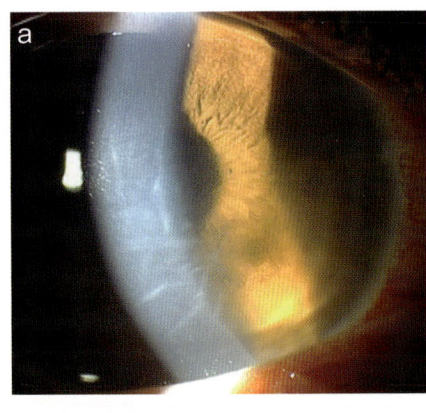

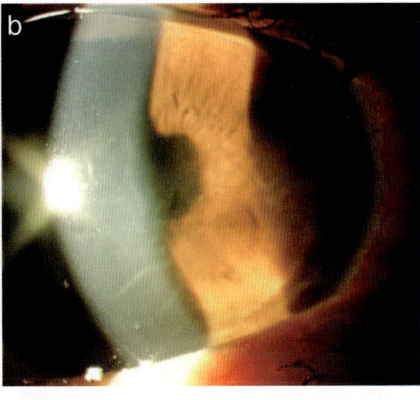

1 細菌性角膜炎の症例

a：虹彩反帰法において，角膜傍中心部の円形浸潤病巣が混濁として確認できる．
b：5日後の所見．病巣の瘢痕化が進み，虹彩反帰光法にて透明性の向上が認められる．

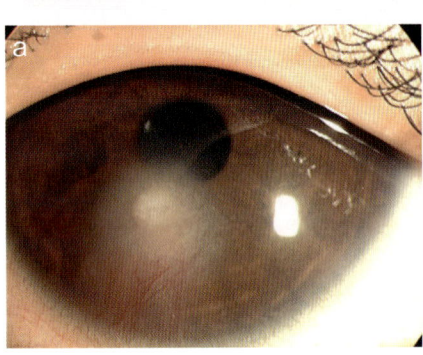

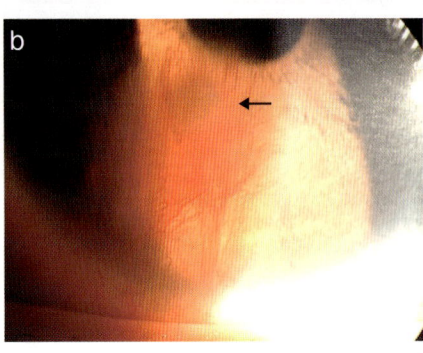

2 角膜浸潤に強い血管侵入を伴った症例

a：ディフューザによる観察では浸潤病巣の範囲はわかりにくい．
b：虹彩反帰法を用いると活動性の炎症をもった領域が混濁として確認できる（←）．その周囲の血管がはっきり確認できる部分は瘢痕化が進んでいる．

する方法である．浸潤・瘢痕・沈着を浮かび上がらせる方法であり，角膜全体における位置関係を確認する目的で使用される．スリット写真撮影で多用される．注意すべき点として本観察法では混濁の性状の鑑別は困難であることがあげられる．前述の虹彩反帰法と異なり，浸潤と瘢痕の鑑別に適したものではない．

虹彩反帰光法活用の実際

> 角膜感染症において角膜浸潤とその瘢痕化を判断するツールとして虹彩反帰法はきわめて有用である．

虹彩反帰法は角膜の混濁が瘢痕であるのか，活動的な炎症を伴ったものであるかの鑑別に有用である．

1aは細菌性角膜炎の症例である．病巣の背景の虹彩を幅広にしたスリット光で照明し，ここか

Point! 感染性角膜炎診断ツールとしての虹彩反帰光法

角膜浸潤なのか，瘢痕なのかの鑑別は感染症をはじめ炎症性の角膜疾患の診断において非常に重要である．虹彩反帰法で混濁があれば治療を継続し，透明化すれば治療の中止を考えていくわけである．感染性角膜炎診断ツールとしてきわめて有効であるので，ぜひ役立てていただきたい．

ら帰ってきた光によって角膜浸潤病巣が混濁として確認できる．同じ症例の治療経過中の所見を**1b**に示す．混濁として観察される浸潤病巣がかなり減少していることがわかる．

2は強い角膜内血管侵入を伴う症例である．ディフューザによる所見（**2a**）では瘢痕と浸潤の鑑別はつきにくいが虹彩反帰法（**2b**）では浸潤病巣をはっきりとらえることができる．瘢痕部は反帰法では透明であり，侵入した血管をはっきりとらえることができる（⇒**Point!**）．

アレルギー検査の弱点：各種検査の長所と短所

福島敦樹
高知大学医学部眼科学教室

アレルギー性結膜炎と確定診断するためには，①アレルギー性結膜炎に合致する自他覚所見，②結膜局所におけるⅠ型アレルギーの存在，が必要である．②の代わりに「全身でのⅠ型アレルギーの存在」が確認された場合は，準確定診断となる．以下にⅠ型アレルギーの証明のための各種検査の長所，短所について概説する．

結膜におけるⅠ型アレルギー検査の長所と短所

> 結膜におけるⅠ型アレルギーの証明は手技的に煩雑であるが，比較的簡便な新しい検査法も登場してきた．

結膜におけるⅠ型アレルギーの証明法としては，結膜における好酸球浸潤の同定と，点眼誘発試験が代表的である．最近ではさらに，涙液中のIgEを測定するキットも販売されるようになった．それぞれの長所と短所を以下と**1**に示す．

結膜における好酸球の同定

眼脂，ブラッシュサイトロジー，結膜生体組織検査（結膜生検）などによりサンプルを回収する．それらのサンプルをスライドガラスの上で伸展し，染色液（Hansel染色，Giemsa染色）で染色し，光学顕微鏡を用いて比較的簡便にサンプルから好酸球を同定することができる（**2**）．好酸球を1個でも検出すれば結膜におけるⅠ型アレルギーを証明したこととなるが，季節性アレルギー性結膜炎のような軽症例では花粉シーズンで症状がある場合も半数以上で認めなかったと報告されている[1]．また，忙しい外来中に顕微鏡を用いて検査を行う時間をとることができるかが問題となる．

点眼誘発試験

片眼で1種類の抗原しか検査できないこと，全身にアレルギーの感作が成立していれば眼所見の

1 結膜におけるⅠ型アレルギー検査法

検査法	原理	長所	短所
結膜好酸球同定	・結膜に浸潤している好酸球を組織学的に証明	・好酸球を1個でも認めればⅠ型アレルギーの証明となる	・軽症例では確認できないことが多い ・煩雑
抗原誘発試験	・結膜で強制的にⅠ型アレルギー反応を生じさせる	・同一条件下で結膜におけるⅠ型アレルギーを観察できる ・患者ごとに至適濃度の抗原を点眼できる	・片眼で1種類の抗原しか検査できない ・全身にアレルギーの感作が成立していれば陽性に出ることがある ・増悪期にはできない ・煩雑
涙液中総IgE測定	・涙液中総IgE量をイムノクロマト法で測定	・簡便	・抗原特異的IgEの検査ではない ・軽症例では臨床診断との一致率が低い ・エビデンスが蓄積されていない

2. 角膜・結膜

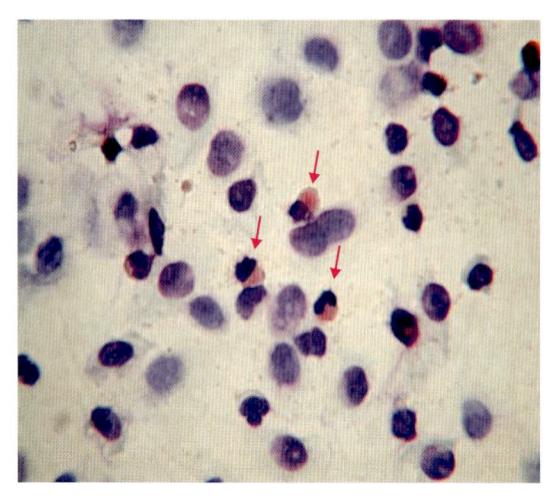

2 ブラッシュサイトロジーにより得られた結膜サンプルのGiemsa染色

→：好酸球．

有無にかかわらず点眼誘発試験が陽性に出るとの報告[2]があること，増悪期には行いにくく症例によっては検査後数日にわたり強い炎症が持続する場合があることなどから，日常診療では一般的ではない．薬効の評価を半定量的に行うことができるため，抗アレルギー点眼薬の薬効を確認する試験に用いられる．

涙液中IgE測定

現在市販されているキット製品は，総IgEを測定するものである．総IgEの上昇は必ずしもアレルゲン特異的なIgEの上昇を意味するわけではないこと，重症例（100％）と比較し，軽症例（58.3％）では臨床診断との一致率が低いことが問題である[3]．しかし，上記の2つの方法と比較して検査方法が比較的簡便であることから期待されている．本検査キットはわが国では2008年11月に発売開始になったばかりであり，今後，エビデンスを蓄積することにより，アレルギー性結膜炎診断における本検査法の位置づけが明らかにされる．

全身におけるI型アレルギー検査の長所と短所

> 全身におけるI型アレルギーの証明は手技的には簡便であるが，結膜におけるI型アレルギーを見ているわけではない．

全身におけるI型アレルギーの証明法としては，①皮膚テスト，②血清抗原特異的IgE測定，③ヒスタミン遊離試験が代表的である．これらの検査は，いずれも全身におけるI型アレルギーをみている点に留意する必要がある．②の方法は血清特異的IgE抗体の存在を証明し，①，③ではIgE抗体を介したI型アレルギーが皮膚あるいは末梢血で生じるかどうかを見ている．また，①は生体における試験であるが，②，③は試験管内の試験である．全身でI型アレルギーが証明されたからといっても，必ずしも結膜局所で同じ反応が生じているとはいえない点に注意を要する（**3**）．

皮膚テスト

皮膚テストは前腕皮膚に抗原を皮内注射する皮

3 全身におけるI型アレルギー検査法

検査法	原理	長所	短所
皮膚テスト	・皮膚の肥満細胞の反応	・検査費用が安価 ・高感度 ・患者も反応を確認できる	・投与薬剤の影響を受ける ・疼痛を伴う
血清抗原特異的IgE測定	・血液中の抗原特異的IgE抗体の量を測定	・数値化が可能 ・薬剤の影響を受けない ・1回の採血で多数のアレルゲン検査が可能 ・血清の長期保存が可能	・検査費用が高額 ・抗体の存在を確認するのみであり，I型アレルギー反応は確認していない
ヒスタミン遊離試験	・好塩基球から遊離されるヒスタミンを測定	・数値化が可能 ・特異性が高く生体内に近い反応を見ている	・検査費用が高額 ・投与薬剤の影響を受ける

内テストと，皮膚を擦過しスクラッチエキス®を滴下するスクラッチテストに大別される．安価であり，15～30分という短時間で判定可能，しかも患者が直接，皮膚の発赤や膨疹を見ることができる利点がある．しかし，疼痛を伴い，腫脹がしばらく残ることもある．また，針刺し事故の問題もある．

血清抗原特異的IgE測定

採血により得られた血清を検査室に依頼することにより，数値化されて判定結果が返ってくる簡便な方法である．しかし，検査にかかる費用が高価な点が問題である．総IgEではなく，抗原特異的なIgEを測定する必要がある．総IgEの定量はアトピー性皮膚炎の有無など全身のアレルギーを反映するが，アレルギー性結膜炎単独の場合は正常値のことが多い．

ヒスタミン遊離試験

血液中で肥満細胞と同じ働きをする好塩基球を肥満細胞の代わりに利用して，ヒスタミンの遊離量を測定する方法である．本試験は細胞からの化学伝達物質の遊離反応を見ることから，生体内の反応に近いとされること，一度に複数の抗原を検査できることが利点である．しかし，検査費用が高額である点，投与薬剤の影響を受ける点などが問題である．

> **Point! なぜI型アレルギーを証明する必要があるのか？**
>
> アレルギー性結膜炎の定義はI型アレルギーが関与する結膜の炎症性疾患と規定されている．臨床所見のみでは他の結膜炎やドライアイと鑑別困難なことがあり，鑑別診断の点からも，また診断を確定するうえでも，I型アレルギーを証明することは重要である．

■引用文献

1. Anderson DF, et al: Seasonal allergic conjunctivitis is accompanied by increased mast cell numbers in the absence of leucocyte infiltration. Clin Exp Allergy 1997; 27: 1060-1066.
2. Leonardi A, et al: Correlation between conjunctival provocation test (CPT) and systemic allergometric tests in allergic conjunctivitis. Eye 1990; 4: 760-764.
3. 中川やよい，ほか：アレルギー性結膜疾患に対する涙液中総IgEのイムノクロマトグラフィ測定法の臨床的検討．臨床眼科 2006; 60: 951-954.

角膜上皮にびらんを認めない再発性角膜上皮びらんがある

加治優一
筑波大学大学院人間総合科学研究科眼科学分野

再発性角膜上皮びらんの診断の難しさ

> 再発性角膜上皮びらんを細隙灯検査だけで診断することは困難である．

　再発性角膜上皮びらんは，角膜への軽微な外傷の既往（爪で引っかいた，木の枝でこすったなど）の後に，数日間持続する激痛が何度も再発するという病歴を有するといわれている．しかし，本人が外傷の既往を覚えていないとき，あるいは初めての再発のときに患者が受診した際には，細隙灯所見を頼りにして診断を下していく必要がある．ところが細隙灯所見だけで再発性角膜上皮びらんを下すことが困難な場合がある．それは，すべての再発性角膜上皮びらんに共通する細隙灯所見がないためである．以下に診断が容易な例から困難な例について順を追って示す．

典型的な再発性角膜上皮びらんの細隙灯所見

> 典型的な再発性角膜上皮びらんでは，びらんの周囲の上皮が実質から浮き上がっているため診断は難しくない．

　1に典型的な再発性角膜上皮びらんの症例を示す．患者は糖尿病歴20年の女性で，両眼の硝子体手術を受けている．硝子体手術中に角膜上皮をスパーテルで剝離した．術後2週間かけて上皮びらんが治癒したものの，2か月頃に上皮びらんが再発し，薬物療法に反応しなくなった．

　細隙灯顕微鏡検査によって，角膜のやや下方に楕円形の混濁部位（**1**a：矢印で囲まれた領域）を認める．倍率を上げると，混濁は角膜上皮の軽微な浮腫と実質表層の混濁からなっていた．フルオレセイン染色を行うと，混濁部位に一致して角膜上皮のフルオレセイン染色の染色が不整で（**1**b：矢印で囲まれた領域），その一部にびらんを認めていた（**1**b：矢頭で囲まれた領域）．現病歴と既往歴を考えると，糖尿病に伴う角膜上皮と実質の接着不良によって生じた再発性角膜上皮びらんと考えられた．実際に，角膜の混濁した領域の上皮を鑷子でつかむと，実質とまったく接着しておらず，上皮はシート上に剝離してしまった（**1**c）．27G針を用いたanterior stromal punctureを行うことで（**1**d），上皮びらんはゆっくりと治癒していった．

　以上のように，典型的な再発性角膜上皮びらんの診断には細隙灯顕微鏡所見が役に立つ．上皮びらんの境界部の上皮が浮腫性で実質より浮き上がっているような像を認めれば，単なる上皮びらんではないことが容易にわかるはずである．しかしながら，再発性角膜上皮びらんの原因となっている「角膜上皮と実質の接着不良」部位は，上皮びらんの領域よりもはるかに広いことに留意すべきである．

　この症例のように，「角膜上皮と実質の接着不良」部位は，やや混濁しており，フルオレセイン

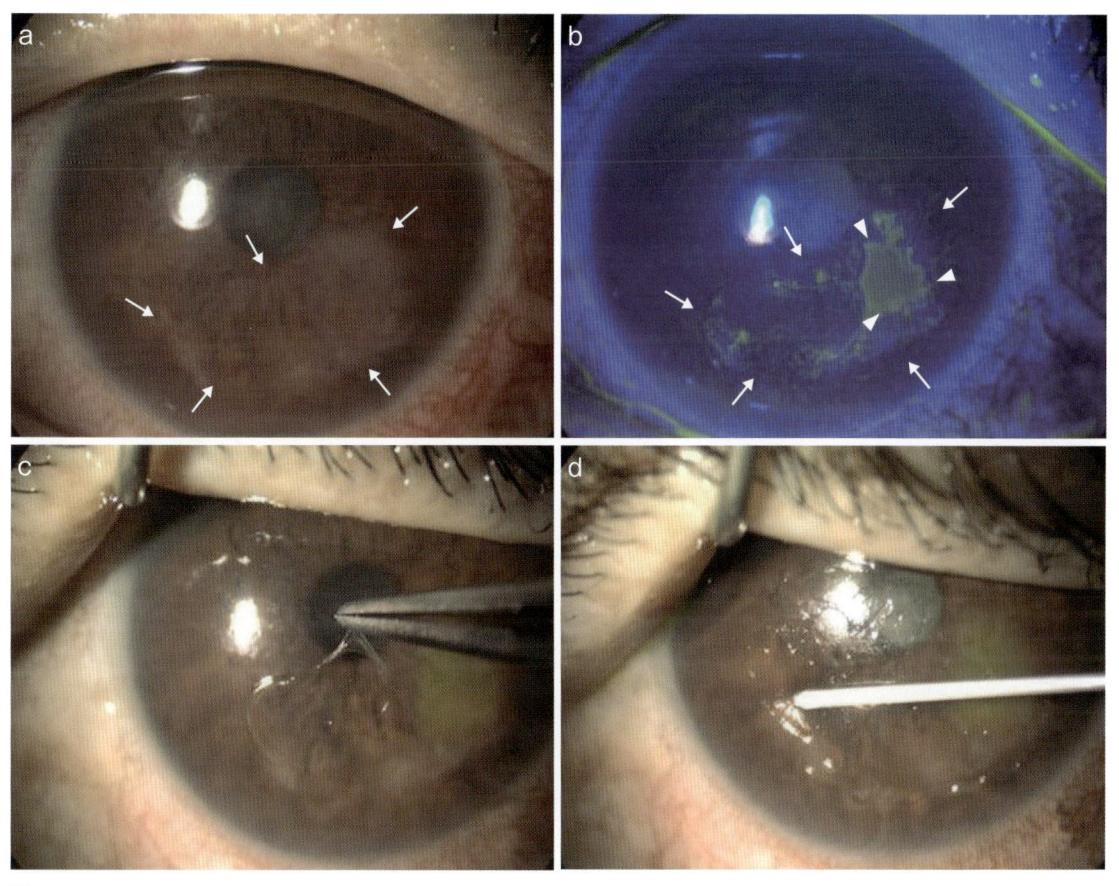

2. 角膜・結膜

1 典型的な再発性角膜上皮びらんの症例

角膜下方の混濁性病変（a）の一部はフルオレセイン染色で陽性であり（b），かつ周囲の上皮は実質と接着していない（c）．病変を anterior stromal puncture した（d）．

染色によって明瞭となる場合もある．しかし以下の症例のように，細隙灯顕微鏡やフルオレセイン染色がほとんど役立たない場合のほうが圧倒的に多い．よって，より直接的に「角膜上皮と実質の接着不良」を確かめる必要がある．

筆者は「角膜を触診する」ことによって「角膜上皮と実質の接着不良」を確かめており，その細隙灯所見を「しわサイン」とよんでいる．「しわサイン」の具体例について示す．

上皮びらんを認めない再発性角膜上皮びらんの細隙灯所見：しわサイン

上皮びらんを認めなくても，フルオレセイン染色で上皮の染色の異常を観察することで再発性角膜上皮びらんと診断することが可能である．さらに診断を確定するためには，角膜の触診により「しわサイン」の有無を確かめるとよい．

再発性角膜上皮びらんの病気の原因は，「角膜上皮と実質の接着不良」にある．それを確かめるには，点眼麻酔下で鑷子の先（**2**a），あるいはフルオレセイン染色用紙の先（**2**b）で，角膜上皮を表面に水平に押してみるとよい．基底膜の異常などに伴い角膜上皮と実質の接着不良が生じて

73

2. 角膜・結膜

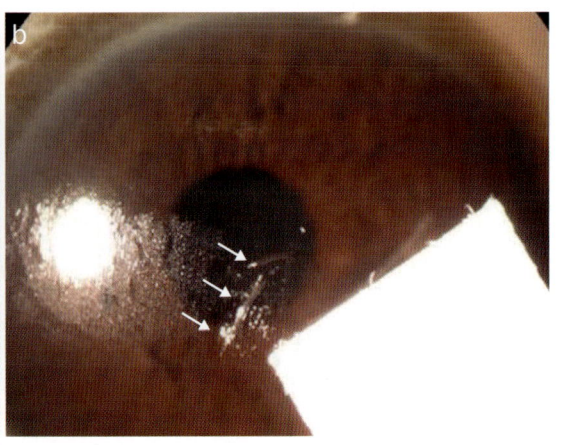

2 再発性角膜上皮びらんの診断に有用な「しわサイン」

角膜上皮と実質の接着不良部位では，角膜上皮を鑷子の先（a）やフルオレセイン染色用紙の先端で「押す」ことにより，上皮にしわが寄る（b→，c）．

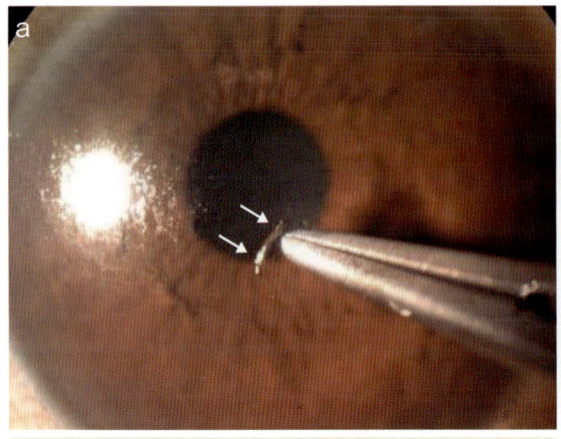

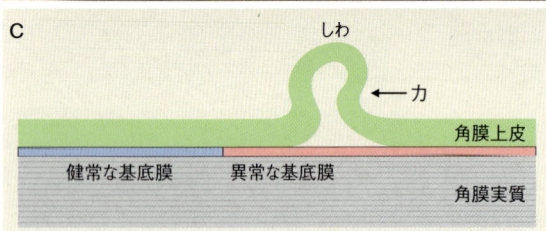

いるならば，上皮はずるっと動いて，しわが寄るはずである（2c）．この検査を用いることによって，通常の細隙灯所見に頼らずに再発性角膜上皮びらんを診断することができる．

上皮びらんを認めない再発性角膜上皮びらんの例

> 細隙灯所見がまったくなくても，角膜の触診により「しわサイン」を調べることで再発性角膜上皮びらんと診断することができる．

「しわサイン」の有無を確かめることにより，上皮びらんを認めない再発性角膜上皮びらんの症例が多いことに驚かされる．

3の症例は49歳の女性で，度重なる眼痛を主訴に当院を受診した．過去に複数の眼科を受診し，抗生物質や抗ウイルス薬の処方などを受けていた．細隙灯顕微鏡検査にて角膜中央よりやや下方に軽度の角膜上皮〜実質表層の混濁を認めた（3a：矢印で囲まれた領域）．フルオレセイン染色では，角膜の混濁部位に一致してフルオレセイン染色の乱れが観察されたものの（3b：矢印で囲まれた領域），上皮びらんは認められなかった．「上皮びらんのない再発性角膜上皮びらん」を疑い，角膜全体にわたって「しわサイン」の有無を調べた．するとフルオレセイン染色の乱れた部位（3c：矢印）だけではなく，角膜全体の60%程度の面積において，角膜上皮と実質の接着不良を認めた．そこで瞳孔領を外して，上皮と実質の接着不良部位の全体にわたって，anterior stromal punctureを行った（3d）．1週間後には上皮の不整も認められなくなり，その後，角膜上皮びらんが再発することもなかった．

本症例のように，病歴は再発性角膜上皮びらんを示唆していながらも，診察時に上皮びらんが認められなければ，再発性角膜上皮びらんの診断を下すことはなく，anterior stromal punctureなどの外科的処置を行うことはないことと思われる．しかしながら，「しわサイン」を調べることにより，「上皮びらんのない再発性角膜上皮びらん」であることがすぐにわかる．

では，このような症例に対してanterior stromal punctureなどの外科的処置を行うことは正しいのだろうか．筆者は正しいと考える．それは「上

2. 角膜・結膜

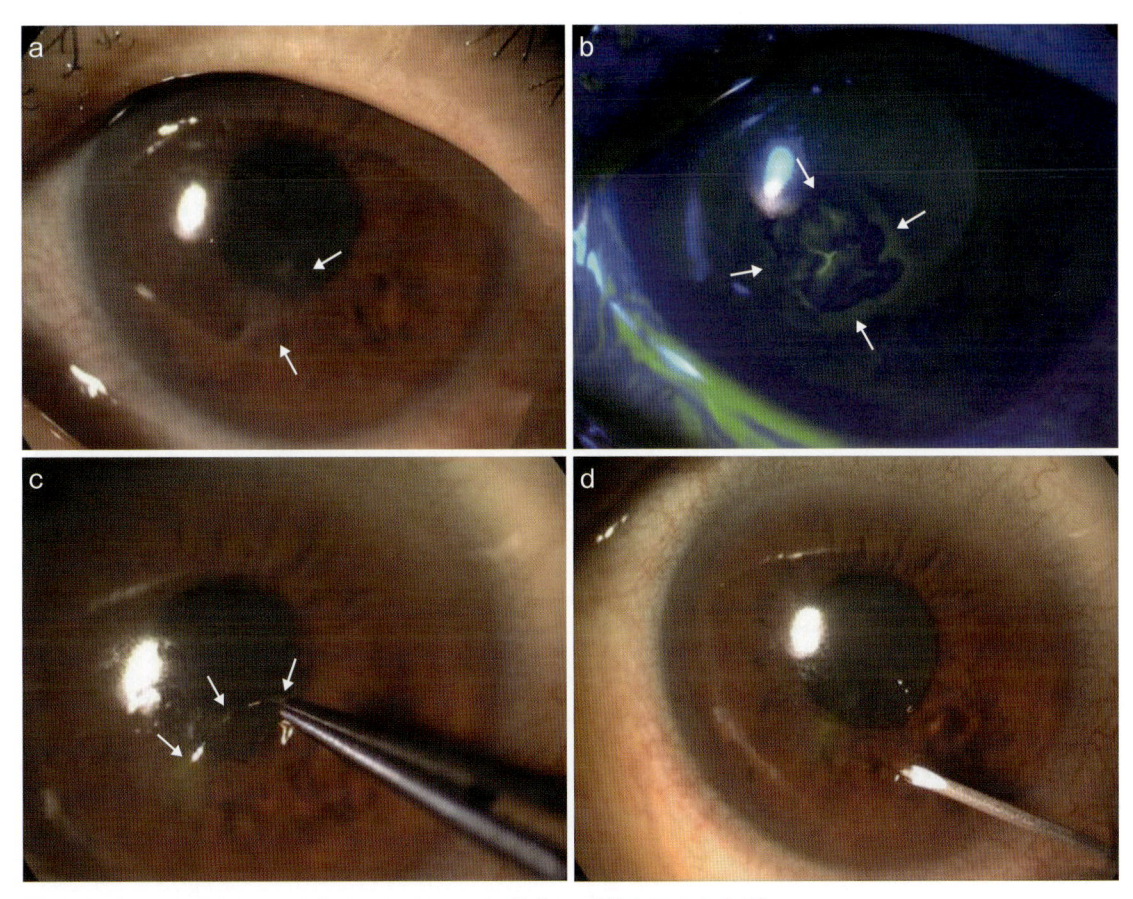

3 上皮びらんを認めないながらもフルオレセイン染色に異常を認めた症例

角膜中央部に淡い混濁が認められ（a），フルオレセイン染色で染色性の異常が認められる（b）．この部位は「しわサイン」陽性のため（c）再発性角膜上皮びらんと診断し，anterior stromal puncture で治療した（d）．

皮びらんがない≠症状がない」であるからである．たとえば野球やゴルフをやりすぎて指にまめができてしまった場合，上皮の下に液がたまっていると本当に痛くて不快なものである．角膜上皮が張っていても，実質との間に液体が貯留していることは，患者にとって大変辛いのである．ましてや，その病巣の上を瞼がこすり続けることを考えると，その辛さは想像以上のはずである．そのような理由で，筆者は上皮びらんがなくても，患者に十分に説明したうえで外科的治療を施している．実際，anterior stromal puncture 後は眼の不快感がまったく消失しており，大変喜ばれることが多い．

最後の症例は42歳の男性．眼の激痛や流涙がたびたび生じ，複数の眼科を受診した．そのたびに，気のせい，ドライアイ，眼精疲労，精神疾患などと言われ続けてきた．

当院で診察時も，角膜混濁はまったくなく（4a），フルオレセイン染色にも乱れは認められなかった（4b）．すなわち，再発性角膜上皮びらんを疑う所見はまったく認められなかった．しかし，遠方から来院され本当に困った様子であったことと，心因性のようには見えなかったこともあり，試しに「しわサイン」の有無を調べた．すると，角膜全体の80％の領域において，角膜上皮と実質の接着不良が認められた（4c：矢印）．瞳孔領を外して，しわサイン陽性部位に anterior stromal puncture を行った（4d）．1週間後には眼の激痛や流涙がまったく消失した．現在に至るまで再発を認めていない．

75

2. 角膜・結膜

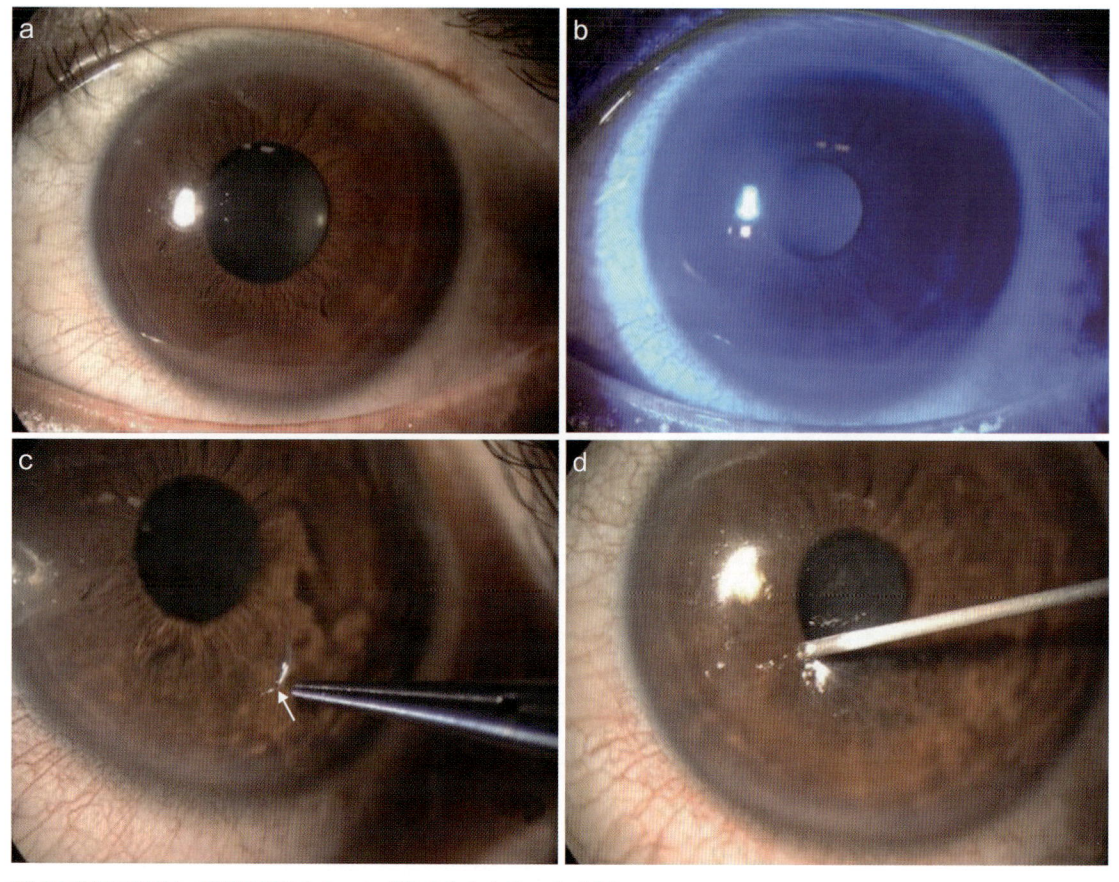

④ 細隙灯顕微鏡で異常所見をまったく認められなかった症例

細隙灯所見では再発性上皮びらんを示唆する所見はまったく得られなかった（a,b）が，「しわサイン」が陽性であったため（c），anterior stromal puncture で治療した（d）．

　本症例のように，角膜の外傷の既往がない（あるいは本人が覚えていない）場合，かつ，細隙灯顕微鏡検査にて上皮びらんがない場合に，再発性角膜上皮びらんの診断にたどりつくことは至難の業である．患者の訴えに耳を傾け，ありとあらゆる疾患を疑うことはもちろん，「しわサイン」を確かめたことが診断につながったといえる（⇒**Point!**）．

再発性角膜上皮びらんの診断における細隙灯顕微鏡検査の限界

> 上皮びらんを伴わない再発性角膜上皮びらんのほうがずっと多い．

再発性角膜上皮びらんの診断で最も大切なこと

Point! しわサインの確認

再発性角膜上皮びらんは，角膜上皮と実質の接着不良がきっかけとなって生じる．たとえ上皮びらんが認められなかったとしても，角膜の触診により「しわサイン」の有無を確かめることにより，再発性角膜上皮びらんと診断することができる．

は，患者の訴えを聞きながら「再発性角膜上皮びらんかもしれない」と考えることである．まず疑わなければ，「しわサイン」の知識も無価値となる．次に細隙灯顕微鏡を真剣に見ることである．倍率を上げるよりも，スリットの幅を広げて広い視野をもつほうが診断につながることがある．角膜上皮びらんの周囲に広がる混濁，フルオレセイン染色の乱れ，角膜上皮の基底膜レベルの大小不整な沈着物などに着目してみるとよい．

しかしながら，上皮びらんがない再発性角膜上皮びらんの診断は困難であることに変わりはない．あれこれ悩まず，点眼麻酔を行って鑷子の先で角膜上皮をさわってみることを勧める．筆者の経験した症例の約8割は，上皮びらんがない再発性角膜上皮びらんであった．逆にいえば，上皮びらんを伴う典型的な再発性角膜上皮びらんの患者よりずっと多い患者が「上皮びらんがない再発性角膜上皮びらん」で苦しんでいる可能性があるといえる．

 最後に注意すべきは，再発性角膜上皮びらんの医原性修飾である．細菌性角膜炎，角膜ヘルペス，ドライアイ，ぶどう膜炎などさまざまな診断の下で，数多くの治療薬を投与された結果，薬物毒性による角膜上皮障害を生じている場合がある．前房内炎症や角膜裏面沈着物を認める例さえある．上皮障害の原因が複数あるなかで，再発性角膜上皮びらんの原因である「角膜上皮と実質の接着不良」を見抜くことは大変困難である．その意味で，「角膜の触診」によってしわサインの有無を確かめることは重要と考える．

2. 角膜・結膜

アカントアメーバ角膜炎の初期では角膜生検検体を検鏡しても病原体が見つかりにくい

加治優一
筑波大学大学院人間総合科学研究科

アカントアメーバ角膜炎の診断における検鏡の重要性

> アカントアメーバ角膜炎の診断には検鏡が重要だが，感染の初期に認められるはずの栄養体は検出しにくい．

コンタクトレンズ使用者の増加に伴い，アカントアメーバ角膜炎の患者も増加傾向にあり，一眼科医がアカントアメーバ角膜炎の患者を診察することは決してまれではない．そのため，最初に患者を診察することの多い眼科クリニックや，紹介患者を引き受ける高次医療機関に至るまで，眼科医はアカントアメーバ角膜炎についてある程度の知識を持ち合わせる必要がある．

アカントアメーバ角膜炎の診断には，病歴（ソフトコンタクトレンズ装用者，手入れが悪い，抗生物質や抗ヘルペス薬を使用しても悪化）や，細隙灯所見（偽樹枝状潰瘍，神経線維に沿った混濁，円板状角膜浸潤）などが重要である[1]．しかし，病歴や細隙灯所見だけでアカントアメーバ角膜炎の診断を下すことは困難なことが多い．そのため，培養や角膜擦過物の検鏡によってアカントアメーバの存在を確認する必要がある．

アカントアメーバの培養には，専用の培地が必要であり，かつ培養結果が出るまでに数日を要する．そのため，初診のその日から治療を開始するためには，角膜擦過物の検鏡が必要である．真菌を検出するのと同様の手法（パーカーインクKOH染色，コットンブルー染色，ファンギフローラY蛍光染色）でアカントアメーバの検出が可能である．

しかしながら，アカントアメーバ角膜炎のごく初期では，栄養体がほとんどを占めて囊子が認められないことがある．以下に述べるように検鏡による診断は困難を極める．検鏡にて栄養体を見つけるコツや対策について述べる．

アカントアメーバの完成期：検鏡によるアカントアメーバの検出が容易

> アカントアメーバ角膜炎の完成期には囊子が多数認められるために，パーカーインクKOH染色やファンギフローラY染色で比較的容易に診断可能である．

症例1

アカントアメーバ角膜炎の完成期の典型像を示す（**1**a）．患者は32歳の男性，角膜炎を生じて2か月後に当院を紹介受診した．角膜の擦過物をファンギフローラY（**1**b）あるいはコットンブルー（**1**c）を用いて染色すると，数え切れないほどの囊子を認めた．培養によってもアカントアメーバを検出することができた（**1**d）．

このように，アカントアメーバ角膜炎の完成期においては，角膜病巣の至る所にアカントアメーバの囊子が認められるために，検鏡による診断はそれほど難しくはない．ただし，ギムザ染色やグラム染色を行うと，かえってアメーバを見つけにくくなる．

2. 角膜・結膜

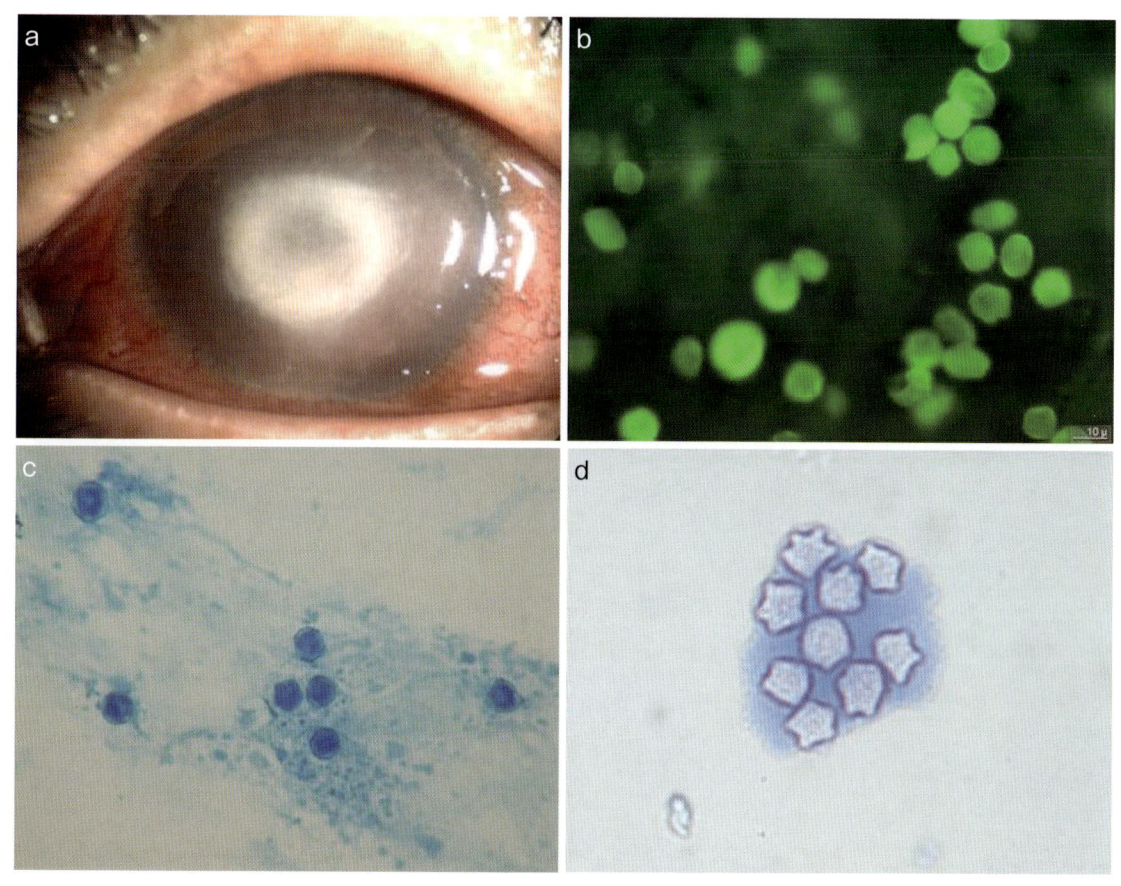

1 アカントアメーバ角膜炎の完成期の診断例

アカントアメーバ角膜炎の完成期（a）においては，角膜病変部の擦過物よりファンギフローラ Y 染色で陽性（b）およびコットンブルー染色陽性（c）の嚢子を多数認めることができる．培養物からも嚢子を認めた（d）．

よって，病歴や細隙灯所見から，アカントアメーバを疑って診断を進めていく必要がある．

アカントアメーバ角膜炎の初期の診断例

> アカントアメーバ角膜炎の初期においては栄養体しか観察されないが，注意深い観察で検出可能である．

症例2

2週間交換タイプのソフトコンタクトレンズ装用者．眼痛を生じて近医を受診，キノロン系抗菌薬やヒアルロン酸点眼によって改善せずに眼痛を生じてから8日後に当院を紹介受診した．毛様充血を認めながらも，角膜潰瘍や前房蓄膿などは認められなかった（2a）．スリット像を観察すると，角膜上皮〜上皮下に偽樹枝状の混濁が認められる（2b）．慣れてくると，この細隙灯所見だけでアカントアメーバ角膜炎が疑わしいと感じることができるはずである．

角膜病変を擦過してヘマトキシリンを用いて核を染めたところ，正常の角膜上皮が認められ，炎症細胞や二重壁の嚢子はまったく認められなかった（2c）．ところがよく観察すると，直径15〜25μm大，類円形の細胞で明瞭なカリオソームをもった細胞が浮き上がって見える（2c：矢印）．まさにこれがアカントアメーバの栄養体なのであるが，見逃しかねない所見である．ファンギフローラY染色を行っても，アカントアメーバの嚢子に相当する明るい蛍光は観察されなかった．ところ

2. 角膜・結膜

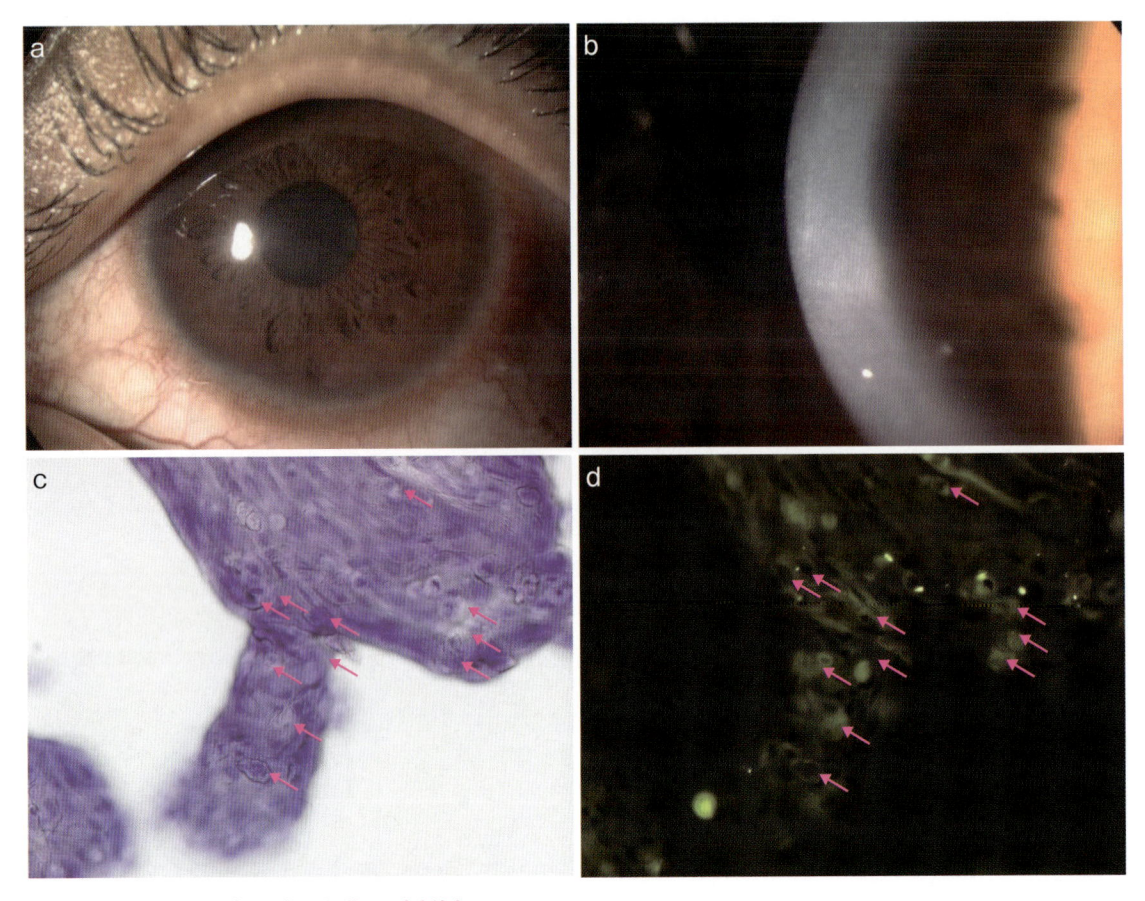

❷ アカントアメーバ角膜炎の初期の診断例

アカントアメーバ角膜炎の初期においては，結膜毛様充血（a）と上皮〜上皮下混濁（b）が主な所見である．角膜擦過物を検鏡すると，カリオソームが目立った異型な細胞が多数観察され（c←），ファンギフローラY染色により栄養体であることがわかる（d←）．

が類円形の細胞は，周囲の角膜上皮細胞よりもわずかに強い蛍光を発している（❷d）．この微弱な蛍光がアカントアメーバの栄養体に対するファンギフローラY染色の特徴である．角膜上皮細胞とアカントアメーバの栄養体の蛍光強度の差は，肉眼で区別できる限界に近い．よって，アカントアメーバの栄養体をファンギフローラY染色で検出するためには，高性能の蛍光顕微鏡（あるいは共焦点蛍光顕微鏡）と高感度のカメラが必要となる．

症例3

1日交換タイプのソフトコンタクトレンズを装用していた患者に生じたアカントアメーバ角膜炎の例である．眼痛を生じて3日目に近医を受診，抗生物質およびヒアルロン酸の点眼にて改善しないため，眼痛を生じて10日目に当院を初診．角膜中央部に不整形の混濁を認めるものの（❸a, b），三叉神経の走行に沿った混濁などは観察されなかった（❸b）．混濁部直上の角膜上皮を擦過したところ，アカントアメーバの嚢子は明らかではないものの，カリオソームが明瞭で不整形な細胞が浮き上がって見えた（❸c）．ファンギフローラY染色を行ったところ，アカントアメーバの嚢子に相当する明るい蛍光は認められなかった（❸d）．ところが，カリオソームが明瞭で不整形な細胞は，角膜上皮細胞よりもわずかに蛍光が強く（❸d），アカントアメーバの栄養体であると断定した．

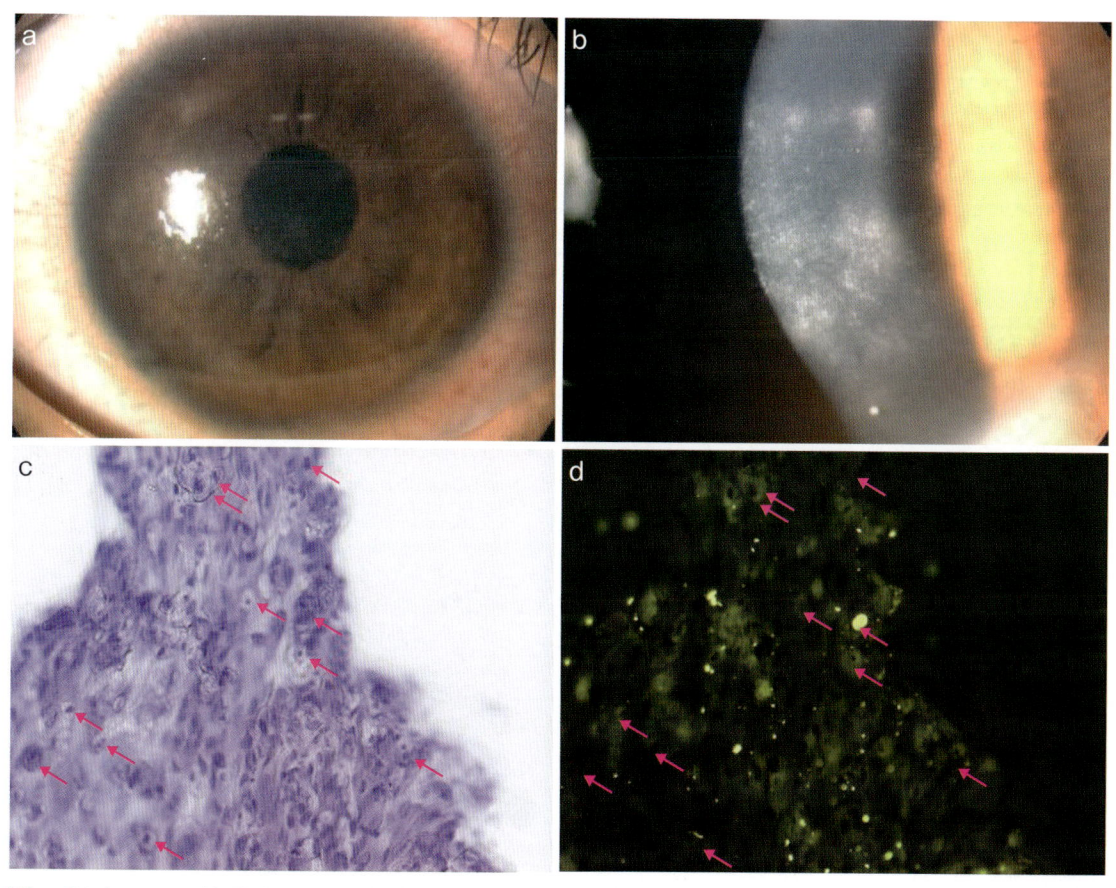

3 アカントアメーバ角膜炎の初期の診断例

毛様充血や角膜上皮〜実質表層の混濁（a, b）を認める．角膜の擦過物には異形な細胞が多数観察され（c←），ファンギフローラ Y 染色により栄養体とわかる（d←）．アカントアメーバの嚢子は観察されなかった．

アカントアメーバ角膜炎の初期の診断を行う重要性

> アカントアメーバ角膜炎の初期の診断が可能となれば，治療予後がよいことが多い．ところが検鏡だけでアカントアメーバの存在を確認することは困難を伴う．

アカントアメーバ角膜炎の初期においては，角膜の病巣には嚢子はほとんど存在せず，栄養体で占められている．ところが，角膜炎を生じて2週間〜1か月ほど経過すると，栄養体は嚢子に変わる．この嚢子化の機序についてはよく知られていない．

このアカントアメーバ角膜炎の初期に適切な診断を下し，治療を始めることができれば，予後は比較的良好であるはずである．なぜならば，栄養体は嚢子に比べて薬物療法に反応しやすく，かつ実質の深層には及んでいないことが予想されるためである．しかし，アカントアメーバ角膜炎の初期に正しい診断を下すことは難しい．

特徴的な細隙灯所見に乏しい

角膜上皮および角膜上皮下の淡い混濁だけが唯一の所見ということも多い．初期には眼痛も強くないため，アカントアメーバ角膜炎という病名を思いつくことさえ難しい．

パーカーインクKOH染色では検出不能

アカントアメーバの栄養体は，強アルカリ（KOH）により溶解してしまう．よって，栄養体を検出することは不可能である．

ファンギフローラY蛍光染色では検出困難

多くの専門施設では，アカントアメーバの検出にファンギフローラYを使用していると思われる．しかしアカントアメーバの栄養体は嚢子のように強い蛍光を発しない．印象としては角膜上皮：栄養体：嚢子＝1：3：100くらいの蛍光強度である．われわれの施設でも最新式の蛍光顕微鏡と冷却CCDを有する超高感度デジタルカメラを用いるようになって初めて観察可能となった．

コットンブルー染色では検出困難

アカントアメーバの栄養体は，角膜上皮細胞の塊に埋もれているために，コットンブルー染色でアカントアメーバの栄養体を検出することは難しい．ただ，細胞の境界が不整であることやカリオソームが明瞭であることに気づけば，アカントアメーバの栄養体を認識することは不可能ではない．寄生虫学のテキストで，赤痢アメーバの像をよく見ておくと参考になるはずである．

位相差顕微鏡では観察可能

角膜病変の擦過物，あるいはその保存生標本を位相差顕微鏡で観察することにより栄養体を検出することが可能であることが報告されている[2]．

> 検鏡だけに頼らず培養を含めて多面的な解析を行う．

アカントアメーバ角膜炎の診断を行う際の栄養体と嚢子の比較を❹に示す．これらの点を考慮すると，アカントアメーバ角膜炎の初期の診断には，擦過よりも培養のほうが優れているといえる．培養の結果が出るまでには数日の時間が必要なために，アカントアメーバ角膜炎の診断には角膜擦過物の検鏡を優先している施設も多いと思われる．ごく初期には検鏡によるアカントアメーバの栄養体の検出は困難なことを念頭に置きながら，検鏡と培養の両方を組み合わせて診断をしていくべきであると考える（⇒Point!）．

❹ アカントアメーバの栄養体と嚢子の比較

検鏡		栄養体	嚢子
検鏡	パーカーインクKOH染色	×	○
	ファンギフローラY染色	△	○
	コットンブルー染色	×～△	△
	位相差顕微鏡	△	○
培養		○	○

栄養体は検鏡による検出が難しい．培養は栄養体であっても嚢子であっても検出可能である．

Point! アカントアメーバ角膜炎の診断は検鏡だけに頼らない

アカントアメーバ角膜炎の初期においては，栄養体のみが観察され，嚢子が認められないことがある．栄養体を検鏡で認めることは技術的に難しい．よって検鏡で陰性であったとしてもアカントアメーバ角膜炎の否定をせずに，培養を含めて多面的な診断を行う．

■引用文献

1. 石橋康久, 本村幸子：アカントアメーバ角膜炎の臨床所見－初期から完成期. 日本の眼科 1991; 62: 893-396.
2. 塩田恒三, ほか：角膜病変擦過物中に嚢子を認めず栄養型のみを認めて早期診断したアカントアメーバ角膜炎初期症例の4例. Clin Parasitol 2007; 18: 83-86.

過去の屈折矯正手術の種類（LASIKまたはPRK）を判別するには，スリットランプによる直接観察法よりも，フルオレセイン染色を用いた角膜モザイクのパターンが有用である

小林　顕，横川英明
金沢大学大学院医学系研究科視覚科学

屈折矯正手術の種類

> LASIKやPRKなどさまざまなタイプの屈折矯正手術が行われているが，通常のスリットランプのみによる直接観察法では過去に受けた屈折矯正手術方法の判別が難しいことが多い．

現在，数多くの屈折矯正手術がわが国で行われており，なかでもLASIK（laser in situ keratomileusis）は最も多く行われている術式である．また，PRK（photorefractive keratectomy）やその変法であるLASEK（laser subepithelial keratectomy），epi-LASIK（epipolis laser in situ keratomileusis）など，実質と上皮よりなるフラップを作製しないサーフェスアブレーションといわれる術式も存在する．

日常診療のなかでも，屈折矯正手術の既往をもつ患者は確実に増えている．しかし，患者は屈折矯正手術を受けた事実は覚えているが，自分が受けたのが上述した術式のどれだったかというような細かなことは覚えていない，あるいは違いを理解していない場合がある．そのような場合，通常のスリットランプによる直接観察法では，判別が難しいことが多い（❶a，❷a）．

本項で紹介する検査方法は，過去に受けた屈折矯正手術がLASIKかサーフェスアブレーション（PRK，LASEK，epi-LASIK）かを，たちどころに判断する方法として有用である．

検査方法

> Bowman層が健常であれば，フルオレセイン染色液の滴下後に角膜を眼瞼の上から軽くマッサージすると，網目状のフルオレセインパターン（角膜モザイク）が生じる．

フルオレセイン染色液の滴下後に，角膜を眼瞼

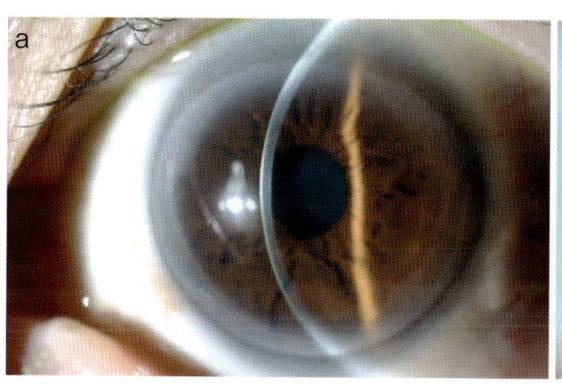

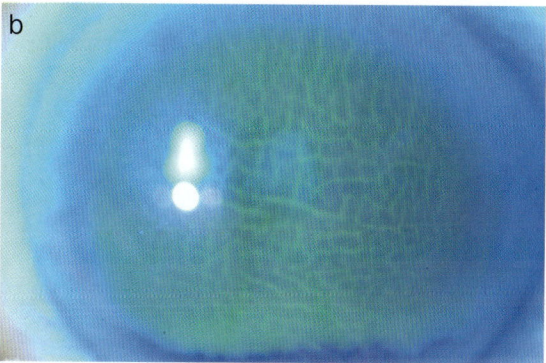

❶ LASIK術後6か月の前眼部所見
a：通常のスリットランプによる直接観察法では，屈折矯正手術の既往やその種類の判別は困難である．
b：フルオレセインで染色すると，（この写真では認識が難しいが）フラップマージンに沿って丸くフルオレセインがたまり，角膜マッサージによってフラップ内には角膜モザイクが生じるため，過去にLASIKを受けたことが推定される．

2. 角膜・結膜

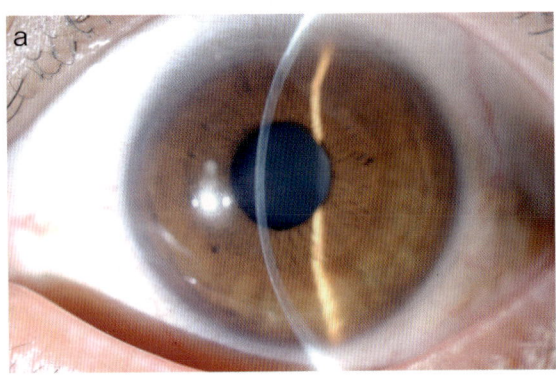

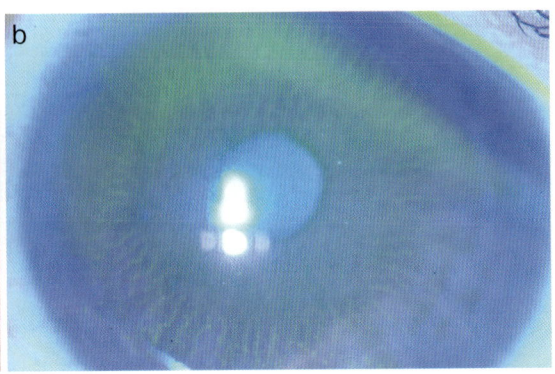

② epi-LASIK術後6か月の前眼部所見

a：通常のスリットランプによる直接観察法では，屈折矯正手術の既往やその種類の判別は困難である．
b：フルオレセインで染色して角膜マッサージを行うと，フラップ内のみ角膜モザイクが消失しているため，過去に受けた屈折矯正手術はepi-LASIKやPRKなどのサーフェスアブレーションであることが推定される．

の上からマッサージすることにより生じる網目状のフルオレセインパターンを（フルオレセイン）角膜モザイクとよぶ[1]．Bowman層が温存されるLASIK後の角膜においては，フラップエッジが丸く観察されるとともに，フラップ内部を含む角膜全面に角膜モザイクが観察される（①b）．しかし，Bowman層が破壊されるサーフェスアブレーション（PRK, LASEK, epi-LASIK）後には，この角膜モザイクが照射領域内でのみ欠如している（②b）．よって，角膜中心部の角膜モザイクの出現の有無により，過去の屈折矯正手術のおおまかな種類（LASIKまたはサーフェスアブレーション）を判別することが可能である．

理論

角膜モザイク発生の解剖学的原因は，角膜実質最前面コラーゲン線維束（Kobayashi-structure）の存在である．

健常角膜において（フルオレセイン）角膜モザイクが出現する理由は，角膜を上眼瞼の上からマッサージすることにより生じた角膜上の蜂巣状の細い溝にフルオレセインがたまることによる．この角膜モザイクは通常，数秒程度しか観察できない．なぜLASIK後の角膜にはこの角膜モザイクが生じ，サーフェスアブレーションでは生じな

いのであろうか．

Bowman層は角膜上皮の下に位置しており，約10μmの厚さを有している．電子顕微鏡による観察では，Bowman層は無細胞性であり，さまざまな方向性をもつ直線状のコラーゲン線維よりなる．Bowman層の前面は，角膜上皮の基底膜のlamina densaによって明瞭に境界されているが，後面はその直下の角膜実質表層からのコラーゲン線維と融合している．時として，大きな実質線維（ラメラ）が斜め方向に走行し，Bowman層に融合する．

Bronらは，フルオレセイン滴下後に角膜を眼瞼の上からマッサージすることにより生じる網目状のフルオレセインパターン（角膜モザイク）の詳細を報告した[1]．これとは逆のモザイクパターン（モザイクの中央部がフルオレセインで染色され，モザイクを形成する線は非染色）はGoldmann眼圧計にて眼圧を測定する際の角膜の圧迫中などに観察される．Bronらは，これら両パターンのモザイク形状が，同一角膜では同じ形を示すことから，角膜モザイク発生の解剖学的な原因はBowman層内か，Bowman層近傍に存在する弾性的性質をもった網目状の構造物であると推察した[1]．

最近われわれは，レーザー生体共焦点顕微鏡を用いてBowman層近傍の詳細な観察を行った．

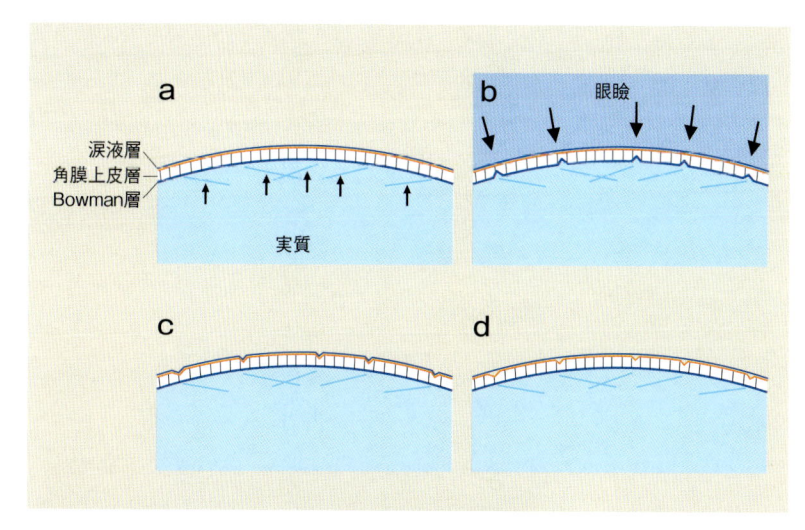

2. 角膜・結膜

3 角膜モザイク発生機序の仮説

a：正常の状態では，角膜上皮にくぼみは見られない．矢印は実質最前面の実質線維（K-structure）を示している．

b：上眼瞼を圧迫してマッサージすることにより上皮が圧迫されるが，K-structureがある部分は周囲の組織より硬いためBowman層が部分的に隆起し，上皮はさらに圧迫される．

c：上眼瞼の圧迫を解除した後は，しばらくの間は部分的な上皮のくぼみが残存する．

d：フルオレセインはモザイク状のくぼみにたまるため，これが角膜モザイクとして観察される．時間の経過とともに上皮の厚みは正常に戻り，角膜モザイクは消失する．

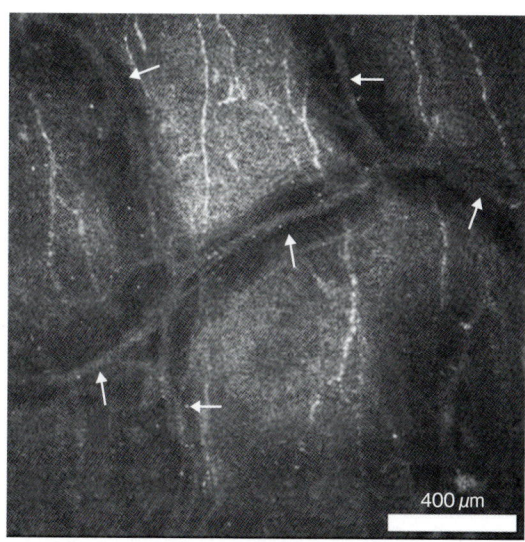

4 レーザー生体共焦点顕微鏡を用いて観察したBowman層近傍の所見

角膜上皮下神経より若干輝度の低い線維状の不定形構造物（K-structure，幅5〜15μm程度）が存在する（⇨）．

Point! なぜフルオレセイン角膜モザイクの有無で過去の屈折矯正手術の種類がわかるのか？

フルオレセイン角膜モザイクは角膜実質最前面コラーゲン線維束が存在するために生じる．つまり，LASIKなど角膜実質最前面コラーゲン線維束が温存される術式では角膜モザイクは認められるが，epi-LASIKやPRKなどのサーフェスアブレーションによりそれらが消失した場合には，その領域における角膜モザイクも消失する．

その結果，Bowman層と角膜実質の境界面には，角膜上皮下神経より若干輝度の低い線維状の不定形構造物（幅5〜15μm程度）が存在することを発見した．従来の白色光源生体共焦点顕微鏡では同定が不可能であったが，レーザー生体共焦点顕微鏡にて初めて可視化に成功し，われわれは本構造物をKobayashi-structure（K-structure）と命名し，角膜実質最前面を走行するコラーゲン線維束であると推測した[2]．さらに，K-structureの広範囲マッピングを使用した最近のわれわれの研究では，K-structureはモザイク構造を呈しており，フルオレセイン角膜モザイクパターンと完全に一致することより，K-structureの存在が角膜モザイク発生の解剖学的原因であると結論した[3]．

3に角膜モザイクに関するBronらの仮説を一部改変して示す．通常の眼圧下の角膜にはフルオレセインを滴下しても角膜モザイクは見られない（3a）．しかし，角膜に圧迫を加えた場合にはBowman層の緊張は高まり，角膜実質最前面を走行するコラーゲン線維束（K-structure）は，周りの角膜組織に比較してやや硬度が高いために，角膜上皮基底層へわずかに突出して隆起を形成する（3b）．この際，角膜上皮層はコラーゲン線維束による隆起と角膜上への圧迫により押しつぶされて，厚さが一時的に薄くなる．その後，角膜への圧迫を解除することにより，実質最前面コラーゲン線維束が本来の位置に戻り，角膜上皮

はこの線維束に沿った圧迫で薄くなっているために，結果として一時的な上皮のくぼみがモザイク上のコラーゲン線維束に沿って形成される（**3**c）．フルオレセイン滴下後の眼瞼上からの角膜マッサージは，角膜に圧迫とその解除を繰り返すことになるので，形成された溝にフルオレセインがたまり，角膜モザイクが発生する（**3**d）．圧迫の解除から時間が経過すると，上皮は本来の厚さに戻り，角膜モザイクは消失する．

これらのことより，角膜実質最前面コラーゲン線維束がepi-LASIKやPRKなどのサーフェスアブレーションにより消失した場合には，その領域における角膜モザイクは消失するが，LASIKなどの際には角膜実質最前面コラーゲン線維束が温存されるために角膜モザイクは消失しない[5]．つまり，角膜モザイクは角膜実質最前面コラーゲン線維束とそれに近接するBowman層の健常性の指標として臨床的に活用することが可能であり，過去の屈折矯正手術術式の推測に役立つ（⇒**Point!**）．

■引用文献

1. Bron AJ, Tripathi RC: Anterior corneal mosaic. Further observations. Br J Ophthalmol 1969; 53: 760-764.
2. Kobayashi A, et al: *In vivo* laser confocal microscopy of Bowman's layer of the cornea. Ophthalmology 2006; 113: 2203-2208.
3. Yokogawa H, et al: Mapping of normal corneal K-structures by *in vivo* laser confocal microscopy. Cornea 2008; 27: 879-883.
4. 小林　顕：生体レーザー共焦点顕微鏡を用いたBowman層・実質境界面の解析．日眼会誌 2008; 112: 947-952.
5. Yokogawa H, et al: *In vivo* laser control microscopic analysis of corneal K-structures after keratoretractive surgery (LASIC and Epi-LASIC). Ophthalmic Surg Lasers Imaging 2010; 41: 494-498.

スリットランプ（細隙灯）ではわからない角膜内皮異常，滴状角膜と見分けのつかない角膜内皮異常がある

山田　昌和
国立病院機構東京医療センター感覚器センター

スリットランプで滴状角膜を見たら，角膜内皮異常を疑う

> 角膜内皮異常では多くの場合，スリットランプで内皮面に灰白色または褐色の滴状物（滴状角膜）が観察される．しかし，その本態はスペキュラーマイクロスコープでないと判別できないことがある．

　角膜内皮は角膜最後面に位置する1層の細胞層であり，Descemet膜は角膜内皮の基底膜である．角膜内皮の主要な機能は，ポンプ機能によって実質の含水率を一定に保つことであり，角膜の透明性の維持に必須である．ヒトの角膜内皮は生後は増殖せず，加齢とともに年間0.3〜0.7％程度の割合で減少していく[1]．角膜内皮細胞密度には人種差があり，日本人は白人に比べ細胞密度が高く，角膜内皮の代表疾患であるFuchs角膜ジストロフィも日本人では頻度が低いことから，わが国で角膜内皮が臨床的に問題となることは少ないとされてきた．

　しかし最近，筆者らが白内障術前患者の角膜内皮をスペキュラーマイクロスコープで検討した結果では，全体の10.7％が角膜内皮減少例（年齢別内皮細胞密度の平均値−2標準偏差を下回る例）と判定され，角膜内皮減少例が少なくないことが示された[2]．

> 滴状角膜と狭隅角眼には注意が必要である．

　また，日本人ではまれとされてきた滴状角膜（Fuchs角膜ジストロフィの前段階とされる）も白内障術前患者の1.2％にみられ，長寿化に伴い，今後さらに増加する可能性がある．さらに，日本人では狭隅角眼が多く，特にレーザー虹彩切開術を施行された症例では内皮細胞減少例が少なくないことに注意したい．

　このような角膜内皮減少例は，スリットランプで滴状角膜や狭隅角など何らかのサイン，ヒントがあるのが通例である．**1**に示す滴状角膜の例では，角膜中央部付近の内皮面に灰白色または褐色の滴状物が観察され，スペキュラーマイクロスコープでは黒色の円形領域が多数見られる．黒色領域はDescemet膜の滴状隆起と一致しており，内皮面から隆起しているために映らない領域である．

　もう少し進行した例では，滴状物が拡大，癒合してスリットランプではbeaten-metal appearanceとよばれる状態になり，スペキュラーマイクロスコープでは個々の内皮細胞が観察不能となる（**2**b）．狭隅角の症例でもスリットランプで滴状角膜様の所見が見られることがあり，このような症例では内皮細胞の減少とともに黒色円形領域が観察される（**3**）．

　しかし，スリットランプでは異常が見られなくても，内皮細胞減少や内皮異常を呈する場合がある．**4**は白内障の術前検査で発見された症例で，**4**aは滴状角膜のごく初期の症例と考えられるが，**4**bは原因不明の内皮細胞減少例である．いずれもスリットランプで見直してみたが，まったく異常所見を発見できなかった．このような内皮異常例はスリットランプの限界を示すものと思われる（⇒**Point!**）．

87

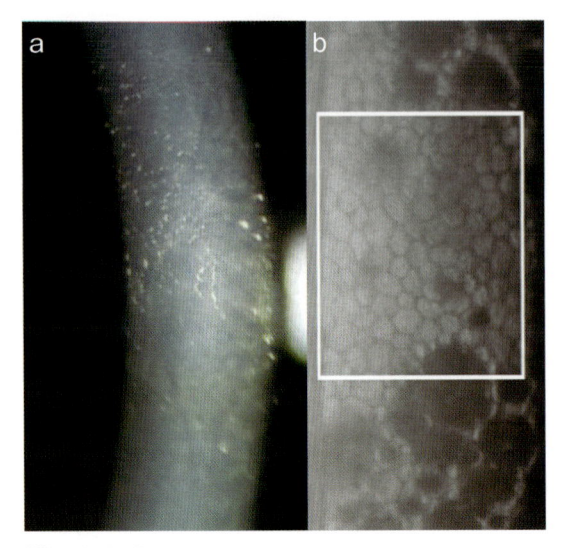

2. 角膜・結膜

1 滴状角膜
スリットランプでは角膜内皮面に灰白色の滴状物が観察され（a），スペキュラーマイクロスコープでは黒色の円形領域が多数見られる（b）．

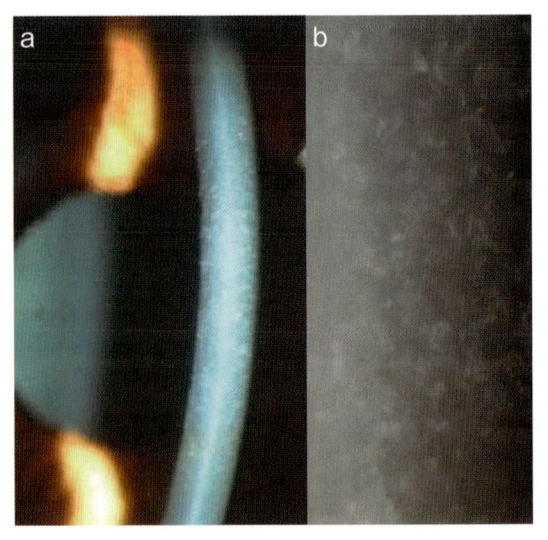

2 滴状角膜の進行例
滴状物が拡大，癒合した beaten-metal appearance が見られ（a），スペキュラーマイクロスコープでは内皮細胞が観察不能となる（b）．

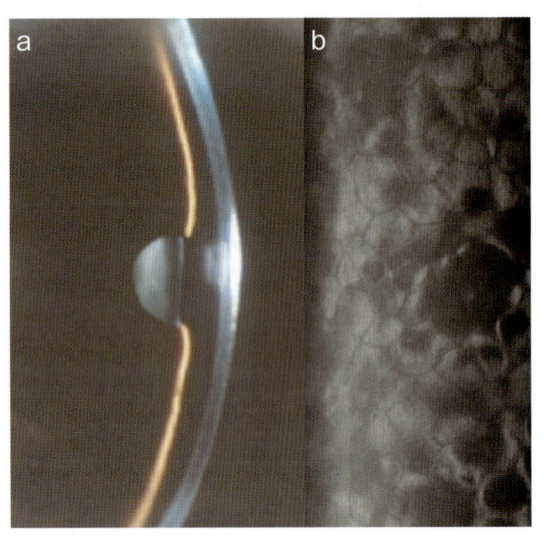

3 狭隅角眼
滴状角膜様の所見が見られ（a），スペキュラーマイクロスコープでは内皮細胞数の減少と黒色の円形領域が見られる（b）．

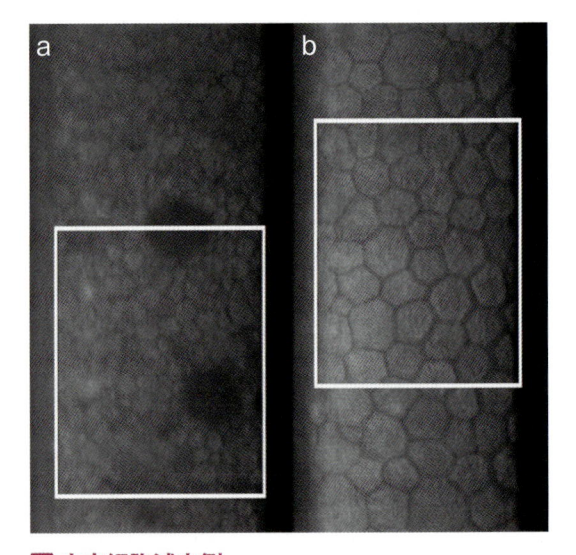

4 内皮細胞減少例
a：滴状角膜のごく初期の症例．b：原因不明の内皮細胞減少例．いずれも細隙灯顕微鏡では異常所見が見られない．

滴状角膜様所見が常に角膜内皮異常というわけではない

> スリットランプでは滴状角膜と判別困難な実質深層の疾患があり，スペキュラーマイクロスコープが有用である．

スリットランプで滴状角膜様の所見が見られても角膜内皮に異常のない場合もある．5 はその典型的な例で，滴状角膜を疑われて紹介された50代の女性の症例である．スリットランプでは滴状角膜と類似の銀色，灰白色の滴状物が観察されるが，スペキュラーマイクロスコープでは異常が見られない．これは pre-Descemet's membrane dystrophy もしくは corneal farinata と思われる．いずれも実質深層の沈着物による変性病変とされ

2. 角膜・結膜

Point! スリットランプで内皮異常を見る限界

滴状角膜（様）の所見はスリットランプで角膜内皮異常を疑う重要な根拠であることは間違いない．しかし，倍率の問題といってしまえばそれまでだが，スペキュラーマイクロスコープで初めてわかる滴状角膜もあるし，滴状角膜と関係しない内皮減少例も存在する．また，スリットランプでは滴状角膜と鑑別のつかない，角膜内皮の異常を伴わない病態もあることにも注意したい．

るが，視力障害の原因にはならず，治療の対象にはならない．このようにスリットランプでは滴状角膜と鑑別できない角膜内皮の異常を伴わない病態も存在することは知っておく必要がある．

■引用文献

1. 大原國俊，ほか：角膜内皮細胞形態のパラメーター．日眼会誌 1987; 91: 1073-1078.
2. 櫻井美晴，ほか：白内障術前患者の角膜内皮細胞減少例とその要因．臨眼 2006; 60: 73-77.

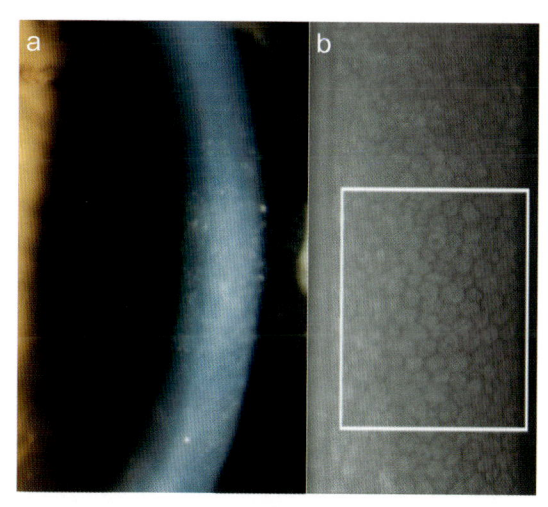

5 内皮異常を伴わない滴状角膜様所見

スリットランプでは滴状角膜と診断されるが（a），スペキュラーマイクロスコープでは異常が見られない（b）．

2. 角膜・結膜

起床時に症状があっても診察時には所見がない角膜疾患がある

山田　昌和
国立病院機構東京医療センター感覚器センター

　起床時の目の痛み，異物感，ぼやけて見えるなどの症状を訴えて来院した患者．ところが診察時には症状はなく，これといった検査所見も得られない．気のせいですませてよいものかどうか……．こういった経験はないだろうか．

　こうした場合に考慮すべき角膜疾患はいくつかあるが，最初に考えられるのは，目の痛み，異物感では再発性角膜上皮びらんであり，ぼやけて見えるでは角膜内皮機能不全の初期であろう．

起床時の眼の痛み，異物感

> 起床時の眼の痛み，異物感では再発性上皮びらんをまず考える．

　再発性上皮びらんは角膜上皮と基底膜の接着不良が基礎にあって，上皮びらん発作を繰り返す疾患である．原因として欧米では角膜上皮ジストロフィが約半数を占めると報告されているが，わが国では外傷を契機としたものが多く，紙や爪など鋭いものによる擦過傷が原因となりやすい．その他の原因として糖尿病角膜症，神経麻痺性角膜症，涙液減少症などがあげられるが，原因不明例も少なくない．

　びらん発作は早朝，起床時に生じることがほとんどで，びらんの大きさに比べて疼痛，異物感などの自覚症状が強い．発作時に生じる上皮びらんは通常はあまり大きくないことが多い．びらん周囲の上皮がずれて浮いて見えることがあり，周囲の上皮の接着不良を示すものである（**1**）．こうした上皮び

らんが診察時に観察されれば診断は容易である．

> 非発作時の再発性上皮びらんは診断しにくい．病歴の聴取とスリットランプで「所見を探す」必要がある．

　しかし，再発性上皮びらんの患者が非発作時に起床時の異物感を主訴に受診すると少々わかりにくい．このような場合には，スリットランプで詳細に角膜上皮の状態を観察するとよい．多くの場合，microcystや上皮下の灰白色の混濁が見られたり，フルオレセイン色素をはじくような所見（病変部の上皮が浮腫または過形成のため周囲より盛り上がっているため）が見られたりすることがあり，診断的価値がある（**2**，**3**）．病歴の聴取で外傷や基礎疾患などがあり，片眼性のびらん発作の既往，異物感があれば，診断はほぼ確定する．ただし，片眼性で再発性の角膜炎ということで角膜ヘルペスとの鑑別が必要な場合がある．

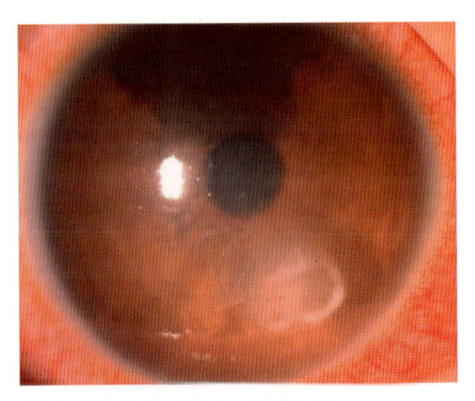

1 再発性上皮びらん（発作時）
びらん周囲の上皮が浮いてずれており，上皮の接着不良が示唆される．

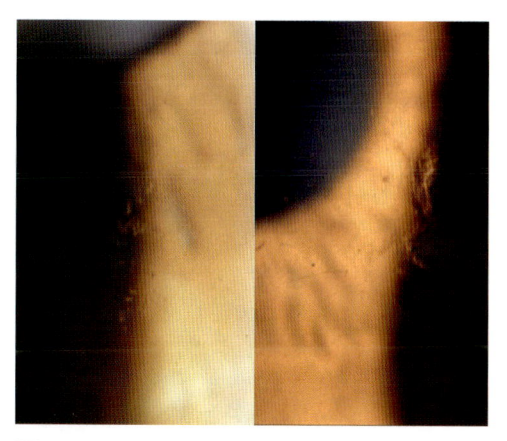

2 再発性上皮びらん（非発作時）の反帰光線法での観察
角膜上皮内にmicrocystが観察される．

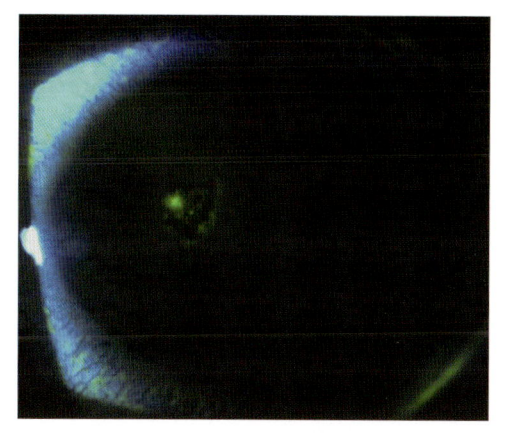

3 再発性上皮びらん（非発作時）のフルオレセイン染色
接着不良部の上皮は色素をはじくように見えることがある．

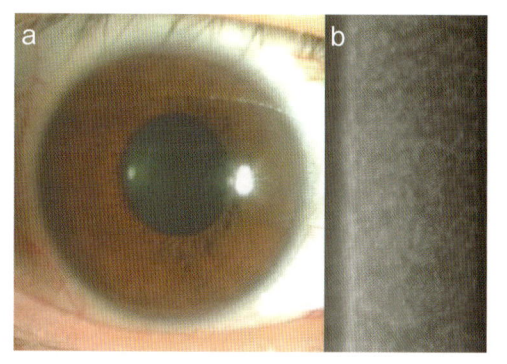

4 虹彩角膜内皮 ICE 症候群の初期
よく見ると瞳孔がわずかに変形しており（a），スペキュラーマイクロスコープでは上皮様の異常内皮像が観察される（b）．

起床時にぼやけて見える

> 起床時にぼやけて見える症状では角膜内皮機能不全の初期を疑う．滴状角膜，虹彩角膜内皮症候群など角膜内皮異常の初期には，起床時だけぼやけて見えるという訴えがみられる．

朝ぼやけて見えるという症状では角膜内皮の異常が示唆される．睡眠時には角膜の酸素分圧が低下し，涙液の蒸発も抑制されるために正常者でも角膜厚は3～4％増大する．この程度だと自覚的見え方は変わらないが，コンタクトレンズの連続装用者や角膜内皮機能不全があると角膜厚はより増大し，7～8％以上になると起床時のぼやけを自覚するようになる．開瞼してしばらくすると角膜厚は正常に復するために，診察時には異常が見られない場合がある．

4 は朝起きたときに片目だけぼやけるという主訴で来院した40歳代の女性の例である．細隙灯顕微鏡では一見すると異常はないが，スペキュラーマイクロスコープでは上皮細胞様の異常な内皮像が観察された．もう一度，細隙灯で見直してみると瞳孔が正円ではなく，わずかだが変形していることがわかり，隅角鏡では部分的に周辺虹彩前癒着が認められた．僚眼は角膜内皮像を含めて全く正常であったことから，虹彩角膜内皮症候群の初期と診断した．

虹彩角膜内皮症候群以外にも，滴状角膜，Fuchs角膜ジストロフィなど角膜内皮異常を伴う例の初期には，起床時だけぼやけて見えるという訴えがあることがある．病変が進行すると角膜厚の増大が恒常的になり，視力低下や角膜浮腫により診断は容易となるが，初期例では患者の訴えからこうした疾患を疑わないと診断がつきにくくなってしまうことに注意したい（⇒**Point!**）．

Point！ 起床時だけの症状でも不定愁訴ではない

起床時だけ異物感，ぼやけて見えるなどの症状がある患者で，一見これといった所見がないと不定愁訴にしてしまいがちである．再発性上皮びらんや角膜内皮機能不全などを念頭に置いて病歴や症状をよく聞いてみること，スリットランプでそれらしい所見を探して見ることが診断への鍵となる．

2. 角膜・結膜

ノンコンタクトマイボグラフィーでここが見える！：スリットランプ（細隙灯）に付属させたノンコンタクトマイボグラフィーはMeibom腺の形態を非侵襲的に簡単に観察できる検査法である

有田玲子
伊藤医院

Meibom腺機能不全の診断法

> スリットランプは眼瞼所見，Meibom腺分泌物観察などMeibom腺機能不全の診断に際し，最も多くの情報源である．しかし，Meibom腺機能不全はわからないことの多い謎だらけの疾患である．

　Meibom腺機能不全は謎だらけの疾患である．まず自覚症状と他覚所見の乖離があることが多い．次にあいまい領域が広い．どこまでが加齢性変化で，どこからが治療の必要な疾患なのか．また経過が長く，いつからこの症状が始まったのか，何が原因なのか特定しにくい．国際的診断基準や分類法などもまだない．

　そもそもMeibom腺は皮脂腺の一種であり，涙液の油層を形成し，過剰な涙液の蒸発を防ぐ役割をしている．瞼板腺ともいう．上眼瞼に約30〜40本，下眼瞼に約20〜30本ある．Meibom腺機能不全は大きく分けてMeibom腺開口部が何らかの原因で閉塞し，Meibom腺機能が低下する閉塞性Meibom腺機能不全とMeibom腺機能が亢進して分泌脂が過剰に出る脂漏性Meibom腺機能不全，その他とに分けられる（**1**）．狭義のMeibom腺機能不全とは閉塞性Meibom腺機能不全のことをさす．閉塞性Meibom腺機能不全は涙液蒸発型ドライアイの主要な原因の一つでもある．

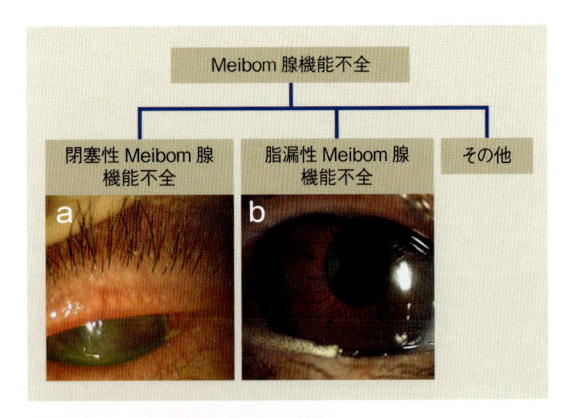

　一般的には，スリットランプを用いて眼瞼所見（眼瞼の充血，血管拡張，瞼縁の不整，皮膚粘膜移行部の移動，開口部の閉塞など**1a**）と，Meibom腺分泌脂（meibum）の性状，量，角結膜上皮障害の有無，患者自覚症状などから総合的に診断する．脂漏性Meibom腺機能不全は泡状分泌物（foaming）が瞼縁に見られることが多い（**1b**）．これは脂質組成の変化により，石鹸と類似のメカニズムで涙液が泡立つことによる所見である．

いままでの検査ではここが見えない！：マイボグラフィーとは

> マイボグラフィーはMeibom腺を生体内で観察する唯一の方法で，Meibom腺機能不全を診断するうえで大きな助けとなる．

　マイボグラフィーは，Meibom腺を皮膚側から透過することによりMeibom腺構造を生体内で形態学的に観察する唯一の方法である．30年以上前Tapie[1]によって初めての報告があって以来，

1 Meibom腺機能不全の分類
a：閉塞性Meibom腺機能不全前眼部．瞼縁の血管拡張，不整，Meibom腺開口部の閉塞が見られる．
b：脂漏性Meibom腺機能不全前眼部．メニスカスに泡状分泌物を認める．

92

2. 角膜・結膜

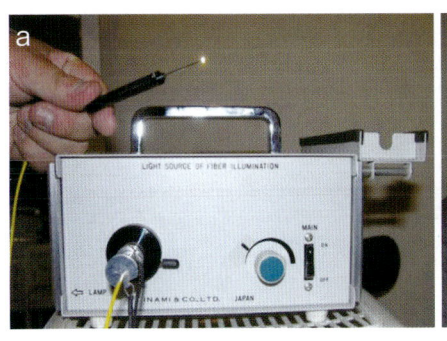

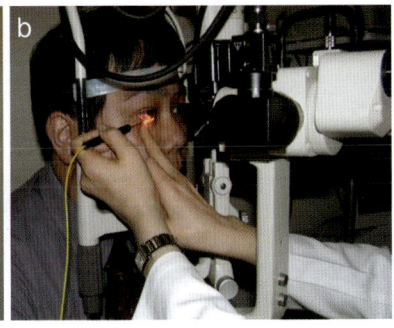

2 従来型のマイボグラフィー

a：硝子体手術用光源とプローブ
b：従来型のマイボグラフィーを用いての検査．先端が鋭の光源プローブが直接患者眼瞼に触れることによる疼痛，羞明が強い．

3 マイボグラフィーの従来型とノンコンタクト型との比較

従来型	ノンコンタクト型
プローブが直接接触 疼痛，羞明，侵襲的	非接触 非侵襲的
特別な技術，熟練が必要	スリットランプが使えれば誰でもできる
光源が必要	スリットランプの光源 倍率の変更も自由
ほぼ下眼瞼中央部しか見えない	上下眼瞼，耳側から鼻側まで全部簡単に見える

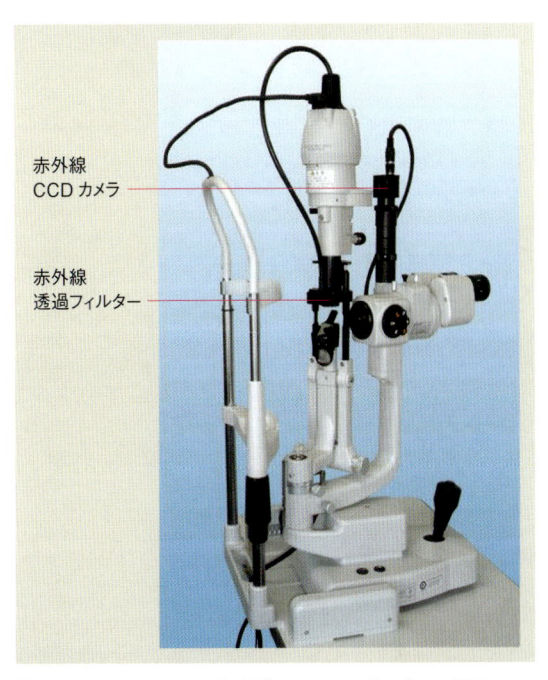

4 ノンコンタクトマイボグラフィー（トプコン社）

赤外線小型CCDカメラと赤外線透過フィルターをスリットランプに付属させただけのものである．

改良がなされてきたが，光源プローブが患者眼瞼に直接接触することによる疼痛や不快感を解消することはできなかった．光源プローブの先端が鋭で細いため，1回の観察範囲も狭く，全体を観察しようとすると長時間の疼痛，羞明，灼熱感などを伴うため，侵襲的な検査と位置づけられていた（ 2 ）．そのため医師側にもある程度の習熟や訓練が必要で，一般外来で普及することはなかった（ 3 ）．

新しいノンコンタクトマイボグラフィーではここが見える！：ノンコンタクトマイボグラフィーの開発

> スリットランプにマイボグラフィを付属させることで，Meibom腺観察をocular surface観察の一連の流れのなかに組み込むことが可能になった．

そこでわれわれは，Meibom腺の形態全体を非侵襲的に容易に観察することができるノンコンタクトマイボグラフィーを開発した[2]（ 4 ， 5 ）．これは赤外線透過フィルターと赤外線CCDカメラをスリットランプに付属させるだけのものである（ 6 ）．眼瞼縁，Meibom腺開口部，角結膜，涙液の観察とともに，同じスリットランプを用いて，フィルターを1枚回転させるだけで，ocular surface観察の一連の流れのなかにMeibom腺観察を組み込むことが可能になった（ 7 ）．

非接触型マイボグラフィーの原理

可視光は瞼板によって光が反射されるので，奥にあるMeibom腺は見えない．赤外光は深部到達度が高く，瞼板を透過し，Meibom腺によって反射

93

2. 角膜・結膜

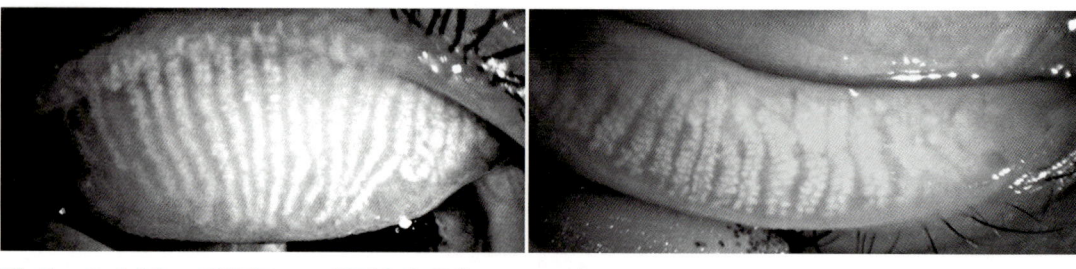

5 ノンコンタクトマイボグラフィで観察した正常Meibom腺
28歳，女性の右眼．写真の白いほうがMeibom腺．上眼瞼，下眼瞼ともにブドウの房状の腺房までよく見える．

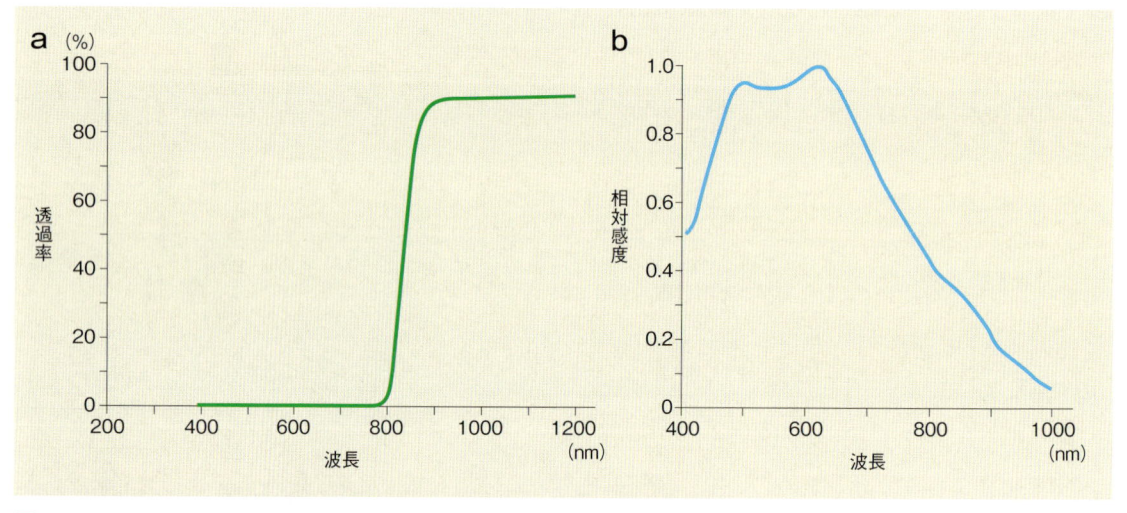

6 赤外線透過フィルター（a）と赤外線CCDカメラ（b）の透過曲線
a：Hoya社赤外線透過フィルターIR-83（Hoya社HPより），b：Sony社CCDカメラXCEI50（Sonyカタログより）

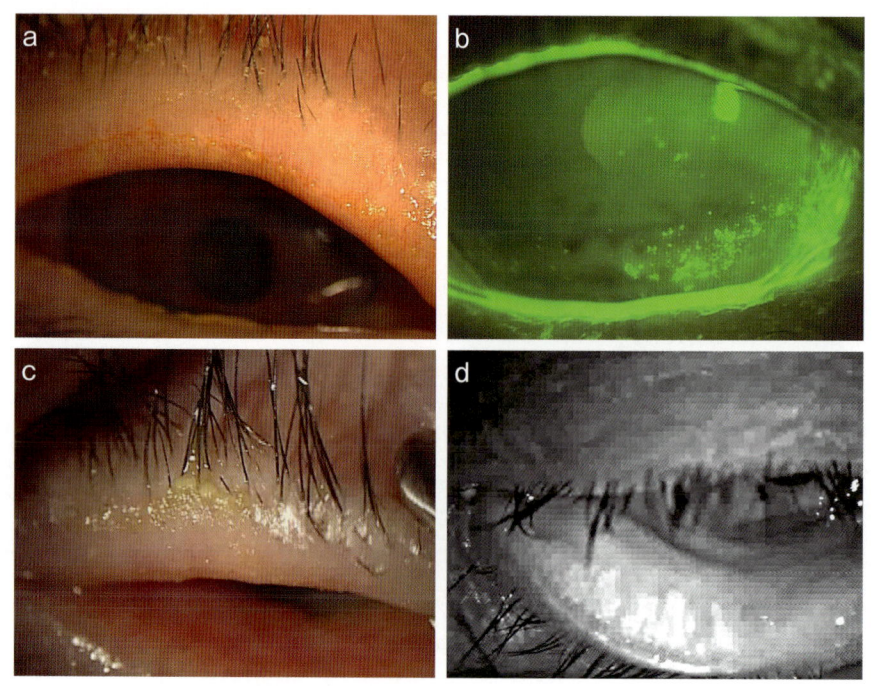

7 ocular surfaceの観察

ノンコンタクトマイボグラフィー付きスリットランプを用いると，Meibom腺の観察は，フィルターを回転させるだけでocular surface観察の一連の流れに組み込まれる．
a：眼瞼縁．瞼縁の充血，不整，pluggingを認める．
b：角結膜，涙液．フルオレセイン染色後ブルーフリーフィルターにて観察．角膜下方に点状表層角膜症を認める．メニスカスは正常だが，涙液破壊時間（BUT）が短い．
c：Meibom腺分泌物．吉富式鑷子で力を強く入れて圧出するも，分泌物（meibum）が出ない．
d：Meibom腺．赤外線フィルターに回転し，Meibom腺を観察．下眼瞼鼻側は脱落，中央から耳側にかけて短縮を認める．

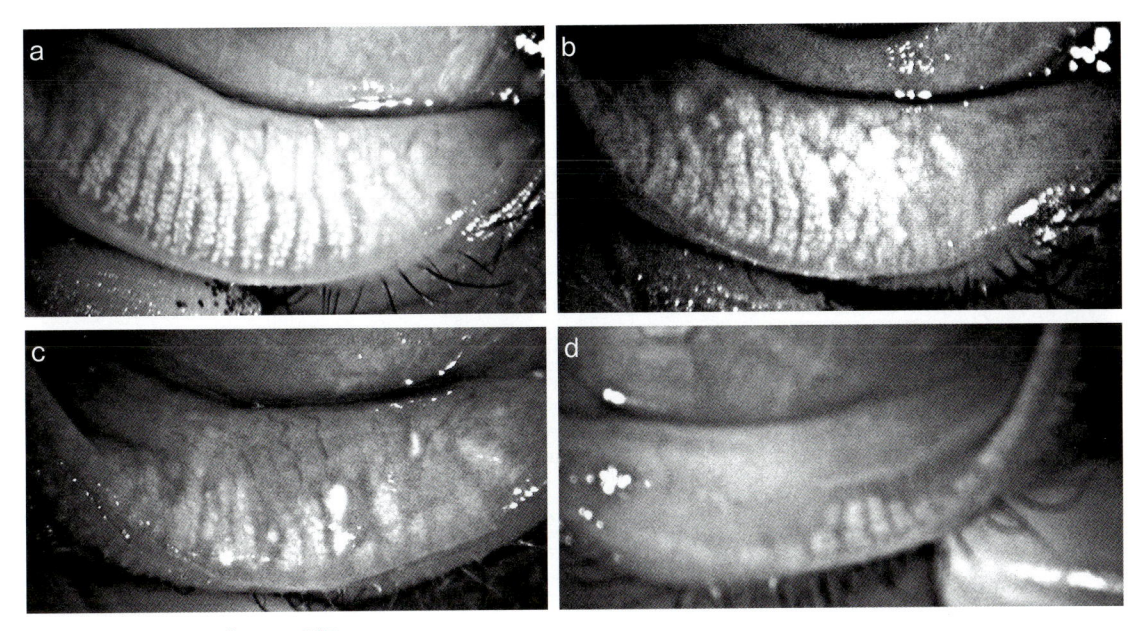

8 マイボスコアのグレード分類

写真の白いほうが Meibom 腺. a：マイボスコア 0. 脱落面積なし. b：マイボスコア 1. 脱落面積が全体の 1/3 以下. c：マイボスコア 2. 脱落面積が全体の 1/3 以上 2/3 以下. d：マイボスコア 3. 脱落面積が全体の 2/3 以上. 上下それぞれの眼瞼において Meibom 腺の脱落面積をマイボスコアでグレード分類し，上下の和をその眼一眼のマイボスコアとする.

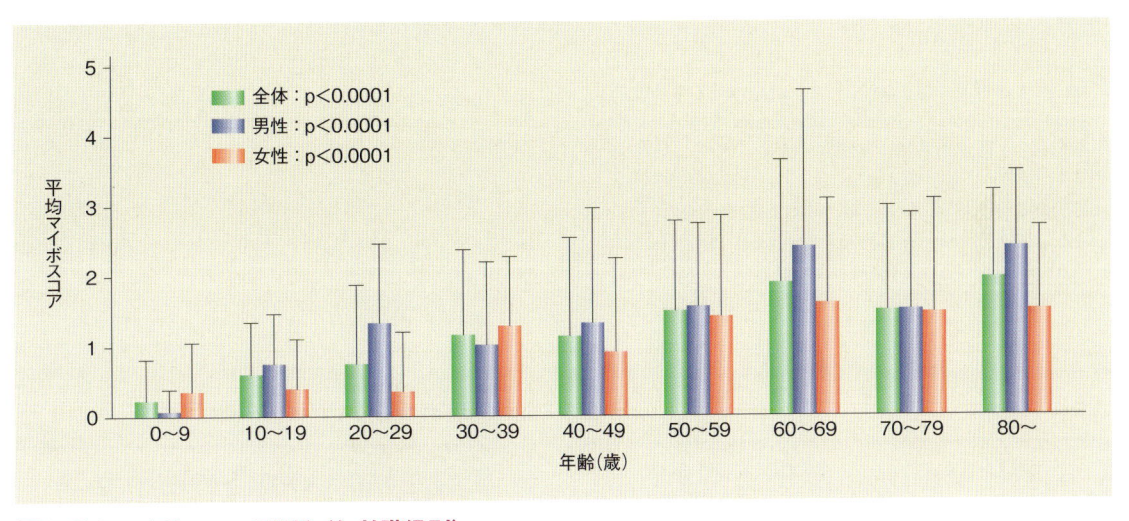

9 年齢とマイボスコアの関係（年齢階級別）

加齢とともに Meibom 腺が脱落することがわかる.

される．Meibom 腺で赤外光が反射される理由はわからないが，筆者らは脂の性状によるものと考えている（⇒ Point!）.

加齢による Meibom 腺の脱落

ノンコンタクトマイボグラフィーを用いて，正常眼の Meibom 腺を観察し，Meibom 腺の脱落面積によって上下それぞれグレード 0 ～ 3 の 4 段階に分類し，その和を一眼のマイボスコアとして検討した[2]（マイボスコア，⑧）．対象は屈折異常や白内障以外の眼疾患のない正常眼 236 名 236 眼（男性 114 眼，女性 122 眼），平均年齢 41.2 歳（4 ～ 98 歳）．その結果，Meibom 腺の変化は正常人でも男性は 20 歳代から，女性は 30 歳代から短縮や脱

2. 角膜・結膜

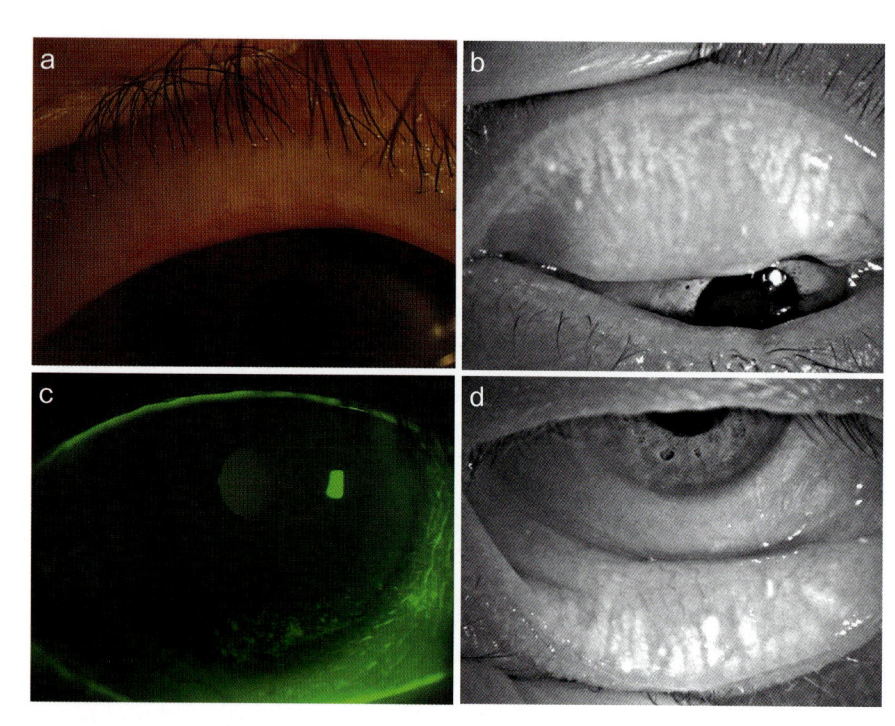

10 閉塞性 Meibom 腺機能不全の典型例（78歳，男性の右眼）

a：眼瞼縁の充血，開口部閉塞を認める．
b：フルオレセイン染色後，ブルーフリーフィルターで角結膜の観察．角膜下方に点状表層角膜症を認める．メニスカスはやや低い．
c：上眼瞼のノンコンタクトマイボグラフィーによる Meibom 腺．全体的に短縮しており，中央部には脱落所見も認められる．マイボスコア 3．
d：下眼瞼のノンコンタクトマイボグラフィーによる Meibom 腺．全体に短縮している．鼻側から中央部にかけて開口部から完全に脱落している部分（黒く抜けている部分）や，拡張している部分も認められる．マイボスコア 2．

> **Point!**
> **スリットランプ＋マイボグラフィー**
>
> Meibom 腺機能不全を診断するうえで最も多くの情報源であるスリットランプに，「Meibom 腺の形態の観察」という客観的で，再現性の高い非侵襲的検査"ノンコンタクトマイボグラフィー"を付属させることにより，Meibom 腺機能不全の診断をより確実なものにつなげることが可能となってきた．今後は Meibom 腺機能不全の分類や治療法の評価などのさらなる応用が期待される．

落が始まり，加齢や眼瞼異常所見と相関した[2]（9）．

閉塞性 Meibom 腺機能不全で Meibom 腺は脱落，短縮する

　ノンコンタクトマイボグラフィーを用いて，閉塞性 Meibom 腺機能不全の Meibom 腺脱落度（マイボスコア）と眼瞼所見，涙液層破綻時間（BUT），角結膜上皮障害（SPK），涙腺機能（Schirmer 値），Meibom 腺機能（meibum）との相関を調べた．対象は，閉塞性 Meibom 腺機能不全53名53眼（平均年齢71.4±10.0歳）男性18眼，女性35眼．ここでの閉塞性 Meibom 腺機能不全は眼瞼所見において血管拡張，瞼縁不整，開口部閉塞（plugging），皮膚粘膜移行部移動のいずれかを認め，Meibom 腺からの分泌脂 meibum が低下しているものとした．年齢，性別を適合させた正常眼60名60眼を対照とした．

　その結果，閉塞性 Meibom 腺機能不全では正常眼に比べ，眼瞼異常所見が多く，SPK が多く，BUT が短く，Meibom 腺が脱落し，Meibom 腺機能が低下していた[3]．また，Meibom 腺脱落度（マイボスコア）は Meibom 腺機能の低下と相関があった．代表症例の写真を示す（10）．

脂漏性 Meibom 腺機能不全の Meibom 腺の変化は？

　脂漏性 Meibom 腺機能不全症例は欧米では多いが，日本では少ない．筆者らの経験では，ノンコンタクトマイボグラフィーによる Meibom 腺の形態には異常所見が見当たらないことが多い[4]．

■引用文献

1. Tapie R: Ann Oculistique 1977; 210: 637-648.
2. Arita R, et al: Ophthalmology 2008; 115: 911-915.
3. Arita R, et al: Ophthalmology 2009; 116: 2058-2063.
4. Arita R, et al: Cornea 2010; 29: 980-984.

3.
水晶体

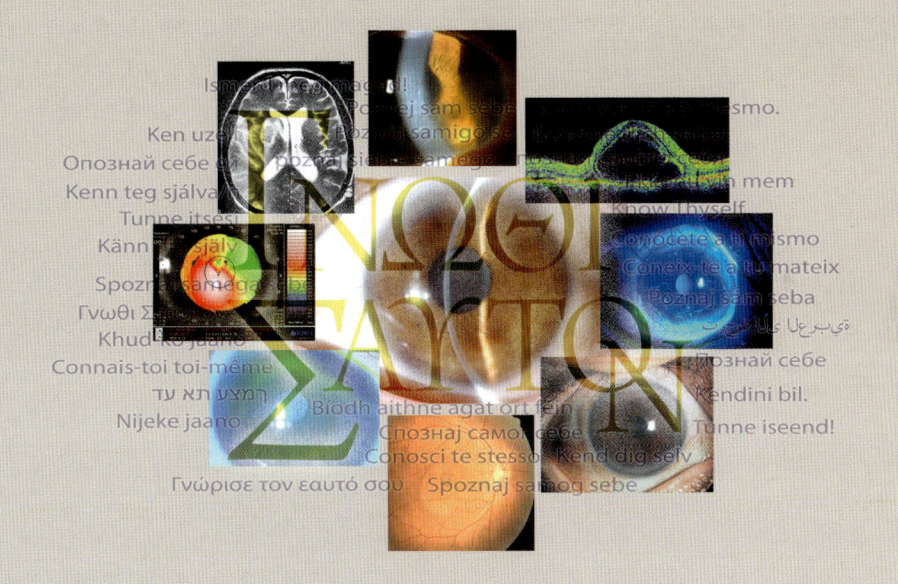

3. 水晶体

知っているつもりで知らないことが多い調節検査

浅川 賢, 石川 均
北里大学医療衛生学部視覚機能療法学

調節の検査方法と落とし穴

> 調節を測定する方法や機器にはさまざまな利点・欠点があり,原理や測定条件を把握しておかなければ,思わぬ間違いを生じる.

　調節の検査は測定方法の違いにより,調節近点による調節力や調節が起こるまでの調節速度(時間)を測定する自覚的検査と,眼に赤外線を入射して網膜の反射光から調節反応を測定する他覚的検査に分類される.

　調節は屈折とも関連していることから,特に自覚的検査では正確な完全屈折矯正の下で測定を行う.逆の発想からすると,不適切な矯正状態では年齢不相応の調節近点距離や調節速度が検出されることがある.近点距離測定は簡便であり,日常臨床において対象患者のみならずルーチンとしたい検査法である.筆者は患者自身の眼鏡やコンタクトレンズを装用させて(完全矯正と仮定),その上から+4.0Dを負荷して遠点距離も併せて測定している.理論的には25cm(多少のずれは誤差範囲)となるはずであるが,時に30cm以上を越えることもあり,過矯正レンズ処方の発見に有用である.

　他覚的検査では,調節の特性を考慮することが正確な評価につながる.特性には,視標を眼前一定の距離に置き,静止している視標を注視する際の屈折変化を測定する静的特性,静的特性が損なわれない速度(0.2D/sec)での視標の動きに対する屈折変化を測定する準静的特性,視標の動きに対する屈折変化を測定する動的特性がある.いずれも得られる波形や結果が異なり,患者個人の症状や状態に適した特性による測定が重要となる.

　調節は検査室の照明,視標の大きさや呈示方法,測定条件が両眼視か単眼視かの違い,周辺視野の影響などさまざまな要因により変化する.両眼視での測定では,単眼視よりも輻湊による影響(輻湊性調節)によって調節は容易となる.また視標の呈示方法には実空間での外部視標とBadal光学系による光学的な内部視標があるが,内部視標では近方負荷時も視標の大きさや照度が変化しないため,近接感が得られず調節しにくい.さらに自律神経系のみならず高次レベルによっても支配されていることから,検査に対する被検者の努力や集中力,検査日の心身の状態なども結果に反映される.

　以下に調節の代表的な測定機器を自覚的検査と他覚的検査に分類し,その概要について述べる.

自覚的検査

石原式近点計,VDT近点計,定屈折近点計(D'ACOMO)

　石原式近点計(はんだや)は最も代表的な測定機器である.被検者の角膜後方1.5mm(主点)を,近点計に備わっている目盛の0(ゼロ)に調整する.外部視標を明視可能な位置から,検者が手動にて徐々に眼に近づけていき,ぼやけて見えた時点で合図をしてもらい,この位置をmm単位にて読み取り調節近点とする.

　VDT近点計(トーメーコーポレーション),定

屈折近点計（D'ACOMO，ワック）とも測定原理は石原式近点計と同様であるが，VDT近点計は等速度にて視標を移動しており，D'ACOMOは定屈折にて視標が移動するが，定屈折の速度に関しては報告により異なり，最適な速度が検討課題である．

アコモドポリレコーダー HS-9G

アコモドポリレコーダー HS-9G（コーワ）は調節近点・調節遠点の同定に加えて調節速度，すなわち調節緊張時間，調節弛緩時間を測定することができる．調節緊張（弛緩）時間とは，遠方（近方）の視標を注視している状態から近方（遠方）の視標が明視されるまでの時間である．その正常値は，調節緊張時間では約1秒，調節弛緩時間では約0.6秒といわれているが，不適切な矯正状態のみならず加齢でもこれらの時間は延長する．

測定モードには近点モード，遠点モード，アコモドモードがあり，調節速度を測定する際にはアコモドモードを用いる．測定原理は任意の位置に呈示可能な遠方視標（光学的無限遠～40cm）と近方視標（40～5cm）とが同一光軸上に5秒間隔にて交代に露呈される．交代した直後にぼやけて見える視標が鮮明に見えた時点で合図をさせ時間を求める．

他覚的検査

アコモドメータAA-2000

アコモドメータ AA-2000（ニデック）は赤外線オプトメータにより，調節安静位，調節微動，調節ラグを含めた調節反応の測定が可能である．調節安静位とは調節遠点に対して1.5D前後近方に位置しており，眼自律神経系の平衡状態と定義されている．調節安静位の調節反応は静的特性と見なすことができ，暗室にて内部視標を消灯するdark focus，または明室にて被検者の屈折値（調節遠点）に＋8.0Dの雲霧を負荷するempty field下で測定を行うと，調節微動と称される振幅約0.3D，周波数0.5～2.0Hz前後の非常に微細な調節のゆらぎが見られる．調節ラグとは調節刺激と調節反応のずれのことであり，網膜面上やや後方1.0Dに位置し，焦点深度の量に対応する．

測定モードには動的特性を測定するステップ制御と準静的特性を測定する等速度制御とがある．視標はBadal光学系による内部視標を用いており任意の位置に呈示することが可能である．他覚的な調節反応の全般が測定可能であるが，光学的な内部視標とともに単眼視での測定であるため，調節しにくく日常視からは遠い．筆者は同機器に赤外線電子瞳孔計を組み合わせ，調節刺激時の調節反応と瞳孔反応の同時記録が可能な機器であるA/Aを用いている（詳細は後述）．

Speedy-K & MF-1（ライト製作所），AA-1（ニデック）

静止している視標を注視している際にも調節は一定値とはならず，調節微動と称される微細な揺れが見られる．調節微動は1.0～2.3Hzの高周波成分と0.6Hz未満の低周波成分とに大別される．高周波成分は水晶体やZinn小帯などの振動，毛様体筋の活動状態を示し，ボケの検出など調節制御系に対する補助的な役割をもつとされている．一方，低周波成分は調節自体により生じた単なる生体のノイズと考えられているものの，最近では発生源を含めたさまざまな検討がなされている．

測定原理は他覚的等価球面屈折値に＋0.5Dを雲霧し，その値から0.5D間隔で内部視標を移動させた際の他覚的屈折値を，高速フーリエ変換により分析することで調節微動高周波成分出現頻度（high frequency component：HFC）を測定し，FK-map（fluctuation of kinetic refraction-map）として評価する．FK-mapは横軸に視標位置，縦軸に調節反応量，さらに縦軸の色はHFCの頻度（緑は低く，赤は高い）を示す三次元グラフとして表示される（[1]）．毛様体筋の活動状態を示すHFCは毛様体筋の疲労をとらえられることから，慢性疲労症候群やIT眼症の診断，評価に有用とされ，今後の臨床応用が期待される．

3. 水晶体

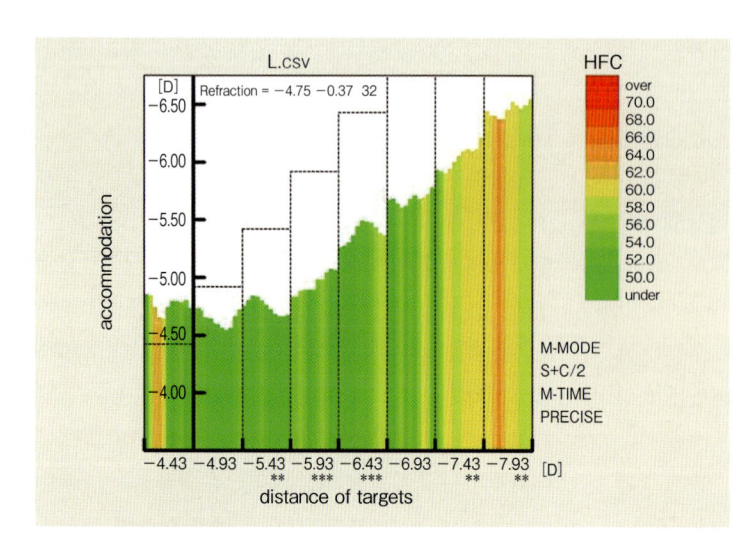

1 正常者（25歳，男性）のFK-map

FK-mapは横軸に視標位置，縦軸に調節反応量，縦軸の色はHFCの頻度を示す三次元グラフとして表示される．
この例では他覚的等価球面屈折値が－4.93Dであり，0.5Dごとの調節負荷に伴い調節ラグを認め，正確な調節反応を示している．また最大の3D負荷時（map上の－7.93D）ではHFCの頻度が高く，暖色系に変化している．

測定の実際

> 調節機能を正確に評価するためには両眼視下にて外部視標を用いた測定が重要である．

近方視時の調節機能を測定している際には，「近見反応」と称されるように輻湊や縮瞳も同時に誘発され，これらは密接に関連している．以下に測定条件の異なる2種の機器で測定した近見時の瞳孔反応の結果から，外部視標による両眼視での測定の重要性を考察する（⇒**Point!**）．

A/A（単眼視・内部視標）を用いた検討

A/A（ニデック，浜松ホトニクス）は内部視標がBadal光学系により制御され，調節反応は赤外線オプトメータにより，瞳孔径の変化（瞳孔反応）は赤外線電子瞳孔計により測定される（**2**）．健常若年者を対象にステップ制御による10D負荷時の調節反応と瞳孔反応を測定すると，視標が戻った後，調節反応は速やかに回復しているものの，瞳孔反応は63%散瞳時間（初期瞳孔径の63%の大きさまでに戻る時間）の延長や初期瞳孔径までの回復が明らかに不良であった（**3**）．

TriIRISC9000（両眼視・外部視標）を用いた検討

TriIRISC9000（ワック，浜松ホトニクス）は定屈折近点計と赤外線電子瞳孔計を接続すること

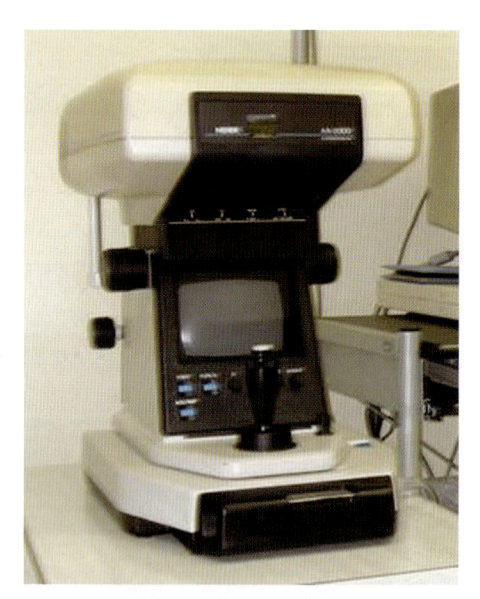

2 A/Aの外観

赤外線オプトメータと赤外線電子瞳孔計を接続した機器である．光学的な内部視標を用いた単眼視の測定ではあるものの，近見時の瞳孔反応と調節反応の測定が可能である．

Point! 単眼視より両眼視で

外部視標を用いた両眼視の測定条件では，視標の接近に伴い両眼視差を生じ，実空間において視標の大きさが変化することで遠近感や立体感が得られる．一方，単眼視の内部視標では，立体感のみならず融像を含めた両眼視機能や輻湊の関与が消失すること，また瞳孔径も単眼視にてより散大し，網膜照度や結像特性が変化することから，日常視の点からの測定としては不十分と考えられる．したがって外部視標を用いた両眼視の測定条件にて調節検査をすべきである．

3. 水晶体

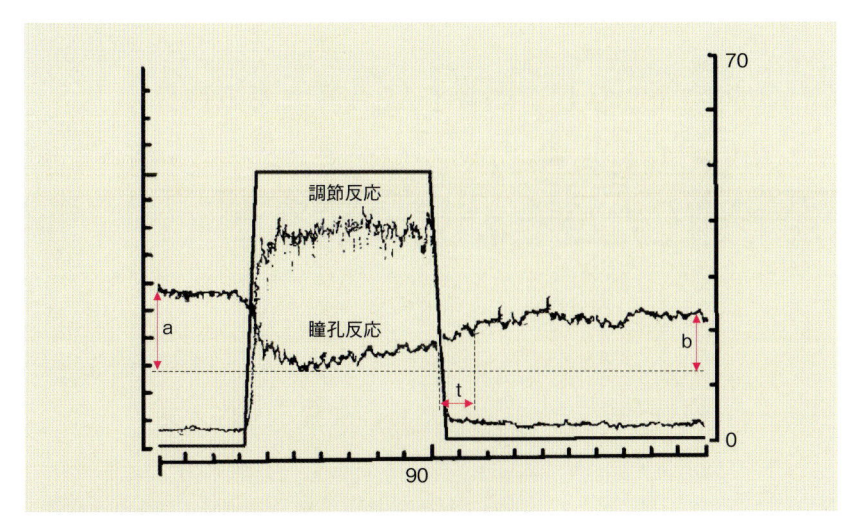

3 A/Aでの測定例

a：初期瞳孔径
b：調節負荷後の瞳孔径
t：63%散瞳時間
22歳，男性．
視標が光学的無限遠の位置に移動した後，初期瞳孔径の63%の大きさに戻るまでの時間は12.5秒であり，初期瞳孔径の回復率（b／a）×100は80.4%であった．調節反応は視標の離遠に伴い速やかに回復している．

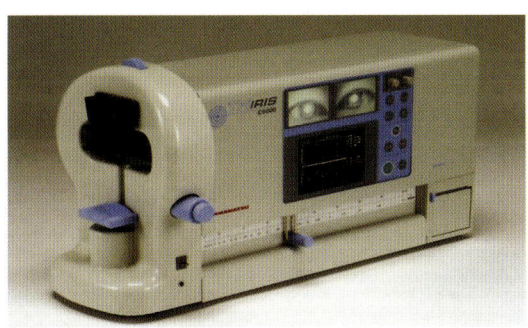

4 TriIRISC9000の外観

定屈折近点計と赤外線電子瞳孔計を接続した機器である．実空間にて外部視標を用いることで日常視に近い測定条件での瞳孔反応と眼球運動の両眼同時記録が可能である．

で，実空間にて外部視標を往復させ，追従に伴う瞳孔径の変化と眼球運動（輻湊，開散）が両眼同時に測定可能である（4）．同一被検者の結果では，縮瞳相（近方視時の瞳孔変化）に比較して散瞳相はやや時間を要するものの，ほぼ初期瞳孔径まで戻っていた（5）．近見反応の実験では縮瞳相に注目した報告が多いが，この結果のように散瞳相での瞳孔回復を考えると，調節にも関連する瞳孔反応に解離が見られる単眼視かつ内部視標の測定では，日常視の点において不十分と考えられる．

■参考文献

1. Mordi JA, et al: Dynamic aspects of accommodation; age and presbyopia. Vision Res 2004; 44: 591-601.
2. Wolffsohn JS, et al: Continuous measurement of accommodation in human factor applications. Ophthalmic Physiol Opt 2002; 22: 380-384.
3. Asakawa K, et al: Effects of binocular viewing conditions in relation to pupil and convergence response. Kitasato Med J 2009: 39: 24-30.

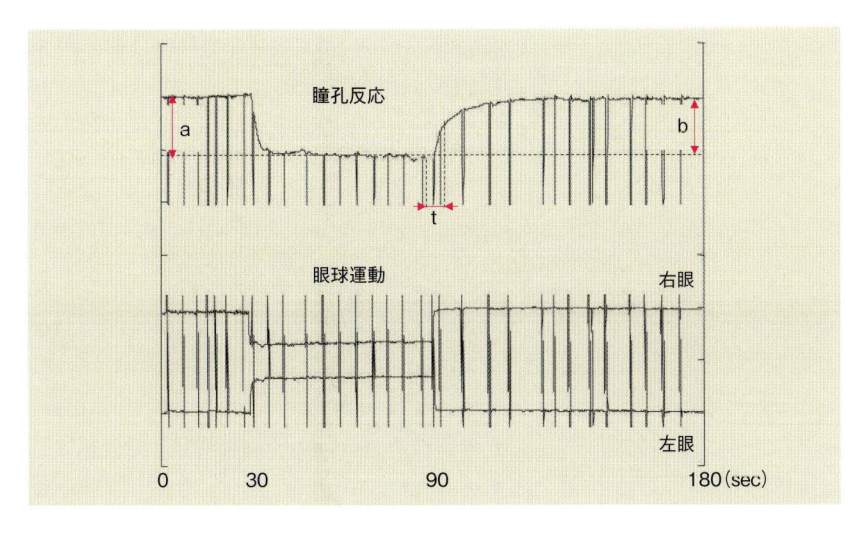

5 TriIRISC9000での測定例

a：初期瞳孔径
b：調節負荷後の瞳孔径
t：63%散瞳時間
3と同一症例．
63%散瞳時間は6.7秒，回復率は96.8%であった．縦方向の不規則なスパイク状の波形は瞬目によるものである．

あなたは収差をどこまで理解していますか?：収差の検査方法と，収差を考慮した検査結果の読み方

宮井尊史
東京大学医学部附属病院眼科

収差とは

> 収差とは実際にレンズを通る光が1点に収束できずに生じる「ずれ」のことである．

　理想的な光学系では，1点から出た光はレンズを通っても1点に結像するように考えられているが，実際にレンズを通る光は1点に収束せず「ずれ」を生じる．このずれのことを収差という．

　収差は色の異なる光の波長の違いから生じる色収差と，レンズの形状に由来する単色収差に分かれる．単色光では，近軸領域を通る光線は1点に収束するが，光軸から離れた光線は収差を生じる．幾何光学では，結像公式の計算上，光線と光軸のなす角をθとすると，Taylar級数展開により以下の式が成り立つ．

$$\sin\theta = \theta - (\theta^3/3!) + (\theta^5/5!) - (\theta^7/7!)\cdots\cdots$$

　近軸光線では，$\sin\theta ≒ \theta$で近似できるが，光軸から離れた光線はずれが生じる．このずれを$\sin\theta = \theta - (\theta^3/3!)$までの範囲まで求めたものをSeidel収差といい，球面収差，コマ収差，非点収差，歪曲収差，像面歪曲という5つの収差に分類される．

　幾何光学上では，光は直進するものとして扱われているが，光は同時に波としての性質も持ち合わせている．光を波面として考えたとき，その波面の位相が進んでいるか遅れているかで収差を表すことができる．レンズの各座標の波面が進んでいるか遅れているかを波動関数で表し，Zernike多項式によって表現することができる（1）．

　Zernike多項式上の係数は収差の種類を表し，$C^0{}_2$が球面値，$C^{-2}{}_2$が斜乱視，$C^2{}_2$が直乱視，$C^{-3}{}_3$および$C^3{}_3$が欠状収差（trifoil），$C^{-1}{}_3$および$C^1{}_3$がコマ収差，$C^0{}_4$が球面収差を表す．Zernike多項式の各項の係数は，二次の項までで，円柱，球面レンズを表すことができる．この二次の項までを低次収差とよび，三次以降の円柱，球面レンズで表すことのできない収差を高次収差とよぶ．つまり，低次収差は眼鏡矯正可能な収差で，高次収差は眼鏡矯正ができない収差といえる．

　高次収差は，係数ごとに扱われることもあるが，三次，四次など次数別の平均二乗誤差（root-mean-square：RMS）をS_3，S_4などと表し，S_3+S_5+……など奇数次のRMSの和をコマ様収差，S_4+S_6+……など偶数次のRMSの和を球面様収差として表し評価されることもある．

収差の検査方法

　波面収差測定装置としては，測定原理によって眼球から射出する波面を測定するHartmann-Shack型波面センサー，グリッドパターンの網膜投影像を測定するTscherning収差計，検影法の原理を用いて得た屈折力誤差の分布を波面収差データに変換するoptical path difference法など，いくつかの種類がある．ここではHartmann-Shack型波面センサーの代表機種である波面収差解析装置KR-9000PW（Topcon社，2）の測定原

3. 水晶体

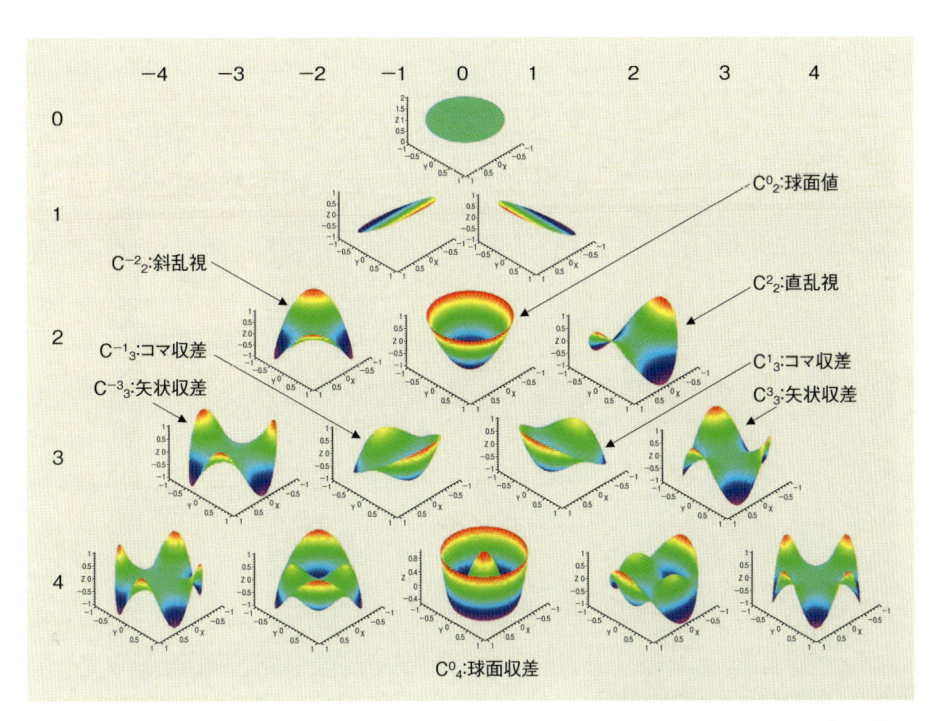

1 各Zernike係数の波面

図中ラベル: C^0_2:球面値, C^{-2}_2:斜乱視, C^2_2:直乱視, C^{-1}_3:コマ収差, C^1_3:コマ収差, C^{-3}_3:矢状収差, C^3_3:矢状収差, C^0_4:球面収差

理, 検査結果の読み方について述べる.

Hartmann-Shack型波面センサーの測定原理

Hartmann-Shack型波面センサーでは, 格子状に小さなレンズが並んだHartmannプレートが瞳孔と共役な位置に, CCDカメラが眼底と共役な位置に設定されている (**3**). 複数の集光部を撮影し, 眼球光学系の歪みによりHartmannプレートを通った光がCCDカメラ上で集光する点と, 無収差時 (歪みがないとき) の集光点のずれを収差として測定する[1].

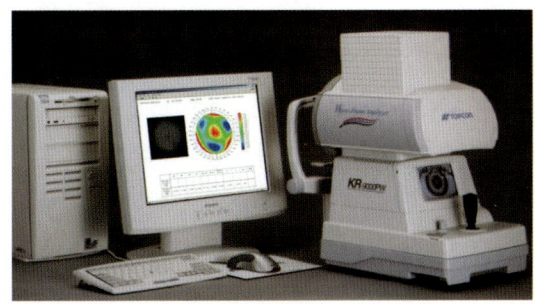

2 Hartmann-Shack型波面収差解析装置 (KR-9000PW, TOPCON)

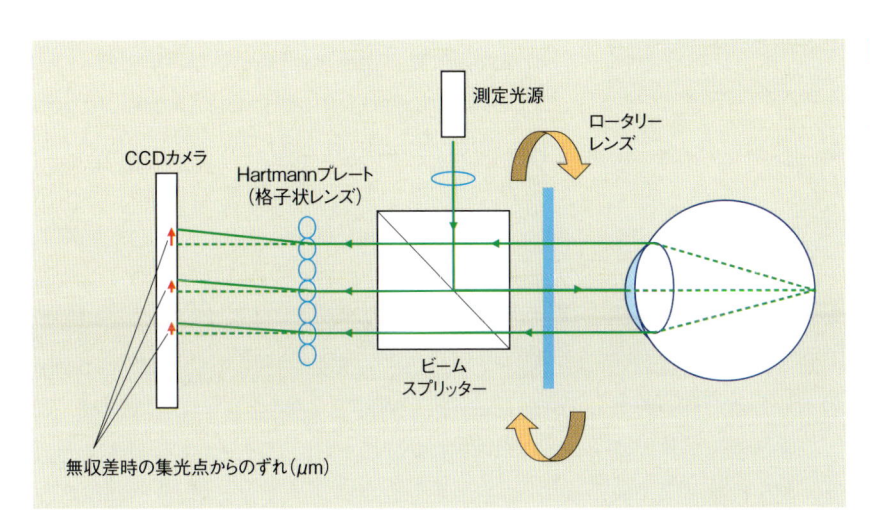

3 Hartmann-Shack型波面収差解析装置の測定原理

眼球光学系およびHartmannプレートを通った光の集光点と無収差時の集光点のずれを収差として測定する.

図中ラベル: 測定光源, ロータリーレンズ, CCDカメラ, Hartmannプレート (格子状レンズ), ビームスプリッター, 無収差時の集光点からのずれ(μm)

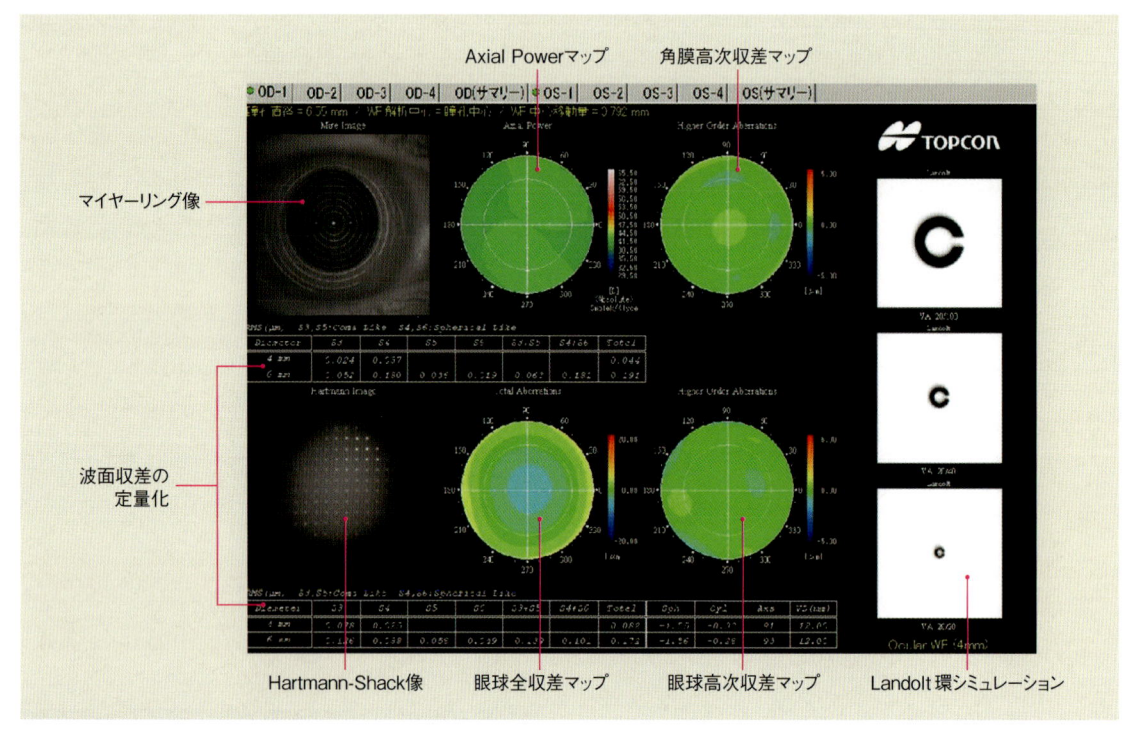

3. 水晶体

Axial Powerマップ　角膜高次収差マップ

マイヤーリング像

波面収差の
定量化

Hartmann-Shack像　眼球全収差マップ　眼球高次収差マップ　Landolt環シミュレーション

4 波面収差解析検査結果（1）

検査結果の読み方

　検査結果のマップを4と5に示す．最初にマイヤーリング像およびHartmann-Shack像を確認する．測定中に被検者が動いて像がぶれてしまうことや，白内障が強いなど中間透光体の混濁によってHartmann-Shack像が写らないこともある．複数回撮影することにより，像の再現性を確認する．

> 収差のカラーコードマップでは，基準波面に比べ早い部分が暖色系，遅い部分が寒色系で表示される．

①**カラーコードマップ**（4）：角膜については，Axial Powerマップと高次収差マップが表示され，Axial Powerマップは角膜屈折力を，高次収差マップは角膜の高次収差を表す．全眼球については，全収差と高次収差マップが表示される．Axial Powerマップでは，屈折力の強いところが暖色系で，弱いところが寒色系で表示される．収差のカラーコードマップにおいては，基準波面に比べ波面が早い部位が暖色系で，遅い部位は寒色系で表示される．Axial Powerマップと全収差マップでは，球面，円柱面および不正乱視が含まれており，高次収差マップは不正乱視のみを表す．

②**波面収差の定量化**（4）：不正乱視の定量化のため，測定された波面のデータをZernike展開し，各項の係数が利用される．収差は基準波面からの距離として表されるので単位はμmとなり，明所時相当での中心4mmおよび暗所時相当での中心6mmでの値が表示される．ここでは，Zernike多項式の各次数のRMS値が表示されている．

③**point spread functionおよびmodulation transfer function**（5）：測定された眼球光学系の収差データより，点像強度分布（point spread function：PSF）を算出し，点像が網膜面上でどのように見えるかをシミュレーションすることができる．収差のデータを基に，空間周波数別のコントラスト感度の特性（modulation transfer function：MTF）がグラフとして表される．グラフの曲線が右上にいくほど光学系の性能がよいことが表されている．また，MTFを利用して

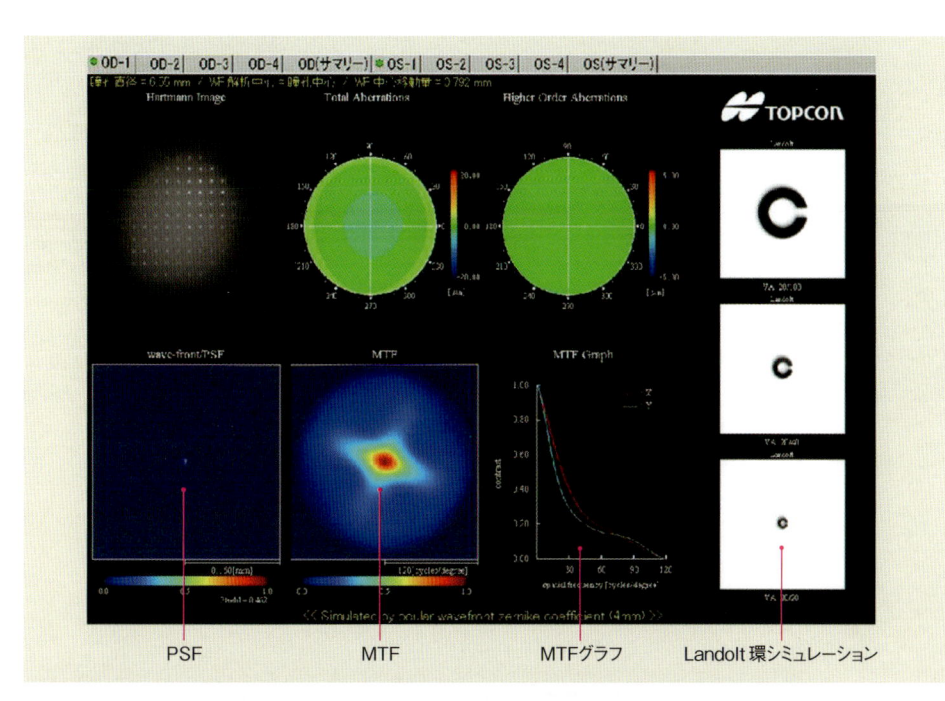

5 波面収差解析検査結果（2）

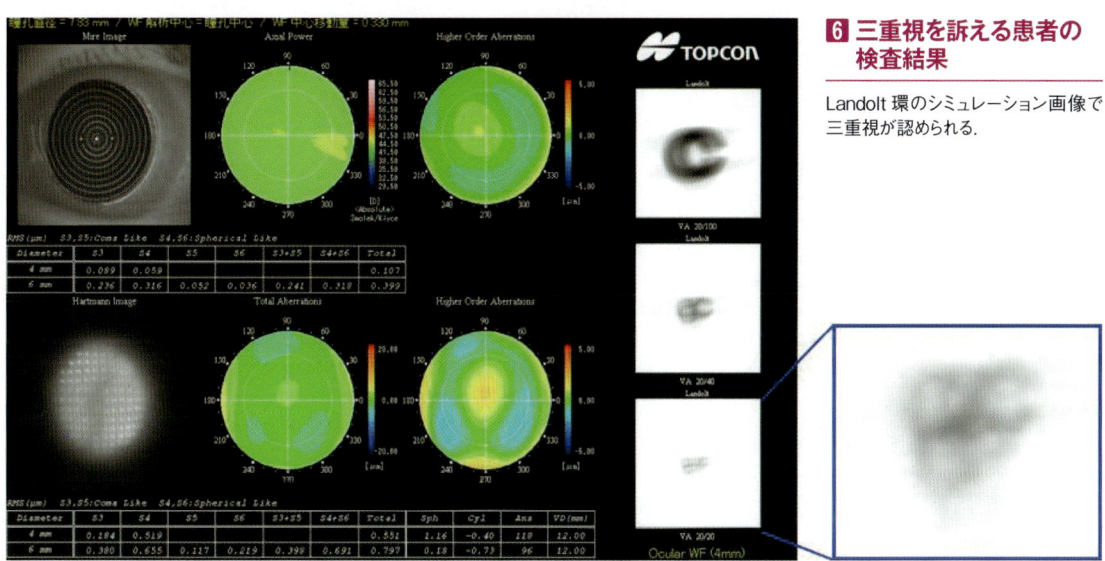

PSF　　MTF　　MTFグラフ　　Landolt環シミュレーション

6 三重視を訴える患者の検査結果

Landolt環のシミュレーション画像で三重視が認められる．

Landolt環を見たときのシミュレーション像を再現することもできる．

収差測定の臨床応用

白内障による三重視と収差

> 波面収差解析装置により，眼球光学系のぶれの程度を把握することができる．

　軽度の白内障があり，矯正視力は良好であるが，物が3つにぶれて見える，すなわち三重視の訴えがある患者は臨床上遭遇することが多い．このような患者が実際にはどのように見えているかスリットランプで水晶体を観察するだけで把握することは難しかったが，波面収差解析装置を用いることにより，Landolt環を見たときの網膜像のシミュレーションを確認することができ，眼球光学系による像のぶれを把握することができる（**6**）．また，波面収差解析により，白内障による単眼三

3. 水晶体

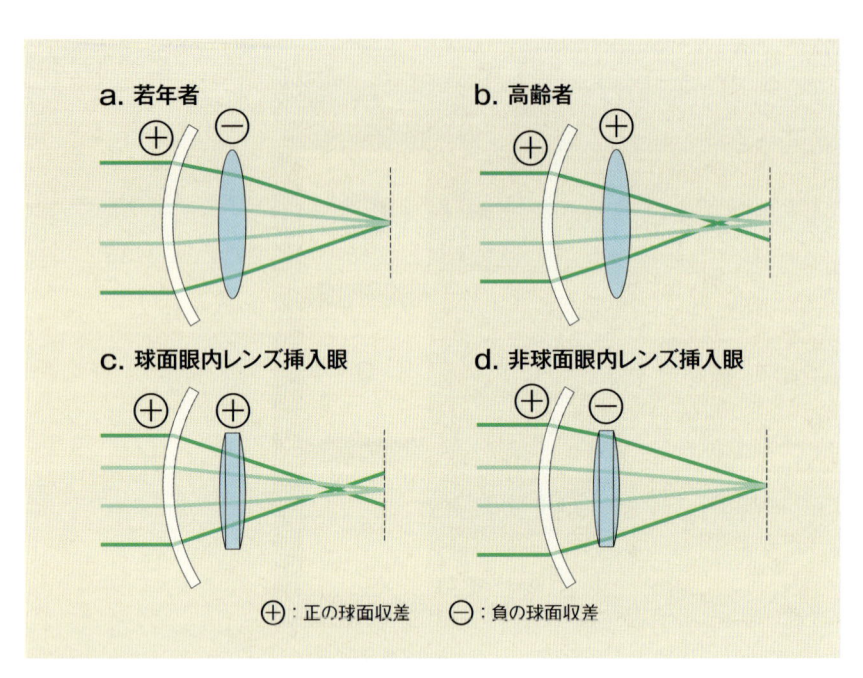

7 加齢および眼内レンズと収差の関係

a：若年者では角膜と水晶体の球面収差は打ち消し合っている．
b：高齢者では水晶体の球面収差が増加し，全体の収差が大きくなっている．
c：球面眼内レンズ挿入眼では，眼内レンズの球面収差により，全体の収差が大きくなっている．
d：非球面眼内レンズ挿入眼では，角膜と眼内レンズの球面収差は打ち消し合っている．

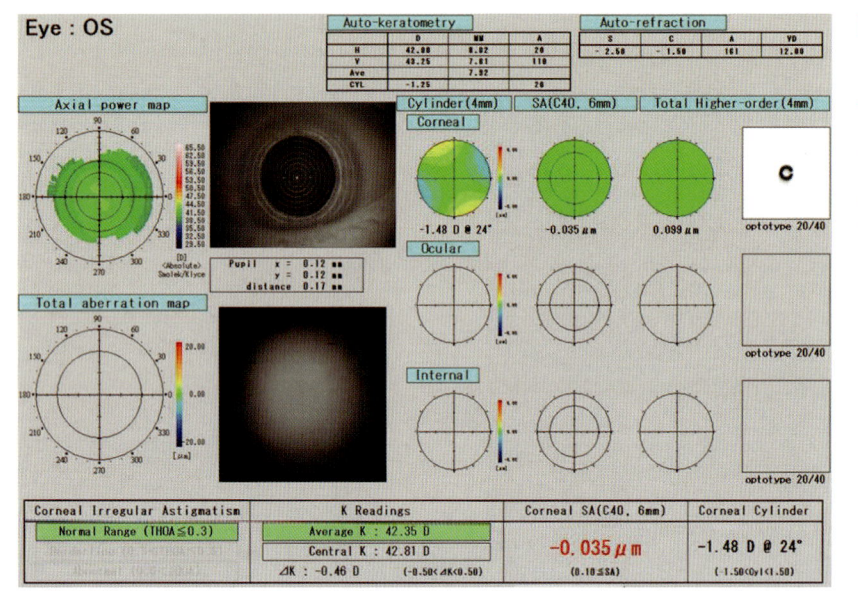

8 白内障術前患者のIOL Selection Map画面（KR-9000PW）

白内障が強いため，全屈折の収差はとれていない．この症例では，角膜の収差は負であり，球面眼内レンズのほうが適していることがわかる．

重視は，球面収差および矢状収差が関与していることが明らかになっている[2]．

加齢と収差の変化

加齢により高次収差は増加し，コマ様収差は角膜，全眼球ともに増加するが，球面様収差は角膜では変化がなく，全眼球で増大が見られる[3]．特に50歳以上での全眼球の高次波面収差の増加は，水晶体の高次波面収差の増加が原因であると考えられている[4]．若年者は角膜の収差と水晶体の収差が互いに打ち消し合っているが，加齢とともに水晶体が球面様収差をもつようになり，眼球全体の球面様収差が増加すると考えることができる．（7a, b）

眼内レンズの選択

収差測定により，球面眼内レンズ・非球面眼内レンズのどちらが適しているか判別することができる．

従来の眼内レンズは球面レンズが主流であり，

3. 水晶体

> **Point! 収差検査**
> - Zernike の多項式上、低次収差となった場合は眼鏡による矯正ができるが、高次収差の場合は、眼鏡矯正ができない。
> - 波面収差解析装置を用いると、Landolt 環を見たときの網膜状のシミュレーションができ、眼球光学系のぶれの程度が把握できる。
> - 白内障手術の前に波面収差測定を行い、眼内レンズの球面か非球面かの選択をする。

術後に球面収差を増加させていたが、近年、白内障術後の球面収差を減らす目的で非球面眼内レンズが登場している。(**7** c, d) 目標とする残存収差値はレンズによって異なっており、球面収差の完全補正から若年者〜20歳代の収差の残存を目標とするものなど、さまざまなモデルが販売されている。

しかし、角膜の収差は個人差があるため、すべての症例で非球面レンズが適しているわけではなく、球面眼内レンズを選択したほうが望ましい症例も存在する。そのため、球面レンズ・非球面レンズのどちらを選択するかを決定するにあたって、白内障手術術前に波面収差測定を行うほうがよい。**8** は白内障手術前患者を KR-9000PW で測定し、IOL Selection Map 画面で表示している。白内障が強いため全眼球の収差は測定できない症例だが、角膜の球面収差が $-0.035\,\mu m$ と小さく、非球面眼内レンズよりも球面眼内レンズを選択したほうがよいということがわかる。

■引用文献

1. 三橋俊文, 広原陽子：波面センサーの原理と測定方法. 前田直之, ほか（編）. 角膜トポグラファーと波面センサー, メジカルビュー社, 2002; p.104.
2. Fujikado T, et al: Wavefront analysis of an eye with monocular triplopia and nuclear cataract. Am J Ophthalmol 2004; 137: 361-363.
3. Amano S, et al : Age-related changes in corneal and ocular higher-order wavefront aberrations. Am J Ophthalmol 2004; 137: 988-992.
4. Fujikado T, et al: Age-related changes in ocular and corneal aberrations. Am J Ophthalmol. 2004; 138: 143-146.

3. 水晶体

翼状片-白内障同時手術の功罪：いくら綿密に術前検査をしても，同時手術だとIOL度数はずれる．そのときの計算方法は？

森 洋斉
宮田眼科病院

翼状片と白内障手術：同時手術と2段階手術の選択方法

> 翼状片切除により角膜屈折力が変化するため，同時手術を行うと大きな屈折誤差が生じる．

白内障手術における眼内レンズ（IOL）度数の決定には，角膜前面曲率半径，眼軸長を測定し，SRK/T式などを用いて計算することが最も一般的である．IOL度数の誤差の原因として，眼軸長の測定誤差によるものが54％，予想前房深度の誤差によるものが38％であるのに対し，角膜屈折力（K値）の測定誤差によるものはわずか8％と報告されている[1]．つまり，通常のオートケラトメータによる角膜前面曲率半径の測定で，十分精度が高いIOL度数の決定が可能であることがわかる．

しかし，白内障と翼状片の同時手術を行う際に，オートケラトメータによる角膜屈折力を用いると，術後の屈折値が大きくずれることがある．翼状片は角膜のフラット化を生じ，進行した場合K値に大きな影響を与える．また翼状片を切除すると，角膜屈折力が変化する．オートケラトメータは，角膜中央の直径約3mm付近を測定してK値を求めているため，翼状片の大きさによっては，切除の影響を受けることが示唆される．ゆえに，翼状片切除を行い，角膜の状態が落ち着いてから白内障手術を行う2段階手術のほうが確実である．

> 角膜トポグラフィでフラット化の程度を判断し，手術方法を選択する

しかし，1回で手術をすませることができれば患者にとって負担は少ない．同時手術の際に，角膜トポグラフィでK値補正を行い，IOL度数を決定する方法を福山が報告している[2]．まず角膜トポグラフィを測定し，フラット化の程度によって以下の3つに分類する．

①周辺部限局型（**1a**）：フラット化が周辺部に限局している．
②傍中心型（**1b**）：フラット化が中心部近くまで及んでいるが，越えていない．
③中心型（**1c**）：フラット化が中心部を越え，反対側まで及んでいる．

周辺部限局型では翼状片切除の影響がほとんど

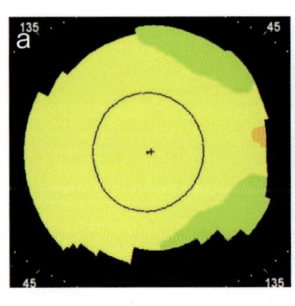

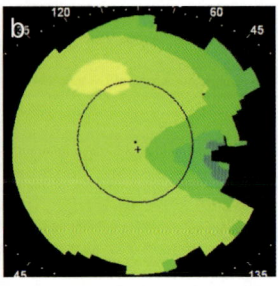

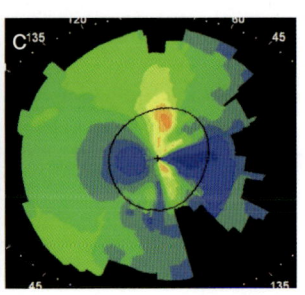

1 フラット化の程度による3つのタイプ

角膜トポグラフィで測定し，フラット化の程度によって3つのタイプに分類する．
a：周辺部限局型
b：傍中心型
c：中心型

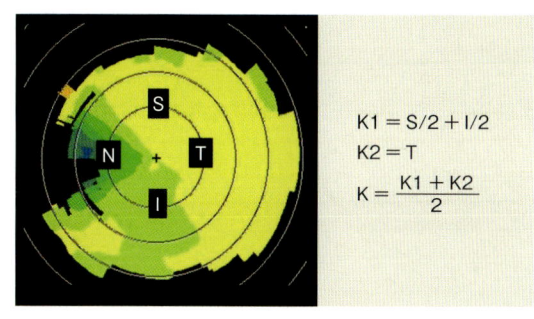

3. 水晶体

2 傍中心型翼状片でのK値補正方法

S:上方, I:下方, N:鼻側, T:耳側の角膜中央直径3mmにおける角膜屈折力. （福山 誠, 1998[2]）より引用）

$$K1 = S/2 + I/2$$
$$K2 = T$$
$$K = \frac{K1 + K2}{2}$$

ないと予想されるため，オートケラトメータのK値をそのまま使用し，同時手術を行う．傍中心型の場合，オートケラトメータでは翼状片の影響を受けるため，角膜トポグラフィによるK値補正（後述）を行って同時手術をする．中心型では翼状片術後のK値の予測は困難なため，2段階手術を選択せざるをえない（⇒**Point!**）．

傍中心型翼状片の同時手術における K値補正の方法と術後成績

> 補正したK値を用いるほうが誤差が少ないので角膜トポグラフィの使用によって同時手術の屈折誤差を防ぐことができる．

同時手術におけるK値の補正方法は以下のとおりである．角膜トポグラフィより，角膜中央の直径3mmの3か所（上方，下方，翼状片がない側）の角膜屈折力を算出する．上方と下方の角膜屈折力の平均をK1，翼状片がない側の角膜屈折力をK2として，その平均をK値として用いる（**2**）．

福山によると，同時手術を行った症例において，オートケラトメータで測定したK値は術前と術後で有意に差があるのに対し，角膜トポグラフィで補正したK値は術後とほとんど等しいと報告している（**3**）[2]．また，術後屈折誤差についても，オートケラトメータのK値に比べて，補正したK値を使用したほうが，誤差が少なく良好である（**4**）．以上より，角膜トポグラフィを使用することで，

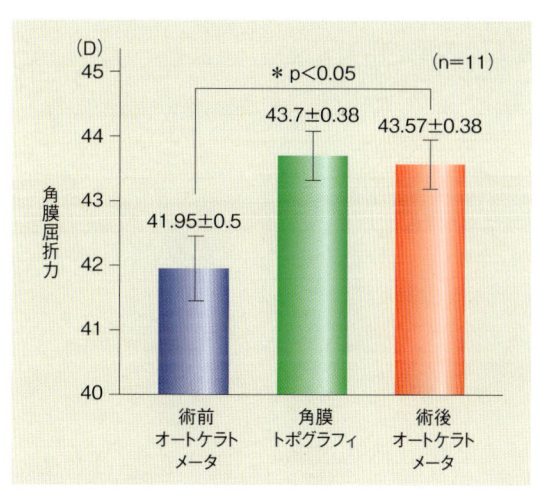

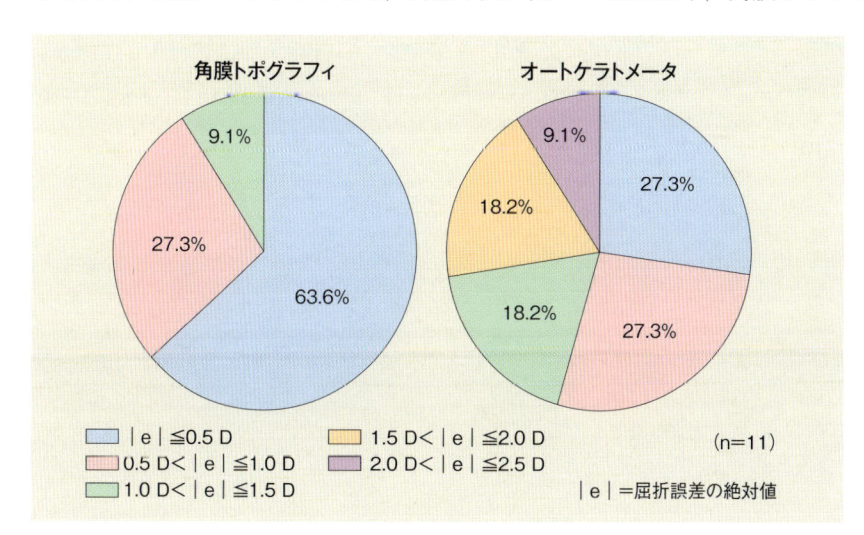

3 同時手術におけるK値の比較

術前に角膜トポグラフィで補正したK値は術後オートケラトメータ値とほとんど等しい． （福山 誠, 1998[2]）より引用）

4 同時手術における術後屈折誤差の比較

オートケラトメータに比べて角膜トポグラフィで補正したK値を使用したほうが屈折誤差は少ない．
（福山 誠, 1998[2]）より引用）

|e|≦0.5 D
0.5 D<|e|≦1.0 D
1.0 D<|e|≦1.5 D
1.5 D<|e|≦2.0 D
2.0 D<|e|≦2.5 D
(n=11)
|e|=屈折誤差の絶対値

109

3. 水晶体

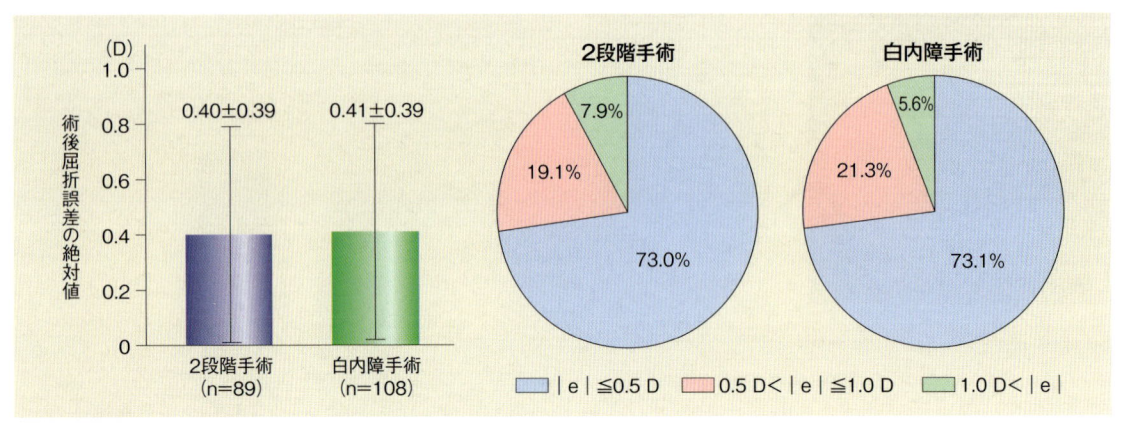

5 術後屈折誤差の比較

翼状片術後1か月でオートケラトメータを測定して白内障手術を行った場合，術後屈折誤差は通常の白内障手術と同等である．

同時手術を行っても屈折誤差を防ぐことが可能であると考えられる．

2段階手術の時期と術後成績

> 2段階手術の時期は，最低約1か月以上あけるのが望ましい．

　2段階（翼状片→白内障手術）に分けて手術を行う際に，注意しなくてはならないのは，手術時期である．翼状片切除直後は角膜形状も変化しており，落ち着くのは約1か月後といわれている[3]．翼状片手術1か月後にオートケラトメータの測定を行い，白内障手術を行った症例の術後屈折誤差について調べてみると，屈折誤差の絶対値の平均は0.40 ± 0.39Dで，1.0D，0.5D以内に収まる症例はそれぞれ92.1%，73.0%であり，通常の白内障手術の術後屈折誤差に比べても有意な差はなく，良好な成績であった（**5**）．つまり，大きな屈折誤差を避けるためには，翼状片切除後，最低1か月以上あけて白内障手術を行うことが推奨される．

Point! 翼状片と白内障の手術法の選択

角膜のフラット化が生じる翼状片を切除すると角膜屈折力（K値）が大きく影響を受けることがある．したがって，角膜トポグラフィでK値の測定・補正を行い3つの型に分類してみる．その結果，周辺部限局型なら同時手術，傍中心型なら角膜トポグラフィでK値の補正を行い，眼内レンズの度数を決定し同時手術を行う．しかし，中心型の場合K値補正の予測が困難なので，2段階手術をする．

■引用文献

1. Olsen T, et al: Sources of error in intraocular lens power calculation. J Cataract Refract Surg 1992; 18: 125-129.
2. 福山　誠：翼状片とIOL power；白内障＋翼状片同時手術におけるK値は？ Nano ophthalmology 1998; 19: 16-18.
3. Atsuo T, et al: Effects of pterygium on corneal spherical power and astigmatism. Ophthalmology 2000; 107: 1568-1571.

3. 水晶体

眼軸長測定：
ＡモードとIOLマスター™の使い分け

須藤史子
東京女子医科大学眼科

測定原理および測定技術の比較

> 超音波Ａモード法とIOLマスター™の測定原理と測定技術の特長を理解し，使いこなすことが重要である．

　超音波Ａモード法では，眼球組織の平均的な音速（等価音速値）を用い，内境界膜からの反響音を利用して角膜表面から内境界膜までのエコー上の往復時間を測定することにより，光軸としての眼軸長が算出されている．

　光干渉眼軸長測定装置は，2002年から臨床使用され，すでに国内で800台以上が稼働しているIOLマスター™（Carl Zeiss Meditec，**1**）のみならず，最近OA-1000（トーメーコーポレーション），LENSTAR LS900®（Haag-Streit）も発売され，現在3種類が日本国内で使用可能になったが[1,2]，本項ではIOLマスター™を代表機器として述べる．

　IOLマスター™は光干渉眼軸長測定は，レーザー光干渉法を利用し，光源には波長780nmの半導体ダイオードレーザーを使用し，指向性の高いレーザー光を直接中心窩に当ててその反射をとらえているため，視軸を測定しており，涙液表面から網膜色素上皮までを測定し，一次関数をかけて内境界膜までの値に換算している．この関数は超音波Ａモードのイマージョン法による測定値と相関するように算出された式であり，表示値は補正後の数値であり，接触式超音波Ａモードの測定値よりも150〜300μm長い（**2**）．

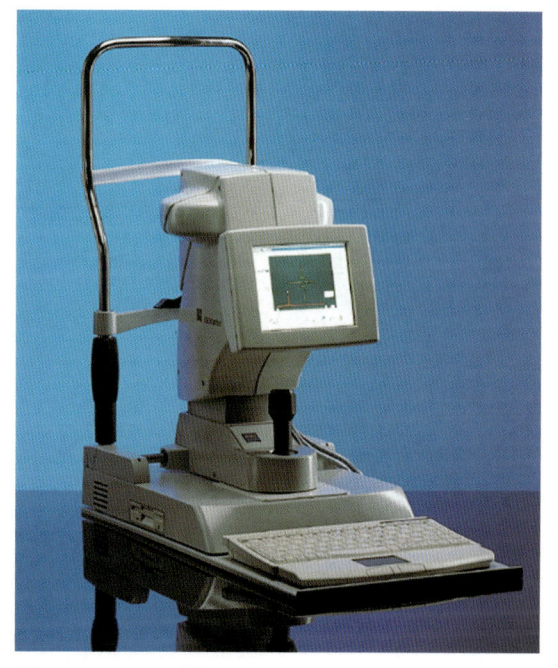

1 IOLマスター™外観

本体は40×30×60cmで，データ入力のためのキーボードとプリンタを接続する．

　次に測定技術について比較すると，光学式眼軸長測定装置の場合，非接触で測定が可能であること，測定技術習得が容易であるため検者による差がなく，高精度の測定が可能であることが大きな利点となっている．しかし，光学式眼軸長測定装置の最大の弱点は，全例測定可能とは限らないことである．そのため現時点では両者の測定技術を習得しておくべきである（**3**）．

111

2 超音波と光干渉眼軸長測定装置における測定原理の比較

	超音波Aモード法	光干渉眼軸長測定装置
測定軸	光軸	視軸
測定範囲	角膜表面〜網膜内境界膜（ILM）	涙液表面〜網膜色素上皮（RPE） ＊ただしILMまでの長さに補正
原理	超音波Aモード法	レーザー光干渉法

3 超音波と光干渉眼軸長測定装置における測定技術面での比較

	超音波Aモード法	光干渉眼軸長測定装置
測定形式	接触式（不快感・恐怖感・感染）	非接触式
操作トレーニング	必要（測定値のばらつき）	不要
測定時間	まちまち	短時間
散瞳	必要	不要

術後屈折誤差を最小にするためのA定数のコツ

> 超音波AモードとIOLマスター™では使用A定数が異なる．術後屈折誤差を最小にして患者満足度の高い白内障手術を行うには，IOLマスター™は必須である．

眼内レンズ（IOL）の箱に記載されているA定数は，あくまで超音波Aモード法で測定された眼軸長に対して有効な数値として表示されているため，その値をそのままIOLマスター™でのIOL度数計算に用いてしまうと，遠視寄りに算出されてしまう危険性がある．そのため，世界のIOLマスター™ユーザーによって運営されているWebページULIB（User Group for Laser Interference Biometry：ULIBで検索）に，IOLマスター™用A定数が公開されている．定期的に新しいIOLが追加，もしくは症例数増加などで更新される．

またIOL度数計算式として汎用されているSRK/T式は，長眼軸長眼は近視寄りに，短眼軸長眼は遠視寄りになる傾向があるため，術後屈折誤差を最小にするには，従来の超音波Aモード法においてはさまざまな工夫をしなくてはならなかった．つまり，検者も熟練者に限定したうえ，眼軸長別に，術者ごとのパーソナルA定数を算出し対処する煩雑さがあった．

> 最低11眼の症例があれば，A定数の最適化が可能．

しかし，IOLマスター™はIOLごとに最低11眼の症例があれば，術後屈折値，挿入IOL度数を入力することで，施設ごとのIOLマスター™用A定数を求める「最適化」という機能が搭載されている．最適化には，術後2か月以上経過し安定した屈折値で，矯正視力0.7以上，術前角膜乱視が－2D未満の症例が望ましく，このような症例が50例以上あるとかなり安定したA定数が得られる．自験例では，このA定数を使用することにより，全眼軸長において術後屈折誤差を±0.25D以下にすることが可能になった（4）[3]．

さらに，後部ぶどう腫を認めるような長眼軸長眼の場合は，しばしば超音波Aモード法では測定値がばらつき，術後屈折誤差が大きくなりがちである．一方，IOLマスター™では指向性の高いレーザーにより視軸をとらえるため，比較的安定した測定値が得られ，超音波Aモード法よりも信頼性が高い．IOLマスター™の計測値をHaigis式で計算したものが最も術後屈折誤差が少なく，83％が1D以内に入るという良好な報告もある[4]．術後屈折誤差を最小にし，患者満足度の高い白内障手術をするためには，IOLマスター™は必須であると筆者は考えている．

IOLマスター™があれば超音波Aモード法は不要か？

> IOLマスター™は視軸上に混濁のある症例は測定できず，約10％前後の測定不能例が存在する．

測定率を上げるコツとして，収束させたレー

3. 水晶体

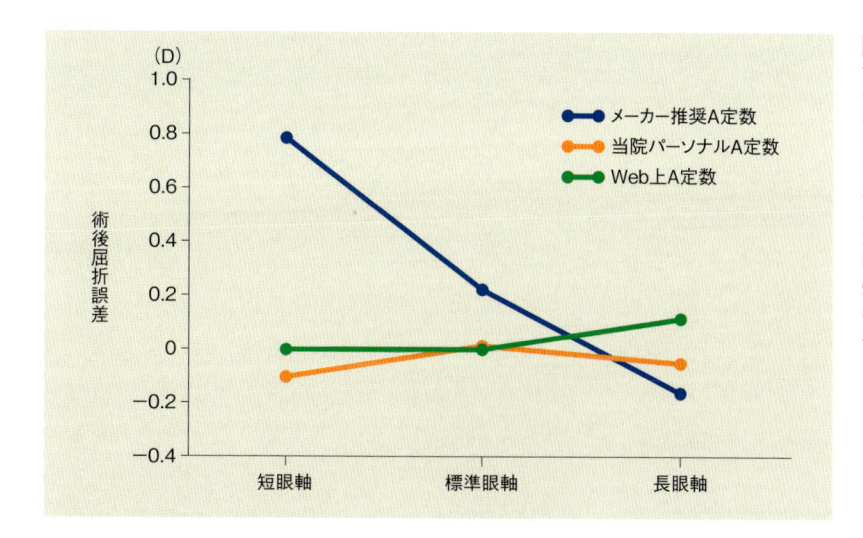

4 A定数別術後屈折誤差

メーカー推奨A定数のままであれば，SRK/T式の傾向とおり，短眼軸長眼であれば遠視寄りに，長眼軸長眼であれば近視寄りになるので，術後屈折誤差を小さくするためには，眼軸長別にパーソナルA定数を求めなくてはならなかった．しかしIOLマスター®で測定しULIB上のA定数を使用することにより，煩雑な手間をとることなく，全眼軸長眼とも±0.25D以内の術後屈折誤差に収めることができた．

Point! 眼軸長測定において，AモードとIOLマスター™の使い分けが必要なのか？

患者満足度の高い白内障手術を行うには，術後屈折誤差を最小にすることが大切であり，そのためには術前の生体計測が重要になる．IOL度数は角膜屈折力と眼軸長から計算され，特に正確な眼軸長測定が要求される．頻用されてきた超音波Aモード法は検者の測定技術に左右されやすいため，ばらつきも多かった．一方，光干渉眼軸長測定装置はこれらの欠点を解決し，測定が簡便で高精度になったが，約10%程度に測定不能例が存在することが弱点でもある．光干渉眼軸長測定装置は優れた測定機器であるのと同時に，光干渉眼軸長測定装置による測定値を活用することにより，超音波Aモード法を適切に測定できるようになるため，検者の教育用ツールとしても有用である．眼軸長測定は超音波から光干渉へ新しい時代を迎えており，近い将来，光干渉眼軸長測定装置は必須機器になると思われる．

ザー光を動かして，測定ポイントを測定エリア内の12時方向，9時方向，6時方向，3時方向と意図的に中心からずらして測定する傍中心法や，測定ポイントは中心に置いたままレーザー光を測定エリア内に拡散させるためにデフォーカスさせて，測定面積を大きくして測定するデフォーカス法がある．どちらも測定率を上げるために有用であり，得られたデータはIOL度数計算結果にほとんど影響がない[5]．手間はかかるが，マニピュレーション（測定波形の手動操作）も有効である．しかし，残念なことに測定不能例はゼロにはならない．そのためIOLマスター™があったとしても，超音波Aモード法による測定が必要になる場合があるため，超音波Aモード法の測定技術の研鑽が重要となる．IOLマスター™で測定される眼軸長を正しい答えとして，日頃からIOLマスター™の測定後に超音波Aモード法の測定を行い，150〜300μm短めの測定値できれいな波形が得られることを確認しながら行えば，超音波Aモード法のスキルアップも図れる．

このように答え合わせ作業をしていれば，たとえ測定不能例があったとしても，自信をもって超音波Aモード法測定に臨むことが可能であろう．したがってIOLマスター™は教育用ツールとしても有用であると考えている．この場合，超音波Aモードではプローブによる圧平が少なからずあるため，その後にIOLマスター™を測定すると，本来の眼軸長よりも短めに測定される可能性がある．したがって，測定の順番は必ずIOLマスター™から先に行うようにすることがコツである．

特にSNRが5未満のときは両者併用が望ましい．

一方，IOLマスター™の信頼係数（SNR）により，超音波Aモード法を併用するか否かの線引きが可能である．SNR別に術後成績を検討したところ，SNRが5以上あれば，IOLマスター™だけの測定値を信用してよいと考えている[6]．ただし，黄斑前膜や黄斑浮腫，固視不良例では

3. 水晶体

SNRが5以上のこともしばしばあり，必ず測定波形の確認と測定結果の取捨選択を行い，超音波Aモード法も参考にする．したがってSNRが2未満のlow SNR症例と2以上5未満の場合は，IOLマスター™の測定値だけでなく，超音波Aモード法の測定値を見比べながらIOL度数決定をするほうが望ましい．特にlow SNR症例では，術後に軽度遠視化の傾向があるため，厳密なIOL度数決定を望むのであれば0.5 D強めの度数選択をするなり，施設ごとの傾向をつかんだうえで決定することをお勧めしたい[6]（**5**）．

特殊眼にも強いIOLマスター™だけの特典

> シリコンオイル眼や屈折矯正手術後眼のような特殊眼にも，IOLマスター™なら精度の高い測定が可能である．

IOLマスター™は，シリコンオイル眼や屈折矯正手術後眼のような特殊眼に対しても，強力な利点がある．まず，シリコンオイル眼であるが，超音波Aモード法では音速値が硝子体と比べて非常に遅いため，通常の音速設定では正確な測定は不可能であり，測定された眼軸長はかなり長めのものとなってしまう．一方，IOLマスター™では，眼軸長測定設定からシリコンオイル注入眼を選択することによって，簡単に測定値補正ができる．また，この設定は眼軸長測定前でも後でも可能であり，便利である．

近年の屈折矯正手術の著しい増加とともに，屈折矯正手術施行眼の白内障手術も行う機会が増えている．レーザー治療後の扁平に変化した角膜形状から求められた角膜屈折力をIOL度数計算に用いたのでは，術後屈折誤差が大きくなってしまうため，角膜形状解析装置を駆使して対処してきたが，やはり術後にIOL入れ替えを考慮しなくてはならないほどの屈折誤差ずれになることもある．

5 超音波Aモード法を併用すべき症例

- 視軸上に混濁のある症例
  角膜混濁，後囊下白内障，成熟白内障，硝子体出血
- 固視不良な症例
- SNRが5未満の症例

幸いIOLマスター®には，屈折矯正手術後のIOL度数計算式が3種類の搭載されている．

従来のClinical History Methodは，屈折矯正手術前データを用い屈折矯正手術後の角膜屈折力を予測し計算するものである．Contact Lens Methodは，ハードコンタクトレンズのフィッティングを行いながら屈折矯正手術後の角膜屈折力を予測し計算するもので，屈折矯正手術前データは必要ないが，精度はClinical History Methodよりは劣る．この2つの方法はIOLマスター™のデータ入力画面の必要項目を手入力することにより，計算式が適用される．

Ver.4以降に搭載されたHaigis-L式は，IOLマスター™限定で搭載された新しい世代の計算式であり，屈折矯正手術前データを必要としないうえ精度も高い．通常の測定と同様に，屈折矯正手術後眼に対し眼軸長，角膜屈折力，前房深度の測定を行い，IOL度数計算モードのHaigis-L式を選択するのみである．特殊な計算式のため手入力はできないので，まさにIOLマスター™だけの特典である（⇒**Point!**）．

■引用文献

1. 須藤史子：光干渉眼軸長測定装置．眼科手術 2009; 22: 197-202.
2. 須藤史子：光学式眼軸長測定．大鹿哲郎（編）：眼科プラクティス 25 眼のバイオメトリー，第1版，文光堂，2009；p210-216．
3. 佐藤 彩，ほか：眼内レンズ度数算出における非接触式眼軸長測定装置（IOLマスター™）の有用性．あたらしい眼科 2005; 22: 505-509.
4. Wang JK, et al: Intraocular lens power calculation using the IOLMaster and various formulas in eyes with long axial length. J Cataract Refract Surg 2008; 34: 262-267.
5. 佐藤千秋，ほか：IOLマスター™の眼軸長測定における傍中心およびデフォーカスによる測定精度の比較．日本視能訓練士協会誌 2007; 36: 45-51.
6. Suto C, et al: Influence of the signal-to-noise ratio on the accuracy of IOL Master measurements. J Cataract Refract Surg 2007; 33: 2062-2066.

測定検者によるA定数の違い：
鵜呑みにはできない検査結果

須藤史子
東京女子医科大学眼科

超音波Aモード法による眼軸長測定における測定検者間の差

> IOL度数のステップは0.5Dステップであるため，眼軸長測定ミスは0.2mm以内に収めることが望ましい．

　白内障手術手技の確立と眼内レンズ（IOL）の多様性から，白内障手術が屈折矯正手術としての側面をもつようになった現在，術後屈折誤差は患者満足度を左右する大きな要因となっている．IOL入れ替えになれば，患者はもちろん術者にも負担をかける．そのため術前の生体計測の重要性が広く認識されるようになった．

　IOL度数は，眼軸長と角膜屈折力の測定値から計算され，術後屈折誤差の54%が眼軸長測定に由来しているとOlsenは報告している[1]が，近年，光干渉眼軸長測定装置の普及から，より簡便に，正確な眼軸長測定が行われ，術後屈折誤差もほぼねらいどおりという高精度になりつつある．しかし，超音波Aモード法による眼軸長測定においては，①検者の手技が要求され，初心者には難しい検査であること，②検者の癖が目立ちやすく誤差が生じやすいこと，③極度に縮瞳している場合，散瞳が必要であること，④固視不良，瞬目過多，瞼裂狭小，瞳孔の変形，斜視眼，角膜乱視など測定困難な症例があること，⑤測定時間の長さ，⑥患者の恐怖感，⑦感染症の危険などの問題点があげられる．光干渉眼軸長測定装置を用いれば，0.03mm以下の測定誤差となりばらつきも少ないが，超音波Aモードで行うときはたとえ熟練者が測定しても，眼軸長の測定誤差は0.3mm程度存在することは日常でよく経験する．一方，眼軸長1mmの測定誤差は，短眼軸長眼で3.4D，標準眼軸長眼で2.9D，長眼軸長眼1.6Dの屈折誤差を生ずることから，IOL度数のステップは0.5Dステップのため，眼軸長測定ミスは0.2mm以内に収めることが要求される．

　この超音波Aモード法におけるばらつきを少なくする方法として，熟練者を含む2名が測定しデータを比較検討すること，起座位で顎台に顔を固定するトノメーター型のほうが，手持ち型よりも角膜の過剰な圧迫を予防でき，プローブと視軸の一致をあらゆる角度から確認できる利点があること，複数の測定できた波形のなかから，明らかに不適切と思われるものを削除してから平均値を求めることが推奨されている[2]．

　また測定値のばらつきだけでなく，測定時間も熟練者と初心者では約3倍程度の時間差があったという報告[3]もあり，患者の負担も考えながら，初心者の技術向上に努めなくてはならない．

> イマージョン法は，IOLマスター™の測定値とほぼ同じで比較検討がしやすい．

　超音波Aモード法において，コンタクト法に代わり，欧米で主流となっているイマージョン法が見直されてきている．イマージョン法とは，プローブの先端にイマージョン用のアタッチメントを装

3. 水晶体

着し，超音波媒体（スコピゾル®）をアタッチメントカップに盛り上がる程度入れた状態で，角膜中央部に接着させるようにして測定する方法である．イニシャル波形から2.2～5.0mmの間に角膜波形が入らないと測定できない仕組みになっており，無用な圧迫や接触不良の圧迫不足などのコンタクト法で懸念されるリスクを回避できる．イマージョン法での測定値は，コンタクト法より200μm程度長めに測定されるため，光干渉眼軸長測定装置であるIOLマスター™（Carl Zeiss Meditec）測定値とほぼ同じとなり比較検討しやすいうえに，初心者でも問題なく技術を取得でき，ばらつきも小さくなるという利点がある．

測定検者間のA定数の違い：鵜呑みにできない検査結果

> 超音波の波形を必ずチェックし，眼軸長と前房深度が屈折状態と合致しているかを検討する．決して得られた測定結果を鵜呑みにはしない．

現在の超音波Aモード測定機器は，フットスイッチによるフリーズやセーブなどのマニュアル操作が省略され，自動化されたものが多く，超音波Aモードプローブを角膜中央部に垂直に当てるだけの簡単な検査である．しかし手動で角膜に接触させなくてはならないため，誤差が生じやすい．被検者に点眼麻酔を施し，起座位もしくは仰臥位で，角膜を圧迫しないようにしながら角膜中央部から視軸をとらえるつもりで測定することが重要である．このオート測定により測定方法は簡便になったものの，実は大きな落とし穴もある．

検査の実態

同一患者（−4Dの近視）を超音波Aモード（UD-6000, トーメーコーポレーション）にて熟練者（[1]）と初心者（[2]）が測定した結果と，IOLマスター™（[3]）で測定した結果を示す．

当然ながら初心者はプローブを押しすぎの傾向が多く，その場合は前房深度が浅くなり，眼軸長は短く測定される傾向にある．しかし簡便化された現在の機器では，オート測定のため，多少の圧迫があろうと自動的に測定結果が得られてしまう．一方，熟練者は適正圧で角膜中央部をとらえられる．前述したように，IOLマスター™の測定値より，超音波Aモード法での測定値は150～300μm短く測定されることはよく知られている[4]が，日頃からIOLマスター™で最初に測定し，その結果を答えにして，超音波Aモード法の研鑽をしている熟練者は適正な眼軸長が得られやすい．

その結果を用いてIOL度数を計算すると，IOLマスター™を基準とすれば，角膜屈折力の測定の差があるものの熟練者（[4]）でIOL度数にして1ステップ（0.5D），初心者（[5]）では2ステップ（1D）の違いが生じる．本来の眼軸長より短く測定してしまった場合は，術後軽度近視化が起こりやすい．

さらに熟練者の測定においても，メーカー推奨A定数をそのまま使用せず，眼軸長別に最適化A定数を求めたほうが望ましい．汎用されているSRK/T式の傾向として，短眼軸長（22mm未満）眼では遠視化する傾向に，長眼軸長（24.5mm以上）眼では近視化する傾向がある．そのため，自験例[2]では，メーカー推奨A定数が118.9のMA60BM（アルコン社製アクリル製IOL）の場合，全眼軸長では119.30，短眼軸長眼が119.37，標準眼軸長眼が119.33，長眼軸長眼が119.00となった．幸い，初心者の最適化A定数と有意差を認めなかったものの，各検者が自分の測定癖の傾向を知っておくべきである．

一方，熟練者の測定でも誤差が生じやすい症例もある．術前矯正視力が0.1未満の固視不良例や後部ぶどう腫が存在する長眼軸長眼である．このような場合は，必ず超音波Bモード法も併用することがコツである．Bモード法でおおよその眼軸長値を把握してから，Aモード法で測定すれば，実際よりも短く測定してしまうミスを防止できる．

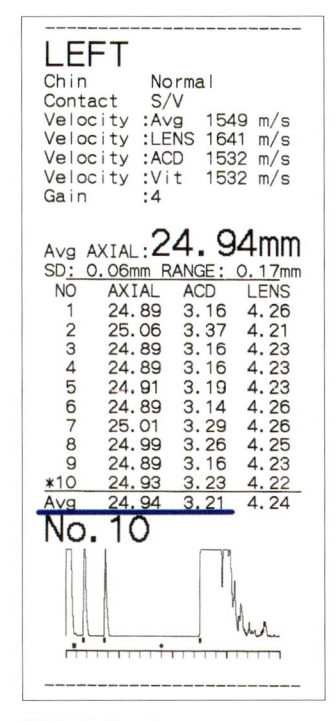

1 熟練者による超音波Aモード法

眼軸長 24.94mm、前房深度 3.21mm、超音波波形もきれいである。

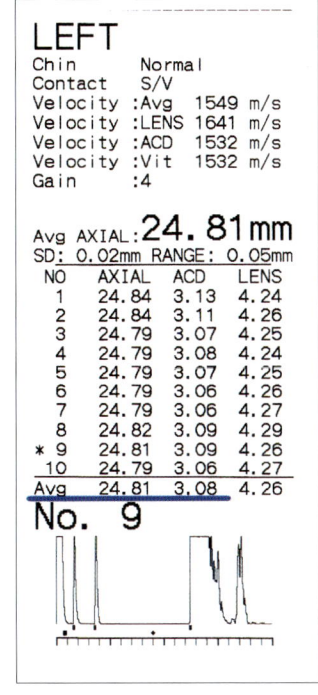

2 初心者による超音波Aモード法

眼軸長 24.81mm、前房深度 3.08mmであり、熟練者の測定と比較してプローブを押しすぎて測定しているため、前房深度が浅くなり、眼軸長が短く測定されている。しかし現在の自動化された超音波眼軸長測定装置では、超音波波形も問題なく測定できてしまうところに落とし穴がある。

3 IOLマスター™ (Ver.5) による測定結果

眼軸長 25.15mm、前房深度 3.40mm、測定精度を表す SNR も 423.2 と申し分ない。
光干渉眼軸長測定装置のほうが若干長めに測定されるので、熟練者の超音波Aモードが適正圧で測定できており、信頼性のある結果であることがわかる。もしこの症例にSN60WFというIOLを挿入する場合、−0.25〜−0.5D程度の術後屈折誤差を想定したときは、16.5 Dを選択することになる。

信頼性の高い検査を行うために

> 超音波Aモード法の特性と問題点を理解すること、光干渉眼軸長測定装置との併用、そして両眼測定から要注意例を察知したときには再検する手間を惜しまないことが重要である。

　超音波の特性は、異なった音響特性の組織が接する部分で反射されて返ってくるため、この反射波を、振幅を縦軸に、時間変化を横軸に表示したのがAモード法である。つまり眼軸長は反射波が返ってくる時間と音速値から計算される。眼球組織における超音波の音速は、角膜や水晶体は1,641m/sec、前房や硝子体は1,532m/secと組織により異なっている。しかし、症例ごとに各組織が占める割合を考慮することは難しいため、各組

測定検者間のばらつき：鵜呑みにできない検査結果 **Point!**

超音波Aモード法における問題点は、同一検者においても測定値がばらつくだけでなく、測定検者間でもばらつきが生じやすいことが大きな問題となる。ばらつきを小さくする方法として、熟練者を含んだ2名で測定すること、適切な波形の選択、症例の屈折状態との合致、光干渉眼軸長測定装置との併用、両眼測定からの異常値感知などが有用である。大きな術後屈折誤差は、患者にとって明らかな術後合併症の1つであるため、得られた測定値を鵜呑みにすることなく、再検査の手間を惜しまず、正確な生体計測に基づくIOL度数計算をすることが重要である。

織の平均的な割合から眼球を均一の組織とみなした等価音速値を用いて計算される方式では、有水晶体眼は1,550m/sec、無水晶体眼で1,532m/secと設定されている。一般に10m/secの音速差が

3. 水晶体

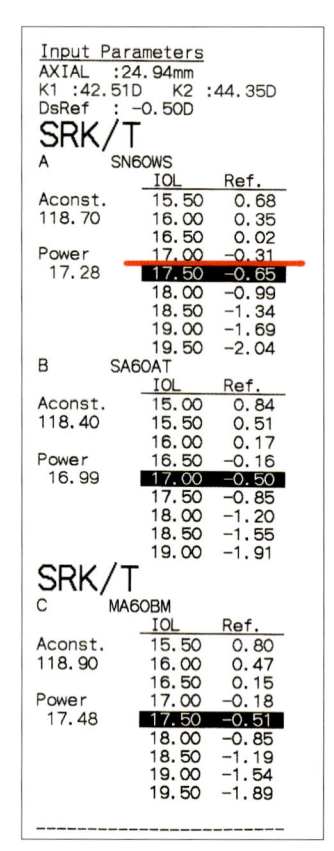

❹ 熟練者測定結果による IOL 度数計算

❸と同様に SN60WF を挿入する場合，熟練者施行の測定結果をもとに計算すると，17 D を選択することになり，IOLマスター™とは，IOL 度数は 1 ステップ（0.5D）ずれることになる．眼軸長別の最適化 A 定数算出が要求される．

❺ 初心者測定結果による IOL 度数計算

初心者施行の測定結果によると，選択する IOL は 17.5D となり，IOL 度数で 2 ステップ（1D）ずれることになる．IOL マスター™ での予測術後屈折誤差は－0.98 となり，狙いより近視化する．これは眼軸長を本来の数値よりも短く測定したことにほかならない．

眼軸長測定に及ぼす影響は 0.03mm 程度と考えられるが，短眼軸長眼や長眼軸長眼においては，特に水晶体が眼軸長に占める割合は異なるはずであり，音速設定を変えるという意見や，水晶体の核硬度によっても音速は異なると考えられ，眼軸長測定ミスを誘発する可能性も否定できない．近年，セグメントごとに計測可能な区分音速方式を選択できる機種もある．自分が使用する器械の特性を知っておくことが重要である．

これら音速の問題をも解決したのが，光干渉眼軸長測定装置である．信頼性の高い眼軸長測定を行うには，初心者は熟練者の指導のもとで測定をし，網膜波形がきれいに出ていることを確認してもらい，波形の汚いデータは削除するなどのコツを学ぶことが重要であるが，現在の外来検査の多さを考えるとその時間も十分とれない場合もあるだろう．光干渉眼軸長測定装置は，測定値に検者間の差もなく，操作も簡便であり，超音波 A モード法の教育ツールにもなりうる優れた測定機器である．非球面 IOL，多焦点 IOL，トーリック IOL など付加価値の高い IOL を使用する際には，光干渉眼軸長測定装置は必須機器となると考えられる．

さらに，片眼のみの白内障手術症例であっても，必ず両眼を測定することが重要である．Holladay ら[5] は以下の 4 条件のときに要注意と喚起している．①眼軸長測定値が 22mm 未満あるいは 25 mm を超える，②両眼の差が 0.3mm を超える，③眼軸長差が屈折状態と合致しない，④正視化 IOL 度数の左右差が 1D を超える場合である．要注意例を察知したときには，再検査をする手間を惜しんではいけない（⇒**Point!**）．

■引用文献

1. Olsen T: Sources of error in intraocular lens power calculation. J Cataract Refract Surg 1992; 18: 125-129.
2. 島村恵美子，ほか：眼内レンズ度数予測のための生体計測の検者別精度．日本視能訓練士協会誌 2003; 32: 163-168.
3. 石黒 進，ほか：眼軸長測定における IOLMaster™ と超音波 A モード法の比較．日本視能訓練士協会誌 2003; 32: 151-155.
4. 須藤史子：超音波眼軸測定と光学式眼軸測定の比較．大鹿哲郎（編）：眼科プラクティス 25，眼のバイオメトリー，第 1 版，文光堂，2009; p.217-220.
5. Holladay JT, et al: A three-part system for refining intraocular lens power calculations. J Cataract Refract Surg 1988; 14: 17-24.

眼軸長が測定しにくい患者の検査方法：片眼手術患者や強度近視患者の術後度数を検査で決めるには

黒坂大次郎
岩手医科大学医学部眼科学講座

術後度数決定のための検査

眼軸長測定誤差を最小限にする.

眼内レンズ度数の予測性を高めるためには，角膜屈折力，眼軸長，計算式の精度を高める必要があるが，一般の眼では特に眼軸長と計算式が重要である．

超音波Aモードでの眼軸長計測は，光学的眼軸長計測装置より手技に熟練を要し誤差を生じやすい．

現在，眼軸長を計測する機器には，超音波Aモードと光干渉の原理を用いた光学的眼軸長計測装置がある．両者には，さまざまな違いが存在する．まず，超音波Aモードでは，プローブを角膜頂点に当て超音波の反射波を検出するため，プローブにより角膜が圧迫されると誤差が生じやすい．超音波の反射は，光軸上が最も強くなるが，中心窩を通る視軸とは一致せず，差が生じる．軸ずれによる誤差は，曲率半径の小さい場合のほうが大きくなるので，後部ぶどう腫では，誤差が大きくなりやすい．一方，光学的眼軸長計測装置では，非接触なためプローブによる誤差は生じない．視軸を計測するので軸ずれも起こしにくい．ただし，水晶体の混濁が強い場合や後嚢下白内障などでは，計測ができない症例がある．

したがって，もし両者の機器を使用することができるのであれば，基本的には，光学的眼軸長計測装置を用い，計測ができない場合に，超音波Aモードを用いれば眼軸長計測の精度を上げることが可能である．

正しく計測されたデータが正しい眼軸長とは限らない．

次に，眼軸長データの値がおかしなものでないか判断することが重要になる．1回ごとの計測値の正確さは，エコー波形やSNR値などでチェックすることが可能であるが，仮にそれらの基準を満たしていても得られたデータが正しく眼軸長を反映しているかをチェックする必要がある（**1**）．

眼軸長	SNR	眼軸長	SNR
26.36 mm	2.6	27.69 mm	2.8
26.42 mm	3.9	26.42 mm	3.8
27.64 mm	4.0	27.66 mm	3.3
27.90 mm	2.7	27.62 mm	2.1
27.86 mm	4.2		
27.63 mm	4.1		
26.44 mm	3.7		
27.65 mm	5.8		
27.63 mm	3.4		
27.65 mm	3.0		

合成データ 27.65 mm

SNR:76.5

1 網膜剥離が中心窩にわずかに及んだ眼でのIOLマスター™測定

眼軸長は26.4mm（赤線）と27.6mmの2つのデータが得られ，波形も2峰性である．計測値の信頼度を示すSNRは両者とも2以下ではない．

3. 水晶体

基本は，計測を複数回行いデータ間にばらつきがないか，明らかな左右差がないかをチェックすることである．眼軸長に明らかな左右差があれば，患者の屈折値にも差があり，白内障になる前の自覚的な視力の左右差，眼鏡のレンズ度数の左右差などがあるはずで，そのデータを参考に計測値が妥当か判断する（**2**）．ただし，片眼の核硬化白内障では，片眼のみの近視化を認め，片眼の高度近視眼では，眼鏡レンズが不等像視予防の観点から低矯正になっている場合があるので注意が必要である．

また，網膜剝離眼で黄斑部が剝離している場合は，超音波Aモードでも光学的眼軸長計測装置でも正確な計測は困難になる（**1**）．穿孔性眼外傷眼でも眼球形体が保たれていない可能性があり，正確な計測はできない．このような場合には，健眼の測定値を代用する場合がある．もともとの屈折値に左右差がないことがある程度確かめられた場合には有効である．

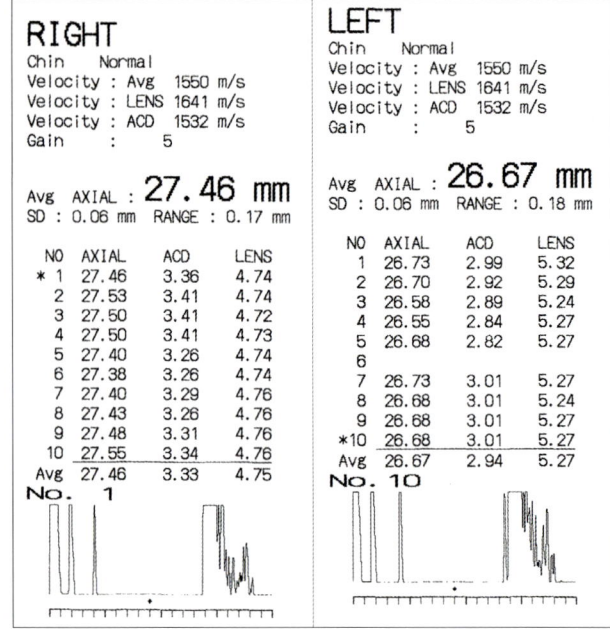

2 1症例の超音波Aモード測定

左右差を明らかに認める．左眼のデータにばらつきはないが，網膜面の波形のすぐ後にもスパイクを認める．眼鏡レンズに左右差がなく，眼軸長の差は，網膜剝離によるものと考えられた．

眼内レンズ度数計算式の精度を上げるために

> 眼内レンズ度数計算は，理論式といえども予想した値を使うので誤差が生じる．できるだけ精度を上げるためには，実際の結果をフィードバックする必要がある．

角膜の屈折力，眼軸長，眼内レンズの固定位置とパワー，患者の屈折値の5つの値は，光学的な関係を保つため，患者の希望屈折値，角膜の屈折力，眼軸長，眼内レンズの固定位置より眼内レンズパワーを算出することができる．ところが実際には，術後の眼内レンズの固定位置を術前に知ることはできない．理論式と分類される計算式もこの部分は予想となる（予想の方法がいろいろとあるため，多くの計算式が存在する）．個々の眼内レンズの特徴などをこの予想部分に加えるために，A定数を使用する．A定数は眼内レンズごとにメーカーから推奨値が提供されている．

眼内レンズ度数計算式の精度を高めるためには，各術者や施設ごとの傾向による補正を行う必要がある．具体的には，患者の眼軸長などのデータ，実際に挿入した眼内レンズ度数，術後の屈折値などから補正する．光学的眼軸長計測装置であるIOLマスター™にはHaigis式が搭載され，IOLマスター™で計測した眼軸長，前房深度，角膜曲率半径のデータから眼内レンズ度数を算出している．この結果を基に実際に挿入した眼内レンズ度数と，術後の屈折値を入力することで簡便にHaigis式の最適化が可能である．

ただし，現在の代表的な理論式（SRK/Tなど）の精度は，標準的な眼軸長および角膜屈折力の眼では高い．長・短眼軸長眼では，これらのデータがずれやすいが，これには，後述のような眼軸長測定の限界や度数に幅がある眼内レンズの特性を1つのA定数で表すことの限界などが関与する[1]．

眼内レンズ度数計算には，誤差がつきもの

> 眼軸長はさまざまな仮定を基に算出するので，必然的に誤差が生じる．特に眼軸長が標準より短い，または長い眼で生じやすい．

　眼軸長を計測する超音波Aモード，光学的計測装置とも直接に長さを測定しているわけではない．前者は，音波が反射してくる時間を，後者は光が反射して戻ってくる時間を計測している．音速や光速は，音や光が通過する媒体によって変化し，眼球内で水晶体内と前房・硝子体内の速度は異なる（音速は，水晶体内で速く，光速は遅い）．

　正しく距離を算出するためには，それぞれの媒体を通過する速度と時間を掛け合わせる必要があるが，実際には，全眼軸長に占める水晶体の割合は一定と仮定し，平均音速や平均光速（屈折率）を用いて算出する．眼軸長が長くなると，全眼球の中で水晶体を通過する割合が相対的に減り，眼軸長が短くなると相対的に増えることになる．ま

なぜシリコンオイル眼の眼軸長を超音波Aモードで計測すると長くなるか　Point!

超音波Aモードでは，超音波が網膜から反射して戻ってくる時間を計測し，眼球内の平均音速に乗じて算出する．シリコンオイル内での音速は，この平均音速よりかなり遅いため，実際に反射して戻ってくる時間は長くなってしまうが，補正せず平均音速と乗じるので長くなってしまう．ただ，屈折率は，あまり差がなく光速には影響が少ないので，光学的眼軸長計測装置では，より正しい値になる．
眼内レンズ度数は，それぞれの機器から正しく得られたデータを使用してもさまざまな仮定に基づいたデータと計算式から算出される．したがって，眼軸長などが標準的な範囲内でも，眼内レンズ度数計算に誤差を生じる可能性がある．この点をしっかりと患者に説明し同意を得ておくことが何よりも重要である．

た，核硬度によっても速度は変化する．これらの影響が出て，通常より短い，または長い眼では，いくらよい波形でも眼軸長のデータが不正確にならざるをえない（⇒**Point!**）．

■引用文献
1. 禰津直久：短眼軸・長眼軸における眼内レンズ度数計算式．大鹿哲郎（編）：眼科診療プラクティス 25 眼のバイオメトリー，文光堂，2009; p.229-232.

オートケラトメータの盲点：LASIK術後，角膜手術後の角膜には注意が必要である

渕端　睦，前田直之
大阪大学医学部眼科学教室

オートケラトメータの値の信頼性

> 白内障手術時の眼内レンズの度数決定には，眼軸長と角膜屈折力の双方に精度が要求される．

角膜屈折力を測定できる装置が多く開発されている．ゴールドスタンダードであるオートケラトメータと，スリットスキャン式角膜トポグラファーのPentacam HR（Oculus社）を比較してみよう．

・症例1　**1**

オートケラトメータの強弱主経線の平均値K＝右44.0D

ペンタカム totel corneal refractive power の中央部K値＝右43.3D

・症例2　**2**

オートケラトメータの強弱主経線の平均値K＝右39.5D

ペンタカム totel corneal refractive power の中央部K値＝右37.2D

> オートケラトメータとペンタカムの差が大きくなることがある．

症例1は正常角膜の例である．このマップはよく使用される角膜前面のデータを用いたaxial power mapではなく，角膜前後面のrefractive powerから計算したtotal corneal refractive power mapである．中央部は緑色で，角膜屈折力は40〜46Dの正常範囲である．

症例2の角膜屈折力の分布を見てみよう．角膜中央部は寒色系で，この部分の角膜屈折力が小さい，つまり角膜中央部が周辺部に比べて平坦化していることがわかる．この症例はLASIK（laser in situ keratomileusis）を施行されている症例である．

オートケラトメータとペンタカムの差

オートケラトメータの問題点

①測定部位が角膜中央ではない：角膜中央3mm付近を測定しているため，光学的に最も重要な中央のデータではない．そのため，中央が球面に近い正常であれば問題ないが，LASIK後のように中央と3mmの部分で形状に差があるとそれが誤差になる．

②非対称性などの形状に対しても対応できていない[1]：円錐角膜などの角膜不正乱視の評価には適していない．

③屈折力の定義が異なる：オートケラトメータでは，まず角膜前面の曲率半径を測定し，それを角膜屈折力に変換しているが，その際axial powerという定義が用いられている．測定対象が球面であれば，axial powerとその地点を通過した光線がどこに結像するかを示すrefractive powerはほぼ一致するが，角膜形状異常が存在するとこの両者の差が問題となってきて，refractive powerを求める必要がある．

④角膜全屈折力を角膜前面の曲率半径のみで算出

3. 水晶体

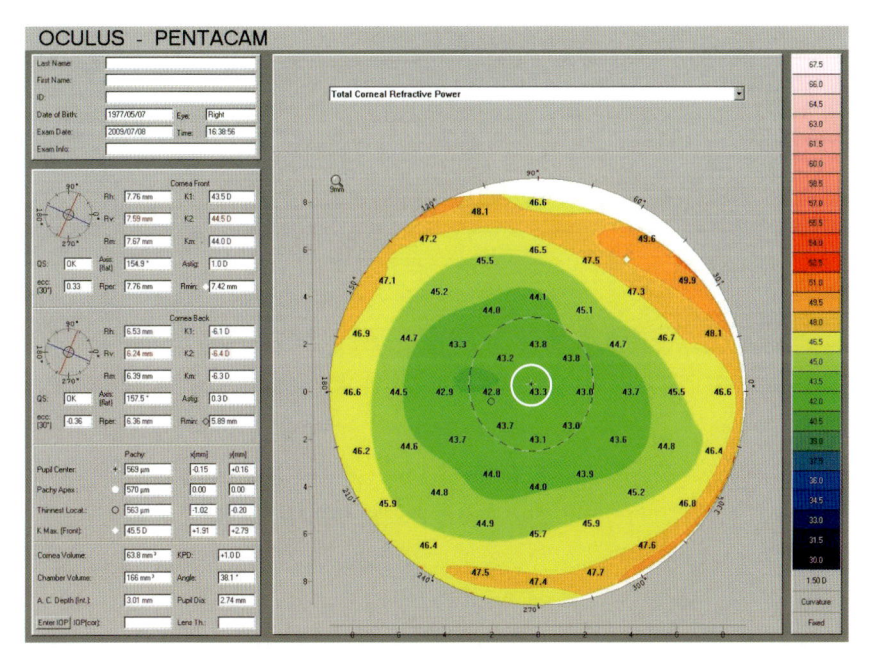

1 正常角膜のペンタカム画像

Total corneal refractive power の中央値は 43.3D である．オートケラトメータの値と大きく変わらない．

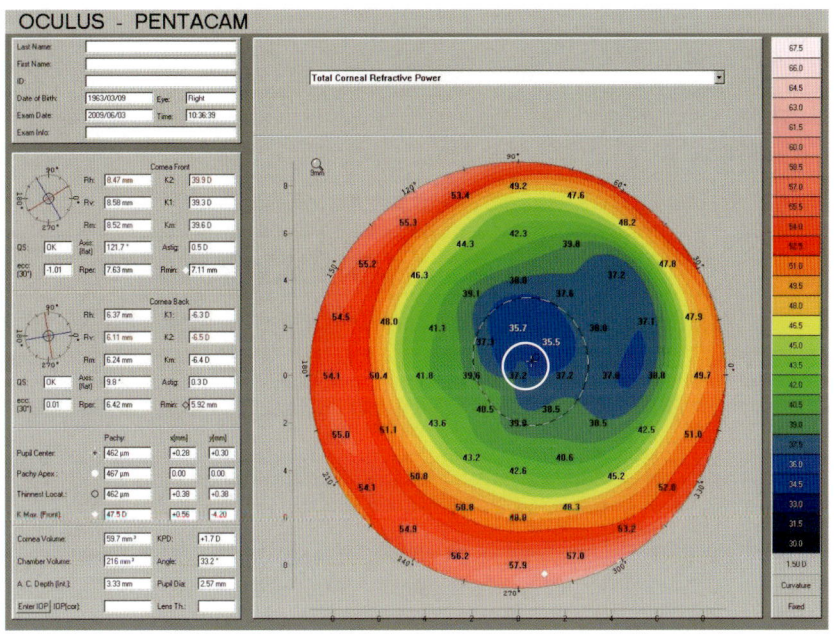

2 LASIK 後のペンタカム画像

Total corneal refractive power の中央値は 37.2D．オートケラトメータの値との差は 2.3D である．

している：角膜全屈折力は，理論的には角膜前面曲率半径（r），角膜後面曲率半径，角膜厚，そして空気，角膜実質，前房水の屈折率から算出される．オートケラトメータやビデオケラトスコープでは角膜前面曲率半径は測定できるが，角膜後面曲率半径は測定できない．

そのため，角膜前後面の曲率半径が比例関係にあると仮定して keratometric index（= 1.3375）を用いた結果で角膜屈折力（k）に換算している．K =（keratometric index − 空気の屈折率）÷ r なので単位をそろえると，具体的には K（D）= 337.5 ÷ r（mm）で計算することができる．

よって LASIK や治療的レーザー角膜切除術（phototherapeutic keratectomy：PTK）のように角膜前面が平坦になっても，角膜後面が変化しないような角膜形状異常については，角膜前面曲率

3. 水晶体

半径を角膜後面曲率半径の比率が異なってくるため誤差が生じる.

そのため，オートケラトメータでもビデオケラトスコープでも角膜屈折力は実際よりも大きく表示されてしまうのである[2].

> オートケラトメータの値を基に，眼内レンズの度数計算をすると術後遠視化が起きることがある.

屈折矯正手術後の眼内レンズ度数計算は，時に予想外の結果が起こりうる. 近視に対するLASIK後では，前述したように角膜屈折力が大きく表示され，その結果，術後遠視化を引き起こす[3].

そのため，LASIK後のIOL度数計算の誤差を減らすための方法が試みられている.

屈折矯正手術眼の角膜屈折力を得る方法

clinical history method（CHM）

屈折矯正手術（RS）前の角膜屈折力と，屈折矯正手術による矯正量（角膜面に換算したもの）を用いてK値を計算する方法である. 正確なデータがそろっていれば最も推奨されている[3].
K ＝ RS術前のK＋（RS術前の等価球面値－RS術後の等価球面値）

ring3法

TMSの3番目のリングの平均角膜屈折力を用いる方法である. 角膜中央と周辺の差を除外することができるが，前後面の比に関しては補正されない.

コンタクトレンズ法

ハードコンタクトレンズ装用時と非装用時の等価球面の差でK値を補正する方法である. 白内障がある眼での等価球面値の測定は，正確に行うことが困難などの問題がある.

ダブルK法（double K method）

屈折矯正手術前と手術後のK値を使って眼内レンズのパワーを計算する[2]. SRK/T式では，術後の眼内レンズの深度であるELP（effective lens position）は角膜屈折力に比例して算出される. そのためLASIK後のように角膜屈折力が小さくなると，前房深度が実際より浅く予測されてしまう. これにより眼内レンズの度数は小さめになり，遠視化する. これを防止するためにSRK/T式の中でELPを計算する部分にのみ屈折矯正手術術前のK値を用い，その他の部分では術後のK値を用いる. よってここでは，角膜トポグラファーは使われていない. 術後のK値はCHMを用いて，術前のK値から，屈折矯正手術前後の等価球面値の変化量を引いて求めてもよい.

角膜前後面の屈折力を用いる方法

double-K法では，屈折矯正手術前のケラト値と矯正量のデータが必要であるが，これらのデータがない場合はもちろん使用できないし，そのデータが不正確であったり，その後角膜形状が変化すると誤差が大きくなる. そこでデータがない場合やPTKなど角膜手術後でも角膜前面と後面の曲率半径を計測し，これらを用いて角膜全体の屈折力を計算してK値とする方法である[4].

眼内レンズ度数計算の実際

実際に当院で，眼内レンズ（IOL）度数計算を行った結果を下に示す.

LASIK術前のデータがある場合のIOL度数計算

・**症例3**　49歳，男性. 近医にて両眼LASIK術後に右眼白内障をきたした症例である.
術前視力 RV ＝（0.5 p × － 3.00D ＝ cyl － 1.50D Ax100°）
前医より得たLASIK術前のデータ RV ＝（1.2 × － 8.5D ＝ cyl － 1.25D Ax25°）
当院初診時（LASIK術後のデータ）RV ＝（0.8p × cyl － 1.50D Ax100°）K ＝ 41.25D
IOL度数計算は以下の2つで行った.
AL（眼軸長）＝ 28.16 mm
眼内レンズ度数計算式　SRK/T
（1）ペンタカムによって得られた角膜前後面の屈折力を用いる方法 total corneal refractive power

3. 水晶体

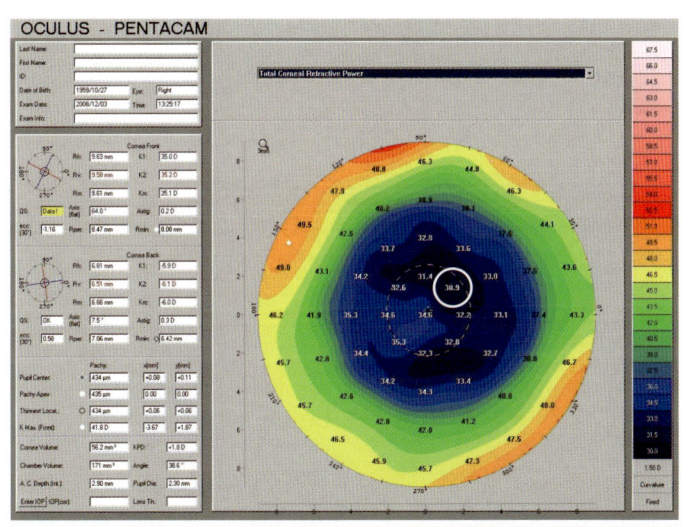

3 LASIK後に白内障手術を行った症例

Total corneal refractive powerの最小値は30.9Dであったため，それを用いてIOL計算を行った．

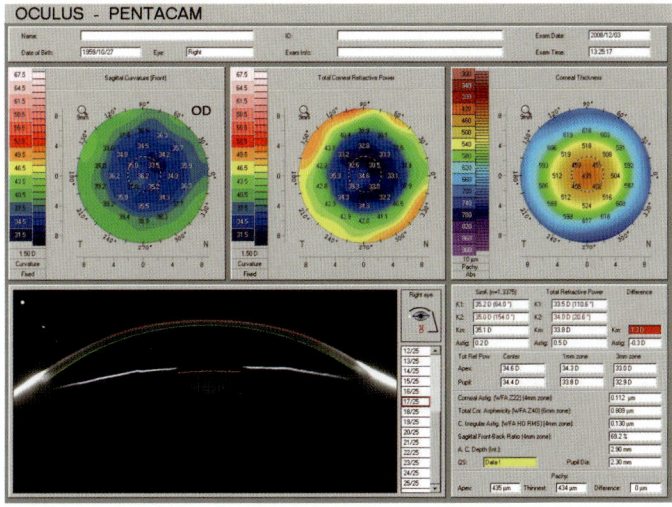

の最小値K＝30.9Dで正視狙い→IOL＝22.0D
(2) 白内障術後にLASIKをすると仮定して，LASIK術前K値41.25Dを使い，LASIK術前の等価球面値である－9.13D狙いとする（白内障術後にLASIKを施行し正視に矯正すると考える）→IOL＝22.0D
両者が一致したため22.0DのIOLを挿入し術後3か月
RV＝1.0（1.5×＋0.5D＝cyl－0.75D Ax95°）という良好な視力を得た（ 3 ⇒ **Point!**）．

角膜形状解析のみでのIOL度数計算（PTK後）

・**症例4** 73歳，男性．左眼PTK術後に白内障をきたした患者である．
術前視力LV＝（0.5×cyl－0.5D Ax90°）

IOL計算はペンタカムを用いて，角膜前後面から角膜屈折力を求めた．
AL（眼軸長）＝22.95mm
眼内レンズ度数計算式　SRK/T
totel corneal refractive powerを測定し，pupil 1 mmの値41.1Dを得た．－2.0D狙いで計算し→IOL＝28.0D
28.0DのIOLを挿入し術後3か月
LV＝（0.9×－1.0D＝cyl－1.00D Ax90°）という良好な視力を得ている（ 4 ）．

このように角膜形状解析に基づいてIOL度数を計算し，可能であればCHMでも計算して，両者が一致することが確認できれば理想的である．
オートケラトメータは正常眼であれば，その精

3. 水晶体

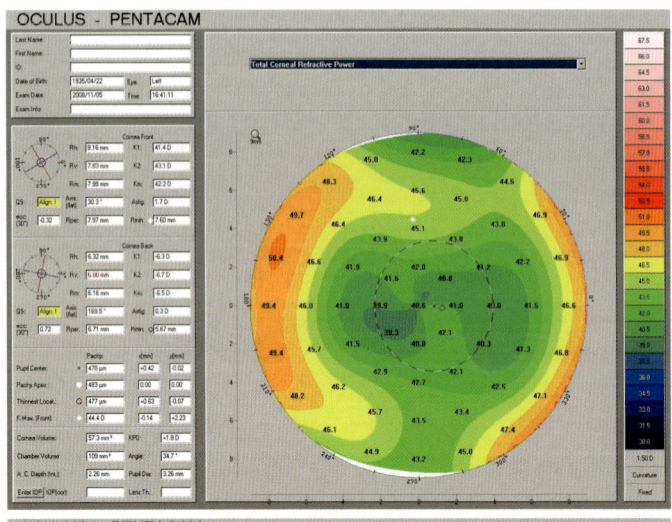

4 PTK後に白内障手術を行った症例

Total corneal refractive power は角膜頂点（apex），瞳孔（pupil）の二点を中心とし，center, 1mm zone, 3mm zone, がそれぞれ表示される．今回は1mm zone の値を用いてIOL計算を行った．

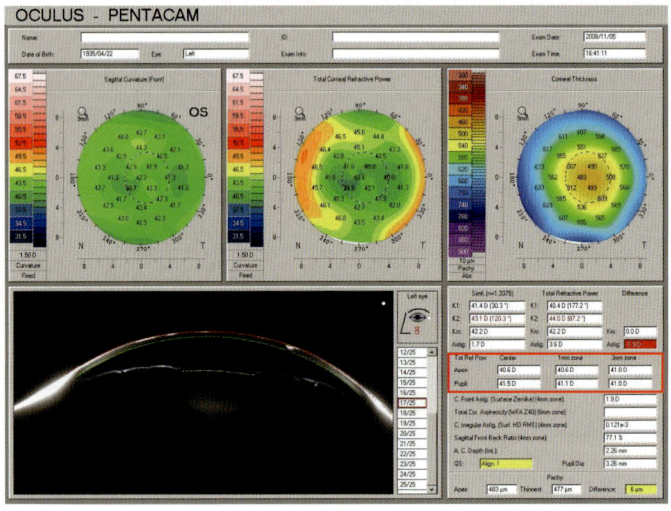

度は十分であるが，正常かどうかはオートケラトメータでは判定できない．よってビデオケラトスコープやスリットスキャン式角膜トポグラファーによる事前の角膜形状異常の有無の判定が望ましいと思われる．

Point! 角膜形状異常がある場合の眼内レンズ度数計算には，角膜屈折力の正確な値が必要

複数の検査からレンズの度数計算を行って，結果を比較したうえで度数決定をすることが重要であり，また患者には測定誤差の可能性を十分に伝えておく．ペンタカムからK値を求める場合，当院では true net power の中央値を採用しているが，total refractive power の pupil center や 1mm の値と比較して差がある場合には，術後の測定誤差が大きい傾向にある．今回の症例3のように，total refractive power の瞳孔周囲の最小値を使用すると良好な結果を得られることもある．

■引用文献

1. 林 仁：膜形状解析／オートレフラクトメーターとフォトケラトスコープ ケラトメータの結果の読み方．前田直之，ほか（編）：角膜トポグラファーと波面センサー 解読のポイント．第1版，メジカルビュー社，2002; p.20-25.
2. Aramberri J: Intraocular lens power calculation after corneal refractive surgery; double-K method. J Refract Surg. 2003; 29(11): 2063-2068.
3. Argento Carlos, MD, et al: Intraocular lens power calculation after refractive surgery. J Cataract Refract Surg. 2003; 29(7): 1346-1351.
4. Kim SW, et al: Use of the pentacam true net power for intraocular lens calculation in eyes after refractive corneal surgery. J Refract Surg. 2009; 25(3): 285-289.

多焦点眼内レンズ挿入時の瞳孔径検査の意義と注意点

林　研
林眼科病院

多焦点眼内レンズ挿入のための瞳孔径検査の意義

> 瞳孔径が大きく，周囲の近用屈折ゾーンが十分に露出するほど，屈折型多焦点レンズ挿入眼の近見視力は良好である．

　多焦点眼内レンズ，特に屈折型の原理は，同心円状に屈折ゾーンが配置され，それらが瞳孔領に露出することによって，入射光が配分されることである．通常は中央が遠用ゾーンで周囲に近用と中間距離ゾーンがつくられているが，これらが瞳孔領に露出して初めて，そこからの光が瞳孔から後方へ入る．逆に，瞳孔径が小さくて周囲の近用・中間距離ゾーンが露出しなければ，近見・中間距離視力は不良である．つまり，屈折型の近見・中間距離視力は通常，瞳孔径に依存する．また，回折型レンズでも，AlconのReSTOR®などは，回折領域は中央に限られ，周囲は遠用の屈折ゾーンになっており，厳密には回折・屈折複合型とでもいえる構造になっている．そのため，暗所で瞳孔径が広がれば，遠用ゾーンからの光配分が増加して，遠見視力やコントラスト感度が改善する．さらに，回折領域であっても十分に露出しないほど瞳孔径が小さいと，近見視力が悪い傾向がある．

　また，それぞれのレンズの近用ゾーンの径や幅によって，瞳孔径との関係は異なる．たとえば，近用ゾーンが比較的内側にあり，ゾーン幅が狭ければ，瞳孔径は小さくても近見視力は出やすい．つまるところ，近用ゾーンが十分に露出する大きさの瞳孔径であるほど，そのレンズにおける最良の近見視力が得られるということである．また，近用部がまったく露出しなければ，当然，近見視力は不良で，単焦点レンズとほとんど同じということになる．このように，それぞれの多焦点構造によって必要とする瞳孔径は異なるので，多焦点レンズを選ぶ場合は，その構造を知っておかなければならない．特に瞳孔径と得られる近見・遠見視力の関連がすでに報告されていれば，そのデータを知っておくべきである．しかし，まだ臨床データが蓄積していないレンズもあり，この場合はメーカーから瞳孔径による光配分の光学的シミュレーションのデータをもらって類推するとよい．

　たとえば，現在の屈折型多焦点レンズの近用ゾーン径は，AMOのReZoom®では2.0〜4.6 mm（中心となる近用部径は2.0〜3.45 mm），HoyaのSFX-MV1では2.3〜3.24 mmなので，理論上約3.5 mmの瞳孔径があればこれらのレンズの最良近見視力が得られるはずである（**1**）．

　一方，2.5 mmでは単焦点と同様であるし，3.0 mm以下では有効な近見視力は得られないと考えられる．つまり，3.0 mm以下の瞳孔径の患者は屈折型多焦点レンズのよい適応ではない．特に術後は瞳孔径が3か月間くらい縮小しているので，術直後から近見視力を出したい場合は，術前3.5 mmぐらいの瞳孔径が必要と考えられる．回折型レンズでは瞳孔径への依存度は低いが，ReSTOR®などは，回折領域が中央3.6 mmに限られるので，

3. 水晶体

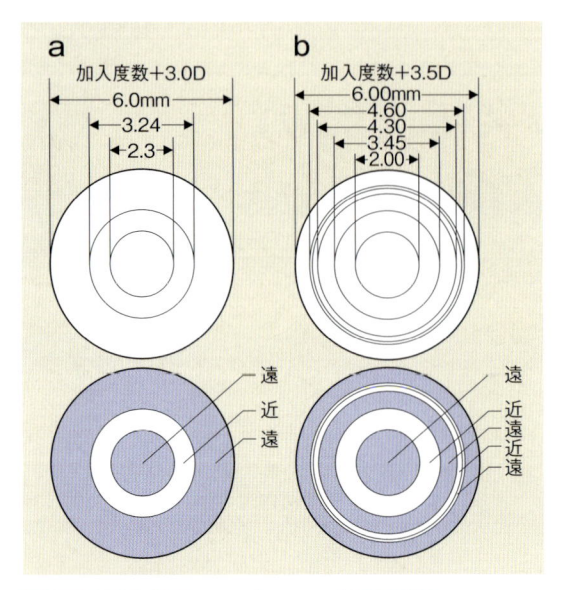

1 屈折型多焦点レンズのレンズ表面構造

a：Hoya SFX-MV1, b：AMO ReZoom
屈折型レンズは，異なる屈折力をもつゾーンが同心円状になっている．

それに近いほど近見視力がよい傾向がある．

瞳孔径検査器械の種類と特徴

> 瞳孔径検査器械にはいろいろあるが，暗所瞳孔径を測れる器械がよく，Colvard瞳孔計か電子瞳孔計がよい．

前述のように，多焦点レンズ挿入眼の視力，特に屈折型レンズの近見視力は瞳孔径に依存するので，術前に瞳孔径を測定しておく必要がある．調べておくべき照度条件としては，昼間の室内の明るさ（300～450 lx）を基準に，暗い室内（0.5～5 lx）での瞳孔径も調べておくとよい．明るい昼間（450 lx以上）に室外でする作業もあるが，これは遠見作業がほとんどなので近見視力はあまり関係ないと思われる．

瞳孔径の検査器械としては，①単純なルーラー，②眼を遮蔽して暗所条件も測定できるルーラー型瞳孔計（Oasis Colvard瞳孔計），③瞳孔変動を詳細に記録できる赤外線瞳孔計などがある．また角膜上で測定した瞳孔径は実際の値より大きいが，補正しているものとしていないものがあるので注

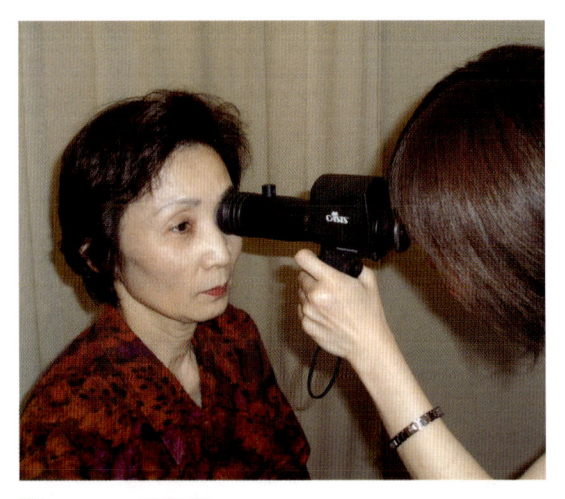

2 Colvard瞳孔計

遮蔽して暗くした後，LEDによる照明で，5 lx程度の夜間運転時の明るさをシミュレーションできる器械である．赤外線反射光を増幅することにより，暗所瞳孔径を簡便に測定できるが，ルーラーが0.5mm刻みなので詳細な測定はできない．

意が必要である．

まず①のルーラーは簡便であるが，暗所瞳孔径を測るには部屋を暗くしなければならない．暗いと測定が難しいので，結局明所しか測定できない．②のColvard瞳孔計は，遮蔽して暗くした後，発光ダイオード（LED）による照明で，5 lx程度の夜間運転時の明るさをシミュレーションするものである（2）．赤外線反射光を増幅することにより，暗所瞳孔径を簡便に測定できるが，ルーラーが0.5 mm刻みなので詳細な測定はできない．③の赤外線瞳孔計には，3～4種類ありそれぞれに特徴がある．遮蔽してLEDで一定の照度条件をつくって暗所瞳孔径を測定するのは同様であるが，機種によって照度が異なる．また，瞳孔画像を動画としてコンピュータに取り込み，解析ソフトで瞳孔の縦横径や面積を測定する．動画として記録するので，瞳孔の細かい動きをとらえることができ，それらの平均や変動範囲などを算出する（3）．解像度も0.05 mm以下と高く，刺激方法によっては対光反応まで調べることができる（4）．電子瞳孔計は精度の高い測定ができるが，機器が高価であること，計測に手間と時間がかかるという欠点もある．

3. 水晶体

多焦点レンズの適応検査に用いる瞳孔計 Point!

多焦点レンズの適応を見るためには，レンズによって若干異なるものの，瞳孔径がおよそ3mm以下の患者を適応外とするのみで十分と考えられる．術直後からよい視力を期待したい場合は，3.5mmに基準を上げればよい．このように，詳細な測定は必要ないので，明所であればどの検査器械でもよいと思われる．ただし，ルーラーは暗所の測定が難しいので，現在のところはColvard瞳孔計が最も簡便でよいと考えられる．電子瞳孔計は多焦点レンズの適応検査としては，精度が高すぎるようである．瞳孔径依存度など多焦点レンズの特性をきちんと調べる場合には，電子瞳孔計を用いればよい．ただし，いずれの検査にしろ，明所・暗所の照度条件を同じにしないとまったく異なった値になってしまう．どの明るさでの測定が必要なのか，一定の基準を設定することが望まれる．

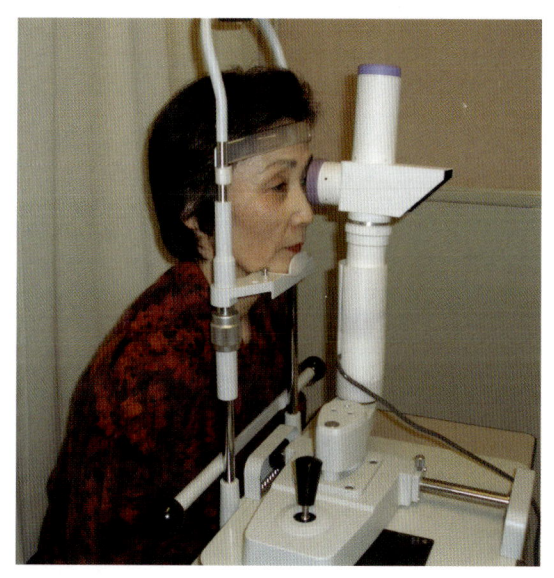

3 電子瞳孔計

電子瞳孔計は3～4種類あり，遮蔽してLEDで一定の照度条件をつくって暗所瞳孔径を測定するのは同様であるが，機種によって照度が異なる．また，瞳孔画像を動画としてコンピュータに取り込み，解析ソフトで瞳孔の縦横径や面積を測定する．

瞳孔径検査の注意点

瞳孔計それぞれの測定値に強い相関はあるが，それぞれの器械の照度条件などにより，測定値に差がある．

瞳孔径はさまざまな条件によって刻々変化している．最も大きな要因は明るさであるが，それ以外にも見ている指標の距離や大きさで瞳孔径は変化する．特に，若い人では調節するため瞳孔の変動が大きく，電子瞳孔計のように詳細な動きを記録するものでは，何らかの指標を見るようにしなければならない．また，暗所の瞳孔径を測るときには，暗順応させて測定しなければならない．

①ルーラー（Alcon pupillometer），②Colvard瞳孔計，③2種類の電子瞳孔計（Newopto ET200とTMI FP-10000）の4つの瞳孔計の測定値を比較してみた．暗所では機種により照度条件が異な

4 電子瞳孔計の記録データ

電子瞳孔計は，画像を動画として記録するので，瞳孔の細かい変動をとらえることができ，それらの平均や変動範囲などを算出することができる．

129

3. 水晶体

5 各瞳孔計の測定値の単相関係数

	ルーラー	Colvard 瞳孔計	ET-200	FP-10000
ルーラー	—	0.961	0.887	0.855
Colvard 瞳孔計	0.961	—	0.887	0.861
ET-200	0.887	0.887	—	0.864
FP-10000	0.855	0.861	0.864	—

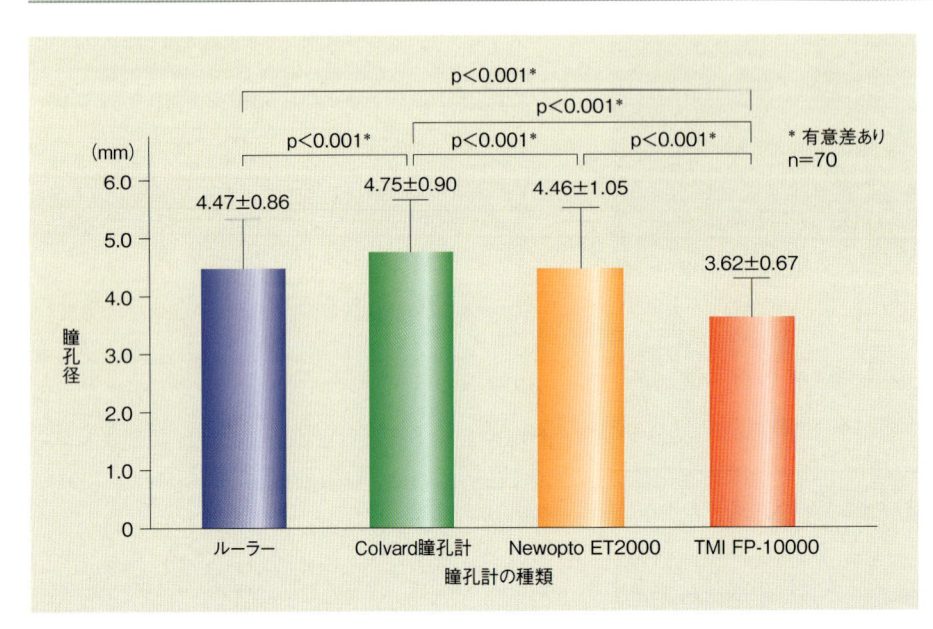

6 各瞳孔計の測定値の比較

測定値はルーラーとET2000の間のみには差がなかったが，他の器械の測定値はまったく一致していなかった．

るので，今回は明所瞳孔径のみ検討した．

まず相関をみた結果として，ルーラーとColvard瞳孔計の値の相関係数が0.961と非常に高い相関を示した（**5**）．それ以外の測定値の相関は0.85～0.9程度であり，他器械間の相関も高かった．しかし，測定値はルーラーとET-200の間のみには差がなかったが，他の器械の測定値は全く一致していなかった（**6**）．特に，Colvard瞳孔計の測定値は大きく，電子瞳孔計のFP-10000の測定値は他に比べてかなり小さかった．精度が高いはずの電子瞳孔計の測定値が一致しないことは，条件設定が異なっているためと考えられ，実際の状態に近い一定の基準を設ける必要性が示唆された（⇒**Point!**）．

多焦点眼内レンズ挿入眼の視機能検査

柴 琢也
東京慈恵会医科大学眼科学講座

近年の眼内レンズ（IOL）の進歩は目覚しいものがあり，術後視力の向上のみならずより質の高い術後視機能を獲得するためにさまざまな試みがなされている．最近では従来用いられてきた球面構造の単焦点IOLに替わって，さまざまな機能が追加されたIOLが開発，臨床使用されてきている．それらは付加価値IOLと称されており，非球面IOL，着色IOL，極小切開対応IOL，大光学径IOL，多焦点IOLなど多種多様である．そのなかでも多焦点IOLは，他の付加価値IOLに比べて，最もその付加価値が患者の術後視機能に影響を与えると考えられている．以下に多焦点IOL挿入眼の術後視機能検査の注意点について述べる．

多焦点IOL挿入眼の術後検査

1は当院における多焦点IOL挿入眼の検査項目である．その多くは単焦点IOL挿入眼と同様であるが，多焦点IOL独自の機能および問題点を検出するために，いくつかの検査項目および検査回数が追加されている．

視力検査

> 多焦点IOL挿入眼の視力検査は，挿入されているIOLの光学的特性を理解していないと，まったく別の結果を導いてしまう可能性があり，注意を要する．

遠方矯正視力

通常視力検査を行う際には，オートレフラクト

1 多焦点IOL挿入眼の検査項目（慈恵医大本院）

検査項目	術前	1D	1W	1M	3M	6M
遠方視力（裸眼・矯正）	○	○	○	○	○	○
近方視力（裸眼・矯正遠方矯正下）	○		○	○	○	○
眼圧	○	○	○	○	○	○
優位眼判定	○					
瞳孔径（暗所・明所）	○					
光学式眼軸長	○					
超音波眼軸長	○					
角膜内皮細胞密度	○			○	○	○
角膜形状解析	○			○	○	○
波面収差	○			○	○	○
glare/haloの有無			○	○	○	○
コントラスト感度				○	○	
焦点深度					○	

単焦点IOL挿入眼よりも，術前後ともに多くの検査を要する．

3. 水晶体

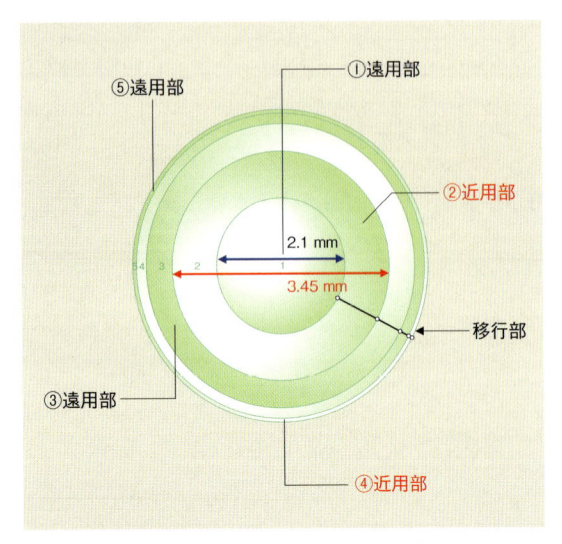

② 屈折型多焦点IOL NXG1（ReZoom®, AMO）の光学部デザイン

同心円状に屈折力の異なる5つの光学領域が配置されている.

（図中ラベル：①遠用部、②近用部、③遠用部、④近用部、⑤遠用部、移行部、2.1 mm、3.45 mm）

メータにて得られた他覚的屈折値を参考にして行うことが多い．しかし屈折型多焦点IOL挿入眼では，オートレフラクトメータの測定値が必ずしも正確ではなく注意を要する．

現在，厚生労働省より許認可を受けている屈折型多焦点IOLは，NXG1（ReZoom®, AMO）の1種類のみである．このIOLは，中心部より同心円状に遠，近，遠，近，遠の順に屈折力の異なる5つの光学領域が配置されている（②）．加入度数は+3.5D（眼鏡面+2.6D相当）である．オートレフラクトメータの解析径は2.5～3.0mmであるため，このIOL挿入眼を測定すると近用領域を測定してしまうことになる．その結果，本来よりも近視側に結果がずれやすくなる．また，このIOLはエネルギー配分が瞳孔径に依存する（③）ために，他覚的屈折検査と自覚的屈折検査の検査環境照度が大きく異なると，さらに自覚と他覚の屈折度数に乖離を生じてしまう．実際の検査はオートケラトメータで得られた角膜乱視を参考にして乱視を設定して，球面度数の調整を行う．

これに対して回折型多焦点IOLでは，オートレフラクトメータの測定値が自覚的屈折度数に近いため，通常どおりの視力検査が可能である．

近方裸眼視力

現在，厚生労働省より許認可を受けている多焦点IOLのうち，回折型であるZM900，ZMA00（TECNIS® Multifocal, AMO）のみは，遠近のエネルギー配分が瞳孔径に依存しない（③）．しかし，屈折型のNXG1（ReZoom®, AMO, ③）や，アポダイズ回折型のSA60D3，SN6AD3（ReSTOR®, Alcon, ③）は，エネルギー配分が瞳孔径に依存するため，検査環境の照度によって近方視力が変動する．通常どおり30cmの距離で測定すると同時に，検査指標を患者自身に前後に動かしてもらい，最も見やすい距離でも裸眼視力を測定する．

近方矯正視力

多焦点IOL挿入眼は2つの焦点のピークをもつ

③ 各IOLのエネルギー配分

	瞳孔径	近距離	中間距離	遠距離	瞳孔径とエネルギー配分の関係
屈折型多焦点IOL NXG1 (ReZoom®, AMO)	2.0 mm	0%	17%	83%	挿入眼のエネルギー配分は，瞳孔径に依存する
	5.0 mm	30%	10%	60%	
回折型多焦点IOL ZM900, ZMA00 (TECNIS® Multifocal, AMO)	2.0 mm	40%	0%	40%	挿入眼のエネルギー配分は，瞳孔径に依存しない
	5.0 mm	40%	0%	40%	
アポダイズ回折型多焦点IOL SA60D3, SN6AD3 (ReSTOR®, Alcon)	2.0 mm	40%	0%	40%	挿入眼のエネルギー配分は，瞳孔径に依存する
	5.0 mm	10%	0%	84%	

3. 水晶体

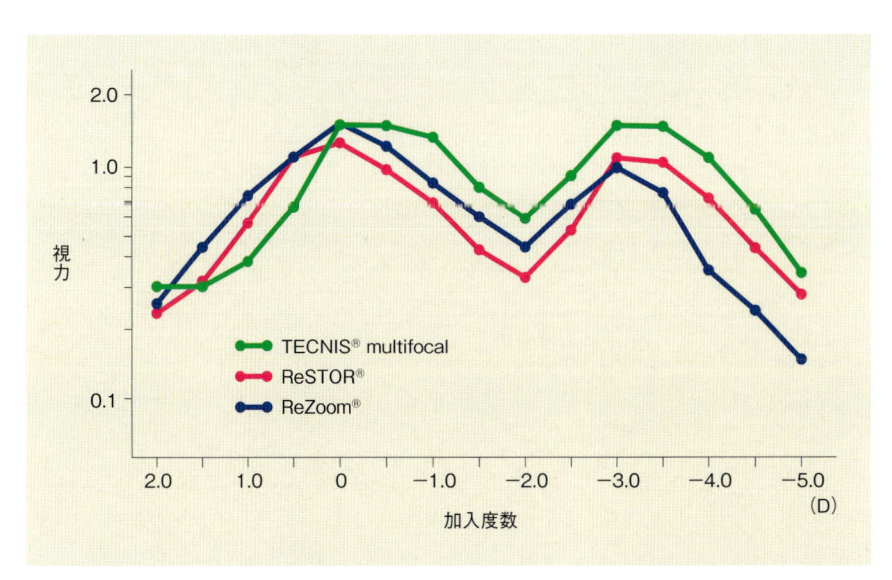

4 各多焦点IOLの焦点深度

各多焦点IOL挿入眼の術後3か月目の焦点深度であり，それぞれ2か所のピークを認める（慈恵医大本院において測定）．

（グラフ：縦軸 視力（0.1〜2.0），横軸 加入度数（2.0〜−5.0 D））
- TECNIS® multifocal
- ReSTOR®
- ReZoom®

ため，近方矯正視力を測定する際にはどちらの焦点における視力検査かを把握する必要がある．遠方の焦点を用いて+3.0Dを加入しても視力が得られてしまうが，これでは多焦点IOLの特性を把握できない．各IOLの焦点深度曲線を参考にしながら，症例ごとの遠方の屈折度数を基にして，回折型，屈折型ともにまずは近方の焦点を用いて近方矯正視力検査を行う．ただし，屈折型では瞳孔径によっては，近方矯正視力検査が行いづらいことがあり，このような場合には遠方の焦点を用いて行う．

Point! 視力検査のコツ

● 遠方矯正視力
・屈折型ではオートケラトメータで得られた角膜乱視を基に乱視を設定し，球面度数を調整する．
・回折型ではオートレフラクトメータの測定値が自覚的屈折度数に近いので通常視力検査が可能．

● 近方裸眼視力
エネルギー配分が瞳孔径に依存するタイプの測定機器のときは，30cmと最も見やすい距離とを測定する．

● 近方矯正視力
IOLの焦点深度曲線を参考にしつつ，遠方屈折度数を基にまず近方の焦点で検査する．ただし，瞳孔径によっては屈折型では遠方の焦点を用いる．

4.
緑内障

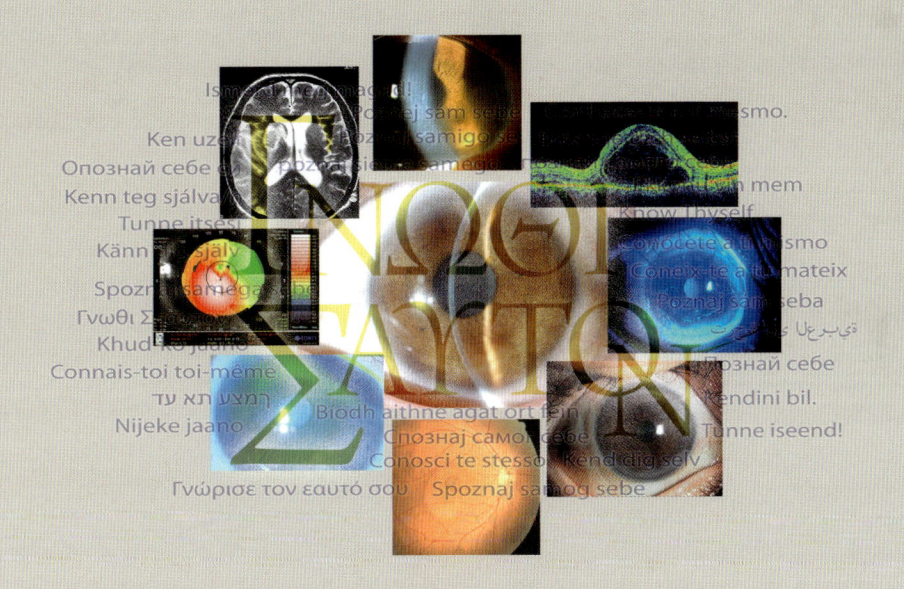

眼底検査：緑内障に特徴的な視神経乳頭と網膜神経線維層の変化について

福地健郎
新潟大学大学院医歯学総合研究科感覚統合医学講座視覚病態学分野

緑内障眼の視神経乳頭観察のコツ Point!

緑内障の眼底による診断は，乳頭は強拡大で，神経線維層は弱拡大で質の高い眼底写真として記録し，観察，まず眼科医が定性的に判定する．眼科医による眼底の観察が緑内障性視神経症の診断の基本である．OCTなどの装置による定性的・定量的解析はより一般化していくと考えられる．定量的な解析を継続することによって，今後は「視野＝機能」に対して，「乳頭・網膜＝形態」と，緑内障性視神経症を2つの側面から経時的変化を観察していくことが可能になる．

視神経乳頭変化とその観察

基本は眼底検査で，画像解析装置による観察は，あくまでも補助である．

緑内障性視神経症診断の基本は眼底検査で，まず質の高い眼底写真で定性的に判定することが勧められる．光干渉断層計（OCT）をはじめとする画像解析装置による観察は精度も高く有用であるが，限界や誤差もあり，あくまで診断としては眼科医を補助する方法であるという基本は忘れてはならない（⇒**Point!**）．

ラミナドットサイン

走査レーザー検眼鏡で，緑内障に特異的なラミナドットサインを明瞭に表出できる．

緑内障眼の視神経乳頭にはさまざまな特徴的所見がみられるが，ラミナドットサイン（lamina-dot sign）もその一つである（**1**a～c）．正常眼でも乳頭陥凹部に同様の所見がみられることから，緑内障眼に特異的な所見ではない．しかし，緑内障眼のラミナドットサインを詳細に観察すると，拡大した篩状板孔や伸展した篩状板孔などが観察され，正常眼とはまったく異なった特徴的な所見を呈していることがわかる．走査レーザー検眼鏡（SLO）による観察は，表層の形態に限られるものの，緑内障眼に特異的なラミナドットサインを明瞭に表出することが可能である（**1**d～f）．

緑内障による視神経障害の主体は，視神経乳頭部で生ずる軸索障害であると再認識されつつある．篩状板部付近では病理学的にも実験的にも軸索輸送障害が認められ，視神経障害メカニズムに深くかかわっていると考えられる．視神経篩状板は強膜の内層2/3に連続し，強膜孔を横断する構造で，結合組織性のシートとグリア細胞によるシートが交互に10数層連続することによって構成されている．トリプシンや水酸化ナトリウムによって細胞成分を消化した乳頭組織と走査型顕微鏡によって篩状板の結合組織性立体構築を観察することができる（**2**）．正常眼の篩状板部は篩状板孔の大きさや配列が保たれているが（**2**a, c），緑内障眼の篩状板孔は大小不同が著しく，配列も乱れている（**2**b, d）．

近年，OCTの技術が著しく発達し，まだ十分とはいえないまでも，視神経乳頭およびそれより後方の状態を横断面，縦断面として観察することが可能になってきた[1,2]．**3**はいずれも緑内障眼の観察例で，**3**aでは部分的に拡大し，大小不同

4. 緑内障

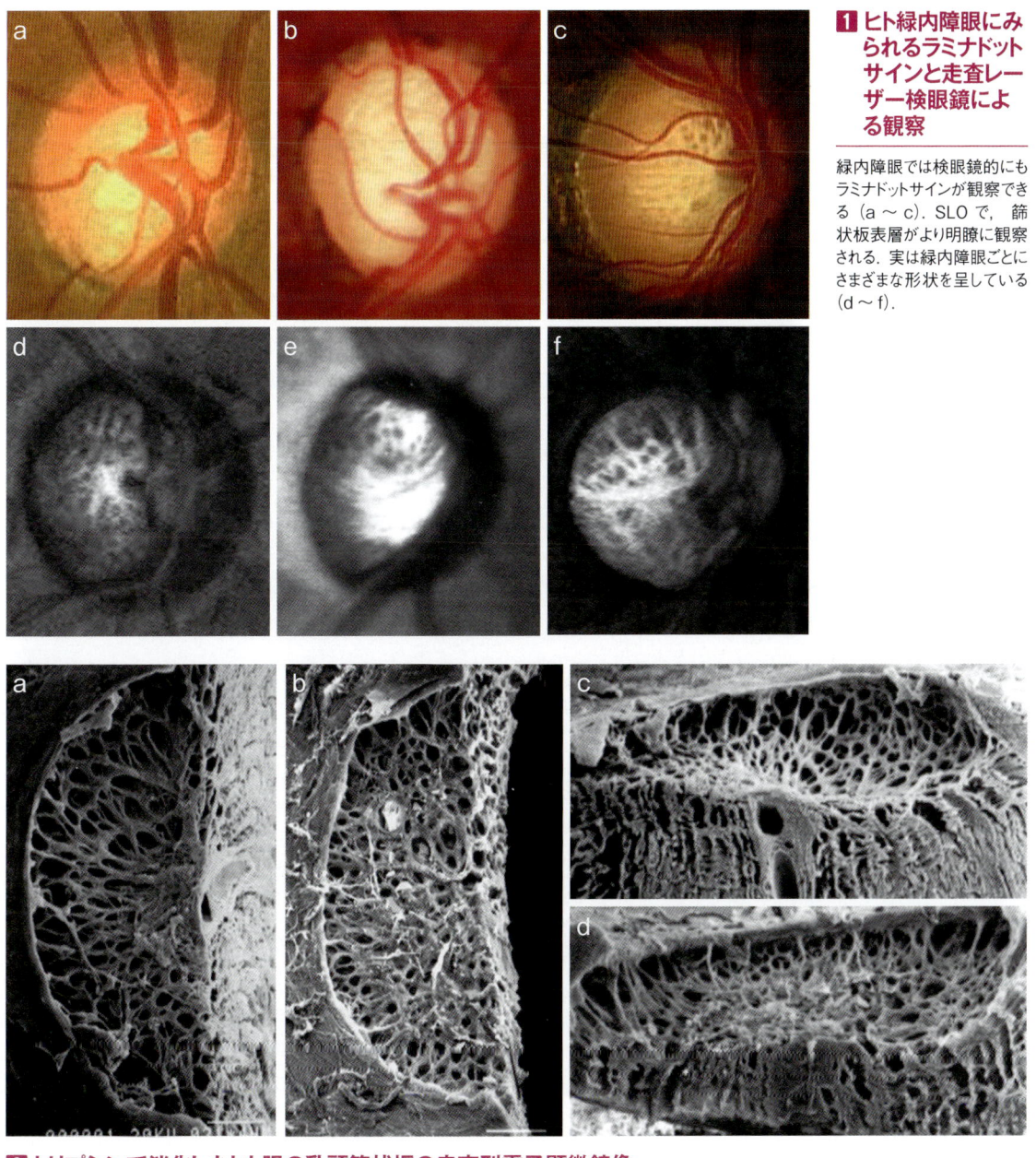

1 ヒト緑内障眼にみられるラミナドットサインと走査レーザー検眼鏡による観察

緑内障眼では検眼鏡的にもラミナドットサインが観察できる（a～c）．SLO で，篩状板表層がより明瞭に観察される．実は緑内障眼ごとにさまざまな形状を呈している（d～f）．

2 トリプシンで消化したヒト眼の乳頭篩状板の走査型電子顕微鏡像

トリプシン消化によって細胞成分は消化され，篩状板の基本構造が明瞭に観察できる．正常眼（a, c）では篩状板の各層板は規則正しく配列し，神経線維束が通過する孔は直線的である（c）．それに対して正常眼圧緑内障眼（b, d）の篩状板では，篩状板孔は大小不同で配列も不規則（b）で，各層板の崩れも著しい（d）．

になった篩状板孔が観察される．また，3b の縦断面では屈曲した篩状板のチャネルや視神経線維束が観察される．おそらく，篩状板は緑内障による視神経障害メカニズムに密接にかかわっており，OCT による篩状板の観察は緑内障の病因機構解明，病態理解，早期診断，鑑別診断，その他に関してさまざまな知見をわれわれに提供してくれる可能性を秘めている．今後の研究の動向が期待される．

137

4. 緑内障

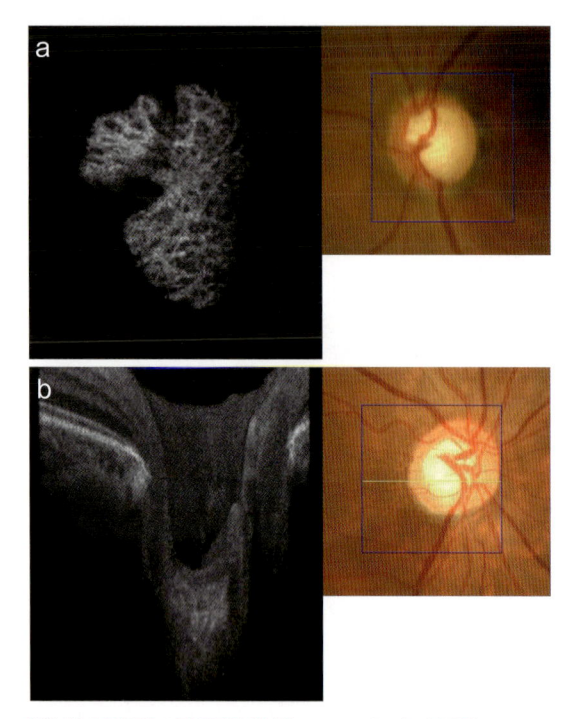

3 緑内障眼の乳頭篩状板のOCTによる観察

走査レーザー検眼鏡では表面から表層の観察であるのに対して，OCTでは篩状板の状態を篩状板前部か後部まで横断面で連続的に観察することができる点で異なる（a）．また，解像度の点で改良の必要があるものの，篩状板部から後篩状板部の表層部まで縦断面としても観察することが可能である．（Topcon社 3D OCT-1000による撮影，岩田和雄新潟大名誉教授よりご提供いただいた）

傍乳頭網脈絡膜萎縮

> フルオレセイン・インドシアニングリーン蛍光眼底撮影で明瞭に区分できる．

緑内障眼の乳頭周囲にはしばしば網脈絡膜萎縮像が見られ，傍乳頭網脈絡膜萎縮と呼ばれる（4a）．傍乳頭網脈絡膜萎縮はzone αとzone βに分けられ，zone αは検眼鏡的に色素の濃淡が混在する部位として観察され，zone βはより乳頭近傍の脈絡膜・強膜が透見される部位として観察される．フルオレセイン蛍光眼底撮影で観察するとより明瞭に区分される（4b）．インドシアニングリーン蛍光眼底撮影ではさらに広範囲に低蛍光領域が認められ，parapapillary avascular area（PPAVA）とよばれる（4c）．

近年では早期変化としての重要性が再認識され，乳頭周囲の循環障害を示すリスクファクター

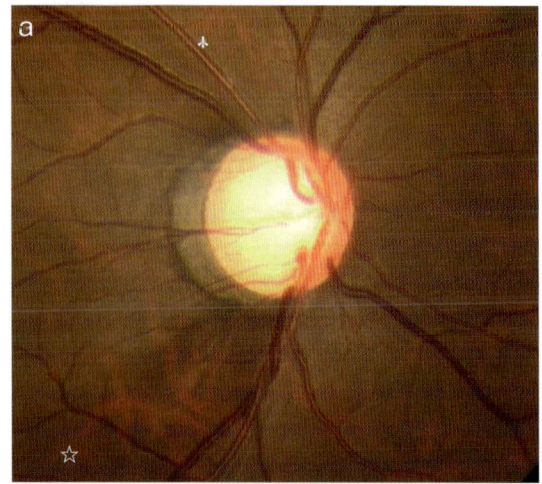

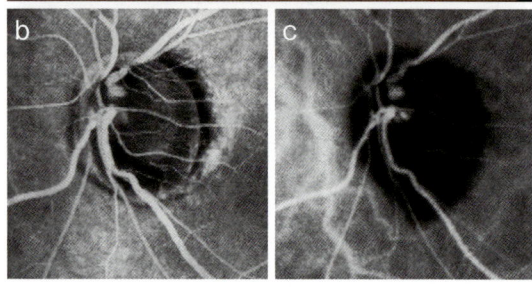

4 緑内障眼の網膜神経線維層欠損と傍乳頭網脈絡膜萎縮

網膜神経線維層欠損（a）は緑内障による乳頭変化に先行してみられる早期の変化としても重要である．境界明瞭な楔状欠損（☆）や，びまん性の櫛状欠損（＊）として検出される．
傍乳頭網脈絡膜萎縮（a）は検眼鏡的に遠位で色素の濃淡が混在するzone αと，乳頭近傍の脈絡膜・強膜が透見されるzone βに分けられる(a)．フルオレセイン蛍光眼底撮影でより明瞭に区分される(b)．インドシアニングリーン蛍光眼底撮影（c）ではさらに広範囲に低蛍光領域が認められる（parapapillary avascular area）．

とも考えられている．

網膜神経線維層の観察

網膜神経線維層欠損

> 緑内障性眼底の最も早期にみられる変化である．

乳頭周辺網膜を観察すると網膜神経線維層に限局性の束状の欠損が観察され，網膜神経線維層欠損とよばれる（4a）．眼底写真による網膜神経線維層の観察はいわゆる定性的な観察であるが，最も早期に認められる緑内障性眼底変化の一つで，視野障害検出や乳頭変化に先行して認められ，早期診断における重要性が強調されている．網膜神経線維層欠損の部位と範囲に一致した陥凹拡

4. 緑内障

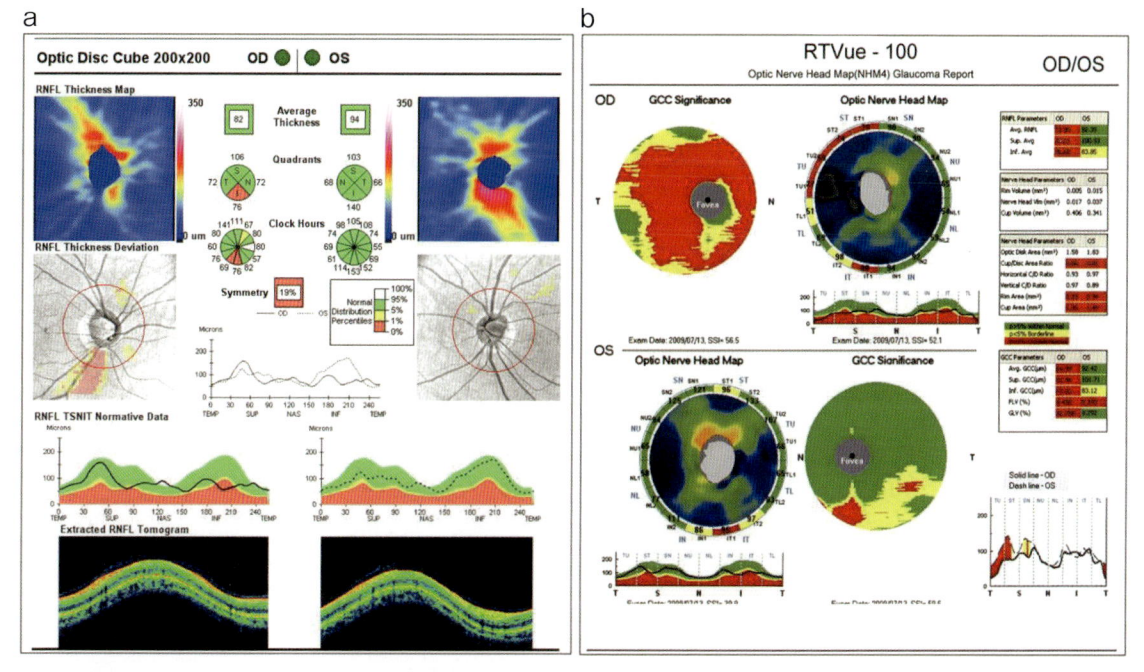

5 緑内障眼におけるOCTによる網膜神経線維層欠損の検出

OCTによる網膜神経線維層解析は，精度，再現性とも改良され，すでに臨床的に広く用いられている．各社のOCTには，それぞれ独自のソフトが組み込まれ，さまざまな解析が可能である．
a：Zeiss社Cirrus OCTによる右眼早期緑内障眼の解析例．b：Optovue社RTvue-100による右眼後期，左眼早期緑内障眼の解析例

大，ノッチングの形成は，局所性の視神経障害の存在を意味し，視野障害の範囲や程度の推測など，緑内障性視神経症の診断上，重要な眼底所見である．網膜神経線維層欠損の形は，スリット状，楔形，櫛状など，さまざまな形を示すが，視神経障害の範囲と程度を反映している．

緑内障眼の眼底画像解析の対象として乳頭に続いて，網膜神経線維層厚があった．OCTの普及によって現在では一般臨床の場でも，網膜神経線維層厚の計測が可能である．網膜神経線維層厚はその領域の視野を直接反映し，したがって乳頭のパラメータよりも視野とよく相関する．各社のOCTはそれぞれに独自の解析・診断ソフトやプログラムを搭載しており，さまざまな定性的・定量的解析が可能である（**5**）．形態変化によって視野よりも早期に緑内障を診断できる可能性が高い．また，視野が主観的であるのに対して，形態は客観的である．早期もしくは極早期の緑内障眼においては形態による進行判定がより感度が高い可能性がある．病態の理解，より的確な管理のための今後の展開が期待される．

■引用文献

1. Srinivasan VJ, et al: Ultrahigh-speed optical coherence tomography for three-dementional and en face imaging of the retina and optic nerve head. Invest Ophthalmol Vis Sci 2008; 49: 5103-5110.
2. Inoue R, et al: Three-dementional high-speed optical coherent tomography imaging of lamina cribrosa in glaucoma. Ophthalmology 2009; 116: 214-222.

眼圧検査：眼圧測定に影響する因子と眼圧の自然変動

川瀬和秀
岐阜大学大学院医学系研究科眼科学

眼圧測定の理論[1]

　眼圧測定は緑内障診療に特に欠かせない検査である．検査方法はGoldmann圧平眼圧計に代表される接触式と，空気圧による非接触式がある．

　圧平眼圧計の測定原理は，「球に働く外力（W）は球の圧力（P1）と圧平された面積（A）の積に等しい（W＝P1×A）」というInbert-Fickの法則に基づいている（ **1** a）．ただし，Inbert-Fickの法則が成り立つのは，球が，①完全に球面，②表面が乾燥している，③完全にたわみやすい，④壁が無限に薄い，のすべてを満たす条件下のみである．しかし，実際には，①完全な球面ではなく，②表面には涙液がありその表面張力（S）の影響を受け，③完全にたわみやすくはなく変形させるのにある一定の力（B）が必要で，④角膜は約0.55mmの厚みがあるので上皮側の圧平面積（A）と内皮側の圧平面積（A1）とは異なる．以上の理由から，Inbert-Fickの法則は角膜に関しては次のように修正される（ **1** b）．

$$W+S=Pt \times A1+B$$

　A1が7.35mm^{2}のときにはS,Bともに約0.415gとなるので，W＝Pt×A1と近似される．A1が7.35mm^{2}となるのは，角膜を上皮側で直径3.06mm圧平したときで，このとき変形する眼球の体積は約0.50mm^{3}となり，無視できる程度である．Goldmann圧平眼圧計ではプリズムの半円の内側が接したときは，正確に3.06mmの直径の角膜上皮を圧平するように設計されているので，そのときの読みが眼圧を反映することになる．以上の原理から，角膜厚が0.55mmから大幅にずれているときにはGoldmann眼圧計で圧平される内皮側の角膜面積（A1）は7.35mm^{2}とはならず，角膜厚によって測定値が異なる原因となっている．

　非接触眼圧計も空気を噴射することで角膜を圧平する圧平式眼圧計の一つである．圧平に要した時間と眼圧の間には直接関係があるので，角膜を圧平するのに要する時間，もしくは噴射の内圧から眼圧値を換算する．赤外線で角膜を観察し，角膜が一定面積に圧平されたときに反射光量が最大となった状態を検知する．測定時間が短く，ある瞬間の眼圧のみが測定されるため，脈圧の影響を受ける．通常3回

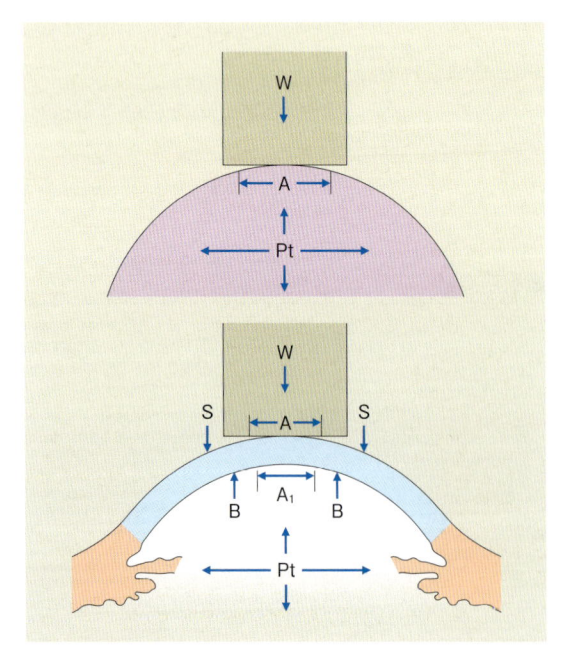

1 Inbert-Fickの法則（文献1より）

以上の測定値の平均値をとって眼圧値とする.

眼圧測定に影響する因子

2にGoldmann圧平眼圧計の測定誤差の要因を示す．涙液量が多すぎる場合は，半円像が太くなり，逆に少なすぎる場合には半円像は細くなる．睫毛や眼瞼に接触すると大きな測定誤差の原因となるので，十分な開瞼が重要であるが，開瞼しようとして眼球を圧迫するとこれも測定誤差の要因となるため，指は眼窩縁に当て，直接眼球を圧迫しないようにする．また，脈圧が大きい場合は拍動の中間で半円の内側同士が接触するようにする．角膜乱視が強くない症例ではプリズムの水平目盛を白線に合わせ，角膜乱視が強い症例（3D以上）では，その弱主経線を赤線に合わせる．

眼圧の自然変動による因子

> 眼圧は多くの要因で変動するが，日内変動や季節変動もある．

眼圧には，体位，運動，薬物，嗜好品，ストレスなどが影響しており，さらに医療機関での終日測定は通常の環境と異なるため，正確な個人の日内変動を測定することは困難である．しかし，現在の緑内障治療，とりわけ正常眼圧緑内障（NTG）の治療を考えるうえで，眼圧日内変動の測定は重要な要素である（→Point!）．

日内変動

眼圧の日内変動は1904年に眼圧計を用いて報告されて以来の古くて新しい話題である．変動のメカニズムはまだ解明されていないが，体内時計により視交叉上核で制御され，交感神経が大きく関与している可能性が高い．

> 診察時の眼圧は変化していく眼圧の1断面にすぎない．

眼圧には日内変動のほかにも周期の異なるさまざまな変動があり，診察時の眼圧というのは，刻

2 Goldmann圧平眼圧計の測定誤差の要因

眼圧の過大評価	1）眼圧計と涙液の接触過剰 2）角膜実質が厚い 3）角膜深層異物 4）衣類による頸部圧迫 5）毛様筋の収縮 6）眼瞼後退 7）眼瞼痙攣 8）眼周囲組織との接触 9）プリズムの上下ずれ 10）眼球の15°以上の上転
眼圧の過小評価	1）眼圧計と涙液の接触不良 2）フルオレセインの濃度不足 3）角膜浮腫 4）角膜実質が薄い 5）眼圧測定の繰り返し
眼圧測定の誤差が一定しない	1）角膜乱視 2）角膜瘢痕 3）ソフトコンタクトレンズ 4）脈波が大きい

（松元 俊，2006[1]より引用）

一刻と変化している眼圧のごくわずかな断面を見ているにすぎない．正常眼圧緑内障を管理していくためには，眼圧日内変動測定を行い，最高眼圧，最低眼圧を示す時刻（ピーク時刻，トラフ時刻）などの情報を得ることにより，眼圧因子がどの程度正常眼圧緑内障の視神経障害に関与しているかを把握することができると考えられている．

3に示すように，無治療時の眼圧日内変動測定の調査[2]では，最高眼圧を示すピーク時刻は全体的には昼間に多いものの，深夜3時や早朝6時に最高となる症例もかなり含まれていることが明らかとなっている．つまり，通常の診療時間を朝9時から夕方6時までとすればそのなかに含まれる症例は2/3にすぎず，残りの1/3は診療時間外に最高眼圧となることになる．一方，最低となるトラフ時刻は比較的ばらつきが少なく夜間に集中しており，全体の約8割が夜9時から深夜3時までに最低眼圧を示していた．

> 点眼治療中は眼圧のピークが診療時間外の7割にものぼる．

また，1日の眼圧日内変動幅は平均4mmHg程度であるが，6mmHg以上あるものが正常眼圧緑内障患者の約1割に認められている．ピーク時刻

4. 緑内障

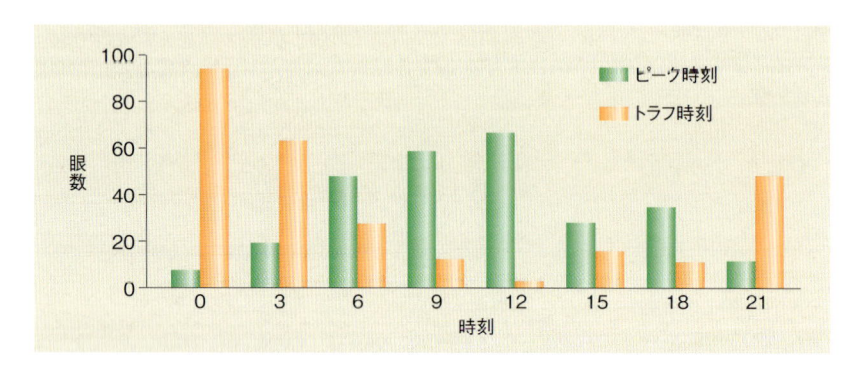

3 眼圧のピーク時刻とトラフ時刻の分布

(狩野 廉, ほか, 2003[2] より引用)

4 正常眼の眼圧季節変動

報告者	調査地	調査人数	最高眼圧	時期	最低眼圧	時期
Blumenthal	イスラエル	63	17.7±0.5	1, 2月	14.1±0.4	7, 8月
Klein	アメリカ	4,926	15.7	冬	15.2	夏
Giuffre	イタリア	1,062	15.4±4.4	冬	14.3±3.4	秋
森	岩手県	6,336	12.1±2.7	12月	11.0±2.5	8月

(古賀貴久, ほか, 2001[4] より引用)

が外来診療時間以外にあり，日内変動幅が大きい症例では，診療時間帯の眼圧が低ければ，眼圧コントロールは良好と認識され，視野障害が進行の原因を眼圧以外の因子によるものと判断されてしまう可能性がある．特に，点眼治療中はピーク時刻が診療時間外にある症例が7割にものぼるといわれている[3]．

季節変動[4]

> 眼圧は冬季に高く，夏季に低い．

眼圧が季節によって変動することも知られている（**4**）．正常眼の眼圧季節変動に関しては，Blumenthalらがイスラエルで63名の眼圧の季節変動を調査し，1～2月は高く，7～8月は低いと報告している[5]．その後もいくつかの報告により冬は眼圧が高く，夏は眼圧が低いことが示された．これは緑内障眼においても同様の傾向を示している．古吉らは，原発開放隅角緑内障75例で月別・季節別に眼圧を測定し，治療内容変更のない51例で，冬（0.9±1.5mmHg）が最も高く，夏（0.9±1.5mmHg）が最も低かったと報告している[6]．逸見らは，正常眼20例，高眼圧症（OH）17例，原発開放隅角緑内障24例，正常眼圧緑内障52例で夏と冬の眼圧を比較し，正常眼で0.9±1.5mmHg，高眼圧症で1.4±2.0mmHg，原発開放隅角緑内障で1.2±2.3mmHg，正常眼圧緑内障で0.9±1.4mmHgで，高眼圧症や原発開放隅角緑内障では眼圧の季節変動幅が大きいことを報告している[7]．

体位による変動

> 眼圧は座位よりも仰臥位のほうが高い．

従来，眼圧は午前中に高く，午後に低くなり，夜間は昼より低いとされてきた．しかし，仰臥位では確実に眼圧が上昇し，座位日内変動と平行に4～5mmHg高い値を示すことが報告されてきた[8]．機序としては仰臥位では，上強膜静脈圧の上昇によるものと考えられている．したがって，通常の生活パターンを考慮すると，夜の眼圧はかなり高いことになる．また，Haraら[9]は正常眼圧緑内障において，仰臥位では終日座位より一定の幅で眼圧が上昇することから，日中の仰臥位，座位間の眼圧差を測定しておけば，終日座位の日内変動から生活体位における日内変動を推定することができると報告している．ヒトの通常生活パターン

4. 緑内障

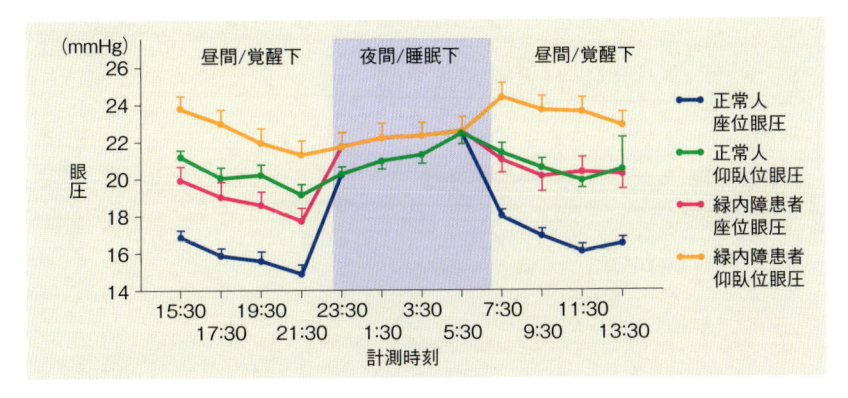

5 正常人と初期解放隅角緑内障患者の眼圧日内変動変動の比較

(Liu JHK, et al, 2003[6]；2004[7] より引用)

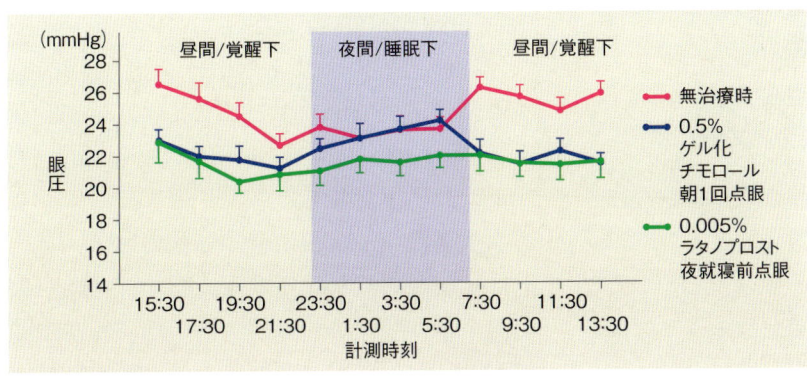

6 眼圧下降薬投与の仰臥位眼圧日内変動変動に及ぼす影響

(Liu JHK, et al, 2004[7]；中村 誠, 2007[8] より引用)

Point! 緑内障診療における眼圧評価

眼圧測定は緑内障診療の基本である．しかしここに示したように，1回の眼圧値はさまざまな要因で変動する．初診時の検査値が20mmHgを超えている，あるいはいつもの値と大きく異なっていた場合，眼圧の再検や異なる眼圧計を使用するなど眼圧値の確認を行うことが望ましい．さらに，できるだけ治療を変えない状態で経過観察期間を短くして2回以上の眼圧測定を行い，その時点の眼圧値を決定するべきである．その結果，治療を変更した場合は短い間隔で数回の眼圧値を測定し，薬剤の効果を確認する．

である日中座位，夜間就寝時の仰臥位（生活体位）を考慮すると5のように，夜の眼圧はかなり高いことになる．緑内障眼での仰臥位による夜間の眼圧上昇は正常人ほどでないが，それでも緑内障眼は正常人より終日高く，朝方に眼圧が最も高いことになる[8]．

眼圧下降薬の種類により眼圧変動への影響は異なる．ラタノプロストは眼圧を日中も夜間もベースラインより有意に下げるのに対して，チモロールは日中はラタノプロストと同程度の眼圧下降を示すが，夜間は眼圧下降効果がほとんどないか，あってもラタノプロストに及ばない[10]（6）．これは，夜間は生理的に房水産生が低下しているため，チモロールの薬理作用が相殺されてしまうためと推測されている．また，ドルゾラミドの場合は，昼間の眼圧下降はラタノプロストより悪いが，夜間は良好であったとしている[11]．

■引用文献

1. 松元　俊：Goldmann圧平眼圧測定の実際．眼科プラクティス 2006; 11: 126-128.
2. 狩野　廉，ほか：正常眼圧緑内障の眼圧日内変動．日眼会誌 2003; 107: 375-379.
3. 伯井美紀子，ほか：緑内障患者の治療中の眼圧日内変動．眼紀 2002; 53: 481-485.
4. 古賀貴久，谷原秀信：緑内障と眼圧の季節変動．臨眼 2001; 55: 1519-1522.
5. Blumenthal M, et al: Seasonal variation in intraocular pressure.
6. 古吉直彦，布田竜佑：眼圧季節変動に関する臨床的研究　原発開放隅角緑内障眼について．日本眼科紀要 1986; 37(2): 281-285.
7. 逸見知弘，ほか：眼圧の季節変動．日本眼科学会雑誌 1994; 98: 782-786.
8. Liu JHK, et al: Twenty-four-hours intraocular pressure pattern associated with early glaucomatous changes. Invest Ophthalmol Vis Sci 2003; 44: 1586-1590.
9. Hara T, et al: Increase of peak intraocular pressure during sleep in reproduced diurnal changes by posture. Arch Ophthalmol 2006; 124: 165-168.
10. Liu JHK, et al: Comparison of the nocturnal effects of once-daily timolol and latanoprost on intraocular pressure. Am J Ophthalmol 2004; 138: 389-395.
11. 中村　誠：眼圧の質のとらえ方．臨眼 2007; 61(2): 146-151.

4. 緑内障

閉塞隅角眼の隅角検査：
何が見えて何が見えないのか？
そして何を"みる"べきか

酒井 寛
琉球大学医学部附属病院眼科

隅角の検査法の種類

> 隅角は細隙灯顕微鏡で直視することはできないが，閉塞隅角を疑うことはできる．

隅角は細隙灯顕微鏡で直視することはできないが，隅角鏡を角膜上にのせることにより観察可能である．また，高周波の超音波診断機器として超音波生体顕微鏡（UBM）が用いられている．光を用いて非接触で隅角部を定量化・画像化する機械としてその他にシャインプルーフの原理を用いたPentacam（Oculus社），SPAC（タカギセイコー社）がある．また近赤外光を用いる光干渉断層計（OCT）が前眼部にも応用されるようになった．(**1**) しかしながら，特殊な検査機器をすべてそろえている外来はあまり多くない．また，一般的な検査である隅角鏡検査であっても眼科外来の全員に行うのは現実的ではない．

「簡便さ」を第一に考えた場合，細隙灯顕微鏡検査によって周辺前房を周辺角膜と比較し，半定量化して分類するvan Herick法は非常に有用である．たとえば，原発閉塞隅角緑内障の一例の細隙灯顕微鏡写真を**2**に示す．中心前房のみを観察している場合には前房深度はそれほど浅く見えないが（**2**a），周辺前房は角膜厚みの1/4以下でありvan Herick分類の1度である（**2**b）．スクリーニングとしては，周辺前房が角膜厚みの1/4と等しいvan Herick分類2度以下であれば隅角鏡検査を必ず行い，可能であればUBM，前眼部OCTなど精密検査も行う．

> Pentacam, SPACは可視光とシャインプルーフの原理を応用したハイテクのカメラシステム．撮影できるのは周辺前房まで，隅角底の部分は評価できない．

Pentacam，SPACは可視光を用いたシャイン

1

	何が見えるか	コスト	検査時間	接触/非接触	技術が必要か	何が見えないのか
van Herick法	周辺前房深度（半定量）	追加コストはない	数秒	非接触	眼科医が行う必要があるが，容易	隅角は見えない
隅角鏡	隅角（定性，半定量）	非常に安い	数分	接触（要麻酔）	眼科医が行う必要があり習熟を要する	隅角定量はできない．暗室での所見は困難．毛様体は見えない
SPAC	周辺前房深度	高い	数十秒（撮影のみ）	非接触	検査員が行える．自動で容易	隅角は見えない
Pentacam	中心，周辺前房深度，前房容積	非常に高い	数秒（撮影のみ）	非接触	検査員が行える	隅角は見えない
UBM	隅角（定性，定量），毛様体	非常に高い	数分／片眼（撮影のみ）	接触（要麻酔）	眼科医または有資格者．技術を要する	隅角底が不明瞭な場合がありうる
前眼部OCT	隅角（定性，定量），毛様体の一部	非常に高い	数秒（撮影のみ）	非接触	検査員が行える．検査方法の指定が必要	毛様体はほとんど写らない．閉塞眼の隅角底の判定が難しい
眼底用OCTによる前眼部撮影	隅角	非常に高い．眼底用としても使用可	数秒（撮影のみ）	非接触	検査員が行える．検査方法の指定が必要	毛様体，虹彩裏面は写らない．隅角底も描出されにくい

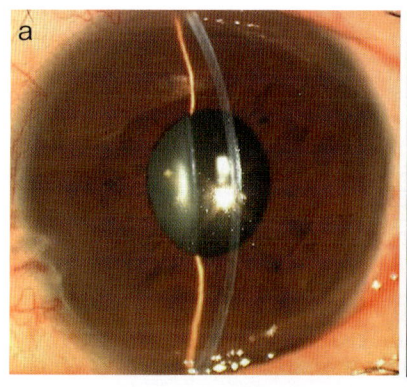

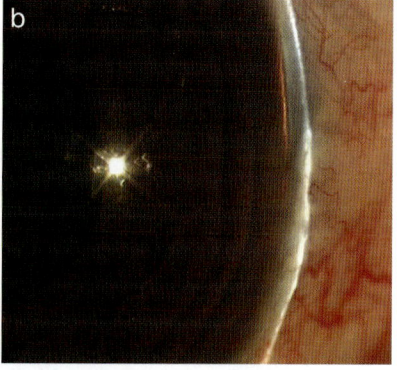

2 原発閉塞隅角緑内障の前眼部細隙灯顕微鏡写真

a：中心前房深度だけではやや浅い程度で見逃される可能性がある．
b：周辺前房深度を観察すると隅角閉塞を予測できる．

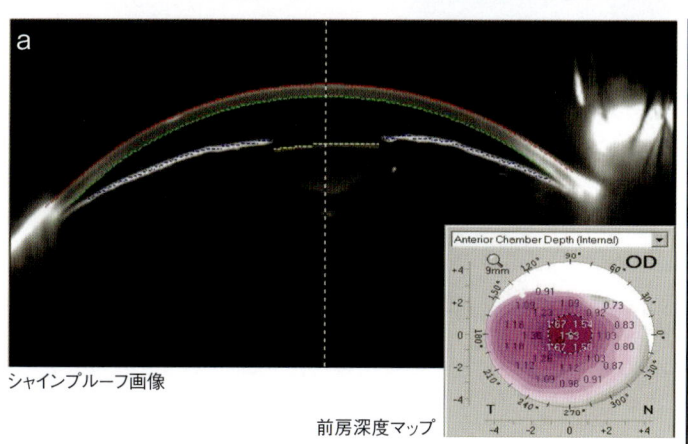

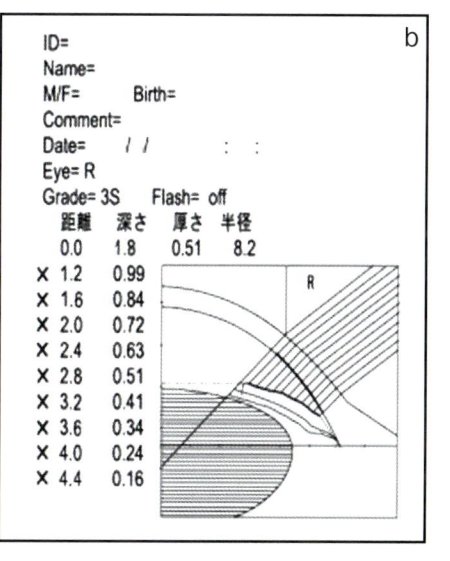

3 可視光を用いた前眼部診断機器

シャインプルーフ画像

前房深度マップ

Pentacam（a）では前房深度マップや前房容積が測定可能．SPAC（b）は周辺前房深度の測定により自動で隅角閉塞の可能性を診断する．

プルーフカメラである．カメラにはピントがあり，角膜表面と水晶体表面に両方同時にピントを合わせることは通常不可能である．CCDとレンズを傾けることにより全面にピントを合わせるのがシャインプルーフの原理である．この原理を用いた機器としてはニデック社のEAS-1000があったが現在は製造されていない．Pentacam，SPACともに前房深度を自動測定することが可能である．しかしながら，可視光を用いるこれらの機械は隅角部を撮影することはできない．Pentacamは自動で前房深度の分布や前房容積も測定可能である（3a）．隅角角度は角膜裏面の曲線と虹彩全面のなす角度として計測される．SPACはハレーションを押さえてより周辺の前房深度を測定可能である．測定点の周辺前房深度の値から隅角閉塞の可能性を自動判定する（3b）．

> 隅角鏡検査による原発閉塞隅角の診断は必ず暗室で行わなければならない．これを「静的隅角鏡検査」という．

　原発閉塞隅角症は周辺虹彩前癒着がないけれども眼圧の上がった状態も多い．また，極端には周辺虹彩前癒着がなく検査時には眼圧も高くなくても，小発作様の症状を繰り返し，すでに進行した緑内障性視神経症をきたしている原発閉塞隅角緑内障もある．暗室での散瞳による虹彩厚の増加は，隅角の閉塞の引き金となるが，これは相当長期にわたって一過性の機能的隅角閉塞であることが多い．そのため，この機能的隅角閉塞を診断するには隅角鏡検査は暗室で行う．なおかつ細隙灯顕微鏡の光束の長さを1mm，幅を極力狭くして行い瞳孔に光が入らないようにする必要がある．しかも，隅角鏡は基本的に第

4. 緑内障

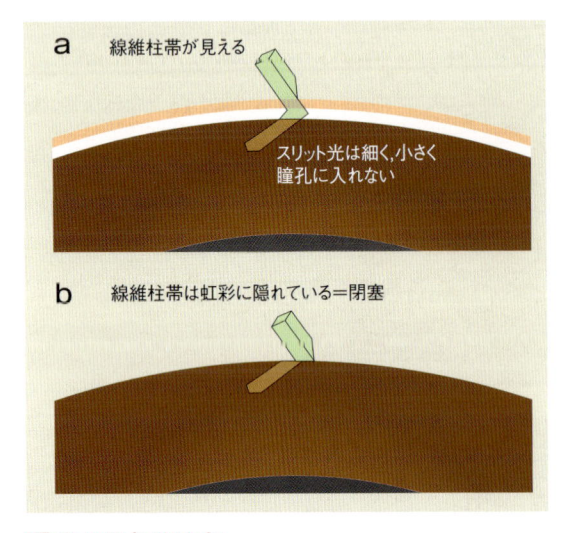

4 静的隅角鏡検査

光による縮瞳の影響を排除して隅角の閉塞を診断するためには、細隙灯顕微鏡の光の幅、高さともに小さくして（高さ1mm）暗室で検査を行う。
a：第一眼位で隅角底まで見える。隅角は開放している。
b：第一眼位で隅角底まで見えない。隅角は機能的に閉塞している可能性がある。器質的閉塞があるかどうかは動的隅角鏡検査で確認する。

一眼位で行い、傾けてはいけない。こうした隅角鏡検査を静的隅角鏡検査という。原発閉塞隅角の診断は、暗室で行う静的隅角鏡検査で線維柱帯が視認できない範囲が270°以上というのがInternational Society of Geographic and Epidemiological Ophthalmology（ISGEO）による定義である[1]（**4**）。

> 静的隅角鏡検査の次に周辺虹彩前癒着を検査するために光量を上げ、隅角鏡を傾け、必要ならば圧迫する。これを「動的隅角鏡検査」という。

ISGEOの定義による原発閉塞隅角症は、隅角の閉塞に加え眼圧が22mmHg以上か周辺虹彩前癒着が存在することである。また、臨床的にも周辺虹彩前癒着の存在および範囲を診断することは重要である。静的隅角鏡検査では隅角鏡を傾けないため、線維柱帯が見えない状態を隅角鏡における閉塞と考える。動的隅角鏡検査では、閉塞している部位が接触しているだけ（機能的隅角閉塞）なのか癒着している（器質的隅角閉塞＝周辺虹彩前癒着）のかの鑑別を行う。このとき、被検者には検者が観察したい隅角鏡のミラーの方向を見るように伝えて眼を傾けた状態とする（たとえば、上の隅角を観察するときに

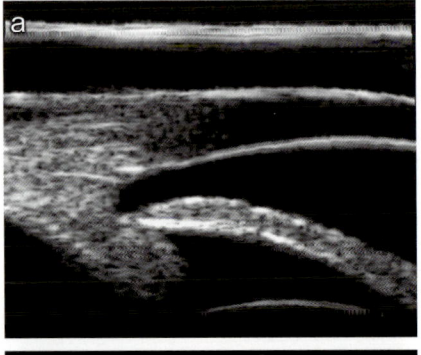

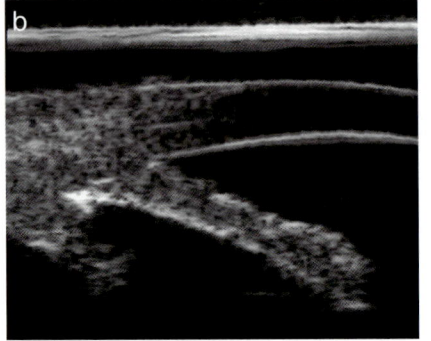

5 超音波生体顕微鏡（UBM）による隅角診断

a：開放隅角眼。強膜岬ははっきり描出される。
b：閉塞隅角眼。特に器質的隅角閉塞眼では隅角底がはっきりしないことがある。隅角底の位置を誤認した場合隅角角度を過大評価し開放隅角と診断してしまう可能性があり注意が必要。毛様体との位置関係など画像を多く見ることが診断能力の向上に欠かせない。

は下のミラーに写るので下を見てもらう）。

隅角鏡を傾けても隅角底が確認できないときには圧迫隅角鏡検査を行う（⇒**Point! ❶**）。圧迫隅角鏡検査も動的隅角鏡検査の一種であり、静的隅角鏡検査から連続して行う場合にはツバなしのGoldmann 2面鏡が使いやすい。レンズのエッジの部分（丸みがある）で角膜の中央側を圧迫することにより比較的効率よく圧迫も可能である。

> UBMは麻酔、アイカップを使用し、撮影にも熟練を要する。一方、前眼部OCTは非接触、短時間で隅角を撮影可能。しかし、閉塞隅角眼では隅角底の判定はUBM、前眼部OCTともに難しい場合も多い。

UBMは麻酔、アイカップを使用し、撮影にも熟練を要する。これは、UBMの大きなデメリットである。一方、UBM、前眼部OCTともに閉塞隅角眼では隅角底の位置はわかりにくいことがある。（UBM：**5**、前眼部OCT：**6**）。隅角底の位

4. 緑内障

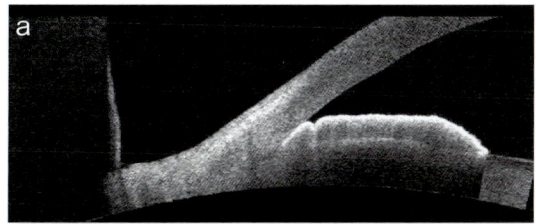

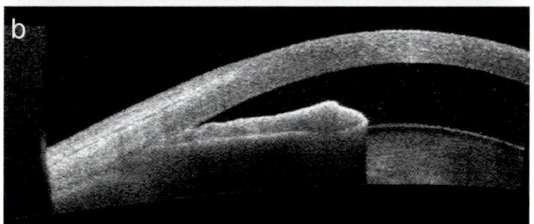

6 前眼部OCTによる閉塞隅角の診断

a：虹彩の表面のコントラストが強く閉塞が明瞭な例．
b：隅角閉塞により隅角底の同定が困難な例．

Point! ❶ なぜUBMや前眼部OCTでは閉塞隅角眼の隅角底がわかりにくいのか？

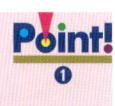

UBMや前眼部OCTでは強膜岬を隅角定量化の基準としている．ところが，強膜岬はすべての画像で，誰が撮影しても明瞭であるわけではない．隅角が器質的に閉塞した場合，本来の隅角底でなく器質的閉塞の起始部を隅角底であると誤認してしまう恐れがある．また，周辺虹彩前癒着は原発閉塞隅角症（緑内障）においてもテント状で部分的であることも多く，断面によって画像は異なる（8）．検査員が検査を行う場合には特に結果の判定に影響を与えるだろう．

置がわかりにくい場合，UBMでは毛様体突起の位置を手がかりに隅角底を推定することがある．

前眼部OCTにはタイムドメインOCTであるVisante™（Carl Zeiss Meditec社）とスエプトソース前眼部OCTであるCASIA（トーメー社）がある．また，眼底用のフーリエドメインOCTの各機器でも前眼部の撮影が可能である．眼底用OCTによる前眼部への応用は隅角底が時に描出不可能であるが，周辺前房の有無を判定することができる．隅角閉塞診断には広い範囲が描出可能な前眼部OCTが適している．特にCASIAは時にSchlemm管やSchwalbe線などが描出可能であり解像度は現行機器において最も優れている（8）．非接触，短時間に隅角が描出可能な前眼部OCT技術は今後隅角閉塞診断の基

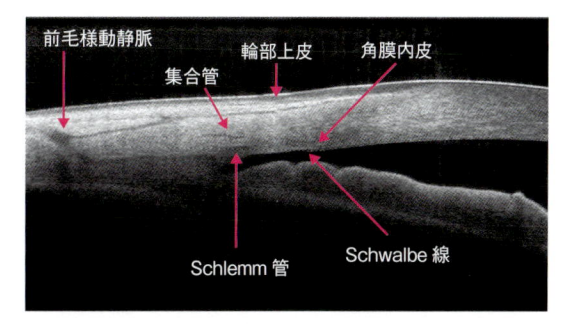

7 前眼部OCTによる眼内レンズ挿入眼のアーチファクト

前眼部OCT（CASIA）による原発閉塞隅角疑い眼の隅角所見．強膜岬の位置は不明瞭だが，Schlemm管やSchwalbe線が描出されている．隅角は開放している（内蔵の外部固視灯使用）．

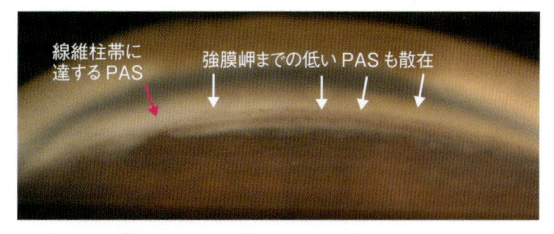

8 原発閉塞隅角緑内障眼の隅角鏡写真（下方）

隅角の閉塞は局所的に散在して発生し，拡大していく．隅角のどの部分の断面を撮影するかにより隅角の評価は大きく変わってしまう．隅角鏡は360°の評価には欠かせない．

Point! ❷ 隅角鏡だけで閉塞隅角診断は足りるのか？

原発閉塞隅角の診断は隅角鏡が基準であるので，表向きの答えは「Yes」である．しかしながら，筆者自身UBMや前眼部OCTと隅角鏡の所見を見比べる，という診療を数多く繰り返してきたが，隅角鏡所見からUBM所見を想像することは非常に困難であることを痛感しているので，本音では「No」である．隅角鏡所見においては虹彩の厚みがまったくわからないこと，毛様体の所見がわかりにくいことなどが原因である．治療選択において隅角閉塞の有無は重要であり，隅角画像診断装置の普及が望まれる．

準となりうる技術である．隅角の閉塞の有無は，特に緑内障診療において治療選択という点において非常に大きな分岐点である．正確な隅角閉塞診断のためには前眼部画像診断装置のさらなる進歩，普及が望まれる（→Point! ❷）．

■引用文献

1. Foster PJ, et al: The definition and classification of glaucoma in prevalence surveys. Br J Ophthalmol 2002; 86: 238-242.

4. 緑内障

視野検査：早期緑内障診断に有用な視野検査の使い分け

庄司信行
北里大学医療衛生学部視覚機能療法学

> 従来の視野検査で異常が検出される時には，すでに20%の神経節細胞が失われている．

「緑内障診療ガイドライン」に述べられているとおり，緑内障の診断には，緑内障に特徴的な視野異常の存在を確認する必要があるが，従来の視野検査では，たとえば5dBの感度低下が検出された場合，すでに20%程度の神経節細胞の障害が生じていることはよく知られている．

そこで，より早期の神経障害を検出するために，より感度の高い視野検査が開発された．short-wavelength automated perimetry（SWAP）やfrequency doubling technology（FDT），Humphrey Matrix（Matrix），フリッカー視野測定（flicker perimetry：FP）などである（⇒**Point!**）．これらは，神経節細胞のうち余剰性の低いタイプ，つまりmagnocellular（M）細胞系やkoniocellular（K）細胞系などをターゲットとした検査方法である．なお，本項では，従来の白色視標を用いた検査はすべてHumphrey視野計で行い，SWAPおよびフリッカー視野測定はオクトパス視野計に内蔵されているプログラムを用いた．

新しい視野計の概要と問題点

色を使った視野計：SWAP

SWAPは，背景輝度100cd/m^{2}の高輝度の黄色背景光（530nm）に視標サイズVの青色視標（440nm）を呈示する検査方法で，ブルー・オン・イエローともよばれている．高輝度の黄色背景光によって長波長感受性錐体（L-錐体，従来の赤錐体），中波長感受性錐体（M-錐体，従来の緑錐体）の反応を抑制し，短波長感受性錐体（S-錐体，従来の青錐体）の反応を検出する方法である．S-錐体の反応はkoniocellular（K-cell）系の反応といわれ，余剰性が少ないため，わずかな障害が機能低下（視野異常）として検出され，従来の白色視標を用いた視野検査で検出できるようになる異常を数年先取りして検出できると考えられている．

しかし，用いられる青色視標は残像のような見え方で見づらく，検査の内容や視標の出方を理解していないと信頼できる結果が得られにくい．測定時間が長く，患者の負担も大きい．中間透光体混濁の影響を受けやすいので，白内障を有する患者やその年代の患者での測定に際しては結果の解釈に注意を要する．再現性もあまり高くないといわれ，なかなか普及しなかった．オクトパス視野計では以前からTOPとよばれる効率化を図ったストラテジーが用いられていたが，Humphrey視野計でもSITA-SWAPが可能となり，測定時間が短くなった．今後の検討が期待される．

錯視現象を応用した視野計：FDT

FDTは錯視現象（frequency doubling illusion）を利用した視野計で，M細胞系が関与するといわれている．錯視現象はさまざまな分野で用いられ，いわゆる「だまし絵」などでも用いられているが，ここでは1cycle/degree（c/d）以下の低空間周波数の正弦格子を15 Hz以上の高時間周波数で反転する視標を呈示すると，格子の数が2倍に知覚さ

4. 緑内障

れる現象をさしている．FDTで用いられる視標は，空間周波数0.25c/d，時間周波数25Hzの正弦格子縞であり，サイズは10°×10°である．20°以内なら中心を含めて17か所，鼻側30°も測定するプログラムなら19か所と測定部位が少なく，閾値測定でも片眼4～5分で終了する．しかも従来の視野計のような暗室ではなく明室で測定可能であることや，遠方矯正のまま測定できることなど，いわばスクリーニング向けの装置と考えられている．

しかし，測定環境の影響は意外に大きく，矯正度数を変えて測定すると平均網膜感度（MD値）は変化する．また，左右眼の測定を続けて行った場合，後から測定したほうの眼（通常は左眼）の結果が悪く出る．そのため，休憩を入れるなどの対策が必要である．さらに，応答基準によってもMD値が異なることが知られている．自験例（正常者）でも，視標が見えたら（知覚したら）ボタンを押すと説明した場合に比べ，視標に格子縞が見えたら（認知できたら）ボタンを押すと説明した場合にはMD値は3dB程度低下した．こうしたことから，検査前の患者への説明が結果に大きく左右すると考えられ，施設としての測定条件の統一も重要と思われる．正常者でも異常と出ることがあり，結果の解釈には注意が必要である．

FDTの視標を小さくし，従来の視野計との比較がしやすくなった視野計：Matrix

さらに，FDTの発展型ともいうべきMatrixが用いられるようになってきた．これは，空間周波数0.5c/d，時間周波数18Hzの正弦格子縞を視標として呈示するものである．視標サイズを小さくし（5°×5°），測定点を増やすことによって，従来のFDTよりも視神経乳頭との部位対応が検討しやすくなった．MatrixはいわばHumphrey視野計の視標を格子縞にしたようなものであるが，厳密には両視野計の測定ポイントは重ならない．検査時間はHumphrey視野計より短く，30-2 FDT Thresholdなら6分程度である．Matrixになって経過観察も行えるようになった．

一方，従来の視野計は顎台に顔をのせてから額を額帯に押しつけることで顔の固定を行っていたが，Matrixは顎台がなく，額のみで固定するため，顔のずれや傾きの補正などに手間どり，検査中のずれや固視の微妙な調節なども困難なことがある．また，コントラストを応用した検査なので，白内障などの中間透光体の混濁の影響を受けやすいといわれている．

視標のちらつきを認識して測定する視野計：フリッカー視野測定

フリッカー視標を用いて視野検査を行う方法で，

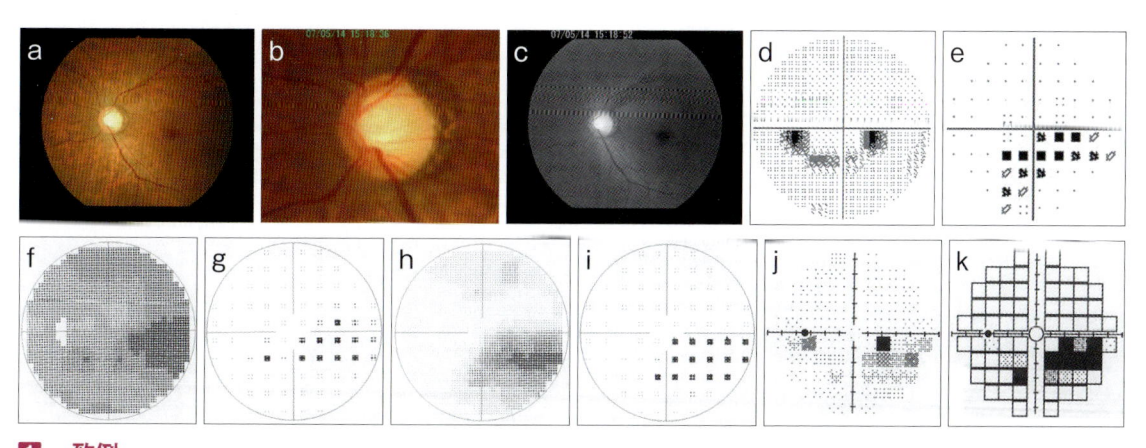

1 一致例

(a) 眼底（弱拡大） (b) 眼底（視神経乳頭） (c) 眼底（無赤色光） (d) Humphrey視野計GS (e) Humphrey視野計PD
(f) SWAP GS (g) SWAP CP (h) フリッカー視野測定GS (i) フリッカー視野測定CP (j) Matrix GS (k) Matrix PD
眼底写真で1時付近の辺縁の菲薄化と1時～2時にかけての神経線維層欠損が認められ，Humphrey視野計，SWAP，フリッカー視野計，Matrixともこの所見に一致した結果を示している．GS：グレイスケール，PD：pattern deviation，CP：corrected probability

4. 緑内障

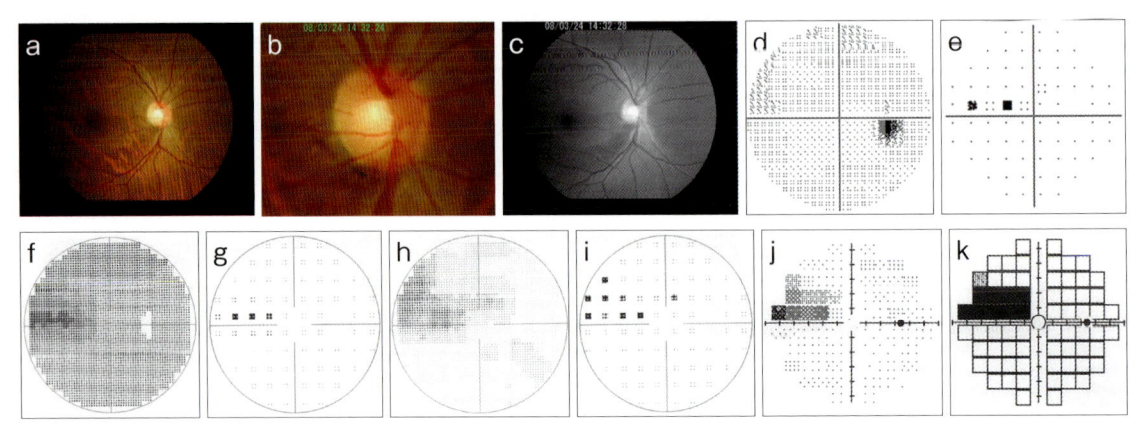

2 早期発見例

(a) 眼底（弱拡大）　(b) 眼底（視神経乳頭）　(c) 眼底（無赤色光）　(d) Humphrey 視野計 GS　(e) Humphrey 視野計 PD
(f) SWAP GS　(g) SWAP CP　(h) フリッカー視野測定 GS　(i) フリッカー視野測定 CP　(j) Matrix GS　(k) Matrix PD

6〜7時付近の辺縁の菲薄化や神経線維層欠損に対応する視野変化を Humphrey 視野計ではほとんど検出できなかったが，SWAP，フリッカー視野計，Matrix ではより広い範囲で視野異常を検出できた．

3 白内障の影響

	実測値	グレイスケール	トータル偏差または probability	パターン偏差または corrected probability
Humphrey 視野計（白色視標）				
フリッカー視野測定				
SWAP				
Matrix				

Humphrey 視野計，Matrix では，トータル偏差に全体的な感度低下が見られたが，パターン偏差では局所的な視野障害が確認できた．フリッカー視野はほとんど影響なかった．SWAP では全体的な感度低下が著しかった．

M-cell 系の機能評価を通して早期の視野異常を検出する方法である．フリッカー視野測定には，フリッカー融合頻度（CFF）を測定する方法と時間変調感度を測定する方法があり，オクトパス視野計（300シリーズ）には前者の方式が採用されている．

フリッカー視野測定の問題点として，視標のちらつきを認識したらブザーを押すという手順には慣れが必要であり，従来の視野検査のように視標が見えたら反射的にブザーを押すことに慣れている患者にとっては，押し間違えが生じる可能性が高いのではないか，といわれている．ただし，視標の呈示時間が1秒と長く，点滅かどうかを判断する余裕はある．きちんと説明すれば意外に押し間違えないようである．フリッカー光がどのようなものか，前もって練習するとやりやすいようである．フリッカー視野測定の利点としては，中間透光体の混濁，屈折

4. 緑内障

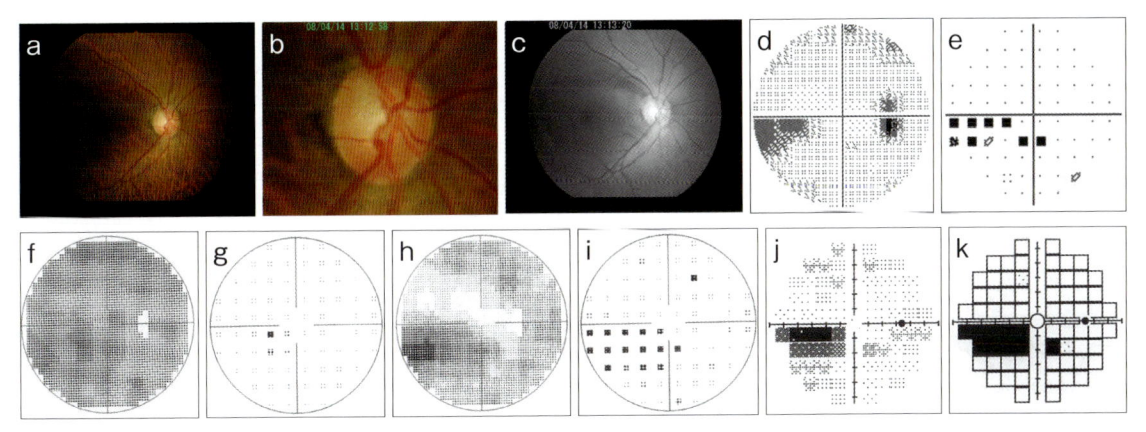

4 SWAP不一致例

(a) 眼底（弱拡大） (b) 眼底（視神経乳頭） (c) 眼底（無赤色光） (d) Humphrey視野計GS (e) Humphrey視野計PD
(f) SWAP GS (g) SWAP CP (h) フリッカー視野測定GS (i) フリッカー視野測定CP (j) Matrix GS (k) Matrix CP
11時付近の辺縁の菲薄化と10〜11時にかけて神経線維層欠損に対応して，Humphrey視野計，フリッカー視野測定，Matrixでは視野異常を検出できたが，SWAPではほとんど正常という結果であった．

同一患者で測定したSWAP，フリッカー視野測定，Matrixの比較

> 早期異常が疑われる患者では，従来のHumphrey視野検査だけでなく他の視野検査を併用すると，より有用な情報が得られる場合がある．

　われわれの施設では，眼底検査，すなわち視神経乳頭や網膜神経線維層の所見から早期緑内障が疑われた場合，SWAP，フリッカー視野測定，およびMatrixを施行している．その結果をもとに，今後の進行の予測や治療の強化が必要かどうかなどを判断している．

　症例1（**1**）では，従来のHumphrey視野計と早期異常を検出する3つの視野検査でほぼ同じ結果が得られた．グレイスケールだけではそれぞれの視野検査によって表し方が異なるので，パターン偏差（Humphrey視野計）もしくはcorrected probability（オクトパス視野計）で判断する必要がある．

　症例2（**2**）は，眼底検査から視野異常が予測されたものの，Humphrey視野計ではほとんど異常が見られなかった．そのため，他の視野検査を試みたところ，神経線維層欠損に対応する視野異常を認めた．このことから，現在の治療では数年以内に中心視野に迫る感度低下が生じる可能性が高いと考え，眼圧下降薬を追加した．

> SWAPは白内障の影響を受けやすく，Matrixも注意が必要である．フリッカー視野測定は影響を受けにくい．

　症例3（**3**）は，眼圧コントロールが良好であったので，白内障手術を計画した患者の視野検査の結果である．total deviation（またはprobability）とpattern deviation（またはcorrected probability）を比べる限り，Humphrey視野計やフリッカー視野測定はあまり白内障の影響を受けていないように思われたが，SWAPでは全体的な感度低下が著しく，全体的な感度低下を差し引いて局所変化を見やすくするはずのcorrected probabilityでも，上方の視野異常が不明瞭であった．Matrixでもトータル偏差では全体的な感度低下が見られるが，パターン偏差を見ると，Humphrey視野計やフリッカー視野測定の結果と同様の部位に異常を検出できていることがわかる．

> M-cellとK-cellの障害が必ずしも平行しない症例が存在するのかもしれない．

　症例4（**4**）は，眼底所見に対応する視野異常をSWAPだけが検出できなかった症例である．

4. 緑内障

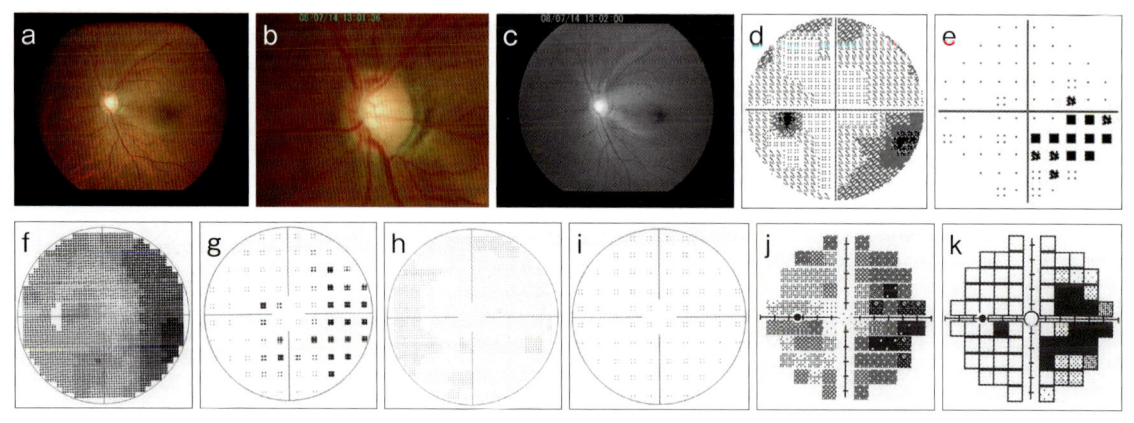

5 フリッカー不一致例

(a) 眼底（弱拡大） (b) 眼底（視神経乳頭） (c) 眼底（無赤色光） (d) Humphrey 視野計 GS (e) Humphrey 視野計 PD
(f) SWAP GS (g) SWAP CP (h) フリッカー視野測定 GS (i) フリッカー視野測定 CP (j) Matrix GS (k) Matrix PD
1時，4時付近の辺縁の菲薄化と，1〜2時および4〜5時の神経線維層欠損が見られた症例．Humphrey視野計では下方視野のみしか検出されなかったが，SWAP視野計，Matrixでは眼底に対応した視野異常を検出できた．しかし，フリッカー視野測定ではまったく異常を認めなかった．

これまでにも数例経験したことがあるが，理由はわからない．M-cell系の障害が主体でK-cell系はほとんど障害されていないのかもしれないが，今後の検討が必要と考える．

> 早期異常を検出するといわれる視野検査は，結果の解釈が難しい場合も多い．

症例5（**5**）は，眼底検査で上下方向の辺縁の菲薄化や神経線維層欠損を認めたにもかかわらず，Humphrey視野検査では下方にしか視野異常を検出できなかったため，他の視野検査を行った症例である．SWAPとMatrixでは，これに対応して上下の鼻側に視野異常が検出された．一方，フリッカー視野測定ではまったく異常を認めなかった．同じM-cell系の検査であるMatrixとなぜ異なる結果になったのかは不明であるが，強いてあげるとすれば，視標の呈示時間が1秒間と長いので，その間に視線が動いて視標を認識してしまったのかもしれない．いずれにしても，今までHumphrey視野検査では検出されなかった上方の視野異常が近いうちに出現する可能性が高いと考えられたので，眼圧下降薬点眼を追加することとした．

> 新しい視野検査だけを診断や進行の判断に用いるのは危険．眼底検査や従来の視野検査と照らし合わせて判断すべきである．

従来の視野検査より早期の視野異常を検出する方法として，SWAP，フリッカー視野測定，Matrix（FDT）を紹介した．症例呈示で述べたように，従来の視野計と同じような異常を検出できる場合もあれば，期待どおり，より早期の異常を検出できたと考えられる症例もある．しかし，他の視野計では検出できるのに，特定の視野計では検出できなかった場合や，眼底検査の所見と一致しない場合も少なくない．したがって，これらの検査で異常が出たからといって早期緑内障であると決めつけるのは危険だと思われる．現時点では，眼底所見との対応をしっかり見極めて慎重に判断すべきと考える．

Point! 各視野計の特徴

SWAPは現有の視野計に内蔵されている．K-cell系の機能評価が唯一可能な検査方法であるが，白内障の影響を受けやすい．フリッカー視野測定は白内障の影響を受けにくいが，検査に慣れが必要である．また，オクトパス視野計の一部の機種にしか装備されていない．Matrixは白内障の影響を受けやすいが，検査結果は最も安定していた．ただし，従来の視野計とは別個に購入する必要がある．それぞれの視野計の特徴を理解して，現時点では補助的に使用すべきと考える．現時点ではこれらの新しい視野計単独で早期診断を下すことはできない．

緑内障診断における画像解析装置による視神経乳頭・網膜神経線維層の解析：HRT, GDx (VCC, ECC), OCT (タイムドメイン，スペクトラルドメイン) の欠点，利点

板谷正紀
京都大学大学院医学研究科眼科学

緑内障の診断および経過観察において視野検査が中心であることはいうまでもないが，視野検査は自覚的検査であること，視野検査で異常を検出できる以前に視神経乳頭の緑内障性変化が始まっていることなどから，視神経乳頭検査は他覚的検査の雄として行われている．しかし，検眼鏡的視神経乳頭の検査は，基本的に主観的かつ定性的であるため，熟練した検者間でも検査結果が一致しないという問題が指摘されている．ステレオ撮影にて乳頭縁と陥凹縁を決定しrim/disc比を算出するなど定量的診断の努力が行われているが，これにおいても乳頭縁と陥凹縁の決定は主観的である．ゆえに視神経乳頭および乳頭周囲神経線維層の画像解析装置は，他覚的かつ定量的という性質自体が利点であるといえる．特に，進行検出においては定量性が不可欠である．しかしながら，画像解析装置を用いるほど診断力の限界も意識される．

視神経乳頭の画像解析装置の共通の欠点・利点

> 乳頭形状のバリエーションそのものが視神経乳頭の画像解析装置の共通の欠点となる．

緑内障診断の本丸である視神経乳頭形状の定量的パラメータが得られることに利点がある．最大の欠点は，視神経乳頭は形状やサイズのばらつきが大きく，その影響を完全に排除できないことである．近視眼の多いわが国では，特にこの問題が重要である．現状の視神経乳頭の画像解析装置では，近視乳頭における緑内障性変化を高感度に診断できるものはない．乳頭形状のバリエーションそのものが視神経乳頭の画像解析装置の共通の欠点となる．

乳頭周囲神経線維層の画像解析装置の共通の欠点・利点

> 初期緑内障症例の診断においては，機種間の乳頭周囲神経線維層内部標準正常眼データの違いが異なる結果をもたらす原因となる．

すべての網膜神経線維は視神経乳頭に集まってくるため，乳頭周囲神経線維層の解析は緑内障の診断および経過観察で重要な全体性（globality）を満たす優れた診断の標的である．正常眼の神経線維層厚は，人種，年齢，乳頭径の影響を受けるが，これら条件が同じでもかなり幅がある．内部標準正常眼データの違いが初期緑内障症例の診断に差異をもたらしうる．スペクトラルドメインOCT装置は複数機種が市場に出たため，同じ技術であるのにもかかわらず複数の装置間で診断結果が異なる事態に遭遇することとなったが，その原因の一つが内部標準正常眼データの違いと考えられる．初期の緑内障変化は限局した領域に始まると考えられているが，乳頭周囲神経線維層の平均厚は，限局した菲薄化を正常な部位の線維層厚が隠してしまう．ゆえに，初期診断では乳頭周囲神経線維層を区画化した部位ごとに解析するセクター解析が重要となる．セクター解析においては

153

4. 緑内障

眼球の回旋が再現性の低下を招く原因になる．

各画像解析装置の欠点・利点

ハイデルベルグレチナトモグラフ（HRT）
装置の成り立ち

共焦点レーザー走査検眼鏡技術を基に製品化されたHRTは，視神経乳頭の画像解析装置のスタンダードな地位を確立した．波長670 nmのダイオードレーザーを光源として，画角15°で384×384画素の二次元画像の共焦点を眼球の垂直方向に4mm走査して32枚の二次元画像からなる三次元画像を取得し，種々の乳頭パラメータを得る．HRT Ⅱでは緑内障判定プログラムによる自動診断が可能である．

利点

検査時間が短く，散瞳を不要とするため緑内障スクリーニング装置としての条件を満たす．測定再現性が良好であり，他覚的な経過観察が可能である．高眼圧症の緑内障発症予測に有効であったとの報告がある．

欠点

> 大きい視神経乳頭では感度が上昇するが特異度が低下し，逆に小さい視神経乳頭では感度が低下するが特異度が上昇する．

検者が乳頭縁をマニュアル操作で描く必要がある（contour line）ため，他覚検査であるにもかかわらず検者間の主観的ばらつきが結果に影響する．特に近視眼などにおいて傾斜した乳頭では影響が大きい．近年，乳頭縁を検者が決定する必要のないGPS（glaucoma probability score）が導入された．これは，神経線維層厚パラメータと乳頭形状パラメータを用いて視神経乳頭モデルを作成し，データベースより緑内障の有無を0～100％の確立で判定するもので，緑内障検出力は同程度とされるが，日本人での緑内障検出力は低いとの報告もあり，日本人での有用性は不明である．

HRTの診断結果は，視神経乳頭の大きさによる影響を受ける．大きい視神経乳頭では感度が上昇するが特異度が低下し，逆に小さい視神経乳頭では感度が低下するが特異度が上昇する．また，乳頭の傾斜（長短径比）がHRT Ⅱの検出力に影響するとされる（[1]）．近視眼の多い日本人では注意を要する．検眼鏡的に緑内障と診断されるが視野に異常を認めないごく早期の緑内障（preperimetric glaucoma）は，視神経乳頭の異常が軽微でありHRTでは検出されないことが多い（[2]）．

GDx（VCC, ECC）
装置の成り立ち

GDxも共焦点レーザー走査検眼鏡技術を基に製品化されたが，神経線維層の複屈折性を利用し，乳頭周囲神経線維層厚の測定にフォーカスした装置である．780nmのダイオードレーザーを光源とする．神経線維層の複屈折性により生じる反射光の遅延（retardation）量が神経線維層厚を反映することを利用し，神経線維層厚を算出する．

利点

検査時間が短く，散瞳を不要とし，近赤外光であるため被検者がまぶしく感じないなど緑内障スクリーニング装置としての条件を満たす．装置がコンパクトなのもよい．

欠点

> 強度近視眼など豹紋状眼底においては撮影光の強膜からの反射光量が増し強膜の複屈折性の影響が無視できなくなる．

眼球には神経線維層以外にも複屈折性の高い組織があり，その代表が角膜と強膜である．角膜の複屈折性量を補正するVCC（variable corneal compensation）が開発され，角膜の複屈折性の影響を受ける欠点は解消された．黄斑画像における中心窩周囲上の複屈折分布パターンを計測し，それによる補正を視神経乳頭周囲で測定される複屈折性を補正し神経線維層由来複屈折量を算出する．

一方，眼底反射光に含まれる強膜の複屈折量は小さく通常は問題とならない．しかし，強度近視

4. 緑内障

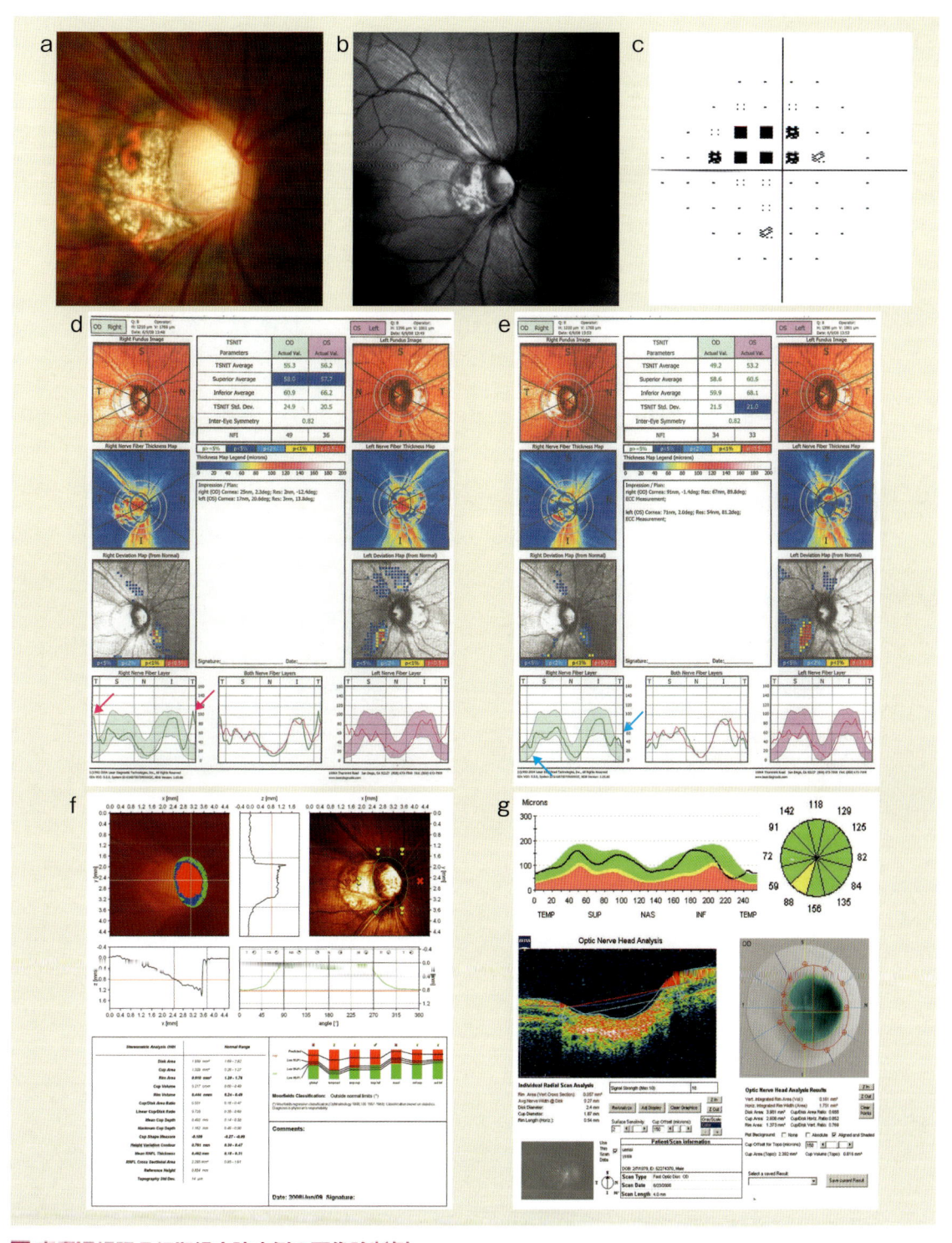

1 高度近視眼の初期緑内障症例の画像診断例

40 歳, 男性, 右眼. 等価球面度数 －11 ジオプター, 眼軸長 －29.1mm, MD 値 －2.87dB
a：眼底カラー写真, b：レッド・フリー眼底写真, c：Humphrey 24-2 SITA Standard. 耳下側の神経線維層欠損に一致する感度低下を認める. d：GDx-VCC. 強膜の複屈折性の影響で耳側の跳ね上がりが見られる (→), e：GDx-ECC. 耳側の跳ね上がりが解消されている (→), しかし, 視野に一致する異常を検出しない. f：HRI. 視野に一致する異常を検出しない. g：Stratus OCT. (上段) cpRNFL Map と 12 分割セクター解析. 耳下側の神経線維層欠損を 5 パーセンタイル以下として検出している.

155

4. 緑内障

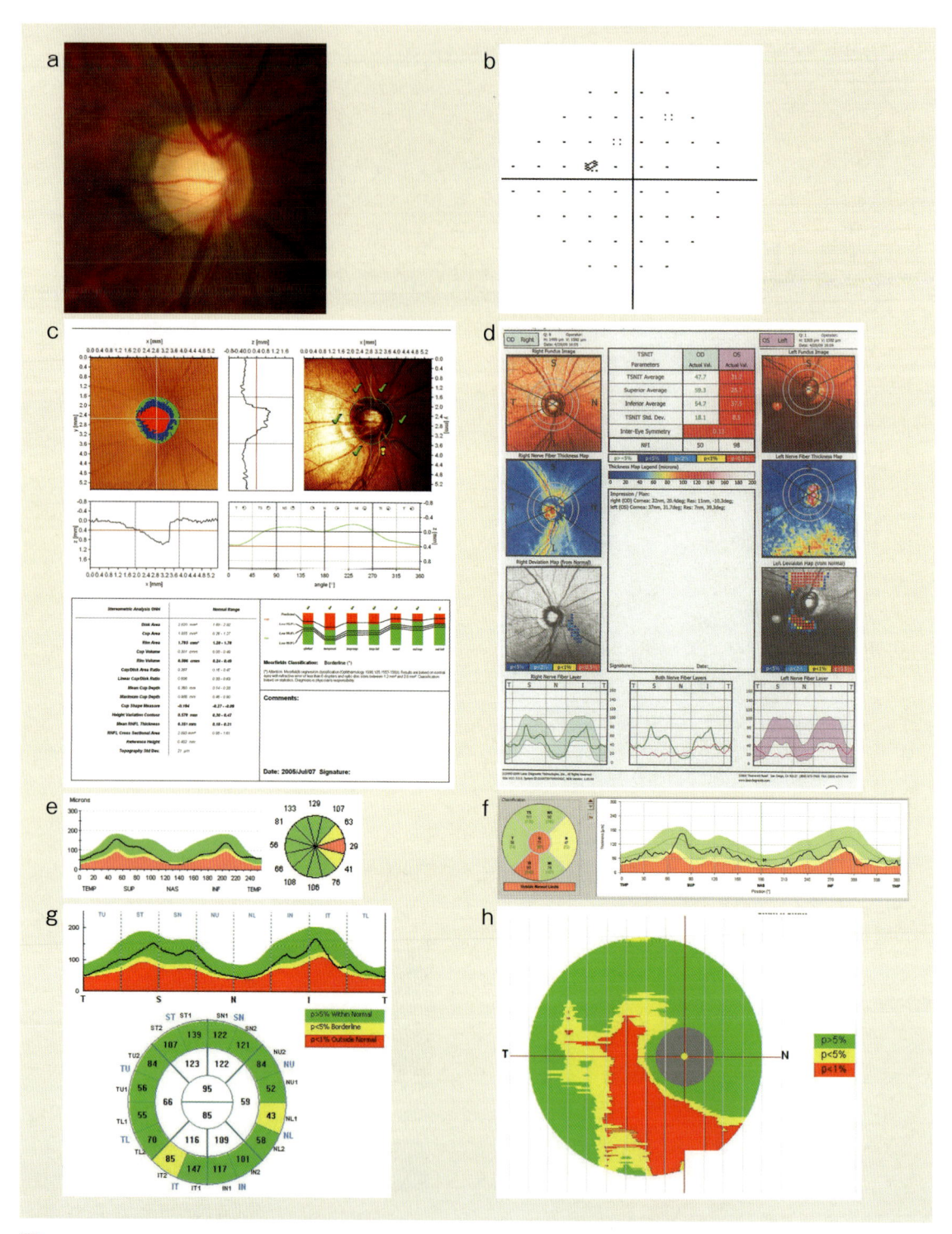

❷ preperimetric glaucoma の画像診断例

43歳，男性，右眼．MD値−2.87dB

a：眼底カラー写真．耳下側に diffuse rim thinning とそれに一致した神経線維層欠損を認める．b：Humphrey 24-2 SITA Standard. Anderson-Patella の定義で正常．c：視神経乳頭所見に一致する異常を検出しない．d：GDx-VCC．視神経乳頭所見に一致する異常を検出しない．e：Stratus OCT, cpRNFL Map と 12 分割セクター解析．f：Spectralis (Heidelberg Engineering) の cpRNFL Map と 6 分割セクター解析．g：RTvue-100 (Optovue) の cpRNFL Map と 16 分割セクター解析．h：RTvue-100 の GCC 解析．

156

眼など豹紋状眼底においては撮影光の強膜からの反射光量が増し，影響が無視できなくなる．強度近視眼で経験する耳側の値が跳ね上がる現象は強膜複屈折の影響である（**1**）．強膜複屈折の影響を減らすために解析に用いる複屈折性の閾値を上げたものがGDx-ECCとよばれる解析プログラムであり，耳側の跳ね上がり現象はかなり解消された（**1**）．

OCT3000

装置の成り立ち

光干渉断層計（OCT）は，光が波の性質を有することを利用した計測技術である．眼内へ入った光は眼底の各層で反射して返ってくるが，層の深さにより反射する時間がずれ，層により反射の強さが異なるため，時間の遅れと異なる光強度という形で反射光は眼底形態の情報を含む．つまり，眼底反射光には，時間のずれと反射強度が異なるという組織の性質が反映されているのである．これを読み取れば，眼底の断層像が構築できる．

直接読み取ることは，現時点の技術では不可能であるため，光のコヒーレンス（可干渉性）という波の性質に着目し反射波の時間的遅れを検出し画像化している．すなわち，撮影光をビームスプリッターで半分に分け，片方は参照ミラーに反射させる．眼底反射光と参照ミラーから反射する光を干渉させると，「ビームスプリッター」と「眼底のある点A」の距離と「ビームスプリッター」と「参照ミラー」の距離が同じ場合，光波は振幅が大きくなるため，これだけを検出すれば，点Aの距離とその反射強度がわかる．そして，この点A（Aスキャン）を深さ方向にずらしてスキャンしていくと，眼底の各深さにおける反射強度の分布が描き出せる．これを横方向へ繰り返す（Bスキャン）と断層像になる．実際には800 nm前後のスーパールミネッセント・ダイオード（super-luminescent diode：SLD）光源を用いている．

装置の検出原理の進歩

タイムドメインOCTは，前述したAスキャンを深さ方向へ機械的に走査することで，光波の干渉を実空間（時間領域）で行う方法である．Carl Zeiss Meditec社のOCT2000とOCT3000（Stratus OCT）が代表である．

これに対し，スペクトラルドメインOCTは，光波の干渉をFourier空間（周波数領域または波長領域）で行う．すなわち，1回のAスキャンに含まれる波長を分光器を用いFourier変換によりスペクトル分解して，一気に深さと反射強度の情報を計算で求めてしまう．よって，スペクトラルドメインOCTは，深さ方向の機械的走査が不要となり高速になる．各スペクトラルドメインOCT製品はAスキャン速度が17～55kHzであり，400HzのStratus OCTよりも43～138倍高速に撮影可能となり，信号感度（シグナル／ノイズ比）も数十倍高くなる．

利点

最大の利点は深さ分解能が高いことである．タイムドメインOCT製品の時代は10 μmであったが，SLD光源の進歩により分解能は現スペクトラルドメインOCTの製品の多くは5～7 μmとなり，3 μmの製品も出てきた．深さ分解能の向上によって緑内障初期の微細な菲薄化やより短期の微細な変化を検出できることが期待される（**1**, **2**）．

HRTは，視神経乳頭形状，乳頭周囲神経線維層厚の解析を行い，GDxが乳頭周囲神経線維層厚の解析を行えるのに対して，OCTはこれらに加え，黄斑部網膜厚の解析も可能になった．Stratus OCTは，網膜全体の厚みしか計測できず，その緑内障検出力は乳頭周囲神経線維層厚に及ばなかった．スペクトラルドメインOCTの製品のなかには神経節細胞の軸索，細胞体，樹状突起が存在する神経線維層～内網状層の3層の厚みをまとめて計測できるようになっている（**1**, **2**）．

その診断的意義は今後の報告に待たねばならないが，OCTの解析対象が多いこと，緑内障性変化が生じる組織を選択的に解析できるようになっ

4. 緑内障

たことは利点といわざるをえない．

欠点

> OCTの撮影速度はSD-OCTになっても，まだ不十分である．

　OCTは共焦点レーザー走査検眼鏡ほど撮影速度が速くないことが欠点であった．たとえば，視神経乳頭の解析では共焦点レーザー走査検眼鏡が瞬時にして乳頭および乳頭周囲の全体を撮影できるのに対し，Stratus OCTは6本の放射状ラインスキャンを行い線間は内挿法で補完して乳頭形状を解析する．スペクトラルドメインOCTになり高速化し，三次元スキャンが可能になったが，それでも1回の三次元スキャンに2秒以上要する．

Point!

現状の光計測技術では見えないもの —神経節細胞と神経線維束

誰でも思うのは，ヒトの神経節細胞が見えて，その数を数えることができれば，緑内障の早期診断と短期進行検出が進歩するのではないかということである．しかし，神経節細胞は1眼あたり70万～150万個あり，黄斑部では2～7層に重層しており，たとえ見えても自動で正確に計測することは容易ではない．神経節細胞の50％は黄斑を含む直径9mmの後極部に存在するが，残り50％は，それより周辺部に存在する．周辺の撮影は容易ではない．緑内障の診断には全体性（globality）も重要で，やはり視神経乳頭周囲の神経線維層は優れた標的であり，その神経線維束が見えて，カウントできると素敵である．緑内障の形態異常の検出は，globalityに加え，緑内障の初期ダメージの起こり方と考えられる局所の異常を検出すること（localization）の2本立てが必要であろう．緑内障診断装置の開発は，常にglobalityとlocalizationを念頭におき進められてきた．既存の装置は，globalityに強くlocalizationにやや弱い．しかし，3タイプの技術を享受できる今の時代は，その欠点やまだ見えないものが意識されるほどに進歩してきたともいえる．

4. 緑内障

Humphrey視野計による緑内障の視野進行評価の注意点と限界

富所敦男
東京大学医学部眼科学教室

どの視野検査を使うか

個々の患者の状況に応じた最適なプログラムを選択する.

緑内障の視野検査として, Humphrey視野計を用いた静的視野検査が現在の標準的検査となっている. Humphrey視野検査にはいくつかの測定プログラムが含まれているが, 測定時間と信頼性を考えると中心30-2 (または24-2) プログラムSITA standardにより, 緑内障患者はフォローアップされることが原則的には推奨される. しかし, 高齢者などでできるだけ短時間で検査を終える必要がある場合などにはSITA fastを使うことを検討すべきであるし, また, 視野障害が固視点に近い患者の場合には10-2プログラムを使ったほうがよいことも多い. すなわち, 個々の患者の状況に応じて最適なプログラムを選択することが重要である.

プリントアウトのどこを見るか

一般的なHumphrey視野計による検査結果のプリントアウトには, 図表や数値などさまざまな形で視野の状況が表示されている (**1**). 緑内障

1 Humphrey視野計の単視野解析のプリントアウトの一例

4. 緑内障

の視野進行の評価に際しては，それらを適切に使い分けることが必要となる．

> グレイスケールで視野障害の悪化があっても緑内障進行との結論はできない．

　グレイスケールは，全体の印象をつかむことや患者への説明に用いるには好適だが，閾値感度をそのままスケール化したものであり，加齢や白内障進行の影響などが考慮されないため，たとえグレイスケールで視野障害の悪化が見られても，それだけで緑内障進行と結論することはできない．また，実際の測定ではまばらに配置された測定点の間に値を外挿して視覚的に表示するため，わずかな変化が強調されたり，限局した視野異常が表示されなかったりすることがあることも注意すべきである．

> パターン偏差の変化を最も重視する．

　トータル偏差は，各年代の正常値との差が表示されるので，特に進行評価においては加齢による影響をほぼ除外して評価することができる．それに加え，パターン偏差では，全体的な閾値低下も補正される．具体的には，高齢者では白内障の進行

に伴い閾値感度が視野全体にわたり低下することが多いが，そのような場合には，トータル偏差ではあたかも緑内障による視野障害が悪化したように見えるが，パターン偏差で見ることにより緑内障性視野障害はほぼ不変であることが確認できる（**2**）．したがって，緑内障の視野進行の解析においてはパターン偏差の変化を最も重視すべきである．

視野進行の有無を決めるには

> できるだけ長期間にわたる多数回の測定結果を俯瞰的に見て判断する．

　視野検査は自覚的検査であり，患者の体調やその他の要因に測定結果が影響されやすく，一人の患者においても検査ごとの変動が大きいことが知られている．したがって，1回の測定結果だけに頼った場合には，たとえ緑内障が進行していなくても一見進行したような結果を示すことも少なくない．緑内障の視野進行の有無を決めるためには，できるだけ長期間にわたる多数回の測定結果を俯瞰的に見て判断することが求められる．

　そのような考えに基づき緑内障の進行を判定する方法論として，①イベント解析と，②トレンド解析の2つを理解する必要がある．両方の解析とも，mean deviation（MD値）やtotal deviation（TD値），pattern deviation（PD値）などのHumphrey視野計に搭載されたパラメータを基に視野の進行を評価するものである（⇒**Point!**）．

イベント解析

> 視野検査のたびに最初に決めた「ベースライン視野」からの進行を判断する．測定結果の変動が大きい場合は適切な解析方法ではない．

　イベント解析（**3**）では，まず「ベースライン視野」を決めておいて，そして毎回の視野検査のたびにそのベースライン視野からの進行がないかを判断する．イベント解析を行ううえでの注意点として以下のことをあげることができる．

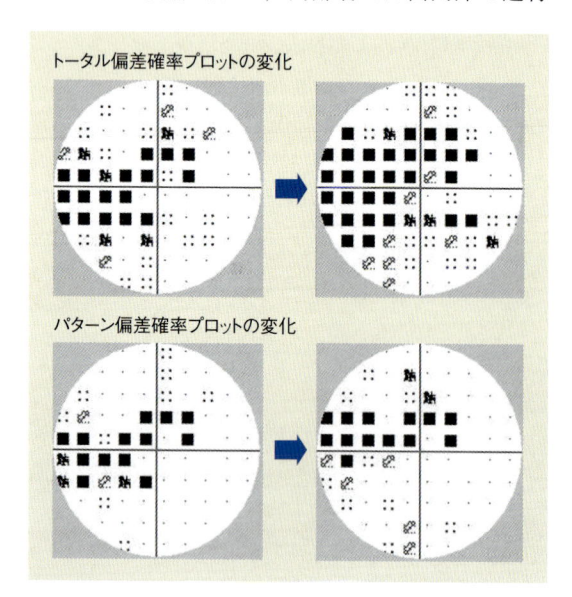

2 同一症例でのトータル偏差とパターン偏差の変化の違い

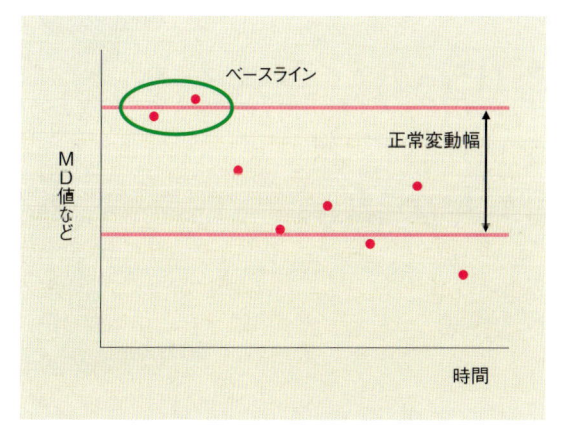

3 視野検査結果のイベント解析

ベースラインから一定の低下があったときに進行と判定．

① ベースライン検査として少なくとも複数回の測定を行う．特にそれまでに視野検査の経験が少ない患者の場合には，学習効果により最初の数回の視野検査では視野の改善傾向が見られることが多いため，ベースライン検査として少なくとも3回以上の視野検査を行う患者も少なくない．そして，最初の1回（または2回）の検査結果はベースライン検査からは除いて考えるべきである．数回のベースライン検査の結果，測定結果の変動が大きい場合には，その患者については視野進行解析をイベント解析で行うことは適切ではない．

② イベント解析には毎回の視野検査のたびに視野進行の有無を評価できるという利点があるが，もしベースライン視野に比べ進行が疑われた場合には，短期間のうちに再検査をして，その「進行」が本当の進行か，あるいは生理的な変動が単に大きかっただけなのかを判定することが重要である．特に長期経過の観察中に見られる視野進行が手術適応の適応に直結することがあるために，慎重に判定するべきである．

トレンド解析

> 過去数年の検査結果を基に視野進行状況を評価する．毎回の検査時の患者説明には向かない．

トレンド解析（4）では，過去数年の視野検査

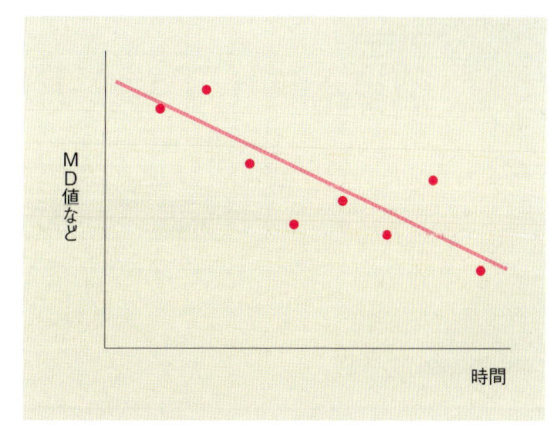

4 視野検査結果のトレンド解析

回帰直線の傾きが負で統計的に有意なときに進行と判定．

Point! 緑内障の視野進行評価

- 使用する測定プログラムの違いを理解する．
- 3回以上の視野検査を行ってベースライン視野を決め，それを基に進行の有無を評価する（イベント解析）．
- 数年の視野検査結果を基に，その視野進行が統計的に有意かどうかの検討もできる．ただし，毎回の評価には向かない（トレンド解析）．
- トータル偏差よりパターン偏差を重視する．
- 上記のような特徴を踏まえ，場面に応じた方法・プログラムを選択する．

結果を基に，横軸を年月，縦軸をMDなどのパラメータとした座標上にプロットすることで，その期間の視野進行の状況を回帰直線の傾きとして視覚的に評価することができる．また，その回帰の可否を基に視野進行が統計的に有意なものであるかどうかなども検討することもできる．トレンド解析では測定した視野検査のすべての結果を基に評価するので，イベント解析で問題となる解析に使われない検査結果を最小とすることができる．

一方，トレンド解析の問題点として以下のことがあげられる．①患者の経過観察を始めてから数年経って視野検査結果がある程度以上蓄積するまでは視野進行を評価することができない．②イベント解析と異なり，毎回の視野検査のたびにその視野が進行しているか否かの評価には適さない．すなわち，検査結果を患者に説明する際にはトレンド解析は向いていない．

4. 緑内障

前眼部OCTはUBMの代わりになるか？
前眼部OCTでわかること，UBMでわかることの違い

広瀬文隆，栗本康夫
神戸市立医療センター中央市民病院眼科

UBMの普及と前眼部OCTの登場

> UBMと前眼部OCTは，ともに前眼部の断層面を撮影する機器として開発され，光学的に観察困難な部分も観察できる．

　眼科臨床において，細隙灯顕微鏡検査は最も重要な検査の一つであり，角膜，結膜，前房，虹彩，水晶体などの前眼部の直接観察に加えて，隅角鏡を用いることにより隅角の観察も可能である．しかし，角膜混濁や広範囲の閉塞隅角など細隙灯顕微鏡の観察光の隅角部への入射を妨げる状況では隅角の視認性が不良となる．また，隅角鏡検査による隅角の評価は観察者の主観に基づく定性的評価であり，精密な定量的評価は困難であった．

　1990年代前半に実用化された超音波生体顕微鏡（UBM）は，生体前眼部の断面像を取得する機器として広く普及した．特に隅角とその周囲の前眼部組織の詳細な断面像を，光学的観察が困難な部分を含めて記録・定量化できるようになり，近年の眼科診療の発展に大きく貢献している．

　その後2005年に商用化された前眼部光干渉断層計（前眼部OCT）は，UBMと同様に前眼部の断面像を取得する機器であるが，非接触の検査が可能で，かつUBMよりも高解像度であることから，UBMにとって代わる存在になりうるという考えもある．では実際に「前眼部OCTはUBMを駆逐することになるのか」という点について，両機器の特性を比較しながら検証したい．

前眼部OCTとUBMの原理，測定方法の相違点

> 前眼部OCTは光の干渉現象を利用しているのに対して，UBMは高周波の振動子による超音波を利用している．

　前眼部OCTとUBMの最も大きな違いは，撮像原理である．前眼部OCTは光の干渉現象を利用して画像を描出しているのに対して，UBMは高周波の振動子による超音波を利用して画像を描出している．このため測定方法にも違いが生じている．UBMは，仰臥位で眼表面に接触するアイカップを装着しメチルセルロースや生理食塩水をためて検査する必要がある．一方，前眼部OCTは座位で非接触の検査なので，隅角鏡やUBMと比較して患者の不快感が少なく，角膜や結膜の障害や感染などのリスクが低い．

前眼部OCTとUBMの画像の違い

　前眼部OCTは，従来の眼底用OCTの光源波長を大きくして（1,310 nmが一般的）赤外光を利用することにより組織深達性を向上させている．UBMの解像度が50×50 μm，前眼部OCTは測定光に対して垂直方向5〜20 μm，水平方向が10〜60 μm程度と前眼部OCTのほうが解像度は高い．しかし，UBMの組織深達度は5〜6mmであ

4. 緑内障

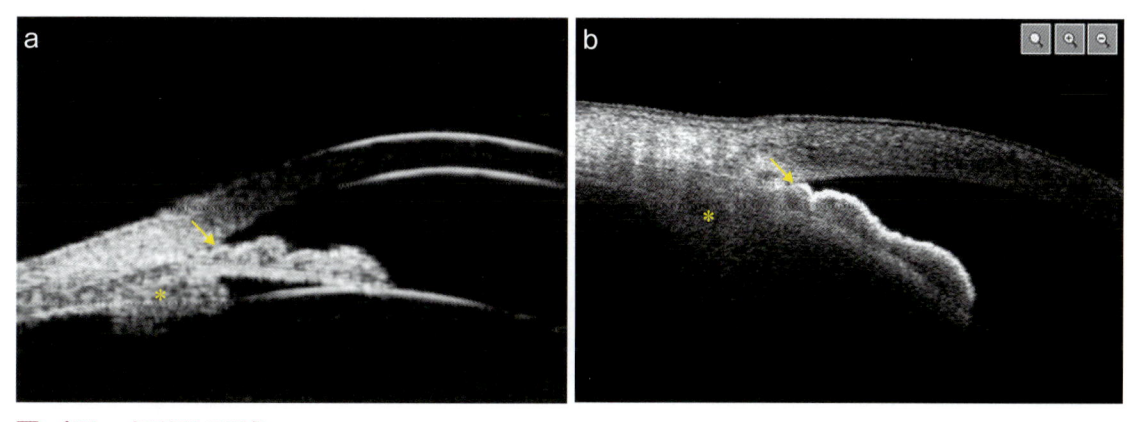

1 プラトー虹彩眼の隅角

a：UBM　b：前眼部OCT
隅角底の閉塞部位（→）は前眼部OCTのほうが虹彩前面と角膜内面の境界を明瞭に確認できるが，毛様体（*）の形態はUBMのほうが明瞭に観察できる．

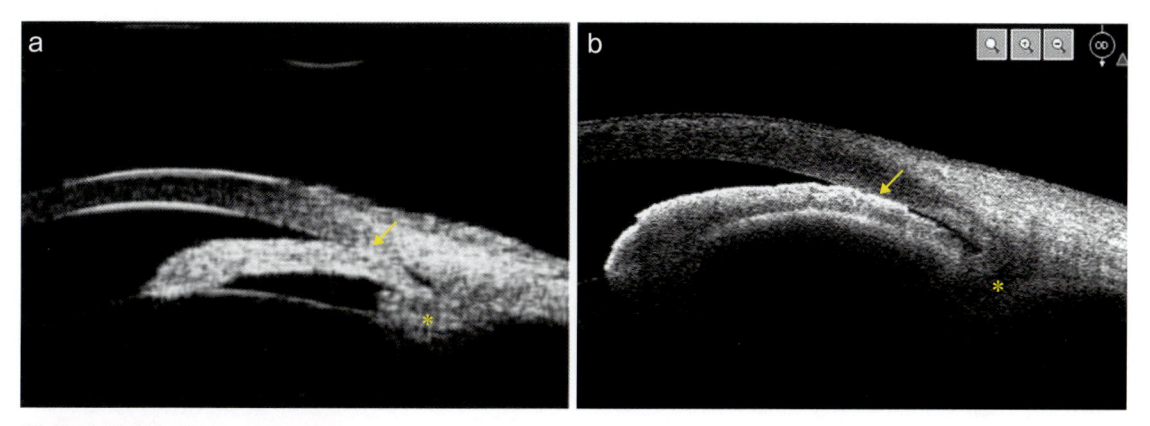

2 相対的瞳孔ブロック眼の隅角

a：UBM　b：前眼部OCT
シュワルベ線付近の隅角の閉塞部位（→）は前眼部OCTのコントラストが高く，接触部の境界を明瞭に確認できるが，毛様体（*）に関しては**1**と同様にUBMのほうが明瞭に見える．

ることに比べて，前眼部OCTは光の特性による限界があり，完全な不透明組織では1〜2mm程度の組織深達度であるため，虹彩裏面・毛様体，脈絡膜などの深部の所見が不明瞭な点が欠点である．

同一箇所を撮影したUBMと前眼部OCTの画像を比較してみると，角膜，隅角，虹彩表面の解像度やコントラストは前眼部OCTのほうが高いが，深部の毛様体，虹彩裏面や後房の形態はUBMのほうが明瞭に観察できる（**1**a，b，**2**a，b）．また，緑内障眼に対するトラベクレクトミー後の濾過胞の形態は，前眼部OCTは濾過胞表層の微細な構造変化の広がりを観察することに優れるが，深部は描出できないため，UBMとの併用が有用である（**3**a，b）．

前眼部OCTとUBMのわかることの違い

> 前眼部OCTは眼表面に近い部分の詳細な観察に適しており，UBMは比較的深部の観察に適している．

これらの特徴の相違から，前眼部OCTでは，特に眼表面に近い部分の高解像度な断面像を高い

163

4. 緑内障

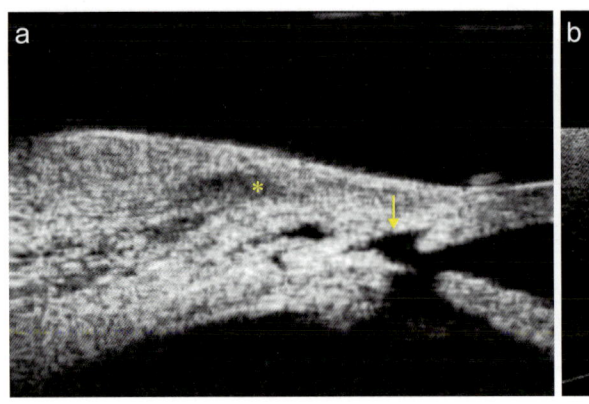

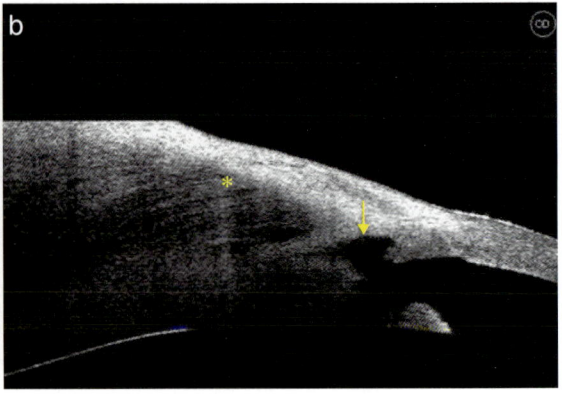

3 トラベクレクトミー後の濾過胞

a：UBM　b：前眼部OCT
濾過胞内浅層の結膜下組織（＊）は前眼部OCTのほうが微細な層構造を観察できるが，線維柱帯切除部と強膜内の房水流出路のスペース（→）はUBMのほうが明瞭に確認できる．

コントラストで得ることが可能で，角膜，結膜，強膜，隅角，虹彩前面の観察に適しているといえる．特に有効な病態としては，閉塞隅角症および同緑内障における隅角そのものの評価，相対的瞳孔ブロック（前方へ彎曲した虹彩），角膜疾患（屈折矯正手術後，円錐角膜，角膜変性症，角膜移植後）などがあげられる．また，非接触の検査で感染のリスクがないことから，内眼手術直後でも，トラベクレクトミー術直後の濾過胞などの前眼部の状態を安全に撮影できる．

一方UBMは，眼表面から比較的深部までの断面像を得ることができるため，特に隅角，毛様体，脈絡膜の観察に適している．特に有効な病態としては，閉塞隅角症や同緑内障におけるプラトー虹彩および毛様体の評価（平坦な虹彩，毛様突起の前方回旋や毛様溝の消失），相対的瞳孔ブロック，悪性緑内障（極端な浅前房，後房の消失，毛様突起の変位・圧排や毛様体脈絡膜滲出），虹彩毛様体腫瘍・嚢胞（内部が腫瘍は高輝度，嚢胞は低輝度），原田病による続発閉塞隅角緑内障（浅前房，毛様体前方回旋，毛様体脈絡膜剥離），トラベクレクトミー術後の濾過胞などがあげられる（⇒**Point!**）．

> **Point!**
> ### 前眼部OCTとUBMの役割
>
> 本項の表題「前眼部OCTはUBMの代わりになるか？」の答えは否である．眼科診療における前眼部OCTとUBMの位置づけとして，前眼部OCTはUBMより有利な点も多いものの，OCT単独で前眼部すべての病態を把握することは困難であり，やはりUBMの存在意義を認めざるをえない．臨床の場では，目的とする観察部位や病態に合わせて両機器を使い分けて検査することが望ましい．必要に応じて両方の検査を併用し，それぞれの機器が得意とする部位を観察し，診断や評価に活用できれば理想的である．
> 近年，臨床研究においては，前眼部OCTやUBMによるバイオメトリが，解析ソフトの支援を受けて一段と発展を遂げている．今後は，バイオメトリにおいても両機器の特性を生かした使い分けが進み，さらに新しい知見が報告されることが期待される．

隅角鏡検査，隅角画像検査，隅角機能的検査：それぞれの利点と欠点

栗本康夫
神戸市立医療センター中央市民病院眼科

原発閉塞隅角緑内障と隅角評価方法の位置づけ

> 原発閉塞隅角緑内障の診断は隅角の評価が決め手となる．病態を正しく評価するには，形態検査と機能的検査を必要に応じて自在に駆使することが重要である．

　原発閉塞隅角緑内障（primary angle-closure glaucoma：PACG）あるいは原発閉塞隅角症（PAC）は，虹彩周辺部が線維柱帯に接触して隅角を閉塞することが眼圧上昇の原因となる．その治療には病気の原因である隅角閉塞を治療することが必要であり，緑内障の種々の病型のなかでは，緑内障ガイドラインの緑内障治療の原則にある「治療できる原因があれば原因治療」を適用するタイプとなる．したがって，隅角を正しく評価することがきわめて重要であり，その結果により治療方針が異なってくる．

　隅角の評価方法は形態検査（細隙灯顕微鏡検査，隅角鏡検査，隅角画像検査など）と機能検査（暗室試験，うつむき試験，散瞳試験など）に大別される．形態検査のほうがより有用かつ一般的であり，診察の手順としては形態検査を優先し，必要に応じて機能検査を施行する流れとなる．

　実際の隅角評価の流れと各種検査の位置づけを**1**と以下にまとめた．

①前房隅角のスクリーニング検査として，細隙灯顕微鏡下で中心前房深度とvan Herick法による周辺部前房深度の評価を行う．眼圧検査はvan Herick法の前でも後でもよいが，隅角鏡検査後は眼球マッサージ効果により眼圧が下降するので，その前に行う必要がある．なお，閉塞隅角眼は眼圧の変動が大きく，常に眼圧が高いとは限らないので，たとえ眼圧が低くてもvan Herick法は施行するべきである．

②van Herick法で閉塞隅角ないし狭隅角が疑われた症例には，より正確な評価のために隅角鏡検査を行う．隅角鏡検査で原発閉塞隅角症

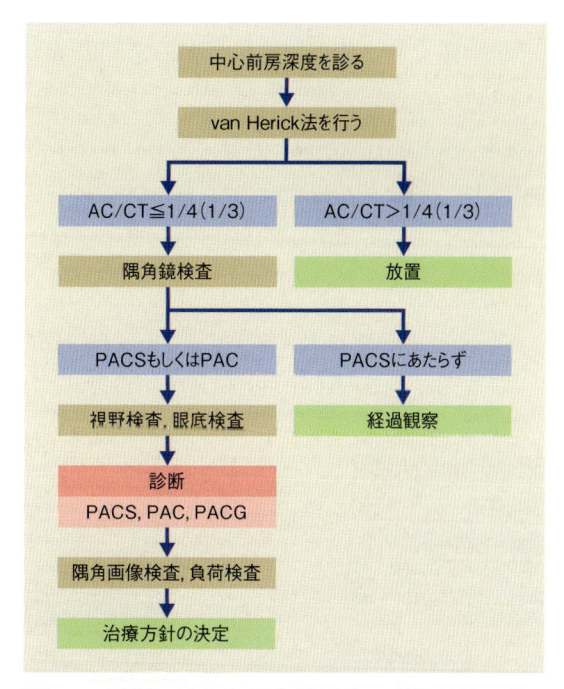

1 PAC診断の流れと隅角鏡検査，画像検査，負荷試験の位置づけ

van Herick法ではAC/CT＝1/4をカットオフ値とするのが一般的だが，それではかなりのPACSおよびPACを見逃すことになる．筆者は1/3に条件を引き上げることを推奨している．眼圧測定は隅角鏡検査を施行する前のいずれかの時点で行う．

4. 緑内障

あるいはその疑いと診断された症例に対しては, 緑内障性視神経症の有無と重症度を判定し診断をつけたうえで, 隅角画像検査および機能検査へと進む.

③隅角の画像検査や機能検査は, 原発閉塞隅角症を診断するためには必要ではないが, 治療方針を決めるにあたっては重要な情報を得ることができる. 画像検査としては起音波生体顕微鏡 (UBM) か前眼部光干渉断層法 (OCT) が一般的で, 機能検査としては暗室うつむき試験がもっとも有用である.

形態検査と機能検査はそれぞれに長所・短所があるが, 同じ形態検査であっても, 隅角鏡検査と画像検査ではその特長がやや異なる. 以下に, 隅角鏡検査と画像検査の比較, 次いで, 形態検査と機能検査を比較する.

隅角鏡検査と画像検査

> 同じ形態検査であっても, 隅角鏡検査と画像検査ではその有用性が異なる. また, 両者の結果がコンフリクトする場面もあるので注意が必要である.

隅角閉塞メカニズムの判定

隅角鏡検査は, 細隙灯顕微鏡検査の際に簡易に行うことができ, 隅角の閉塞や広狭の判定にはおおむね十分なので, 隅角閉塞診断のゴールドスタンダードといえる. しかし, 原発閉塞隅角症の治療を考える際には, 隅角閉塞をきたしている原因

Point! なぜ, 治療方針の決定に隅角閉塞メカニズムの判定が必要か?

原発閉塞隅角症の隅角閉塞は前眼部構造物の相対的あるいは絶対的な位置ないし大きさの異常に起因しており, 治療には, レーザーもしくは観血的手術によって隅角をめぐる前眼部を解剖学的に修正する必要がある. 隅角閉塞のメカニズムは, ①瞳孔ブロック, ②プラトー虹彩形状, ③水晶体因子, ④水晶体より後方の因子の4つに分類されるが, それぞれのメカニズムが抱える解剖学問題は異なっており, すべてのメカニズムにオールマイティな治療方法はない. たとえば, レーザー虹彩切開術は①瞳孔ブロックには有効であるが, 他のメカニズムには無効である. したがって, 瞳孔ブロックのない原発閉塞隅角症にレーザー虹彩切開術を行うことは無用かつ有害なので避けなければならない. 治療前に正しく隅角閉塞メカニズムを判定することで, 個々の症例の最適な治療方法を選択することができる.

を取り除く必要があり, 隅角閉塞のメカニズムを診断することが重要となる (⇒**Point!**). 隅角閉塞のメカニズムは, 瞳孔ブロック, プラトー虹彩形状, 水晶体因子, 水晶体より後方の因子に4別されるが, これを細隙灯顕微鏡検査と隅角鏡検査のみで常に正しく判定するのは至難の技である. 一方, UBM検査は, 隅角鏡検査に比べると格段に手間がかかるものの, 瞳孔ブロックによる虹彩の前方彎曲の様子やプラトー虹彩形状, 毛様体突起の形状と位置が手に取るようにわかり, 隅角閉塞メカニズムの判定には大変に強力なツールとなる (**2**). したがって, 隅角閉塞の診断には隅角鏡検査で十分であるが, 最適な治療方針の決定にあたっては画像検査が主役となる. なお, 画像検

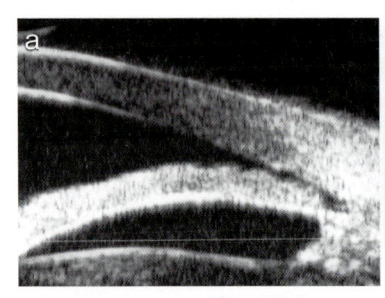

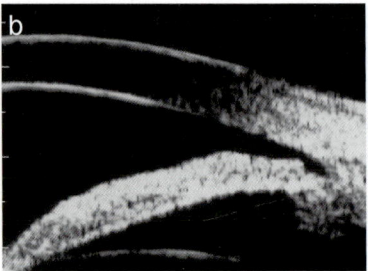

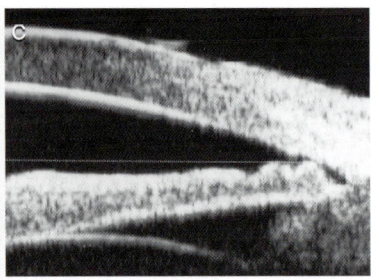

2 隅角鏡検査では同じくShaffer Grade1に分類された3症例のUBM画像
a: 強い瞳孔ブロックを認める. b: 瞳孔ブロックは軽度. c: 瞳孔ブロックは認めず, プラトー虹彩による狭隅角である.
3つの症例はいずれも隅角の狭さは同程度であるが, 瞳孔ブロック (虹彩の前彎の程度) の程度に差を認め, 隅角閉塞のメカニズムが異なる. aの症例に対しては, レーザー虹彩切開術が隅角の開大に有効であるが, cの症例では無効である.

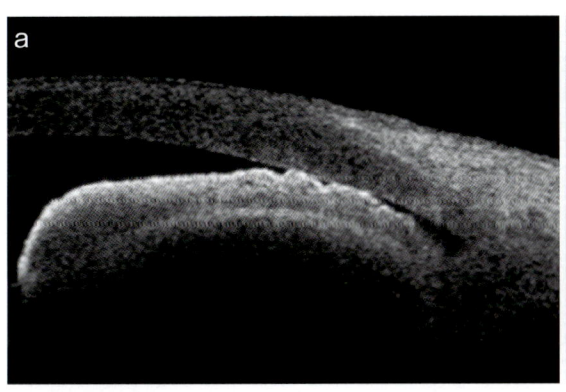

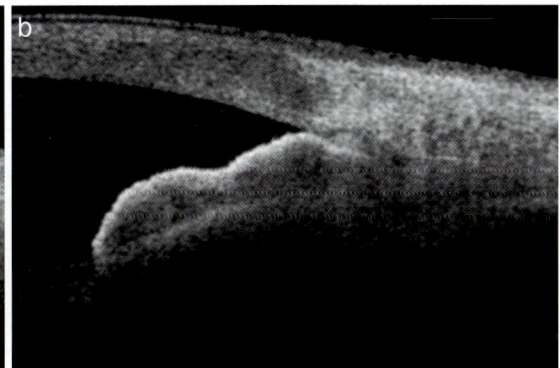

図3 同一眼の同一部位隅角における明所と暗所の前眼部OCT画像
a：明所では瞳孔ブロックは強いが線維柱帯は開放している．
b：暗所では，瞳孔ブロックは目立たなくなるものの"angle crowding"により隅角が閉塞している．

査のなかでも毛様体など深部組織の描出に優れるUBMのほうが深達度で劣る前眼部OCTよりも隅角閉塞メカニズム判定には有力である．この点の詳細は，本書別稿「前眼部OCTはUBMの代わりになるか？　前眼部OCTでわかること，UBMでわかることの違い」（p.162〜164）を参照されたい．

バイオメトリー

細隙灯顕微鏡検査におけるvan Herick法や隅角鏡検査におけるShaffer分類は，隅角の広狭の定量的評価法といえなくもないが，その判定は多分に主観的であり，実態は定性的評価法である．一方，UBMの登場以降，隅角形状の画像を計測することで，かなり精度の高いバイオメトリーが可能となった．画像検査の登場により，これまで熟練した専門医の主観的診断に頼っていた重症度やリスクの評価に定量的かつ客観的評価法が導入されたわけで，隅角の評価において科学的な解析や議論が行えるようになった功績は大きい．

暗所での隅角評価

明所では隅角は開放しているが，暗所では瞳孔の生理的な散大に伴って隅角が閉塞する症例は珍しくない．可視光を用いる細隙灯顕微鏡検査および隅角鏡検査では暗所における隅角閉塞の評価は困難であるが，UBMや前眼部OCTでは可能であり，特に前眼部OCTの施行は暗所でも容易である（図3）．

隅角鏡検査と画像検査のコンフリクト

ただし閉塞隅角の判定を画像検査で行う場合には，その判定が隅角鏡検査と必ずしも一致しない点に留意する必要がある．たとえば，FosterはPACの新しい分類を定めるにあたって，隅角鏡検査で後部線維柱帯が見えないことをもって虹彩と線維柱帯接触の確認の代わりとしたが，実は両者は同じものではなく，乖離していることがその後に明らかとなった．同一の対象を隅角鏡検査と同じく座位で行われる前眼部OCT検査を行うと，隅角鏡検査で線維柱帯が見えない頻度よりも前眼部OCTにて虹彩と線維柱帯接触が診断される頻度のほうがかなり高いと報告されている[1]．さらに，隅角の上下耳鼻側の4象限の隅角の狭さの判定においても隅角鏡検査と画像検査では不一致が報告されている．また，通常のUBMは患者を仰臥位として検査するので，座位で行う隅角鏡検査との間には，体位の違いによる隅角形状の変化も加わることになる．

形態検査と機能検査

見かけの形態評価だけでその機能を正しく推定できるとは限らない．機能検査である負荷試験の結果が陽性となれば，治療適応決定の有用な判断材料となる．

極論すれば，虹彩の線維柱帯への接触がどうで

4. 緑内障

あれ，実際に眼圧上昇が起こらなければよいともいえる．形態検査で機能的閉塞が診断される場合に，閉塞している範囲が眼圧上昇をきたすほどのものなのか，さらに厳密にいえば，虹彩と線維柱帯が接触しているように見える部分が本当に房水の流れを阻むような閉塞なのか，これは形態学的検査では評価しきれない．そうした意味では，眼圧検査そのものが隅角評価の機能検査の一つと言えるが，隅角の閉塞をきたしやすい条件を負荷した場合に眼圧が上昇するかどうかを調べる負荷試験が閉塞隅角の機能的検査である．

閉塞隅角に関する負荷試験では暗室とうつむきを同時に負荷する暗室うつむき試験（ 4 ）が感度の面で最も有用であるが，それでも負荷試験の感度は必ずしも高くはない．したがって，負荷試験で陽性あるいは疑陽性と判定された場合には治療方針の決定にあたって大変有用な情報となるが，陰性であっても閉塞隅角による眼圧上昇のリスクを否定することはできない．

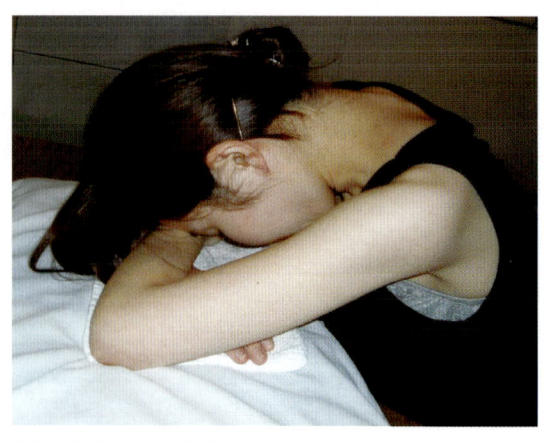

4 暗室うつむき試験

暗室でうつむき位をとらせる．この際に臥位をとると，頭位がうつむきであるかあおむきかにかかわらず，座位に比べて眼圧が上昇する．全身の体位の影響を最小限にするために，座位で頭部のみうつむき位をとらせる．検査中，眼球を圧迫しないことと眠らないことに注意する．眠ってしまうと副交感神経優位となって縮瞳し，暗室効果が得られない．

■引用文献

1. Sakata LM, et al: Comparison of gonioscopy and anterior segment ocular coherence tomography in detecting angle closure in different quadrants of the anterior chamber angle. Ophthalmology 2008; 115: 769-774.

耳側視野欠損：緑内障か？ 非緑内障か？

木村泰朗
上野眼科医院・順天堂大学眼科

> 近視は緑内障のリスクファクターである．

耳側視野欠損が緑内障の病型か否かについては長い議論がされている．BraisとDrance[1]が36眼の緑内障眼の耳側視野欠損を調べた報告では，6眼は他の緑内障視野欠損を伴わず，緑内障早期の変化としてとらえられ，その多くが近視眼であることが示されている．同様の報告は古野[2]，山崎ら[3]によってもなされ，緑内障眼および非緑内障眼であっても耳側視野欠損を呈する症例では傾斜を有する近視性乳頭の関与が示唆されている．Blue Mountains eye study[4]やTajimi study[4]でも報告されているように，近視は緑内障のリスクファクターである．また，日本をはじめアジア人には近視が多く，耳側視野欠損は緑内障性変化か近視性変化か，または緑内障＋近視性変化，さらにそれらを背景に視神経低形成の関与があるか否かを探ることには意味がある．

画像診断と緑内障

> 経時的観察による進行具合で診断する．

近年，OCT（optical coherence tomograph・光干渉断層計）やGDx（レーザーポラリメトリ，scanning laser polarimetry），HRT（Heidelberg Retina Tomograph：confocal scanninglaser ophthalmoscope）により網膜神経線維層厚の計測が可能になってきたが，OCTやレーザーポラリメトリでデビエーションマップが乳頭鼻側網膜の被薄化を示すことは日常臨床で認められる（⇒ **Point!**）．金森[6]らは，緑内障は早期から眼底の鼻側網膜（耳側視野に相当）の神経線維層厚が薄くなることを報告している．脳・中枢神経などの障害でも鼻側の神経線維層が減少し，その減少パターンのみでは緑内障性変化か，他疾患による変化かの鑑別は困難であり，経時的観察による進行具合にて診断する必要があると述べている．

同様にレーザーポラリメトリでの視野と一致しない鼻側網膜に認められるデビエーションマップの変化は，単にアーチファクトとする解釈では説明できないものがあるのも事実である．画像診断では，神経線維層厚と視野のMD値は相関を認められているが，乳頭のパラメータとの関連は感度・特異度がOCT，レーザーポラリメトリと比して若干低いとする報告が多い．しかし，それらの報告は鼻側またはBjerrum領域の視野欠損であり耳側視野欠損は計測領域が少なく，対象になりにくかった．特定の耳側視野欠損とHeidelberg Retina Tomographの関連をみるには乳頭陥凹部の鼻側への拡大を確認するしか方法はない．

専門医による乳頭診断と視野

画像診断による視神経乳頭形状解析とは別に，専門医による乳頭の形状診断の結果と耳側，下・上側の非特異的視野欠損との相関を調べた報告はない．多くの場合，視野欠損のパターンから判断して乳頭形状の異常を何とか関連づけられるかもしれない．逆に視神経乳頭所見より視野の非特異

4. 緑内障

的パターンを知ることは，典型的な上部分節状視神経低形成（SSOH：Superior segmental optic disc hypoplasia）の所見を除くと困難である場合が多い．

耳側視野欠損のパターン

> パターンは単純なものではなく，耳側視野欠損の定義は未確立である．

耳側視野欠損のパターンは楔状ないしは扇状と表現されることが多い．それはtempolar rapheを有する耳側網膜の弓状神経線維走行と違って，鼻側網膜の神経線維走行は扇形に広がっており，水平経線を境に分かれることがないからである（**1**）[7]．しかし，実際の耳側欠損のパターンはこのような単純なものではない．そもそも耳側視野欠損の定義はまだ確立したものはなく，現在いくつかの報告でその試みが検討されている．

ここではHumphrey自動視野計のグレイスケールでMariotte盲点より耳側を含む領域に再現性のある欠損を認めた症例としてみた．そうすると，耳側視野欠損といっても従来の楔状・扇状では十分に表せないさまざまな欠損パターンが認められる．①Mariotte盲点の耳側に集中した欠損（楔状，**2** a，b），②**1**に鼻側欠損を伴うもの，③Mariotte盲点の耳側に扇状欠損（**2** c），④Mariotte盲点を含み，下耳側1/4象限に主に欠損を認める（**2** e），⑤Mariotte盲点を含む主に上耳側1/4象限を含むもの，⑥Mariotte盲点を含む下半視野に広範な欠損を認める，⑦Mariotte盲点を含む上耳側に広範な欠損を認める，⑧Mariotte盲点を境に上・下半視野欠損が8の字型パターンを示す（**2** f，g），⑨周辺部に全周性に視野欠損を認める．などがあげられる．これらとdisc形状との関連は厳密な検討が必要であるが，概要を見てみるとやはり，上部分節状視神経低形成様形態

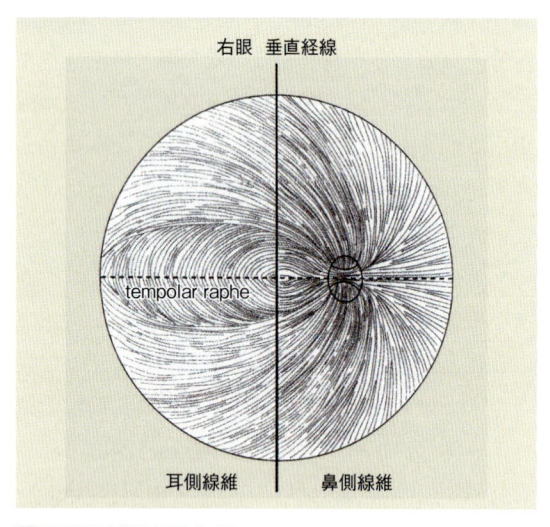

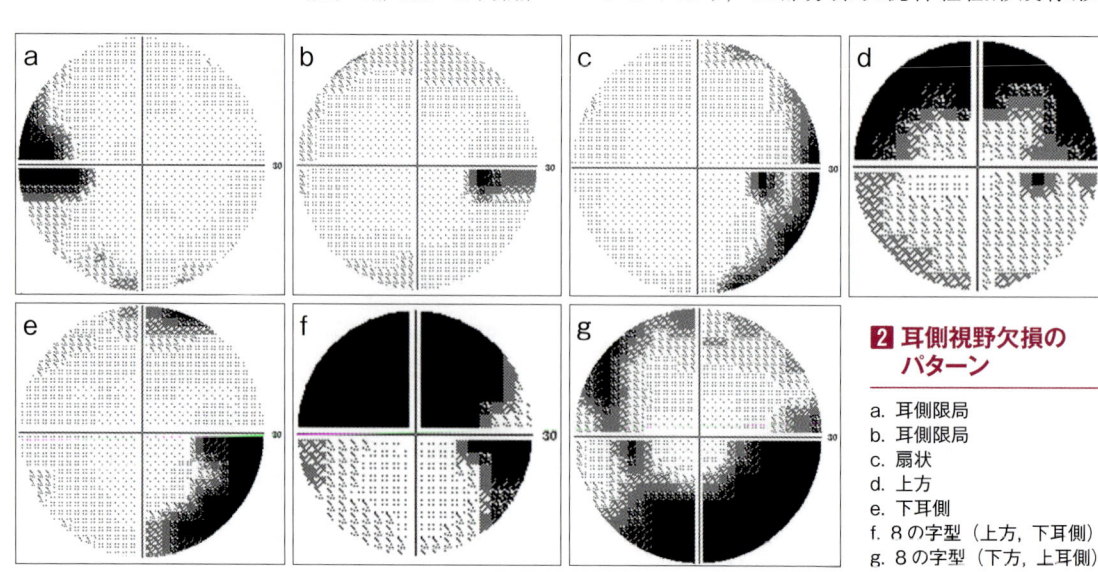

1 網膜神経線維走行

（根木　昭，2007[7]より引用）

2 耳側視野欠損のパターン

a. 耳側限局
b. 耳側限局
c. 扇状
d. 上方
e. 下耳側
f. 8の字型（上方，下耳側）
g. 8の字型（下方，上耳側）

4. 緑内障

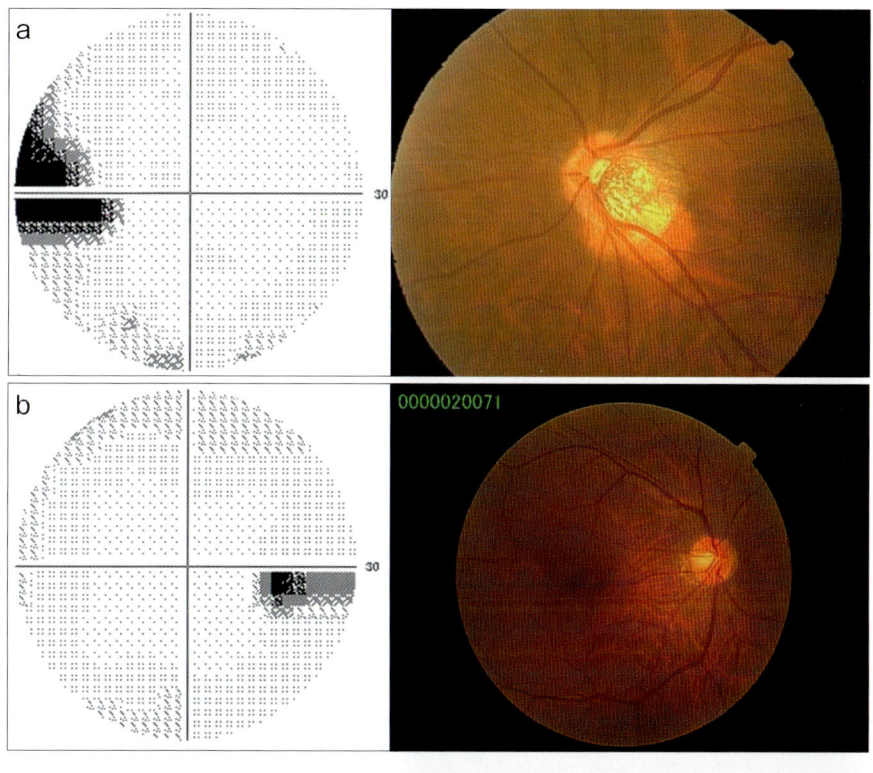

❸ 耳側視野欠損と視神経乳頭

同様の耳側欠損視野において，まったく違う形態を示す視神経乳頭．
a. 傾斜乳頭を伴う近視様乳頭
b. 一見正常乳頭：この乳頭所見より耳側視野欠損は推測しにくい．

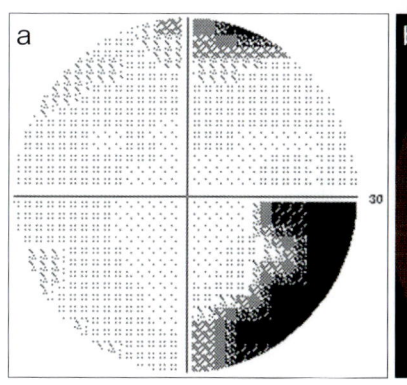

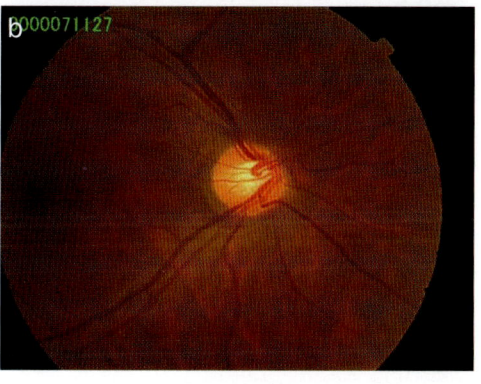

❹ 上部分節状視神経低形成（SSOH）の視野（a）と視神経乳頭（b）

(SSOH)と傾斜を示す近視様乳頭が多い．しかし，乳頭を見ただけでは上記の欠損視野パターンと一致しない症例が多く認められる．そのいくつかの例を呈示する．❸は同じ耳側楔状欠損でも上部分節状視神経低形成様形態様形態（❸a）とそうでない場合（❸b）を示す．

耳側視野欠損を示す病態の鑑別

視神経乳頭の所見と合わない耳側欠損を含む非特異的欠損は，中枢神経系の病態も疑う．視交叉部の場合は両眼性とならないこともある．

緑内障以外に上部分節状視神経低形成（SSOH），網脈絡膜萎縮，傾斜乳頭，乳頭ピット，視交叉部接合部病変などにおいても耳側視野欠損は示され，種々の病態の関与が考えられる．視神経乳頭の所見とまったく合わない耳側欠損を含む非特異

171

4. 緑内障

的欠損を認めたら，やはり中枢神経系の病態の関与も疑うべきである．視交叉部ならば必ずしも両眼性とならないことは覚えておく．鑑別診断のなかでとりわけ上部分節状視神経低形成（SSOH）について診断の際の特徴および注意点をあげる．

上部分節状視神経低形成（4）

上部分節状視神経低形成は視神経乳頭の形態的において，①網膜中心血管起始部の上方鼻側偏位，②鼻上側リムの狭窄化，③上方視神経の蒼白化，④上方乳頭強膜輪の二重輪（double ring sign），⑤小乳頭などが形態学的特徴としてあげられる．そして，網膜鼻上側に視神経線維層の欠損・菲薄化を伴い，そこに一致した視野欠損（乳頭を含む耳下側）を有するとされる．先天奇形であり，通常進行しないとされている．しかし，近年，上部分節状視神経低形成と緑内障の境界例ないしは合併例がいくつか報告されている一方，上記の形態的特徴をすべて伴った典型例は多くないことも報告されている．われわれも耳側下方視野欠損を調べたが，23例36眼のうち上部分節状視神経低形成と診断した症例は17例26眼であった．眼圧は正常眼圧緑内障（NTG），上部分節状視神経低形成，上部分節状視神経低形成以外の視神経低形成群間において有意差は認めなかったが，年齢はNTGが平均52歳に対し上部分節状視神経低形成・視神経低形成群ではそれぞれ平均36歳，45歳と有意に低かった．小乳頭を示したものは上部分節状視神経低形成のうち44％（11/26眼），二重輪（double ring sign）は75％（19/20眼），中心血管の上方偏位は75％（21/26眼）であった．また，耳下側視野欠損を伴う症例が上部分節状視神経低形成様の乳頭を必ずしも示さないことがわかった．このように上部分節状視神経低形成の診断は困難例も多く，従来の概念そのままに，SSOHは緑内障でないので「治療の必要はない」「進行しないので通院不要」という対応は慎重にすべきと思われる．

耳側視野欠損の解析のこれから Point!

近年，OCTがタイムドメイン方式からFourierドメイン方式になり解像力が改善している．それによって網膜神経線維層厚のより厳密な計測が可能になっている．緑内障以外にも多くの病態でさまざまなパターンを示す耳側視野欠損は，経時的に変化を観察する必要がある．今後は，耳側視野欠損の解析にOCTを利用した鼻側網膜の観察がより有用な手段になってくると思われる．

■引用文献

1. Brais P, Drance SM: The temporal field in chronic simple glaucoma. Arch Ophthalmol 1972 ; 88: 518-522.
2. 古野史郎：近視と緑内障．日眼会誌 1981; 84: 142-151.
3. 山崎 斉，ほか：くさび形の視野欠損を示した10例の臨床所見．日眼会誌 2002; 106（臨時増刊）: 247.
4. Michell P, et al: The relationship between glaucoma and myopia. Ophthalmol 1999; 2010-2015
5. Suzuki Y, et al: Early vitreous surgery for aggressive posterior retinopathy of prematurity. Am J Ophthalmol.2006; 142: 636-643.
6. Kanamori A, et al: Evaluation of the glaucomatous damage on retinal nerve fiber layer thickness measured by optical coherence tomography. Am J Ophthalmol 2003; 135: 513-520.
7. 根木 昭（編）：眼科プラクティクス 15 視野，2007; p.6.

同一の検査プログラム（検査配置点）だけでは早期緑内障の視野障害を検出できないことがある

大久保真司，杉山和久
金沢大学医薬保健研究域医学系視覚科学（眼科学）

緑内障診療における視野検査プログラム

緑内障の診断および経過観察には通常30°または24°のプログラムが用いられる．

緑内障性視野障害の90％以上が固視点から30°以内の暗点として始まる[1]とされているので，緑内障の診断および経過観察では現在，中心30°のプログラムが主に用いられている．

Humphrey視野計はオクトパス視野計とともに，現在最も緑内障診療に用いられている自動視野計である．Humphrey視野計の中心30-2プログラムは，中心30°以内に，視角6°の検査ポイント間隔で，上下左右4象限に各24点ずつグリッド状に合計76点配置されている．現在緑内障診療で最も多く用いられていると思われるSITA-standardでは，30-2プログラムの検査時間は7〜9分（Carl Zeiss Meditec社 社内資料より）程度とされている．視野検査では周辺部はアーチファクトの影響を受けやすいことから，Andersonらによる緑内障性視野異常の判定基準[2]や統計解析の際には，周辺部を除いて解析されることが多い．そのために最近では，検査時間の短縮の問題もあり，中心30-2プログラムから鼻側の2点以外の最周辺部を除いた54点を測定する中心24-2プログラムが用いられることも多くなっている．30-2プログラムと24-2プログラムのどちらが有用であるかはいまだ議論のあるところであるが，Humphrey自動視野計による緑内障診療，特に診断において，6°間隔のいずれかのプログラムが中心となっている（⇒ **Point!**）．

preperimetric glaucomaとは？

われわれは臨床上明らかに網膜神経線維層欠損や視神経乳頭のリムの菲薄化などの緑内障性変化を認めるが（**1**），通常の視野検査では明らかな異常を検出できないことをたびたび経験している（**2**）．このような段階は最近，preperimetric glaucomaとよぶ．通常，緑内障は視野変化に先行して視神経乳頭や網膜神経線維層に異常が見られるとされ，通常，静的視野検査で－5〜－10dBの感度低下を示す部位では，すでに網膜神経節細胞の20〜40％が障害されている[3]ことが報告されている．

通常視野プログラムの限界とその対策

一方，異常部位が検査点に含まれていないために，視野異常が検出できていないこともありうる．たとえば，6時あるいは12時付近の乳頭辺縁部が薄い症例では，鼻側階段が30°より周辺に見られることがあるため，標準的な中心30°の静的視野検査ではその異常を検出できないこともある．そのような症例では，周辺視野測定プログラム（Humphrey視野計では鼻側階段または60-4）またはGoldmann視野計（動的視野検査）が有用である．

4. 緑内障

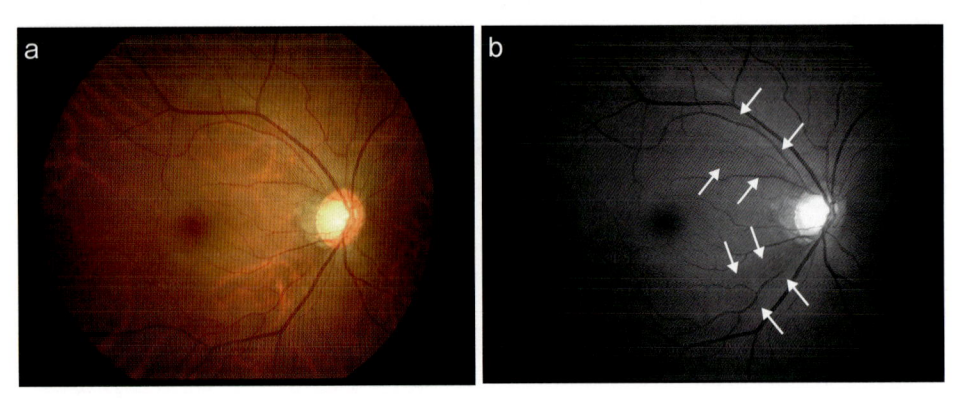

1 右眼の眼底写真（a）および無赤色光眼底写真（b）

7時と10時半の位置に網膜神経線維層欠損（⇨）が見られる．それに対応する視神経乳頭にノッチングが見られる．

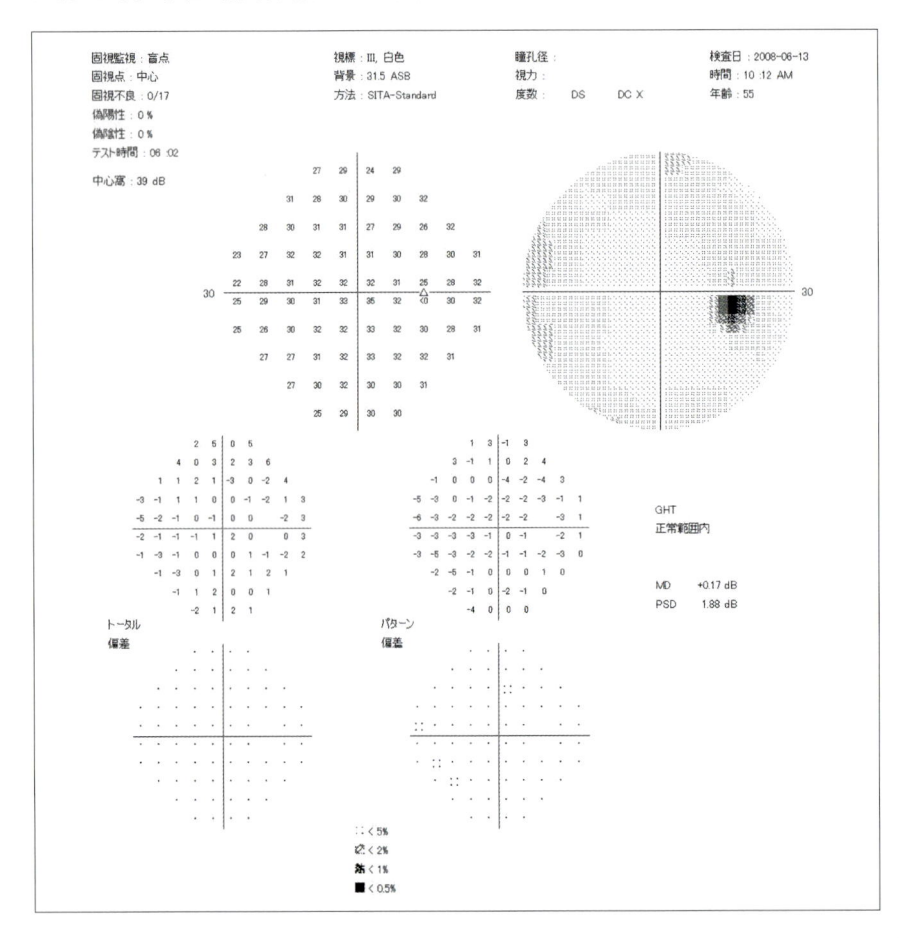

2 1と同一眼のHumphrey視野計の中心30-2プログラム（SITA standard）

中心30-2プログラムでは明らかな異常は見られない．

また，乳頭黄斑線維束近くに網膜神経線維層欠損が見られ，それに対応する視神経乳頭変化が見られるが，6°間隔のいずれかのプログラムでは視野異常が検出されない症例のなかには，異常部位が6°間隔の間に入ってしまい視野異常を検出できない症例が存在する（ 3 ）．

> 乳頭黄斑線維束近くに網膜神経線維層欠損が見られる緑内障においては，中心10-2プログラムが有用である．

固視点を脅かす後期症例の中心視野評価に用いられることが多い中心10-2プログラムは，10°以内

● 174

4. 緑内障

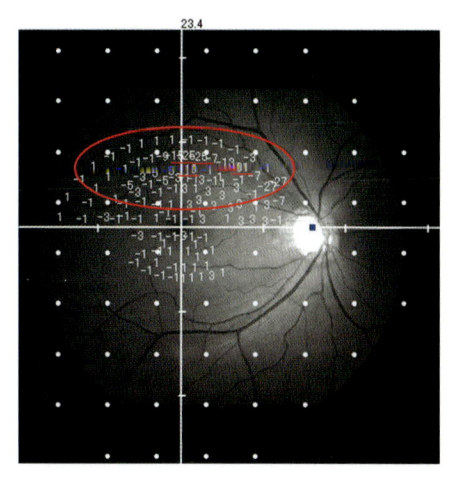

3 1と同一眼の眼底対応視野検査

KOWA AP6000 による眼底像視野検査結果．視野に対応させるため眼底写真は上下反転させてある．数字はトータル偏差の値（dB）．白い点は Humphrey 視野計の中心 30-2 プログラムの検査点の配置．下方の（眼底像視野検査では視野に対応させて上方）網膜神経線維層欠損に対応して，上方視野に中心 30-2 プログラムの検査点と検査点に間に，著明な感度低下が見られることがわかる（赤で囲んだ部位）．

Point! 6°間隔の限界

静的視野検査では，動的視野とは異なり決まった検査ポイントしか検査できないという欠点がある．視角 6°の検査ポイントでは，症例（1〜4）のようにごく早期の緑内障の視野異常を見逃す危険性がある．通常広く用いられるプログラムであっても過信せず，眼底所見に合わせた検査を行う必要がある．

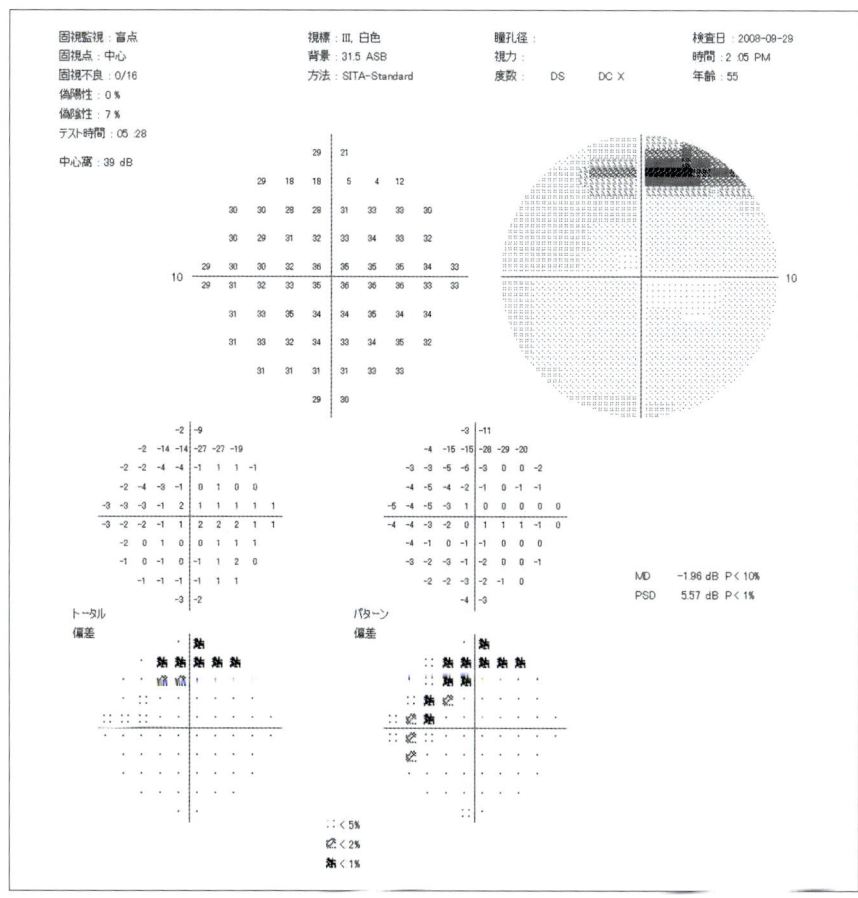

4 1と同一眼の Humphrey 視野計の中心 10-2 プログラム（SITA standard）

上方に著明な感度低下が見られる．この結果は，眼底像視野検査の結果と対応している．

を 2°間隔に検査点が配置されている．中心 30-2 または 24-2 では中心 10°以内に 12 点であったが，中心 10-2 プログラムでは 68 点が配置されている．部位は限定されるが，その部位を詳細に検査することが可能であり，中心 30-2 または 24-2 では検出できない小さな暗点が検出されることがある（4）．

■引用文献

1. Werner EB, et al: Peripheral nasal field defects in glaucoma. Ophthalmol 1979; 86: 1875-1878.
2. Anderson DR, et al: Automated Static Perimetry, 2nd ed., Mosby, St. Louis, 1999; p.121-190.
3. Quigley HA, et al: Retinal ganglion cell atrophy correlated with automated perimetry in human eyes with glaucoma. Am J Ophthalmol 1989; 107: 453-464.

4. 緑内障

眼圧測定の使い捨てプリズムは，何を用いても構わないのか?

中村　誠，平井宏二
神戸大学医学部眼科教室

　潜在的な感染伝播を防ぐため，眼圧測定には使い捨てプリズムの使用が望ましい．しかし，どのプリズムでも互換性があるのだろうか．

眼圧測定時の使い捨てプリズム

　Goldmann圧平眼圧測定（GAT）は，Imbert-Fickの法則に基づき，角膜を一定面積圧平するのに必要な外力から眼内圧を推定する．眼圧測定のgold standardであることは論を待たないが，接触検査であることから，常に潜在的な感染伝播のリスクをはらむ．そのため，備えつけの圧平プリズムよりも，理想的には使い捨てプリズムの使用が望ましい．

> 先端部分のみを取り替えるトノセーフ®と一体型のトノジェット®がある．

　現在市販されている使い捨てプリズムの代表に，トノセーフ®（Clement Clarke社）とトノジェット®（Luneau社）がある（**1**）．前者はコネクター部分は共用し，先端の接触部分のみを取り替えるのに対して，後者は一体型である．圧平原理自体は同一であるので，どちらのプリズムを用いても大差なさそうであるが，果たしてそうであろうか（⇒**Point!**）．

使い捨てプリズムと備えつけプリズムの眼圧測定の一致性

　当院外来の緑内障患者147名147眼で，上記2種の使い捨てプリズムと備えつけプリズムの眼圧測定の一致性を検討した．検討方法は，横軸に同一被検者の使い捨てプリズムと備えつけプリズムの測定結果の平均を，縦軸にその差をプロットするBland-Altman解析である．**2**にトノセーフ®vs備えつけプリズム，**3**にトノジェット®vs備えつけプリズムの解析結果を示す．実線が一次回帰直線，破線が95％信頼区間である．その結果，すべての眼圧値において，トノセーフ®は備えつけプリズムと測定値の差はほとんどなかった（**2**）．これに対して，トノジェット®は備えつけプリズムに比較して平均2.59 mmHg低く測定するだけでなく，眼圧が高いほどその差がより大きくなることがわかった（**3**）．

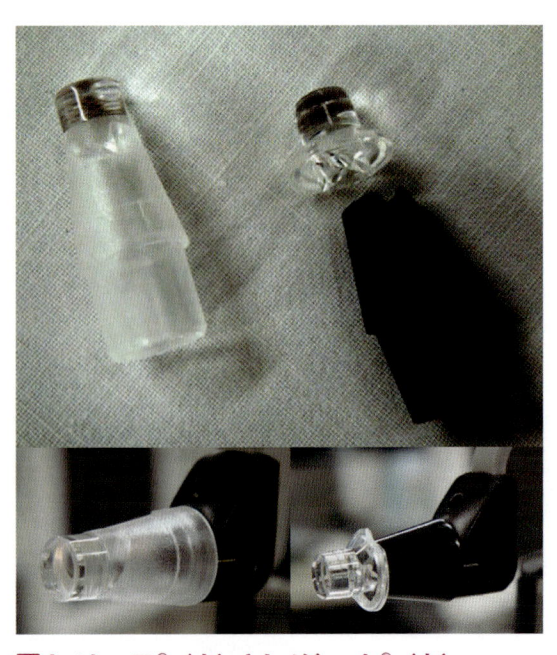

1 トノセーフ®（右）とトノジェット®（左）

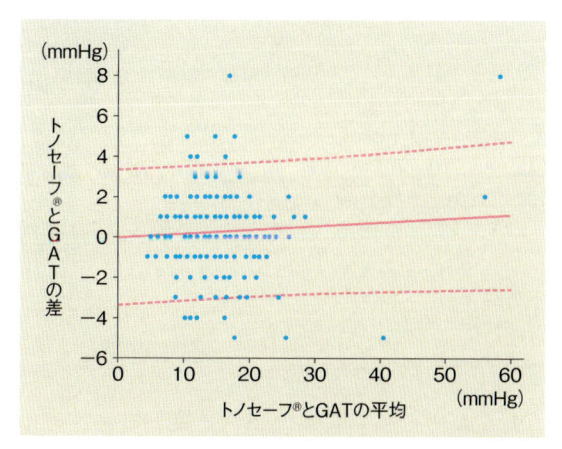

2 トノセーフ®と備えつけGoldmann圧平眼圧計プリズムのBland-Altman解析結果

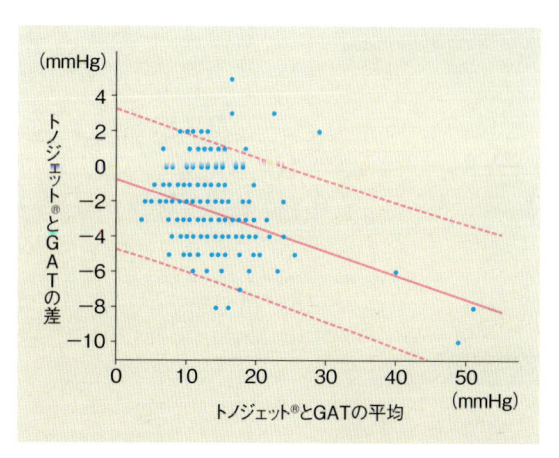

3 トノジェット®と備えつけGoldmann圧平眼圧計プリズムのBland-Altman解析結果

われわれの結果とはまったく逆に，トノジェット®と備えつけのプリズムのほうがよく一致するのに対して，トノセーフ®は平均的な眼圧では一致性が高いが，高い眼圧レベルでは備えつけプリズムよりかなり高く測定するという報告[1]もある．しかし，眼圧レベルが40〜70mmHgの範囲での測定結果であり，それ以外の報告では，われわれとほぼ同様の結果であった[2,3]．

では，どうしてトノジェット®は眼圧を低く見積もるのだろうか．

> 計測値を左右する要素の一つである界面張力は，プリズムの素材の親水性・疎水性によって規定される．

Imbert-Fickの法則は，角膜が無限に薄く，膜の表面が乾燥し，表面張力も存在しないことを前提としている．しかし，現実には角膜の厚みや生物物理特性，涙液による表面張力の影響を強く受けることはよく知られている．しかしながら，これらはいずれも被検者側の生物物理的特性である．被検者の生物物理特性に計測値が左右されるのと同様，プリズム表面の物理・化学特性も，眼圧測定に影響を及ぼすことは容易に推測される．すなわち，プリズムという固体の表面と涙液という液体の間の界面張力および，涙液内に収まったプリズムの浮力などが原因である．

使い捨てプリズムの問題点 Point!

使い捨てプリズムはその素材により，眼圧測定に影響を及ぼすことに留意する必要がある．正確な理由は十分には解明されていないが，使い捨てプリズムの素材や親水性・疎水性の違いもよく検討したうえで使用する．

このうち界面張力は，プリズム素材の親水性・疎水性により規定される．Osborneらによれば，トノジェット®は備えつけプリズムよりも親水性が小さく，その結果，涙液による吸引力にはあまり差はないものの，マイヤーリングの幅が異なり，過小評価につながるのではないかと推察している[4]．

■引用文献

1. Maino, et al: Are disposable prisms an adequate alternative to standard Goldmann tonometry prisms in glaucoma patients? Ophthalmology 2006; 113: 1837-1841.
2. Kim P, et al: Accuracy of the Tonosafe disposable tonometer head compared to the Goldmann tonometer alone. Clin Exp Ophthalmol 2004; 32: 364-367.
3. Baddon ACJ, et al: Comparison of Luneau SA disposable and Goldmann applanation tonometer readings. Eye 2007; 21: 789-792.
4. Osborne SF, et al: Does the surface property of a disposable applanation tonometer account for its underestimation of intraocular pressure when compared with the Goldmann tonometer? Graefe's Arch Clin Exp Ophthalmol 2007; 245: 555-559.

4. 緑内障

視野のスコア分類は，日常診療に適用すべきなのか？

中村　誠，中　真衣子
神戸大学大学院医学研究科外科系講座眼科学分野

視野障害の存在や進行の程度の評価には，平均偏差（MD）以外に種々のスコア分類が使用されている．以下にそれらについて述べる．

MDとMD slope

開放隅角緑内障の管理において最も重要なポイントは，視神経障害を定量的に判定し，進行を正確にモニターすることである．そのためには，視神経乳頭や網膜神経線維層厚の変化と併せて視野変化を定量的に評価する必要がある．しかし，構造変化は立体写真や最新の画像解析装置を用いてその初期変化をとらえることが比較的容易になっているのに対して，視野検査は自覚的検査であることならびに心理・物理学的検査であるため，短期変動が大きく，本当に進行したのか否かの判定は難しい．

> 全測定点でのトータル偏差の平均値MDとその経年的傾きを表すMD slopeが視野異常の判定と進行の確認によく用いられる．

世界的に最も普及している自動静的視野検査であるHumphrey視野検査での視野異常の判定と進行の確認は，MDとMD slopeが使用されることが多い．MDは，全測定点でのトータル偏差（被検者の測定値と年齢別正常値との差）の平均値であり，MD slopeは，その経年的な傾きである．現在では，HfaFiles®のようなソフトウエアを用いることで，簡単にMD slopeを算出することができる．たとえば，MD slopeが－0.5dB/年であれば，20年たっても－10dBの感度低下にとどまるのに対して，－1.5dB/年であれば20年後には－30dBの感度低下，すなわちほぼ失明していることが予測される．

視野スコア分類の意義

けれども，MDおよびMD slopeは，前述のように，測定点全体の感度低下の平均とその変化を見ているにすぎず，局所のわずかな異常や進行をとらえるのには最適とはいえない．またMD slopeは進行率の傾きであるので，算出の前提として，多数の検査回数と一定以上の経過観察期間が必要となる．このため，多数例を解析する大規模疫学調査に用いるのは不向きであった．

ここ10年間，緑内障の分野では，さまざまな大規模疫学調査が行われ，有益な知見が得られるようになった．それぞれの疫学調査で独自の視野判定スコアを開発している．スコア化により，視野障害の存在とその進行の有意性を検定しやすくするのが目的である．代表的なスコアとしてAGIS（The Advanced Glaucoma Intervention Study）スコアとCIGTS（The Collaborative Initial Glaucoma Treatment Study）スコアがある．いずれもHumphrey 24-2 full-thresholdの盲点2か所を除く52の測定点のトータル偏差を使用する．両者の主な違いを以下に述べる．

AGIS スコア

鼻側，上下半視野の3部位について，一定の基準でそれぞれスコア化し，3部位のスコアの総計

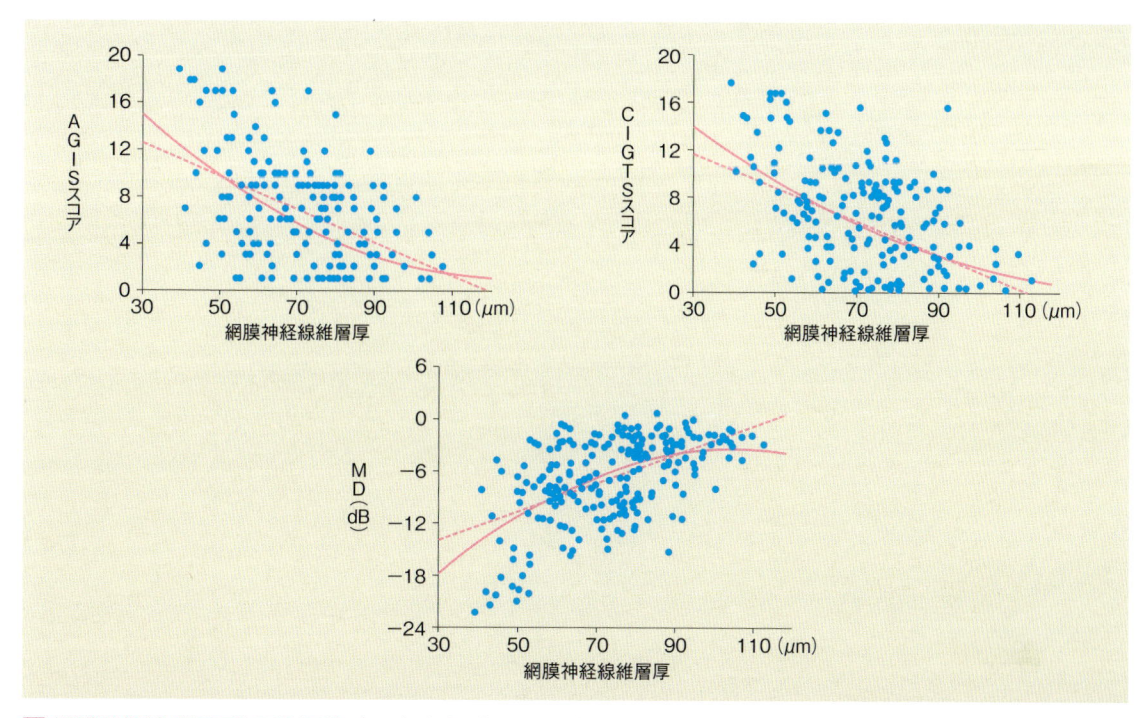

図1 網膜神経線維層厚と平均偏差（MD）ならびにAGIS（The Advanced Glaucoma Intervention Study）スコアとCIGTS（The Collaborative Initial Glaucoma Treatment Study）スコアとの相関

を（0〜20）を求める．基準は感度低下の隣接点の数と感度低下の深さに基づく．スコアが高いほど悪い．連続した3回の計測で，4点以上のスコア上昇があった場合，進行ありと判定する．

CIGTSスコア

上下半視野ごとに，トータル偏差確率のp値のレベルが低いものほど重みづけをする基準で，隣接する測定点で得点化し，得られた数値を10.4で除したものを最終スコアとする．スコアがベースライン時に比べて3以上上昇した場合，進行ありと定義される．

視野スコア vs MD

上記のようなスコア化は，統計学的解析に用いるときには威力を発揮する．しかし個々の症例でこうしたスコアを用いる必要があるのだろうか．つまり，MDやMD slope以上の精度をもって，個別症例の視野判定に役立つのであろうか（⇒**Point!**）．

1に当科で検討した，緑内障213眼の網膜神経線維層厚と，MDならびにAGISとCIGTSスコア

日常臨床では Point!

疫学調査で用いられる視野スコアは，個々人で見る限り，MDと比べて構造変化との対応がとりわけよいわけではない．

の関係を示す[1]．グラフ上の直線は一次回帰直線，破線は多項回帰曲線である．一次回帰の相関係数（r^2）は，MD，AGISスコア，CIGTSスコアの順で，それぞれ0.277, 0.256, 0.249であり，多項回帰の相関係数はそれぞれ，0.298, 0.265, 0.254であった（いずれも$p<0.001$）．このことは，個々の症例で検討する限り，複雑な計算式を使用する両スコアとMDの間で，構造変化との相関係数に大差はないことを示している．したがって，少なくとも日常臨床で使用する限りにおいては，現時点では，MDならびにMD slopeを利用して診療の質が低下するわけではないと思われる．

■引用文献

1. Naka M, et al: Comparison of Mean Deviation with AGIS and CIGTS Scores in Association with Structural Parameters in Glaucomatous Eyes. J Glaucoma 2009; 18: 379-384.

5.
網膜・硝子体

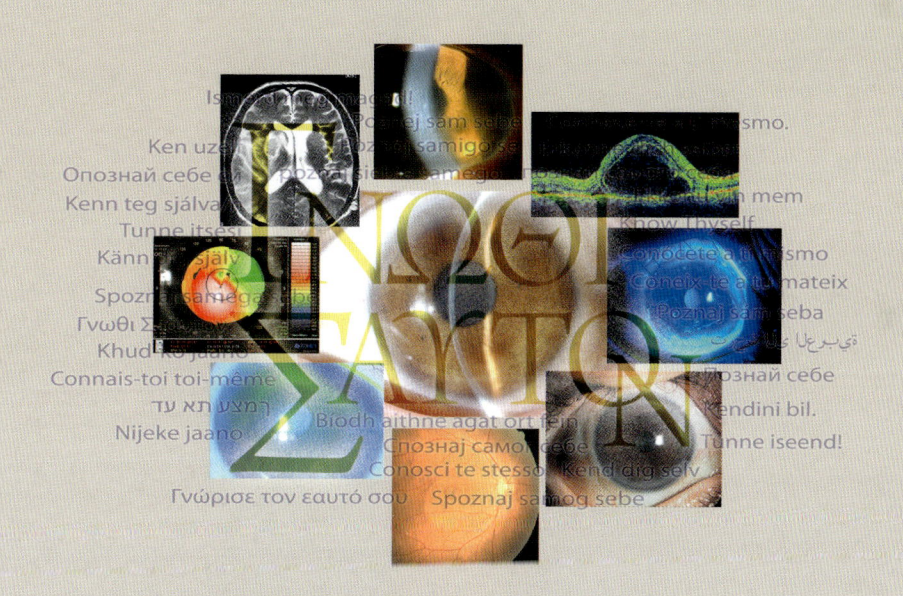

硝子体の見方：
後部硝子体剥離とラクナの見分け方

大谷倫裕
群馬大学医学部附属病院眼科

硝子体の構造

黄斑前には硝子体ポケットが存在する．

硝子体の観察には，その構造を理解することが重要である．黄斑前には後部硝子体皮質前ポケット（posterior precortical vitreous pocket）とよばれる液化腔（硝子体ポケット）が存在する（**1**)[1]．硝子体ポケットの後壁は薄い硝子体皮質からなり，通常黄斑と接着しているため観察が困難である．ポケットの前壁は，液化腔と硝子体ゲルとの境界に相当する．黄斑前では硝子体ポケットによって硝子体ゲルと網膜が分離されているため，これを後部硝子体剥離（posterior vitreous detachment：PVD）と誤認しないように注意する．日常の検査で硝子体ポケットの全体像を観察することは難しいが，硝子体手術時にトリアムシノロンで硝子体を可視化すると明瞭に観察することができる（**2**)．

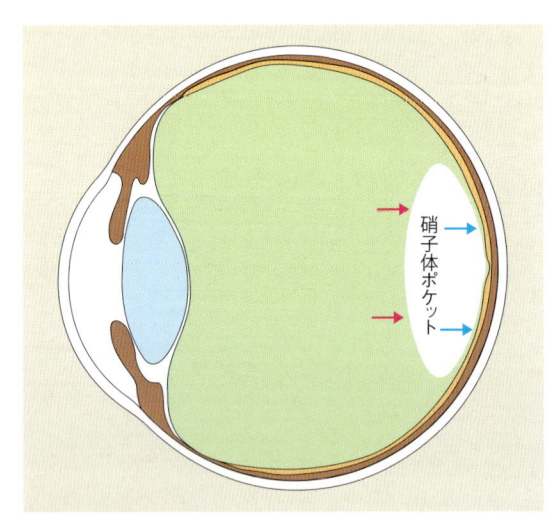

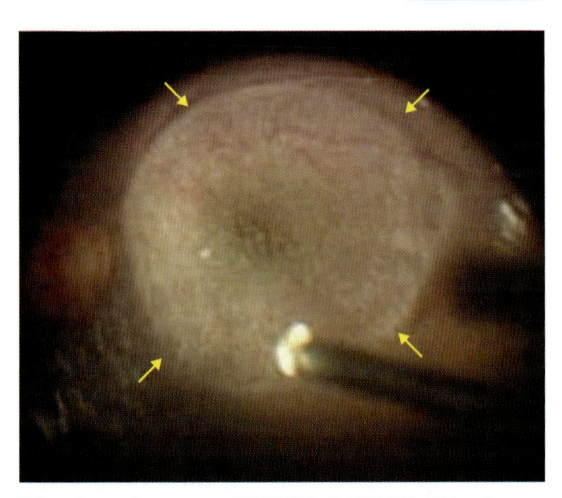

2 トリアムシノロンで可視化した硝子体ポケット

硝子体ポケットにトリアムシノロンが貯留している（➡）．

1 硝子体ポケット

硝子体ポケットの後壁（→）は薄い硝子体皮質からなり，通常黄斑と接着しているため観察が困難である．ポケットの前壁（→）は，液化腔と硝子体ゲルとの境界に相当する．

細隙灯顕微鏡による硝子体の観察

細隙灯顕微鏡と非接触型レンズを用いて硝子体を動的に観察する．

硝子体の観察には細隙灯顕微鏡と非接触型レンズ（Volk社 Super Field，＋90D）を用いることが多い．Goldmann三面鏡でも観察可能であるが，視野が狭いことが欠点である．非接触型レンズ（＋90Dなど）は，観察視野が広いこと，眼球運動に

5. 網膜・硝子体

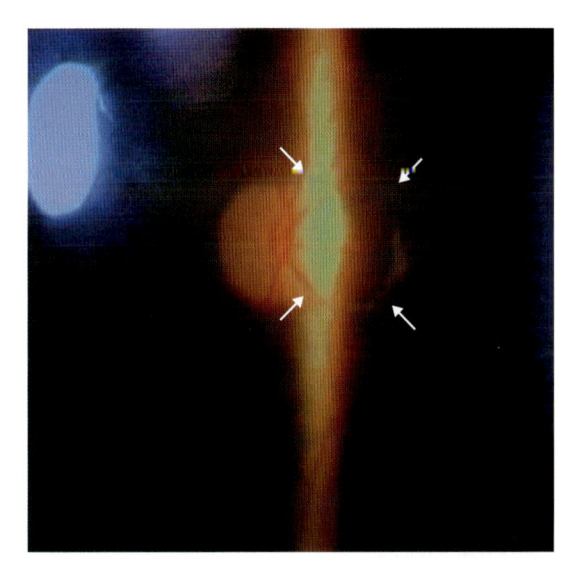

3 Weiss ring

後部硝子体剥離診断のコツ

細隙灯顕微鏡と非接触型レンズを用いて，硝子体を動的に観察することによって，Weiss ring を見つけ，かつ，それに連続する後部硝子体皮質を全方向に追うことができれば，完全に後部硝子体剥離と判断できる．

よって硝子体を動的に観察できることが長所である．筆者は細隙灯顕微鏡には，ステレオバリエータのついている Goldmann 900BQ（Haag-Streit 社）を好んで用いている．ステレオバリエータを入れると眼底が平坦化して見えるが，両眼視できる範囲が広がるために硝子体が観察しやすくなる．

> Weiss ring があり，それに連続した後部硝子体皮質を全方向に追うことができれば完全 PVD である．

網膜と硝子体の接着は視神経乳頭で最も強い．硝子体が視神経乳頭からはがれたときに，両者の接合部にあるグリア組織が硝子体側に付着したものが Weiss ring（**3**）である．したがって Weiss ring があれば後部硝子体剥離が起こっている可能性が高い．まず Weiss ring を見つけて，それに連続する後部硝子体皮質を全方向に追うことができれば，完全に後部硝子体剥離があると判断できる（⇒**Point!**）．

ただし，Weiss ring の鼻側の硝子体皮質は連続性を保っているが，黄斑側では後部硝子体皮質が連続的に追えないことが多い．これは，後部硝子体剥離が起こったときに，硝子体ポケットの外縁に沿って後部硝子体皮質が破綻し，硝子体皮質に

円形欠損ができるためである．また剥離した硝子体は眼底下方に沈下していることがあるため，剥離した後部硝子体皮質が観察しにくいことがある．このような場合には，患者に眼球を上下に動かしてもらい，硝子体を浮かせて観察する．液化が進行すると液化腔（ラクナ）が形成される．特に強度近視では大きなラクナができて後部硝子体剥離と誤認しやすいが，Weiss ring に連続する後部硝子体皮質が確認できなければ後部硝子体剥離と判定できない．

光干渉断層計（OCT）による硝子体の観察

> PVD がない眼では，OCT でポケット前壁と黄斑表面の後壁が観察できることが多い．

細隙灯顕微鏡と非接触レンズの観察によって後部硝子体剥離の診断は可能であるが，補助検査としてOCTが有用である．**4**は正常成人眼の中心窩を含む垂直方向の網膜断層像である．中心窩上

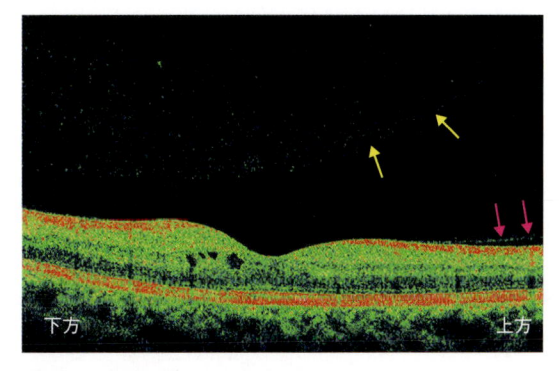

4 OCT で観察した硝子体ポケット

正常成人眼の中心窩を含む垂直方向の OCT である．中心窩上方に硝子体ポケットの後壁の一部が見える（→）．黄斑の前方には硝子体ゲルとポケットの境界（前壁）が描出されている（→）．

183

5. 網膜・硝子体

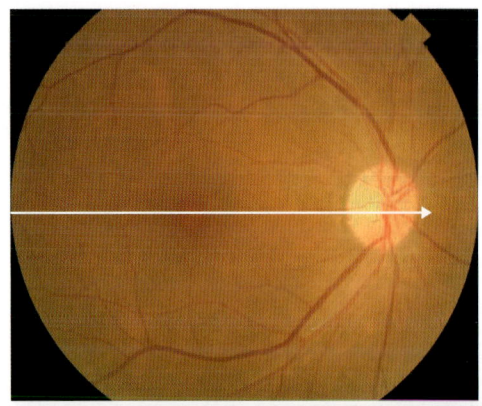

5 特発性黄斑円孔のカラー眼底とOCT

黄斑円孔周囲の網膜は膨化し，一部嚢胞様になっている（→）．視神経乳頭では硝子体皮質が接着しているが，その耳側では黄斑前の硝子体皮質（ポケット後壁）が剥離している（⇒）．

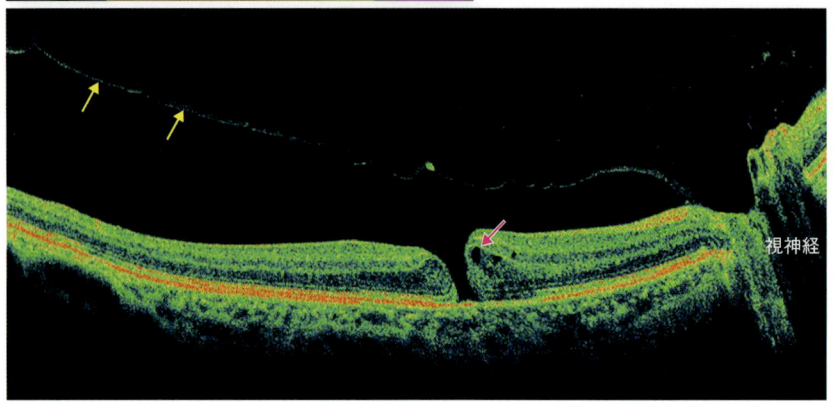

方に硝子体ポケットの後壁の一部が見える（→）．黄斑の前方には硝子体ゲルとポケットの境界（前壁）が描出されている（⇒）．このような所見は，後部硝子体剥離のない場合に観察されることが多く，後部硝子体剥離の有無を判定するうえで重要である．

5 は特発性黄斑円孔（ステージ3）のOCT（水平方向，スキャン長約13mm）である．中心窩には全層の黄斑円孔があり，円孔周囲の網膜は膨化し，一部嚢胞様になっている（→）．視神経乳頭では硝子体皮質が接着しているが，その耳側では黄斑前の硝子体皮質（ポケット後壁）が剥離していることがわかる（⇒）．ポケット後壁である硝子体皮質が黄斑から剥離しているため，4 で見られたような後壁を示す黄斑表面の反射はなくなっている．

■引用文献

1. Kishi S, Shimizu K: Posterior precortical vitreous pocket. Arch Ophthalmol 1990; 108: 979-982.

黄斑部の網膜剝離と網膜色素上皮剝離：加齢黄斑変性・中心性漿液性網脈絡膜症・急性期のVogt-小柳-原田病の鑑別

大久保明子
うのき眼科

網膜剝離とは？網膜色素上皮剝離とは？

> 両者は検眼鏡的にも鑑別可能であるが，フルオレセイン蛍光眼底造影（FA）や光干渉断層計を用いることでさらに診断は確実になる．

　網膜剝離は神経網膜が網膜色素上皮から剝離することである．一方，網膜色素上皮剝離では網膜色素上皮の基底膜がBruch膜の内膠原線維層から剝離する．検眼鏡的には，両者ともに円形や楕円形のドーム状隆起として観察されるが，後者ではより境界が鮮明である．光干渉断層計（OCT）を用いると，網膜剝離では神経網膜と網膜色素上皮に囲まれた低反射領域，網膜色素上皮剝離では網膜色素上皮を示す高反射層の下の低反射領域として描出されることから，比較的鑑別は容易である．FAでは，両者ともに蛍光貯留による過蛍光を示すが，後者では貯留内容物に応じて低蛍光を示すこともある．

　黄斑部に網膜剝離や網膜色素上皮剝離を生じる原因としては，脈絡膜新生血管や脈絡膜の透過性亢進などがあげられるが，以下では加齢黄斑変性（age-related macular degeneration：AMD），中心性漿液性網脈絡膜症，および急性期のVogt-小柳-原田病（以下，原田病）の鑑別について解説する．

加齢黄斑変性，中心性漿液性網脈絡膜症，原田病の網膜剝離と網膜色素上皮剝離

> 加齢黄斑変性では，漿液性または出血性の網膜色素上皮剝離や網膜剝離のほか，眼底に多彩な所見が見られる．

　加齢黄斑変性は高齢者の黄斑部に生じる疾患で，日本人の場合は男性に多い．脈絡膜新生血管（choroidal neovascularization：CNV）が関与す

眼底所見の鑑別ポイント **Point!**

疾患	加齢黄斑変性（滲出型）	中心性漿液性網脈絡膜症	原田病（急性期）
網膜剝離と網膜色素上皮剝離の特徴	網膜剝離と網膜色素上皮剝離の両方が見られる（出血性／漿液性）	網膜剝離が主体（限局性・漿液性）	網膜剝離が主体（多発性・滲出性）
網膜剝離・網膜色素上皮剝離以外の眼底所見	脈絡膜新生血管，軟性ドルーゼン，出血，滲出物，囊胞様黄斑浮腫など	時にフィブリン	視神経乳頭の発赤・腫脹
その他	FAやOCTで脈絡膜新生血管陰影	FAで網膜色素上皮から神経網膜下に色素漏出	OCTで網膜下腔の隔壁構造・点状反射，超音波断層検査で脈絡膜肥厚

FA：フルオレセイン蛍光眼底造影検査，OCT：光干渉断層計

5. 網膜・硝子体

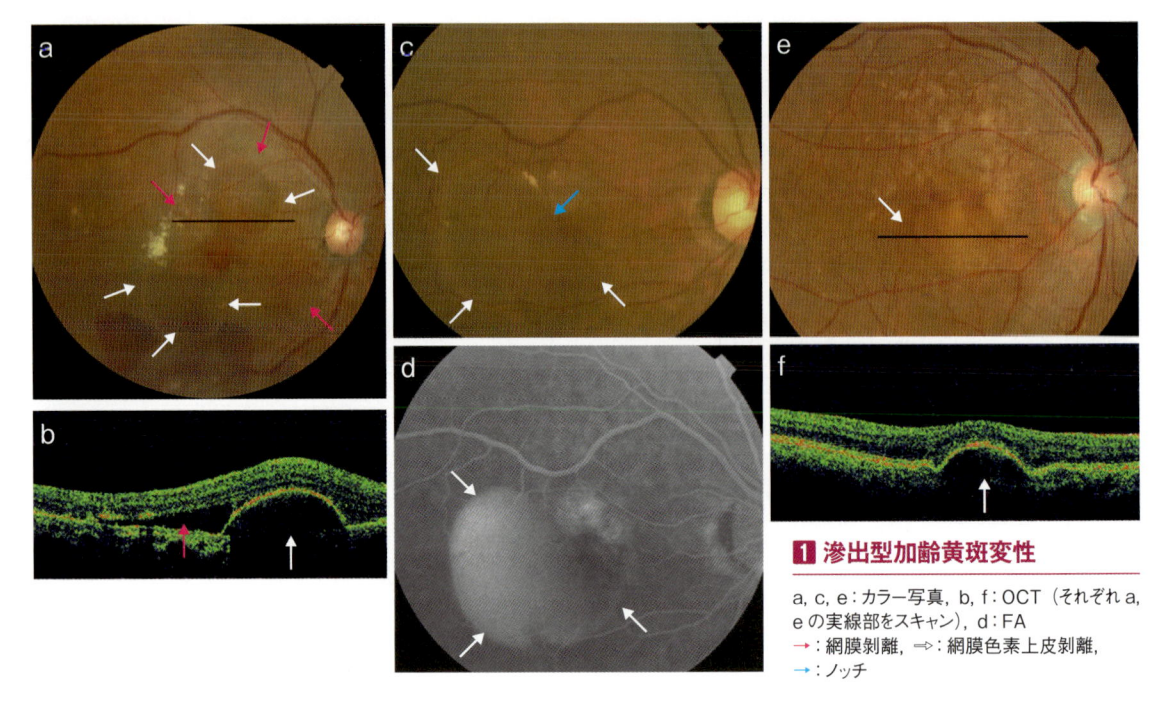

1 滲出型加齢黄斑変性

a, c, e：カラー写真, b, f：OCT（それぞれa, eの実線部をスキャン), d：FA
→：網膜剥離, ⇨：網膜色素上皮剥離,
→：ノッチ

る滲出型と関与しない萎縮型があるが，滲出型においては漿液性や出血性の網膜剥離や網膜色素上皮剥離，あるいはその両方が出現しうる（**1**a, b）．患眼およびもう一方の眼の軟性ドルーゼンの存在は加齢黄斑変性を疑わせる一つの所見であるが，日本人では欧米人と比べて目立つ所見ではない．

網膜色素上皮下に脈絡膜新生血管が存在する場合の網膜色素上皮剥離は，滑らかなドーム状の隆起ではなく，不規則に隆起する場合や，ノッチとよばれるくびれ部分（**1**c, d）を伴う場合がある．FAでは，脈絡膜新生血管を伴わない網膜色素上皮剥離が造影の早期から均一に過蛍光に描出されるのに対して，脈絡膜新生血管が潜在すると造影が遅延する，あるいは不均一に描出されるなどの所見を呈する（**1**d）．一方，軟性ドルーゼンが多く見られる症例では，ドルーゼンが融合して形成される網膜色素上皮剥離もある（**1**e, f）．この場合，通常は脈絡膜新生血管を伴っていないが，急速に大きくなる場合や網膜剥離が出現する場合などは脈絡膜新生血管の出現を疑う．網膜剥離は，神経網膜下に脈絡膜新生血管が存在する場合や，網膜色素上皮下の脈絡膜新生血管であっても，傷害された網膜色素上皮を通して神経網膜下に漏出が生じた場合に見られる．

> 50歳以上で中心性漿液性網脈絡膜症を疑う場合，ポリープ状脈絡膜血管症との鑑別が必要である．

中心性漿液性網脈絡膜症は限局性の漿液性網膜剥離（**2**a）を主体とし，中年男性に好発する．両眼性に発生することもあるが発現の時期が前後していることが多い．脈絡膜透過性亢進が本態とされ，二次的に傷害された網膜色素上皮を通して神経網膜下に漏出が生じることによって網膜剥離をきたすと考えられる．FAでは，網膜色素上皮レベルに蛍光色素の漏出が見られる．漏出が旺盛な時期には，神経網膜下に向かって色素が噴出する特徴的な所見が見られる（**2**b）．漏出部の網膜色素上皮は検眼鏡的に黄白色に見え，フィブリンを伴うこともある．OCTでは，漿液性網膜剥離の中に小さな網膜色素上皮剥離が見られることがある（**2**c）．

前述の加齢黄斑変性との鑑別は出血の有無が一つの手がかりであるが，加齢黄斑変性のサブタイ

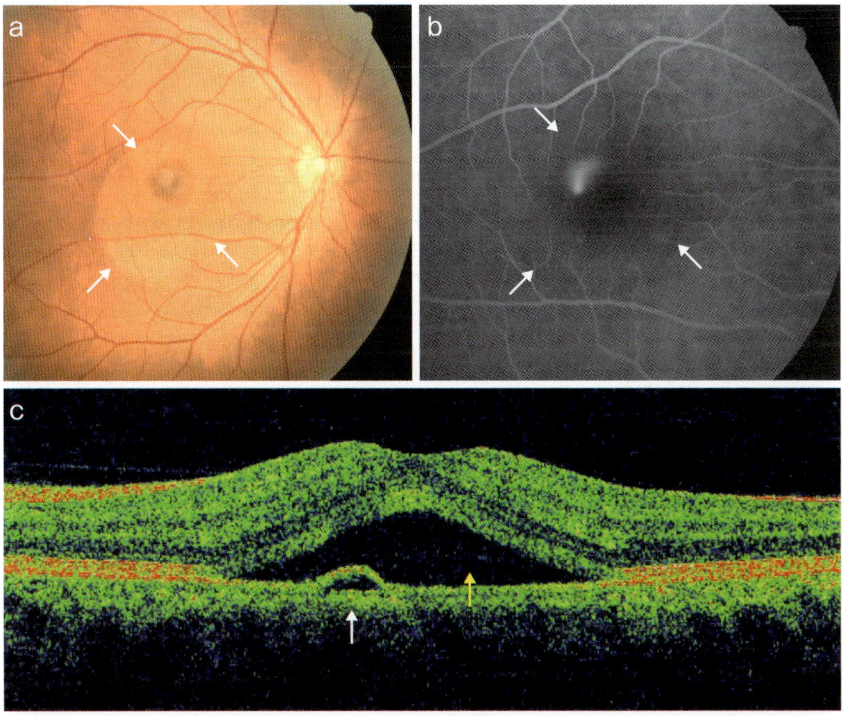

5. 網膜・硝子体

2 中心性漿液性網脈絡膜症

a：カラー写真
b：FA
c：OCT
⇒：網膜剥離
⇨：網膜色素上皮剥離

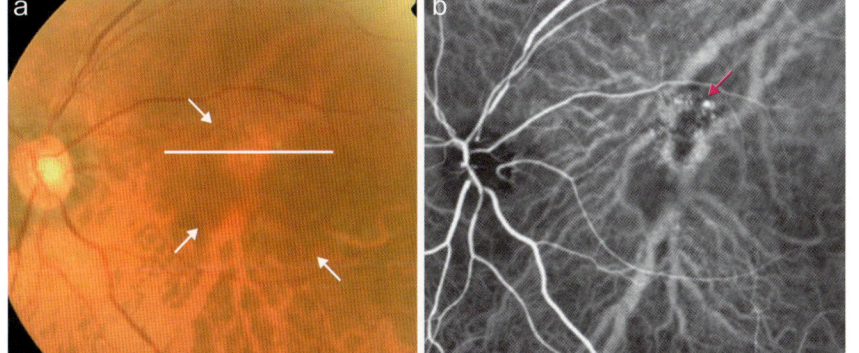

3 ポリープ状脈絡膜血管症

a：カラー写真
b：IA
c：OCT（a の実線部をスキャン）
⇨：網膜剥離
→：（ポリープ状血管
⇨：double layer sign

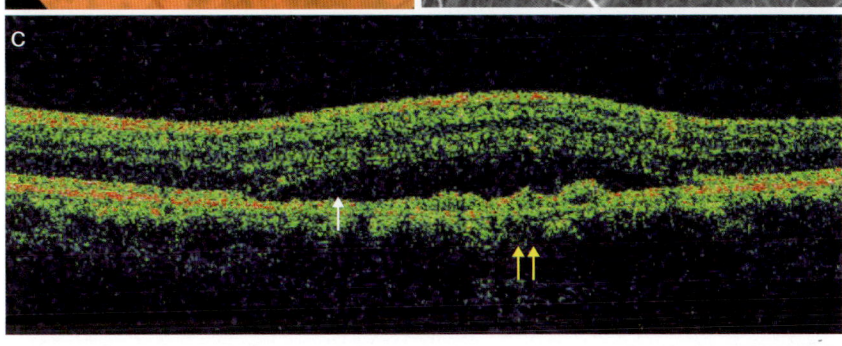

プの一つとされるポリープ状脈絡膜血管症（polypoidal choroidal vasculopathy：PCV）でも，出血を伴わない漿液性網膜剥離（ **3** a）のみの時期があり中心性漿液性網脈絡膜症と類似の所見を呈するため注意が必要である．

50歳以上で中心性漿液性網脈絡膜症が疑われる症例では，インドシアニングリーン蛍光眼底造影（IA）でポリープ状脈絡膜血管症に特徴的な

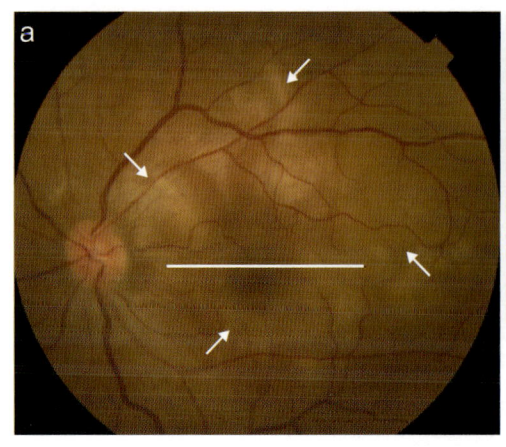

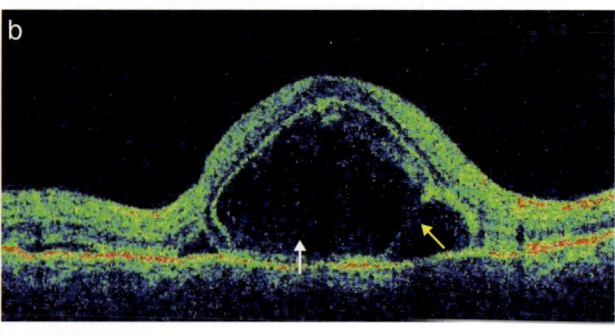

5. 網膜・硝子体

4 急性期原田病
a：カラー写真，b：OCT（aの実線部をスキャン）
⇒：網膜剥離，➡：隔壁構造

ネットワーク血管やポリープ状血管（**3**b）が見られないか，OCTで網膜色素上皮と脈絡膜毛細血管板の高反射層が2層化を示すdouble layer sign（**3**c）が見られないかなどを調べ，鑑別することが必要である．

> 原田病では多発性滲出性網膜剥離と病歴聴取が重要．OCTでは特徴的な隔壁構造を示す．

原田病は両眼性の急性汎ぶどう膜炎でどの年代でも起こりうる．性差はない．急性期には，両眼底に滲出型の網膜剥離，視神経乳頭の腫脹・発赤などが見られるほか，前眼部所見として前房の炎症性細胞が見られる．前駆期に見られる感冒様症状や頭髪の知覚過敏，耳鳴，難聴など全身症状についての病歴の聴取は診断に欠かせない．

網膜剥離は脈絡膜の炎症による滲出液が貯留することにより生じ，多発性で，融合してクローバー状をとることがある（**4**a）．OCTでは，網膜下腔の隔壁様構造や，滲出液中の蛋白成分を反映しているとされる点状反射など，加齢黄斑変性や中心性漿液性網脈絡膜症ではみられない特徴的な所見を示し（**4**b），網膜色素上皮剥離を合併する症例もある．FA所見の詳細は他項に譲る．

Point! 疾患鑑別の第一歩

黄斑部に網膜剥離や網膜色素上皮剥離を見た場合，FAやOCTなどは診断を大いに助けてくれるものであるが，患眼のみならずもう一方の眼の黄斑部を自分の目で注意深く観察することは，疾患を鑑別する第一歩である．

■引用文献

1. Sato T, et al: Tomographic features of branching vascular networks in polypoidal choroidal vasculopathy. Retina 2007; 589-594.
2. Ahuja RM, et al: Polypoidal choroidal vasculopathy and central serous chorioretinopathy. Ophthalmology 2001: 108-110.

周辺部の網膜裂孔はどうやってさがすか?

井上 真
杏林アイセンター

目的

網膜剥離の治療において原因網膜裂孔を発見し，それを閉鎖することは大原則である．Jules Goninは1913年にこの概念による烙刺法を確立し，それからさまざまな方法が開発されたものの，網膜剥離の治療はいかにして網膜裂孔を発見し，閉鎖させるという治療法の歴史となっている．ここではまず網膜剥離治療における網膜裂孔，特に周辺部網膜裂孔の検出方法について解説する．

診断方法

網膜剥離の診断において，まず裂孔原性網膜剥離であるか，網膜裂孔を併発しない漿液性網膜剥離であるかを鑑別することが重要である．細隙灯顕微鏡による前部硝子体の観察において，網膜色素上皮由来のtabacco dustが見られると網膜裂孔を合併している可能性がきわめて高い．また漿液性網膜剥離を疑った場合には，患者の体位を座位や仰臥位に変えて網膜下液の移動があるか確かめる．

裂孔原性網膜剥離の眼底観察には，まず双眼倒像鏡を用いて眼底のスケッチを行う．双眼倒像鏡での周辺部眼底観察は，患者を仰臥位にして行うことが基本である．そのためにはまず患者はリクライニングシートに移動してもらう（**1**）．双眼倒像鏡では片手が空くため，眼瞼を十分に開瞼して眼底を観察しやすくする．眼底周辺部を両眼視しながら観察するには，双眼倒像鏡を装着した検者が頭部を左右に振って身体を傾けて行う．

> 網膜血管の描出は網膜裂孔のオリエンテーションに有用で，網膜剥離が最も高い場所に原因裂孔が存在することも多い．

眼底チャートに視神経乳頭と黄斑部の位置を記載し，視神経乳頭から網膜主幹血管，周辺部網膜血管の順に描出していく．網膜血管の描出は網膜裂孔のオリエンテーションに有用である．周辺部に変性巣や萎縮巣があれば，その深さや範囲を記録する．渦静脈の膨隆部は赤道部に位置するので，網膜裂孔や変性巣の深さを判定するのに有用であり，その位置も記録しておく．渦静脈膨隆部近傍では脈絡膜の中大血管が分布する確率が高いので，強膜バックル手術を行うのであれば渦静脈膨隆部近傍では網膜下液穿刺を避ける．網膜血管が

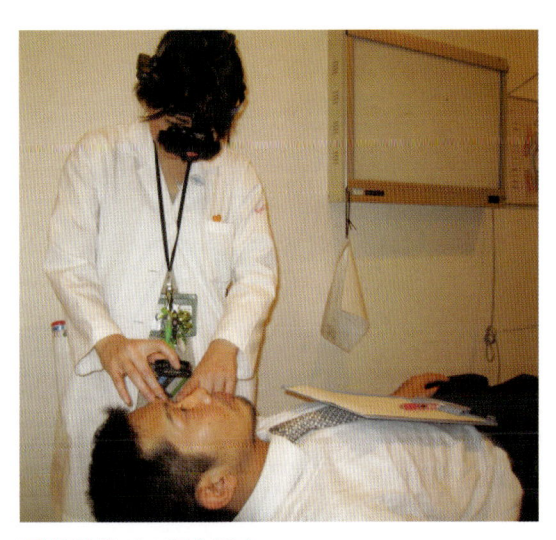

1 仰臥位での眼底観察

眼底チャートを上下逆さまに置いて観察されるままをスケッチする．

5. 網膜・硝子体

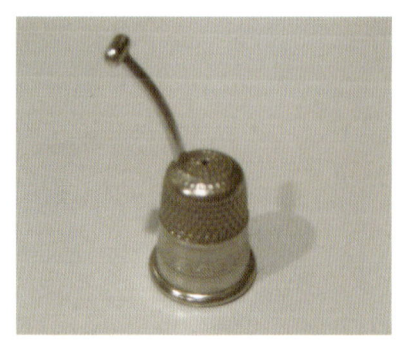

2 強膜圧迫子
眼瞼上から周辺部強膜を圧迫して鋸状縁まで観察する．

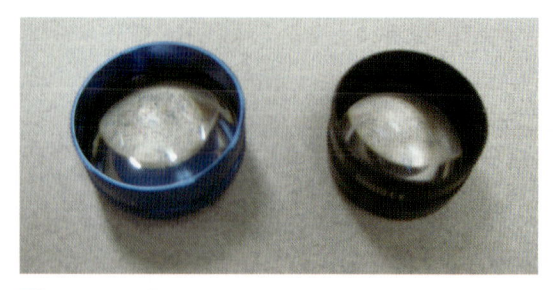

3 非接触型前置レンズ
Volk社製のDigital Wide Field®レンズ(左)とSuper Field®レンズ(右)

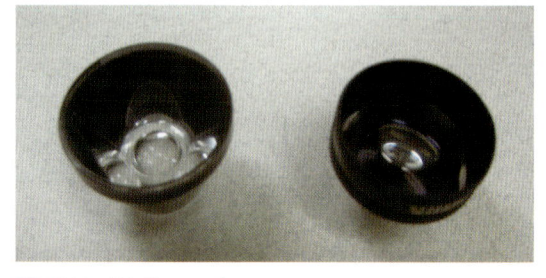

4 接触型前置レンズ
Goldmann三面鏡(左)とVolk社製のTrans-equator®レンズ(右)

描出されれば次に網膜剥離の範囲を記載する．網膜剥離の高さを観察すれば，どの方向から網膜下液が貯留しているかが推測される．網膜剥離が最も高い場所に原因裂孔が存在することも多い．

周辺部は，強膜圧迫子を用いて眼瞼上から周辺部強膜を圧迫し鋸状縁まで観察する（**2**）．外傷の既往があれば鋸状縁断裂が好発するため，その範囲を把握する．アトピー性皮膚炎に伴う網膜剥離や外傷性網膜剥離などでは毛様体扁平部や皺襞部に裂孔が存在する場合がある．毛様体扁平部の裂孔であれば強膜圧迫で観察されるが，有水晶体眼では皺襞部裂孔は観察できない．

> 周辺部の詳細な眼底観察には接触型前置レンズが優れる．特に，広角レンズタイプは双眼倒像鏡と見え方が同じで，全体像を把握しやすい．

倒像鏡による眼底スケッチができれば，次に細隙灯顕微鏡を用いて観察する．非接触型前置レンズを用いる方法と接触型前置レンズを用いる方法がある．一般診療では非接触型前置レンズが簡便でメリットが多い（**3**）．しかし周辺部の詳細な眼底観察においては接触型前置レンズのほうが優れている．接触型前置レンズにはGoldmann三面鏡と広角レンズタイプがある（**4**）．Goldmann三面鏡は倍率も高く，詳細な観察には優れているが，鏡面像であるため，オリエンテーションをつけにくい．広角レンズタイプは低倍ではあるが，双眼倒像鏡と見え方が同じであるため，全体像を

把握しやすい．筆者はVolk社製のTrans-equator®レンズを用いている．特に鍔なしのTrans-equator®レンズを用いるとレンズを傾かせて観察したときに強膜圧迫子を用いたように眼底周辺部が観察しやすい．片手で前置レンズを支えながら，もう片手で眼底チャートに周辺部網膜変性や網膜裂孔への硝子体牽引を記載する．後部硝子体剥離の有無も観察する．

所見

有水晶体眼における網膜剥離と原因裂孔の位置関係

> 網膜剥離の形と原因裂孔の間に一定の位置関係がある．

有水晶体眼では網膜剥離の形と原因裂孔の間で一定の関係がある．一見して網膜剥離の原因裂孔が不明であった場合，裂孔が発見されても原因裂孔かどうか自信がない場合にはこの法則が参考となる．

下方の網膜剥離の場合，剥離の上縁の耳側と鼻側の高さが同じである場合には6時に裂孔がある

5. 網膜・硝子体

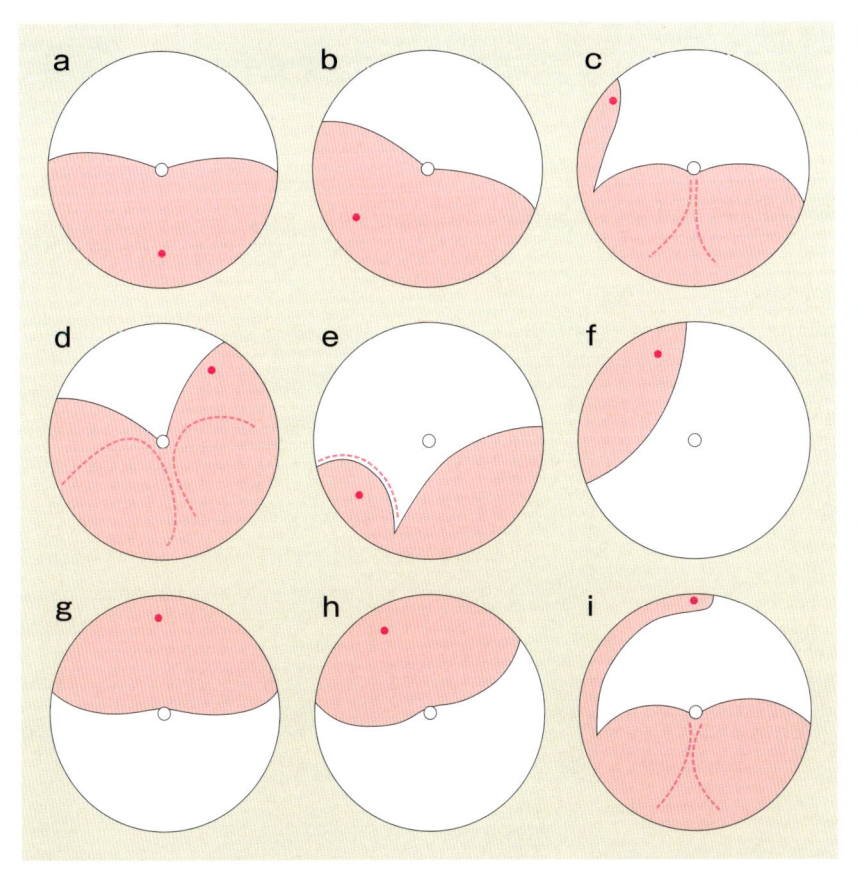

5 網膜剝離と原因裂孔の位置関係

a～hは有水晶体眼, iは無水晶体眼.
a：下方の網膜剝離で剝離の上縁の耳側と鼻側の高さが同じ場合.
b：下方の網膜剝離で剝離の上縁の耳側と鼻側の高さが異なる場合.
c：扁平な剝離から下方の胞状の剝離へとつながっている場合.
d：上方まで伸びた下方の網膜剝離で高さが異なる場合.
e：下方の網膜剝離で境界線を伴う場合.
f：片側の上方網膜剝離.
g：上方の網膜剝離で下縁が鼻側耳側ともに高さが同じ場合.
h：上方の網膜剝離で下縁が鼻側耳側ともに高さが異なる場合.
i：無水晶体眼の網膜剝離で見られる上方の小さな弁状裂孔.

（5a）．それぞれの高さが異なる場合には裂孔は剝離が高いほうの象限にある（5b）．しかし高齢者などでは上方の硝子体基底部付近に小さな弁状裂孔があり，その周辺部の扁平な剝離から下方の胞状の剝離へとつながっている場合がある（5c）．下方から上方まで伸びた網膜剝離があり高さが異なる場合には，剝離上縁の高いほうの象限に裂孔がある（5d）．

しかし，下方の網膜剝離で色素性変化を伴った境界線があり，一度，網膜剝離が停止していれば，この剝離網膜の高さと裂孔位置の関係が崩れる場合がある（5e）．これは境界線の隙間から網膜剝離が進行するためである．片側の上方網膜剝離であれば裂孔は剝離の上縁にある（5f）．上方網膜剝離の下縁が鼻側耳側ともに同じ高さにあれば裂孔は12時にある（5g）．また，剝離網膜の下縁の高さが異なる場合には裂孔は剝離網膜の下縁が低い象限にある（5h）．

無水晶体眼における網膜剝離と原因裂孔の位置関係

無水晶体眼では眼内で水晶体の体積がないため，前部硝子体が前方移動する．それによって前方の硝子体が虚脱するため，有水晶体眼とは網膜裂孔の発生機序が異なり，有水晶体眼での法則が成り立たない．白内障術後に無水晶体眼となっていることは少なくなったが，水晶体後嚢破損例，外傷や先天白内障術後などの症例では無水晶体眼に相当する場合もある．圧倒的に多いのは硝子体虚脱による11時から1時の上方に位置する硝子体基底部の小さな弁状裂孔である（5i）．無水晶体眼に伴う網膜剝離と判断した場合には上方の小さな弁状裂孔に注意する．

眼圧上昇を伴う場合

網膜剝離になると通常，眼圧は低下する．眼圧が上昇していればSchwartz症候群とよばれ，前房内細胞を伴い若年者に多く，外傷の既往がある場合が多い．裂孔は網膜最周辺部か毛様体にあり

5. 網膜・硝子体

発見しにくく，扁平な網膜剥離を伴う．前房内細胞は剥離網膜から流出した視細胞外節であることが知られている．

黄斑円孔

高度近視の女性に多い．赤道部まで網膜剥離が達していないとわかりやすいが，網膜剥離が伸展して赤道部変性内に網膜裂孔を併発する場合がある．逆に周辺部網膜裂孔から黄斑円孔を合併する場合があり，これは高度近視でないことが多い．高度近視眼では後部ぶどう腫近傍での網膜硝子体癒着が強く，後部ぶどう腫のすぐ外側で傍網膜血管部に小裂孔（paravascular micro-break）を合併する場合がある．

その他

陳旧性の網膜剥離で裂孔が小さい場合には，裂孔周囲に網膜の二次的変化があり裂孔がよくわからないことがある．周辺部の硝子体は色素散布のために混濁し，網膜も薄くなっているため周囲とのコントラストが低下し，裂孔がわかりにくくなる．眼底をよく観察すると何重かの境界線があり，それをたどっていくと裂孔が発見できる．小さい裂孔から網膜剥離が起こり，境界線で停止し，それを越えて徐々に網膜剥離が進行するため，歴史をたどるように原因裂孔をたどっていく．同様に最初に剥離した網膜が菲薄化していると，その中に原因裂孔がある．

すべての網膜裂孔を把握する

網膜裂孔を発見しても一つではないことも多い．原因裂孔を見つけて安心していても，硝子体牽引がない部位に網膜剥離の伸展によって別の裂孔が存在することもある．また術後に網膜下液の移動によって裂孔が開通し，網膜非復位の原因になることもある．そこで硝子体牽引の有無にかかわらず，網膜のすべての裂孔を把握することが網膜剥離手術においては重要である（⇒**Point!**）．

> **Point! すべての裂孔を把握する**
>
> 眼底をよく観察すると，境界線が何重にもなっている．網膜剥離は小さい裂孔に始まり，境界線で停止・越えるを繰り返して進行するので，境界線をたどっていくと最初の裂孔が見つかる．ただし，網膜裂孔は一つではなかったり，別の裂孔が位置することもあるので，すべての裂孔を把握する．

■参考文献

1. Surgeonsの会編：網膜剥離の手術．確実な復位をめざして．医学書院，1986．
2. Surgeonsの会編：網膜剥離の手術．さらなる復位率の向上をめざして第2版．医学書院，1996．
3. 本田孔士，ほか編：眼科診療プラクティス2．眼底の描き方．文光堂，1992．
4. 田野保雄，ほか編：眼科診療プラクティス26．網膜剥離の診療指針．文光堂，1996．

未熟児網膜症の眼底検査で見逃してはいけないポイントは？

平岡美依奈
小金井眼科クリニック

眼底検査の対象と時期

　未熟児網膜症（retinopathy of prematurity：ROP）は，早産児の発達途上の網膜血管にみられる血管増殖性疾患である．すべての未熟児網膜症をスクリーニングするための検査対象は，在胎34週未満または出生体重1,800g以下の早産児であるが，この基準を外れていても，臨床的に不安定な経過をたどり，呼吸循環の補助を受け，新生児科医がハイリスクと判断した場合は，スクリーニングを行うことが推奨されている．

　未熟児網膜症を発症する時期は，ほぼ在胎週数に依存するため，初回の眼底検査は，在胎26週未満で出生した児では修正（在胎週数＋生後週数）29週に，在胎26週以上で出生した児は生後3週目に行うこととされている[1]．

網膜血管の伸展度

- 国際分類zoneの判定が何より重要である．
- 鼻側血管の伸展が不良な症例は予後不良である．

　未熟児網膜症の病期分類である国際分類では，眼底を3つのzoneに分けて，網膜血管の伸展度を記載する[2]．

① **zone Ⅰ**：最も後極側にあり，乳頭を中心として，乳頭と中心窩間の距離の2倍を半径として描いた円の内である．

② **zone Ⅱ**：乳頭を中心として，乳頭と鼻側鋸状縁（右眼では3時，左眼では9時の位置）までを半径として描いた円の内からzone Ⅰを除いた範囲である．zone Ⅰとzone Ⅱの境の判定は難しいので，＋28Dレンズを乳頭の鼻側端に置いて見える範囲がおおよそzone Ⅰの耳側の部分であると規定されている．

③ **zone Ⅲ**：zone Ⅱの周辺にあたる耳側の三日月状の範囲である．zone Ⅰを越えて血管が成長しているが，鼻側に無血管領域が残存していればzone Ⅱであり，耳側周辺部を圧迫した際に圧迫した部位より周辺まで血管の先端が伸びていればzone Ⅲと判定してよい．

　網膜血管の伸展は完全な同心円ではないため，zoneの判定に際しては，最も血管の伸展が悪い後方の位置を記載する．

　未熟児網膜症の重症度は網膜血管の伸展度に大きく依存しており，zoneの判定は予後の予測に最も役立つ．zone Ⅰで血管成長が停止していれば，網膜剝離となる確率は非常に高く，zone Ⅱではずっと低くなる．zone Ⅲでは予後不良となる可能性はほぼゼロである．未熟児網膜症では耳側よりむしろ鼻側の網膜血管の伸展度が重症度と関連しており，鼻側血管の成長が著しく悪いと重症化しやすい．

病期の判定

- 最も進行している部位で判定する．

　国際分類stage 1は有血管領域と無血管領域の境界に白色の境界線（demarcation line）が見られるもので，これは網膜内に見られる．境界線がやがて厚みを増してピンク色となり，硝子体中へ

5. 網膜・硝子体

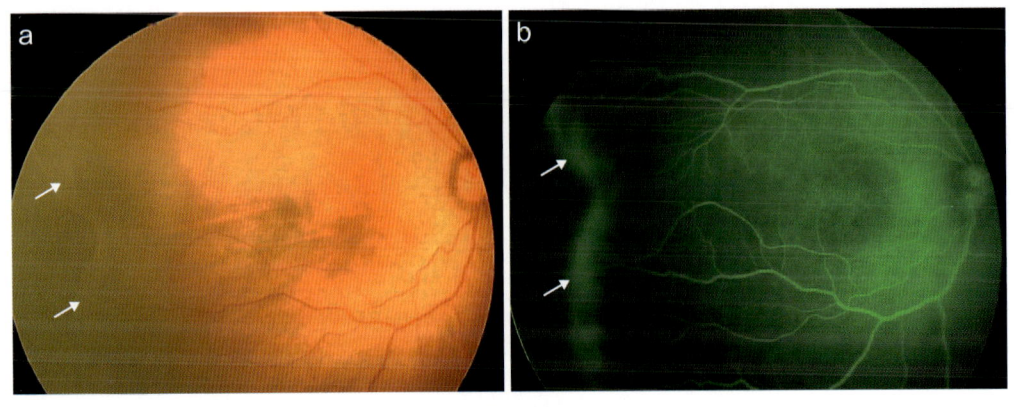

1 zone Ⅱ, stage 3 with pre-plus disease の眼底所見
a：耳側の隆起後縁に増殖組織が見られる（⇒）が，後極部の静脈拡張と動脈蛇行は軽度である．
b：蛍光眼底造影では，増殖組織（⇒）から蛍光色素の漏出が見られる．

突出したものが，stage 2 の隆起（ridge）である．隆起の後方には孤発性の新生血管の発芽を数個伴うことがある．新生血管の発芽が次第に数を増し，癒合したものが網膜外線維血管性増殖（fibrovascular proliferation）であり，stage 3 となる．増殖組織からはコラーゲンを含む線維結合織が産生され，これがやがて収縮し網膜を牽引することによって網膜剝離を生じる．部分的網膜剝離で，中心窩へ及んでいないものを stage 4A，中心窩へ及んだものを stage 4B とし，全網膜剝離となったものを stage 5 という．眼底の部位によって異なる病期が共存している場合は，最も進行している部位の病期で stage を判定する．

また，国際分類では aggressive posterior ROP（AP-ROP），厚生省分類ではⅡ型とよばれる特殊な病型があり，典型的な stage 1 から stage 2，stage 3 という経過をたどらず急速に進行し，経過をたどらず急速に進行し，高率に網膜剝離となるものである．血管の成長は著しく不良で，血管の拡張・蛇行や出血，シャントなどが発症後早期から見られるのが特徴である．

眼底所見

後極部では静脈の拡張や動脈の蛇行に注意する．

散瞳不良や水晶体血管膜の怒張は，極度の未熟性や重症な未熟児網膜症を示唆している．眼底を観察する前に手持ち細隙灯を用いて観察するか，検眼鏡による眼底からの徹照，あるいは集光レンズを手前に引いて前眼部を観察する方法もある．

眼底所見では，後極部の静脈の拡張と動脈の蛇行（眼底の2象限以上にみられる場合：plus disease）が活動性の重要な指標となる．最初に，視神経乳頭とその周囲の血管を観察する．正常よりも静脈の拡張，動脈の蛇行が見られるが，そのどちらか片方しかない場合，あるいは，拡張・蛇行の範囲が眼底の2象限に及ばない場合は，pre-plus disease となる（**1**a, b）．拡張や蛇行の見られる象限には，血管の先端部に増殖性変化が見られることが多いため注意を要する．その後，見たい側へ患児の顔を傾けてもらい，未熟児鉤または未熟児用の強膜圧迫子を使用して眼球を回転させ，必要があれば軽く圧迫して周辺部を観察する．未熟児網膜症の好発部位は耳側だが，未熟な症例では鼻側から病変が出始めることが多い．予後不良の徴候である zone Ⅰ, stage 3, plus disease などの所見がある場合は，光凝固を検討する（**2**）．光凝固の治療適応は，① zone Ⅰ, any stage ROP with plus disease，② zone Ⅰ, stage 3 ROP without plus disease，③ zone Ⅱ, stage 3 ROP with plus disease である[3]．後極部の静脈拡張と動脈蛇行が眼底の2象限にわたって見られる場合は光凝固

5. 網膜・硝子体

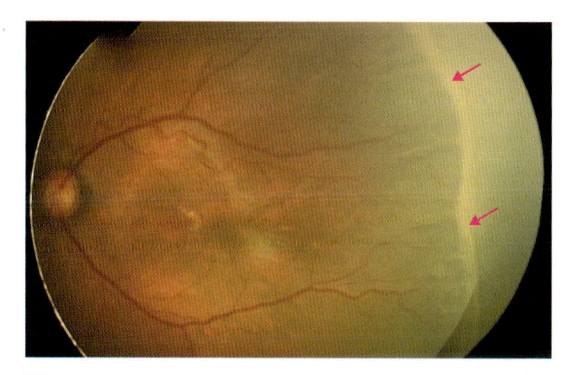

2 zone Ⅱ, stage 3 with plus disease の眼底所見

耳側の隆起後縁に増殖組織が見られ（→），後極部では耳側の2象限に静脈拡張と動脈蛇行を伴っている．

Point! 未熟児網膜症を見逃さないために

- 網膜血管の進展度を国際分類のzoneで評価する．
- 病期が最も進行している部位で国際分類のstageを判定する．
- 後極部の静脈拡張や動脈蛇行の有無や，血管先端部のシャント，出血に注意する．

を行い，zone Ⅰでは拡張蛇行がなくとも stage 3 であれば光凝固を行う．

> 血管先端部のシャントや出血に注意する．

　最も重症な未熟児網膜症は，厚生省分類ではⅡ型[1])，国際分類ではaggressive posterior ROPとよばれる．その眼底所見の特徴は，まず血管の成長が全周にわたって極端に不良であり，多くはzone Ⅰ，それも鼻側の血管はzone Ⅰの半分程度しか伸びていないことがほとんどである．血管の先端部にはシャント，環状走行が見られ，発症初期から斑状の出血を伴っていることが多い（**3**）．血管は初期には通常よりも細く，境界線も細く不鮮明であるため，注意して観察しないと見逃しやすい．発症後，数日で後極部の血管の拡張・蛇行が顕著となり，動脈のみならず静脈も蛇行するため，動静脈の判別が難しいことがある．また，境界線が全周に形成されるよりも前に，平坦で半透明な増殖組織が形成され，隆起はまず見られない．このような通常と異なる速い経過で悪化進行し，光凝固を行っても凝固斑の間隙から新たな増殖組織が生じ，牽引

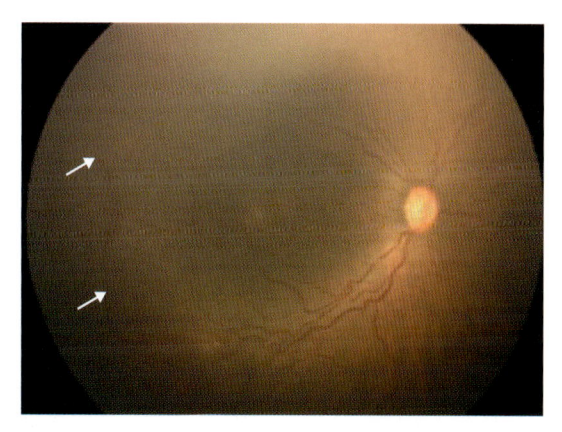

3 aggressive posterior ROP の眼底所見

耳側の血管は円周方向に環状に走行しシャントを形成している（⇨）．後極部では静脈の拡張・蛇行と動脈の蛇行が見られる．

性網膜剥離へと至る．血管の成長が極端に不良で，血管先端部にシャントや出血を伴う症例では，治療開始後も頻繁に眼底検査を行う必要がある．

鎮静化の所見

　未熟児網膜症の鎮静化を示す所見は，①病期の進行の停止，②隆起・境界線の厚みや幅の減少，③血管先端部の鋸状縁へ向かう成長，④後方の静脈拡張や動脈蛇行の軽減，⑤増殖組織の退縮などである．光凝固を行った場合は，増殖組織が完全に退縮するか，網膜との牽引がなくなり硝子体膜となるまで頻繁に経過観察を行わなければならない．境界線や隆起，あるいは軽微な増殖組織は，時間とともに自然に消失するか，白色の瘢痕組織となって鎮静化する．周辺部には無血管領域が残存することも多く，将来に裂孔形成が起こりうるので，生涯にわたる眼底検査が必要である．

■引用文献

1. 植村恭夫，ほか：未熟児網膜症の診断および治療に関する研究-厚生省特別研究費補助金昭和49年度報告. 日本の眼科 1975; 46: 553-559
2. An International Committee for the Classification of Retinopathy of Prematurity: The international classification of retinopathy of prematurity revisited. Arch Ophthalmol 2005; 123: 991-999.
3. Early Treatment for Retinopathy of Prematurity Cooperative Group: Revised indications for the treatment of retinopathy of prematurity. Results of the early treatment for retinopathy of prematurity randomized trial. Arch Ophthalmol 2003; 121: 1684-1696.

5. 網膜・硝子体

黄斑円孔と黄斑前膜の見分け方：OCTがなくても推察するポイント

坂口裕和
大阪大学医学部眼科学教室

黄斑円孔と偽黄斑円孔

　黄斑円孔は中心窩網膜の小裂隙が拡大し，円孔となったものであり，黄斑前膜は網膜硝子体面に膜組織が形成されたものである．このように形成過程は大きく異なるが，実際の診察時には，両者の鑑別が困難な場合がある．黄斑前膜の形成において，黄斑部中心窩周囲の黄斑前膜が収縮することにより，相対的に，中心窩を中心とする円形から楕円形を呈する部分のみがくぼみ，あたかも中心窩に円孔があるかのように見える状態が生じうる．このような状態は特に偽黄斑円孔とよばれ，黄斑円孔との鑑別が重要となる（**1**）．

　黄斑円孔と偽黄斑円孔は，網膜光干渉断層計（OCT）を用いると比較的容易に鑑別が可能であるが，以下にOCTがなくても黄斑円孔か偽黄斑円孔かを推察するポイントについて述べる．

眼底検査

前置レンズと細隙灯顕微鏡による詳細な眼底検査が不可欠である．

　鑑別の基本は黄斑部眼底精査である．特に前置レンズおよび細隙灯顕微鏡などを用いた詳細な眼底検査は黄斑疾患の精査，鑑別には不可欠である．

　黄斑円孔においては，円孔周囲に限局したfluid cuffとよばれる網膜剝離を認めることが多く，また，円孔蓋も黄斑円孔に特有な所見[1]である．黄斑円孔の円孔底に認められる脱色素，色素増殖，黄色物質の沈着といった網膜色素上皮の色素変化も黄斑円孔にのみ認められる．これらが眼底検査によって確認できれば，黄斑円孔である可能性が高くなる．

　黄斑前膜においては100％黄斑前面に膜組織が見られるが，逆に黄斑前面の膜様物が見られた場合をすべて黄斑前膜と診断するのは間違いである．黄斑円孔において，円孔形成後に見られる変化の一つに，黄斑部網膜上膜形成がある．程度には個人差があるが，特に経過の長いものでは，黄斑前膜と同様に，黄斑前面膜様物を形成し，網膜皺襞を伴うものもあるので注意が必要である（⇒**Point!**）．

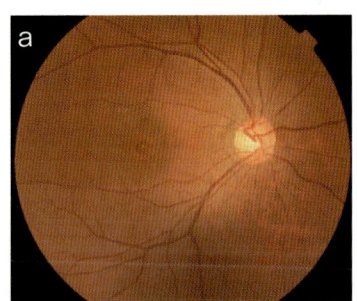

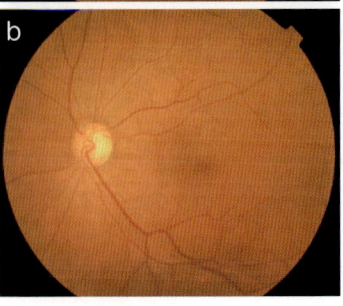

1 黄斑円孔と偽黄斑円孔

黄斑円孔（a）と偽黄斑円孔（b）では鑑別が困難な場合がある．

特徴的な歪視の検出

Amslerチャート

> 視力低下期間が6か月以下の患者の70％程度では，Amslerチャートの格子が中心に向かって凸のように変形して見える．

　黄斑円孔の特に初期には，患者が患眼でAmslerチャートの格子を見た場合，中心に向かって凸のように変形して見えることがある（**2**，視力低下期間6か月以下の場合，70％程度に同結果が得られる）[2]．これは黄斑円孔に特徴的に見られると考えられる．しかしながら，ある程度期間を経ると，黄斑前膜と同様に線が波打つように見える割合が増加するので鑑別は困難となる（視力低下期間が6か月より長い場合，心に向かって凸のように変形して見える割合は27％程度に低下する）．

Watzke-Allenテスト

> 黄斑円孔の場合は固視点のところで細い線の両側がくぼんで見える．または自覚される．

　スリットビームサインともよばれる．前置レンズおよび細隙灯顕微鏡を用いて眼底を観察しながら，細いスリット光（細い棒状の光）を円孔に照射する．黄斑円孔の場合，固視点のところで細い線の両側がくぼんで自覚される（**3**）[3]．

暗点の検出

> 全層円孔では暗点が検出され，黄斑前膜では暗点を検出できない．

　走査レーザー検眼鏡（SLO），レーザー光凝固

鑑別のポイント **Point!**

前置レンズと細隙灯顕微鏡を用いた詳細な眼底検査を行い，以下のような特徴があれば鑑別ができる．
・黄斑円孔：円孔周囲限局のfluid cuffという網膜剥離，円孔蓋，円孔底に見られる網膜色素上皮の色素変化．
・黄斑前膜：黄斑前面の膜組織（ただし，黄斑円孔形成後の黄斑部細胞上膜形成には要注意）

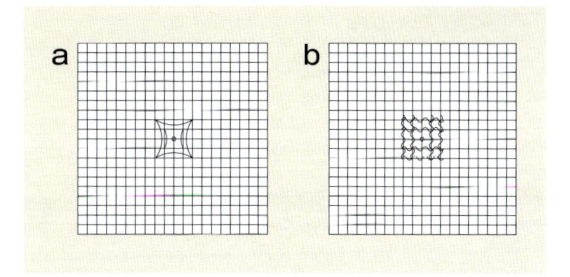

2 Amslerチャートにおける特徴的な黄斑円孔の所見
a：黄斑円孔の特に初期には，チャートの格子を見た場合，中心に向かって凸のように変形して見えることが多い．
b：黄斑円孔においてもある程度形成から時間がたてば不規則な歪視を自覚する．

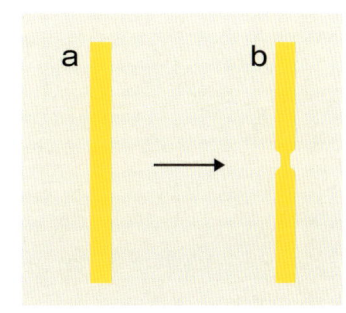

3 Watzke-Allenテスト
黄斑円孔においては，細いスリット光（細い棒状の光）を円孔に照射する（a）と，固視点のところで細い線の両側がくぼんで自覚される（b：陽性）．

装置のaiming beam（大きさ50μm，強さをやや絞る），微小視野検査（microperimetry：MP-1）などを用いて眼底を観察しながら，円孔部分に光を照射する．全層円孔であれば患者は光を自覚しない．黄斑前膜であれば光を自覚する．

鑑別の限界

　以上の検査から，黄斑円孔および黄斑前膜を鑑別することは可能であることが多いが，角膜あるいは中間透光体の混濁，強度近視眼，豹紋状眼底など，眼底検査が容易でない場合，あるいは，全身疾患などで上記検査が容易ではない場合などでは鑑別が容易ではなく，OCTに頼らざるをえない場合も散見される．

■引用文献

1. Gass JD: Reappraisal of biomicroscopic classification of stages of development of a macular hole. Am J Ophthalmol 1995; 119: 752-759.
2. Saito Y, et al: The visual performance and metamorphopsia of patients with macular holes. Arch Ophthalmol 2000; 118: 41-46.
3. Watzke RC, Allen L: Subjective slitbeam sign for macular disease. Am J Ophthalmol 1969; 68: 449-453.

サイトメガロウイルス網膜炎と急性網膜壊死関連網膜疾患をPCRなしで推察するポイント

箕田 宏
とだ眼科

ヘルペスウイルスによる網膜疾患

> 敵を見誤ると挽回不能になるため病初期での確実な診断が要求される.

　単純ヘルペスウイルス（herpes simplex virus：HSV）および帯状疱疹ウイルス（varicella zoster virus：VZV）が原因となる急性網膜壊死（acute retinal necrosis：ARN）とサイトメガロウイルス網膜炎（cytomegalovirus retinitis：CMVR）の周辺部顆粒型は，病初期において周辺部網膜における小白斑の散在という類似した所見を呈するが，その後はまったく異なる病像となる．特に急性網膜壊死は初期治療が遅れると結果的に失明という眼科的には最悪の転帰となるので，できるだけ速やかな両疾患の鑑別診断，治療開始が望まれる．拡大解釈すれば周辺部網膜に白斑を認めた際はまず「急性網膜壊死か否か」を判断することが重要であろう．確定診断には眼内液を用いた遺伝子診断（PCR）法が唯一と言っても過言ではない．

なぜサイトメガロウイルス網膜炎患者はぶどう膜炎症状が軽微なのか   Point! ①

眼感染症に際してのぶどう膜炎症状は，外界からの侵入した微生物に対する宿主の免疫反応として考えられる．HIV感染者や医原性免疫抑制者は微生物の眼内感染に対して炎症を起こす免疫力がないためと考えられる．それにより，後述するぶどう膜炎を伴うサイトメガロウイルス網膜炎の病態も説明できる．

以前は陽性か陰性かの定性結果しか得られず，陰性だった際の取り扱いに注意を要したが，現在はより高感度のreal-time PCRが主流となり検出率が格段に上昇した．かつての定性的PCR法では診断が困難といわれていた初期のサイトメガロウイルス網膜炎も定量的PCR法にて確定診断が得られるようになった.

　すべての医療機関で眼内液を採取し，PCR法を依頼するシステムを有することは不可能であり，さらには患者自身が自らの視覚異常を重篤な眼感染症と予測して大病院を初診することは稀有であると思われるため，すべての眼科医が眼所見の観察を中心とした非侵襲的な診断法を身につけておく必要がある．

鑑別のコツとポイント

> 眼所見と問診をうまく組み合わせよう．問診だけでも鑑別が可能な場合がある．

ぶどう膜炎症状の有無

　急性網膜壊死という名称が現在一般的であるが，桐沢型ぶどう膜炎というもう一つの邦名も有している．その名のとおり，重度のぶどう膜炎症状も伴うのが特徴である．豚脂様角膜後面沈着物，前房内および前部硝子体にかけての中等度から強度の炎症細胞を認め（❶）それに伴い患者は視力低下または霧視を自覚していることが多い．また，発症時には眼圧が上昇している場合が多い．

　一方，サイトメガロウイルス網膜炎はぶどう膜

5．網膜・硝子体

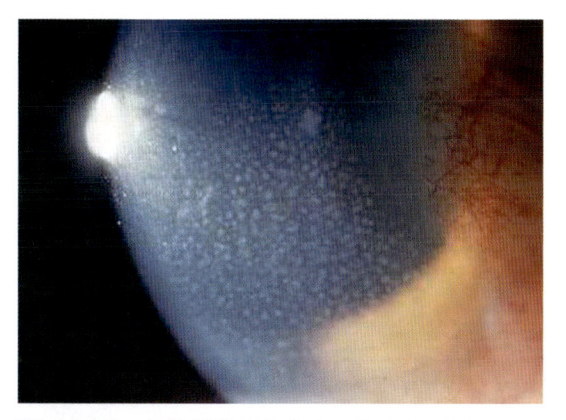

1 病初期の急性網膜壊死患者の前眼部所見

前房炎症症状が強く，豚脂様角膜後面沈着物も認める．

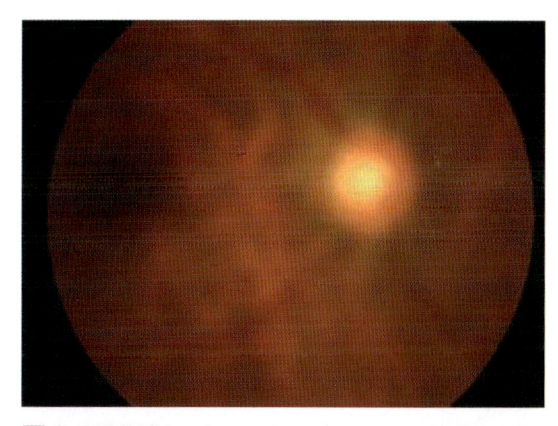

2 免疫改善傾向にあるサイトメガロウイルス網膜炎患者に認めた硝子体混濁

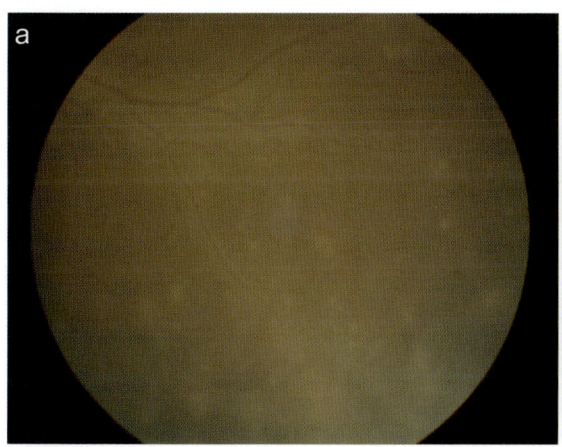

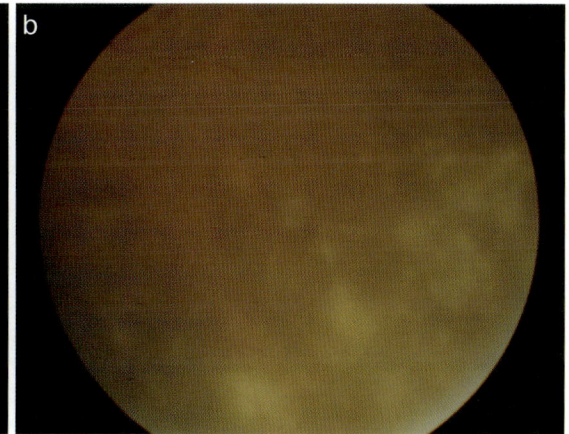

3 急速に拡大癒合する急性網膜壊死の白斑

a：初診時，b：翌日

炎症状を伴っていることは少なく，有していてもごくわずかな前房内炎症細胞のみであり，患者も視覚的自覚症状はないことが多い（⇒**point! ❶**）．ただし，免疫状態が改善している最中に発症するサイトメガロウイルス網膜炎（免疫再構築症候群として発症）は前房炎症や硝子体混濁を伴うことがある（**2**）．頻度はまれだが，記憶の片隅にとどめておくべきである．

白斑の拡大傾向，白斑の性状

> 最も重要な鑑別点となる！

3a，bは急性網膜壊死の同一部位における病巣の拡大状況を示し，**4**a，bはサイトメガロウイルス網膜炎のそれである．急性網膜壊死の白色病巣は拡大癒合傾向が圧倒的に早い．またサイトメガロウイルス網膜炎はdryで粉をまいたような色調なのに比し，急性網膜壊死はwetで均一な色調である．

白斑の数

急性網膜壊死は病期が進むにつれて白斑が全周性に多数散在し，それらが最終的に癒合する．サイトメガロウイルス網膜炎の病巣は通常1〜3か所である．

白斑の伸長方向

急性網膜壊死の病巣は主に子午線方向に急速に拡大・癒合した後に後極部方向に拡大する．サイトメガロウイルス網膜炎は両方向にゆっくりと拡大する．

5. 網膜・硝子体

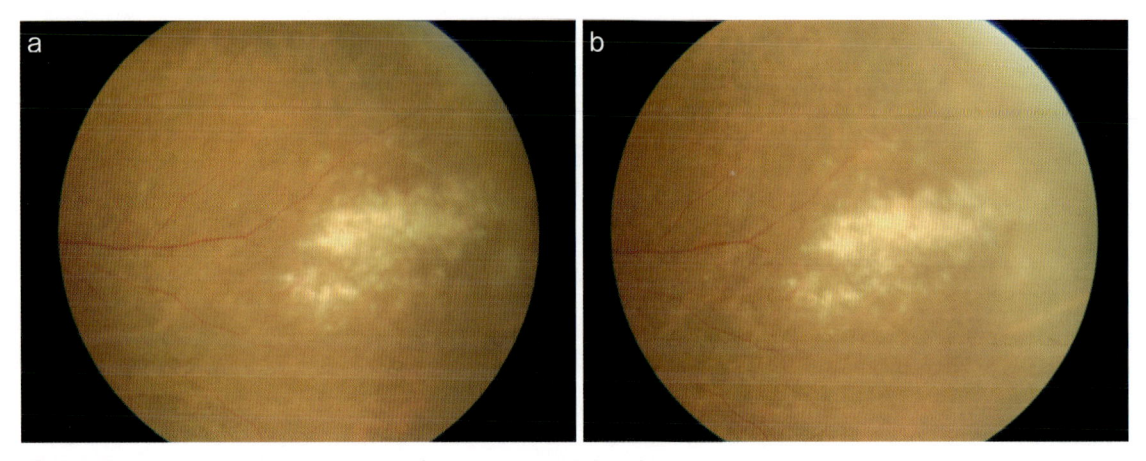

4 無治療にても拡大が緩徐なサイトメガロウイルス網膜炎の白斑
a：発見時，b：1週間後

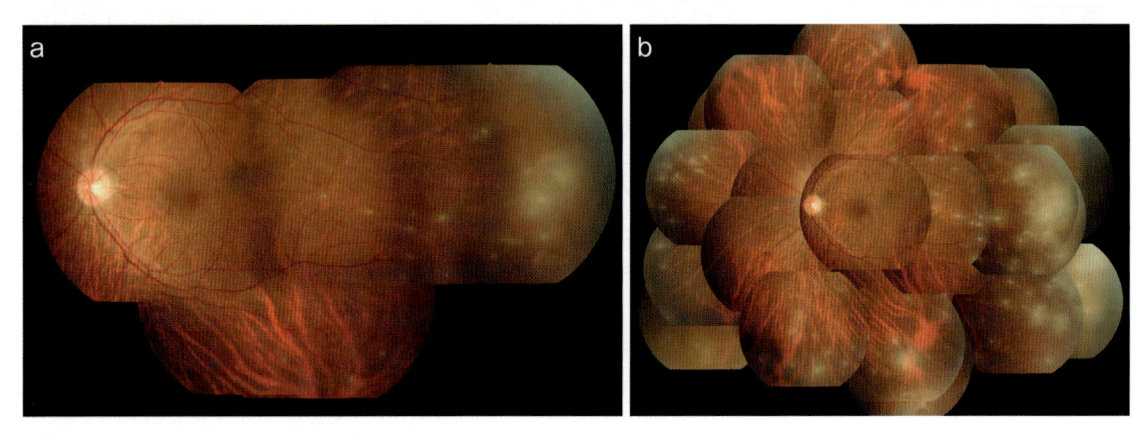

5 AIDS患者に生じた進行性網膜外層壊死
a：発症時，b：4日後

詳しい問診を

　筆者は常日頃，「眼を見なくても，患者の話をよく聞き，取り巻く環境を確認すればある程度は眼疾患の鑑別が可能」と思っている．本項の両疾患の原因であるヘルペスウイルス属はヒトに広く潜伏持続感染をし，宿主の免疫状態が低下した際に活性化し疾患を引き起こす．しかし，HSVとVZVに比しサイトメガロウイルス（CMV）はより免疫力が低下している場合に関連疾患を発症させると考えられている．サイトメガロウイルス網膜炎からはヒト免疫不全ウイルス（HIV）感染に引き続いたAIDS（CD4陽性細胞数50個/mm³未満で有意に発症），または悪性腫瘍に対する化学療法などにより生じた医原性の免疫不全状態の合併が容易に推察される．後者は簡単な問診で確認できるが，HIV感染は本人がそれに気づかず日和見感染症の発症によって初めて確認される例もま

Point! ❷
ぶどう膜炎の有無と程度を調べよう

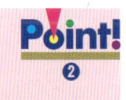

強度のぶどう膜炎を伴う場合はまず急性網膜壊死を疑い，すみやかに専門施設への紹介を検討する．ぶどう膜炎を認めないか，認めても軽微な場合は1〜2日目後に病巣の広がりの形態を確認することにより急性網膜壊死か否かを考慮する．急性網膜壊死が否定的な場合，問診にて免疫不全状態が疑われればサイトメガロウイルス網膜炎の可能性が高く，免疫状態の確認および他科との連携が必要である．ぶどう膜炎症状なしに急速に病巣の広がりを認め，患者が免疫不全者の際は進行性網膜外層壊死の可能性がある．

れではない．最近の著しい体重減少，持続する下痢などHIV感染による全身症状を有すればサイトメガロウイルス網膜炎が強く疑われる．それに対して急性網膜壊死は目立った体調不良はないが，数日前に軽い感冒様症状が認められることが多い．

血液検査の有用性は低い

それぞれのウイルス血清抗体価測定については，抗体価は正常者と有意な差はないと考えられており，単独での診断的意義はないといわざるをえない．また，サイトメガロウイルス感染症に対して他科領域ではサイトメガロウイルス抗原血症検査（アンチゲネミア）が診断に用いられることが多い．これはあくまでも全身におけるCMVの活動性を反映しているだけであり，陽性であるからといって眼病変をサイトメガロウイルス網膜炎と診断することはできない．アンチゲネミアは高値の場合でのみ網膜炎の発症と相関するとの報告もあり[1]，補助診断の域を出ていない．

最も恐ろしいヘルペス性網膜炎

進行性網膜外層壊死（PORN）は主にHIV感染者（近年，他の免疫不全者の発症例も報告された[2]）において発症するVZVによる劇症型の壊死性網膜炎である．きわめてまれな疾患であるが有効な治療法は確立されておらず，急性網膜壊死よりも予後不良で高率に失明に至る．網膜周辺部に白斑が散在し，急性網膜壊死より急速に拡大癒合する（**5** a, b）．網膜病変は早期に壊死となり，多発した網膜円孔により網膜剥離をきたす．経過を通じてぶどう膜炎症状はほとんど認めない．患者は視野の狭窄を自覚することが多い（⇒**Point!** ❷）．

■引用文献

1. Fezza J, et al: Quantitative CMV antigenemia correlated with ophthalmoscopic screening for CMV retinitis in AIDS patients. Ophthalmic Surg Lasers 2001; 32: 81-82
2. Carrillo-Pacheco S, et al: Progressive outer retinal necrosis in an immanocompetent patient. Acta Ophthalmol Scard 1996; 74: 506-508.

5. 網膜・硝子体

糖尿病網膜症でフルオレセイン蛍光眼底検査なしで新生血管を推察するポイント

福嶋はるみ, 加藤 聡
JR東京総合病院眼科, 東京大学医学系研究科外科学専攻感覚・運動機能医学講座眼科学

> 新生血管を通常の倒像鏡検査で発見するのは難しい. 前置レンズないし接触レンズによる眼底検査が必要である.

　網膜面上に発生した新生血管（**1**）は, よほど大きく発達していない限り, 通常の20Dレンズないし14Dレンズを用いた倒像鏡検査で発見することは難しい. 90Dレンズなどの前置レンズ, またはGoldmann三面鏡などの接触型レンズを使用し, 細隙灯を用いてより詳細な眼底観察をすることが有用である.

　しかし多忙を極める日常の診察のなかで, 糖尿病網膜症の症例すべてに前置レンズを用いるのは時間的に無理がある. そこで, 通常の倒像鏡検査でどのような所見を認めた場合に新生血管の存在を疑うのかを理解しておけば, 必要な症例のみに絞って詳細な眼底検査を行うことができ, 効率的な診療ができるうえに見逃しも減らすことができる.

　そのためには, 新生血管が発生する背景, 糖尿病網膜症の進展に伴ってどのような所見が出現するかを理解する必要がある.

糖尿病網膜症のメカニズム

　糖尿病で高血糖が持続すると, 網膜毛細血管の周皮細胞の脱落が起こり, 血管壁が脆弱となる. その結果, 毛細血管の壁が嚢状に膨隆して毛細血管瘤が形成されたり, 血管壁から血球成分が漏れて点状出血や斑状出血が生じたり, 血漿成分の血管外漏出により血漿成分に含まれるリポ蛋白が網膜内に沈着して硬性白斑が形成されたりする. さらに進行すると, 網膜神経線維層の軸索流がせきとめられ, 軸索流物質が蓄積して神経線維束が腫大し, 軟性白斑となる. この段階までは単純糖尿病網膜症である.

　さらに高血糖が続くと, 網膜毛細血管の内皮細胞の変性や基底膜の肥厚が生じ, 血小板凝集機能が亢進して血栓を形成しやすくなり, 赤血球の凝集機能亢進と変形能低下により酸素供給が減少する. これらの病理学的変化は, 毛細血管の閉塞を引き起こし, 網膜無血管野（網膜血管床閉塞領域）を形成する. この段階が, 増殖前糖尿病網膜症である.

　網膜血管床閉塞領域の周辺には, 従来は流れていた血流がうっ滞し, それに周辺組織の酸素欠乏

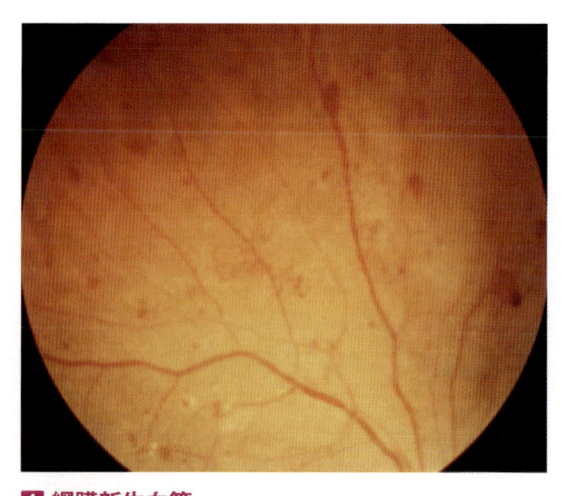

1 網膜新生血管

網膜面上にとぐろを巻いたような新生血管が認められる.

202

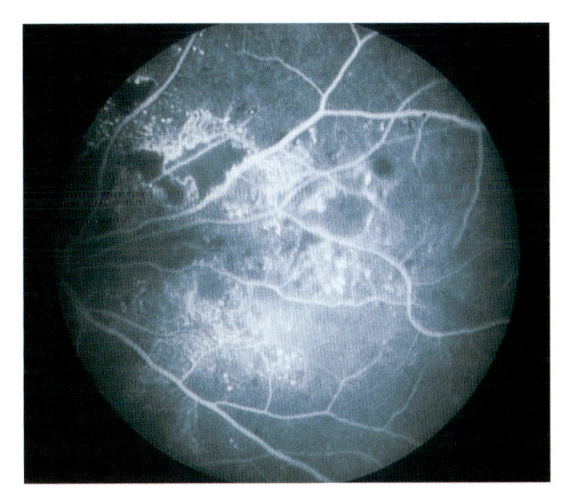

2 網膜内細小血管異常

網膜毛細血管床閉塞領域に隣接して、動静脈吻合が認められる。新生血管と異なり、造影剤の漏出はない。

も加わって、隣接した正常毛細血管の拡張が生じるために、異常走行（迂曲、拡張、蛇行）を示す拡張血管を生じる。この異常細小血管のうち、動静脈を吻合するものを、網膜内細小血管異常（intraretinal microvascular abnormalities：IRMA）とよぶ（**2**）．

毛細血管が閉塞し、虚血に陥った網膜では血管内皮増殖因子などのさまざまな血管新生促進因子を放出する。その結果、網膜面上に新生血管が出現し、硝子体ゲルの中に立ち上がるように伸びたり、後部硝子体膜に沿って這うように伸びていく。

新生血管から漏出した血漿成分や血液は、硝子体の中で細胞の増殖や膠原線維の増生を促進し、増殖膜を形成していく。

新生血管と同時に存在することが多い所見

> IRMAまたは網膜静脈の口径不同、ループ形成、白鞘化を認めたら新生血管の存在を疑うべきである。

前述のように、新生血管が発生するところには必ず閉塞領域がある。そして網膜毛細血管床閉塞領域には、IRMA、静脈変化〔口径不同（**3**）、ルー

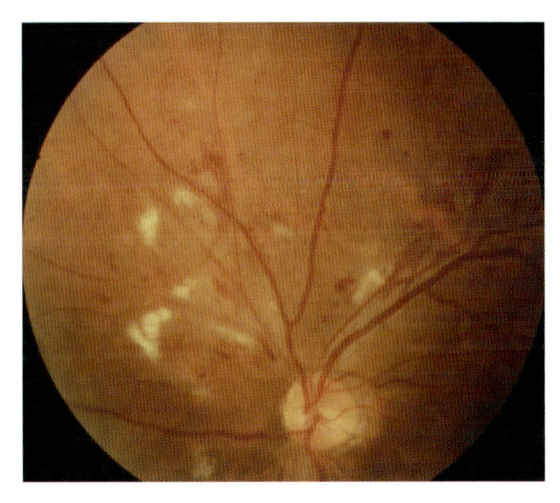

3 静脈の口径不同

静脈が部分的に拡張し、数珠状の形態を呈している。

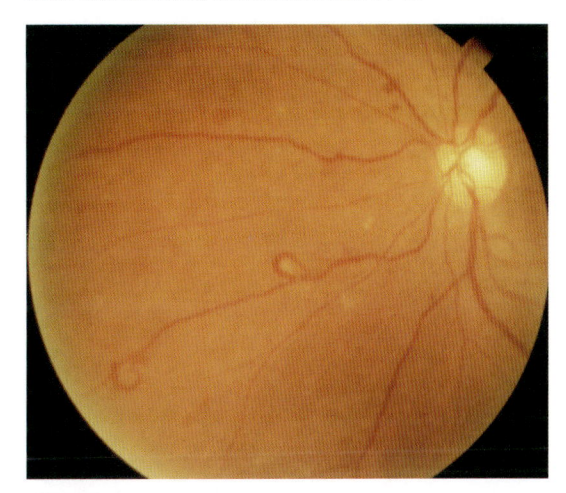

4 静脈のループ形成

立体的に観察すると、硝子体腔へ立ち上がっていることがわかる。

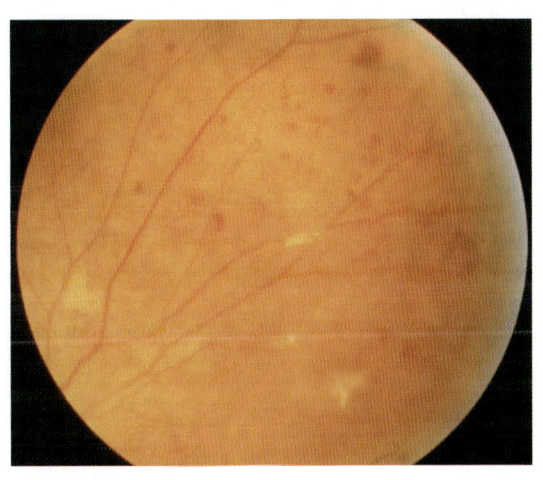

5 静脈の白鞘化

5. 網膜・硝子体

プ形成（**4**），白鞘化（**5**）など〕を伴うことが多い．逆にこれらの所見を認めた場合は，新生血管が存在する可能性が高いことになり，注意深く眼底の観察をする必要が出てくる．

網膜毛細血管床閉塞領域は，検眼鏡的には血管の分枝が減少し，網膜表面の反射が正常例に比べ暗く感じられる．IRMA は時に検眼鏡的に新生血管と区別がつかないことがあるが，フルオレセイン蛍光眼底造影検査（FA）により鑑別可能である．新生血管は正常な血管壁構造をもたないため，FA では早期からの蛍光色素の漏出として認められる（**6**）のに対し，IRMA では蛍光色素の漏出は認められない（**2**）．

いずれにしても IRMA（新生血管かどうか迷う所見も含めて）や静脈変化を認めた場合は，少なくとも前増殖段階の糖尿病網膜症であることは確実であるから，全身状態やその他の条件によりできない場合を除き，FA を施行するべきである．

また虹彩面上および隅角のルベオーシスは，虚血網膜を背景に出現する．したがって虹彩面上にルベオーシスが出現した場合は，網膜に虚血があることが確実なので，完全後部硝子体剥離（PVD）が生じていない限りかなりの確率で網膜面上にも新生血管が存在する．それを念頭に置いて詳細に眼底検査をするべきである．

前置レンズおよび接触レンズを用いて新生血管を同定するポイント

前置レンズや接触型レンズを用いると，高い拡大率で立体的な観察をすることが可能となり，新生血管の同定のみならず硝子体と網膜との関係（完全後部硝子体剥離の有無，網膜への牽引の有無，硝子体網膜付着部の位置）などを知ることができるため，治療方針を決めるうえで重要である．

新生血管を同定するポイントとしては，第一に，前述のように他の所見から新生血管の存在が強く疑われる症例は，特に時間をかけて詳細に観察することがあげられる．

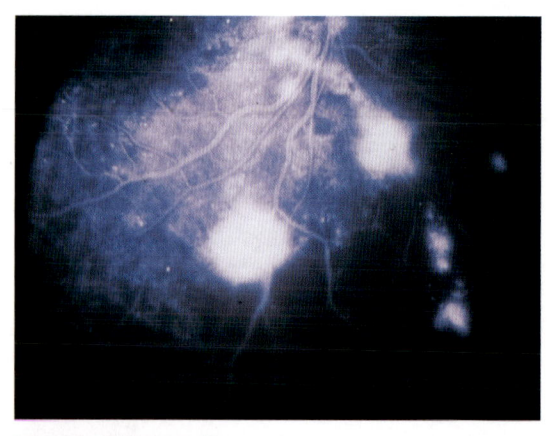

6 新生血管の FA 像
造影剤が早期から漏出してくる．

前置レンズおよび接触レンズを用いて新生血管を同定するコツ　Point!

1. 他所見から新生血管の存在が強く疑われる症例は，特に時間をかけて，詳細に観察する．
2. 眼底検査がやりづらい症例は，積極的に接触型レンズを使用する．
3. 新生血管が後発する部位を念頭に置いて，眼底を観察する．

第二に，閉瞼が強い，白内障が強いなど眼底検査をやりづらい症例については積極的に接触型レンズを使用することである．接触型レンズとしては Goldmann 三面鏡が一般的であるが，視野が狭く，鏡像のため，直感的に位置関係を把握しづらい．筆者らはレーザー用の倒像レンズ（Volk 社の TransEquator レンズなど）を眼底検査にも用いているが，視野が広いうえ通常の眼底検査と同様に倒像で観察することができ，眼底の病変の全体像を把握しやすい．

第三に，新生血管が好発する部位を念頭に置いて眼底を観察することである．網膜新生血管は眼底の中間周辺部および視神経乳頭部に好発するため[1]，中間周辺部を重点的に観察した後，最後に必ず視神経乳頭部を確認するとよい（⇒**Point!**）．

■引用文献

1. 村岡兼光：網膜新生血管；発生機序，形態及び血行動態．日眼会誌 1979; 7: 766-782.

5. 網膜・硝子体

糖尿病黄斑浮腫を OCTなしで推察するコツ

船津英陽, 野間英孝
東京女子医科大学八千代医療センター眼科

糖尿病黄斑浮腫とは

> 黄斑浮腫は"黄斑部の網膜肥厚"として観察される.

糖尿病黄斑浮腫（以下，黄斑浮腫）は高血糖状態の累積により，網膜の細小血管壁の血液網膜柵が障害され血管透過性が亢進して，黄斑部の網膜内に血液成分が貯留した状態である．黄斑浮腫は"黄斑部の網膜肥厚（黄斑浮腫＝網膜肥厚）"として観察される．そのため，この網膜肥厚の程度（厚み），範囲や形態を把握することが検査のコツである．

網膜肥厚の程度は健常に近い軽度のものから，800μm以上の重度のものまでさまざまであり，日内変動や日差変動を示す．範囲は局所性浮腫とびまん性浮腫に分類される（後述，「フルオレセイン蛍光眼底造影」参照）．黄斑浮腫の形態は，膨化様，囊胞様，漿液性剝離に分類され，これらが単独または混在する．膨化様は網膜表面が凹凸のある肥厚として観察され，囊胞様は大小さまざまな大きさの囊胞がみられ，漿液性剝離は網膜がドーム状に膨隆する．

黄斑浮腫の検査

黄斑浮腫の検査としては，主に単眼または双眼倒像鏡検査，前置レンズ（接触型，非接触型）を用いた細隙灯顕微鏡検査，フルオレセイン蛍光眼底造影（FA），光干渉断層計（OCT）が行われる（**1**）．各検査によって，得られる検査所見が微妙に異なる（**2**）．以下にOCT以外の手近な検査機器で黄斑浮腫を検査，診断するコツを述べる．

倒像鏡検査

単眼倒像鏡検査は黄斑部の出血や硬性白斑を観察するのには有用であるが，眼底が平面的に観察されるため，網膜肥厚の検査には不向きである．双眼倒像鏡検査は眼底が立体的に観察され，浮腫の有無，網膜肥厚の程度や硝子体の状態（後部硝子体剝離や硝子体牽引を診断することが可能である．スクリーニング検査としては有用であるが，前置レンズを用いた細隙灯顕微鏡検査に比較して倍率が低く詳細がわかりにくいため，わが国では双眼倒像鏡のみで診断するのは一般的ではない．

細隙灯顕微鏡検査

> 接触型前置レンズを用いた細隙灯顕微鏡検査が浮腫の診断に最適であり，角膜検査の要領で斜照明を用いる．

非接触型前置レンズを用いた細隙灯顕微鏡検査は，日常診療において最も利用されている．前置レンズを用いて浮腫を観察するコツは，角膜や水晶体を細隙灯顕微鏡で観察するのと同様である．垂直に光を当てた場合には網膜表面の形状はわかりやすいが，網膜断面の状態はわかりにくい．そのため，光を網膜面に対して15〜45°の角度で左右斜めから当てることにより，断面が観察しやすくなる（**3**）．光量を上げすぎると網膜表面からの反射によってわかりにくくなり，眼球が上転しやすくなるため，ある程度光を絞った状態で当

205

5. 網膜・硝子体

1 黄斑浮腫の検査

a：倒像鏡検査
b：前置レンズを用いた細隙灯顕微鏡
c, d, e：OCTが行われる.

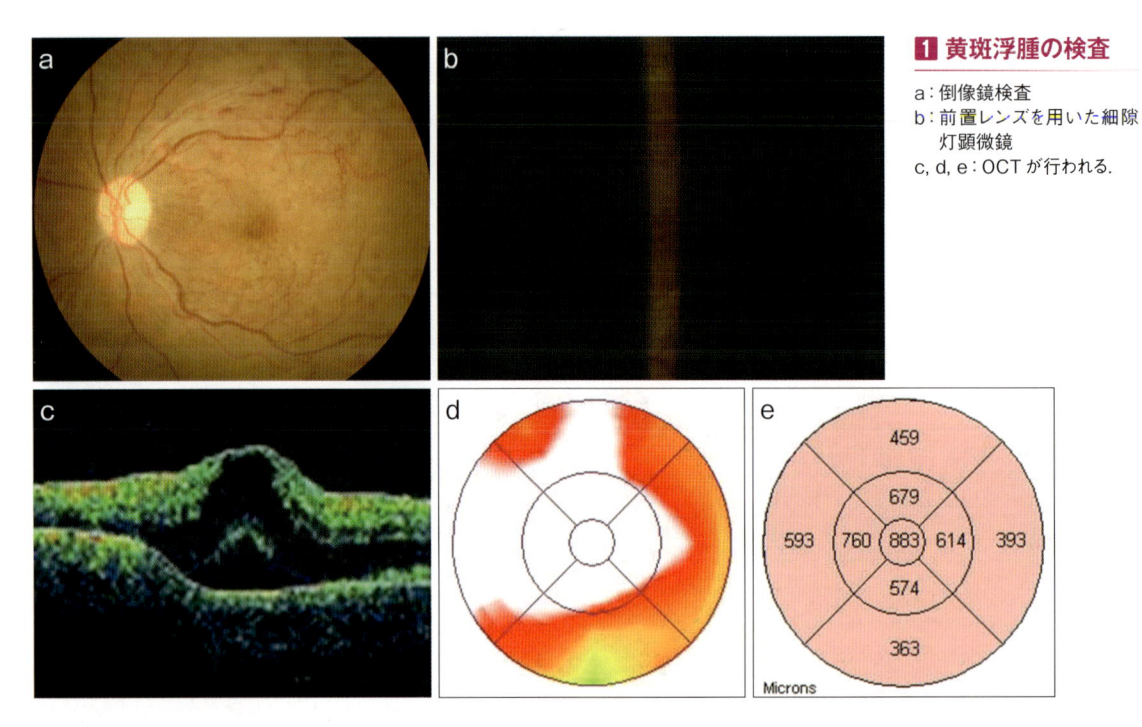

2 黄斑浮腫の検査と特徴

	単眼	双眼	接触	非接触	FA	OCT
浮腫の有無	△	○	◎	○	◎	◎
網膜肥厚の程度	×	○	○	△	×	◎
浮腫の形態	△	△	○	△	○	◎
透過性	×	×	×	×	◎	×
漏出部位・範囲	×	△	△	△	◎	△
黄斑虚血	×	△	○	△	◎	×
硝子体の状態	×	○	○	○	×	◎

単眼：単眼倒像鏡，双眼：双眼倒像鏡，接触：接触型前置レンズ，非接触：非接触型前置レンズ
◎：非常に適している，○：適している，△：あまり適していない，×：適していない

てたほうがよい．前後に動かしたときに透過光によって網膜色素上皮からの反射により，網膜内層や硝子体が浮き上がって立体的に見える．

接触型と非接触型前置レンズの比較では，接触型前置レンズのほうが黄斑浮腫の検出率が高い，瞬目や眼球運動の影響を受けにくい，光軸上の拡大率が高い，白内障・偽水晶体眼小瞳孔などでも検出率が高いなどの理由から，接触型前置レンズの使用がより推奨される．黄斑浮腫がない状態（中

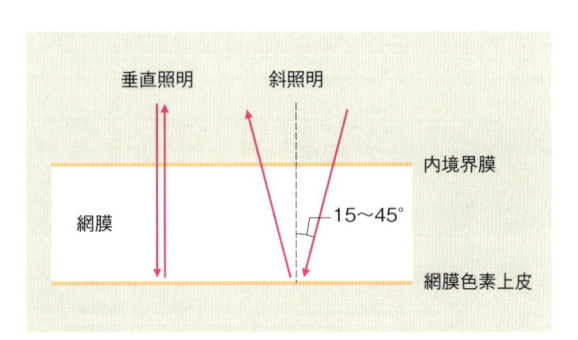

3 前置レンズを用いた黄斑浮腫の細隙灯顕微鏡検査のコツ（垂直照明と斜照明）

● 206

心窩網膜厚が200μm未満)の場合や,中等度〜高度の浮腫(中心窩網膜厚が300μm以上)がある場合には,OCTの検査結果と一致する場合が多い[1].一方,軽度浮腫(中心窩網膜厚が200〜300μm未満)の場合には,判定が難しく,偽陰性を生じる場合が少なくない.このことは,前置レンズ検査で浮腫がないと診断されても,OCTを施行すると網膜肥厚が認められることがあるという臨床的な印象と一致する(⇒**Point!**).

フルオレセイン蛍光眼底造影

> 血管透過性(血管からの漏出)の部位,程度や範囲を診断するのにはFAが最適であり,細隙灯顕微鏡検査と組み合わせることにより,診断精度がさらに高まる.

血管透過性の部位,程度や範囲を診断するのには,やはりFAが最も有用である.FAでは局所性浮腫とびまん性浮腫の鑑別ができる(**4**).局所性浮腫では毛細血管瘤や拡張した毛細血管から蛍光色素の漏出が見られ,直接凝固の適応を決めたり,治療効果を評価するために非常に有用である.局所性浮腫の場合,必ずしも輪状白斑の中心から漏出するとは限らないので,治療部位を決定するのに不可欠である(**5**).また,びまん性浮腫では黄斑部全体に蛍光色素の漏出がみられ,漏出の程度により透過性亢進の程度を診断したり,治療効果の評価を行う.また,黄斑浮腫ではしばしば中心窩無血管野(foveal avascular zone:FAZ)の拡大,中心窩周囲の毛細血管網の閉塞が見られる.血管閉塞の見られる症例では黄斑部が虚血を呈しているため,光凝固や硝子体手術な

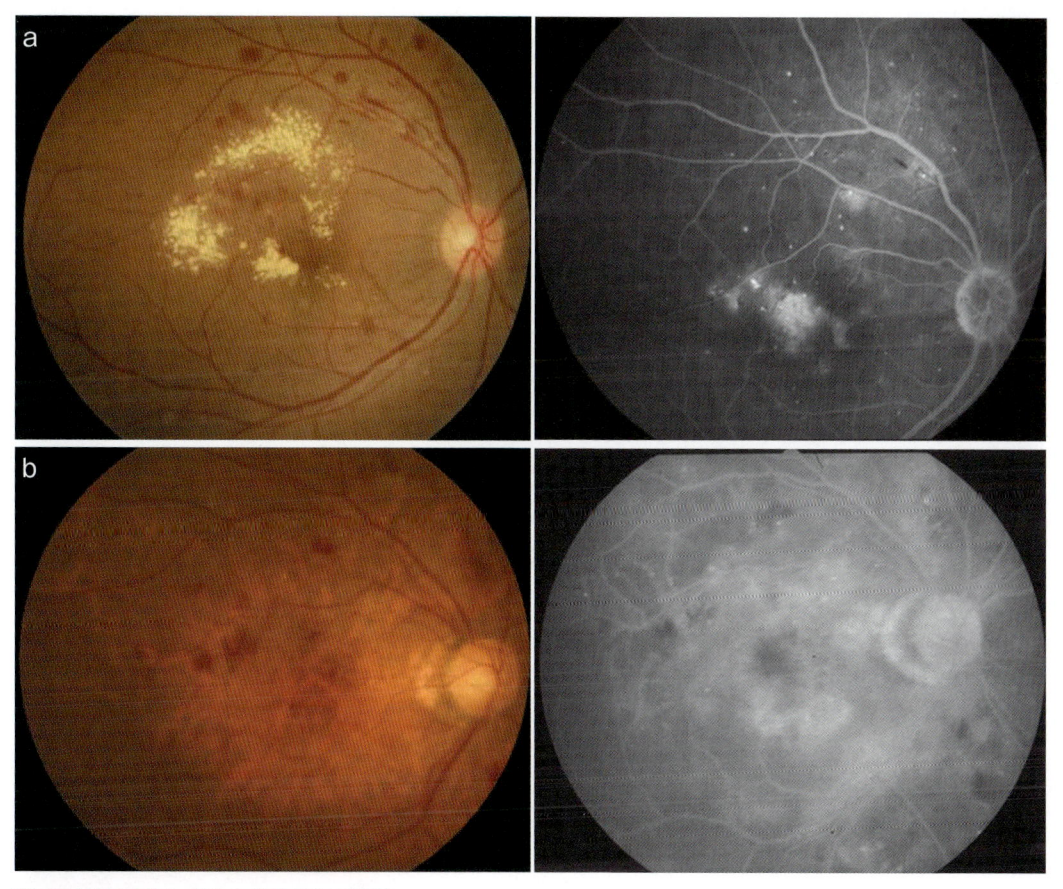

4 局所性浮腫とびまん性浮腫の鑑別

a:局所性浮腫では限局性の蛍光漏出が見られる.
b:びまん性浮腫では黄斑部全体の蛍光漏出が見られる.

5. 網膜・硝子体

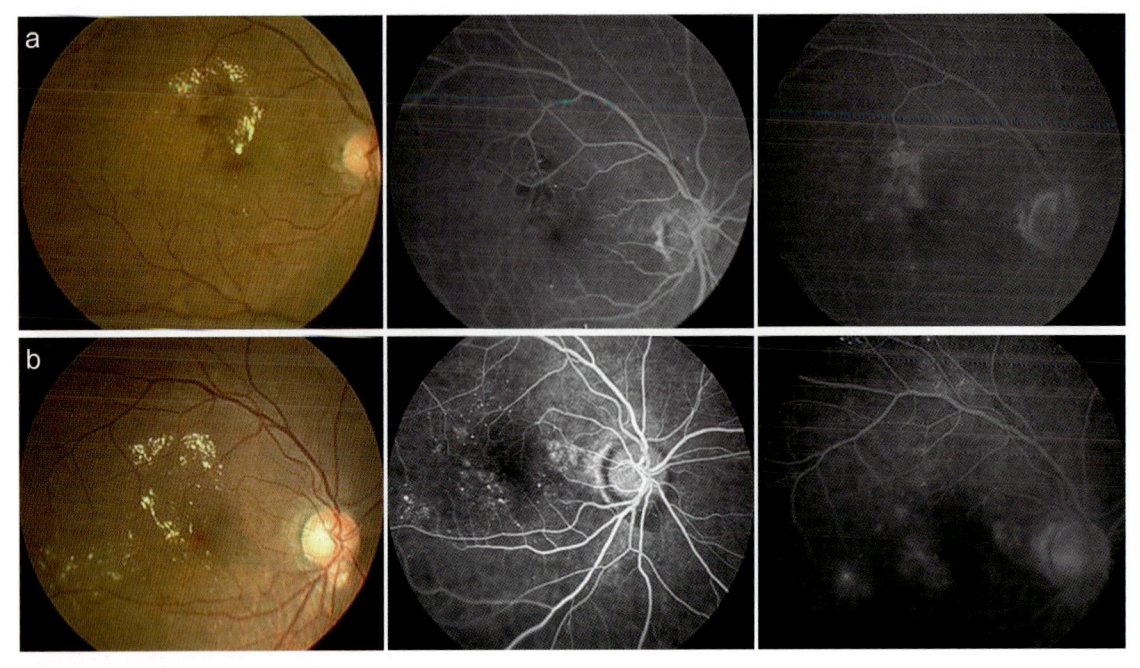

5 局所性浮腫と蛍光漏出部位

a：central type．輪状白斑の中心にある毛細血管瘤から蛍光色素の漏出が見られる．
b：peripheral type．輪状白斑の下方側から蛍光色素の漏出が見られる．

どの治療を行っても視力や見え方の改善することは困難である．

* * *

　黄斑浮腫は双眼倒像鏡検査，接触型前置レンズを用いた細隙灯顕微鏡検査，FAおよびOCTを用いた診断がgold standardになってきている．もし，FAやOCTが行えない施設や場合には，FAやOCTが可能な施設と密接な医療連携を行うことが，黄斑浮腫に対する適切な診断，治療方針を検討するうえで最善の策であることを最後に述べたい．

Point! OCTの代わりには

接触型前置レンズを用いて観察する．その際は，ある程度光を絞り，網膜面に対して15〜45°の左右斜めから当て，前後に動かすと，網膜内層や硝子体が浮き上がって，立体的に見える．さらにFAを組み合わせると，血管透過性の部位，程度や範囲を診断でき，浮腫の局所性とびまん性の鑑別ができる．

■引用文献

1. Brown JC, et al: Detection of diabetic macular edema. Arch Ophthalmol 2004; 122: 330-335.

網膜中心静脈閉塞症に伴う黄斑浮腫：検査と視機能評価のポイント

野間英孝，船津英陽
東京女子医科大学八千代医療センター眼科

網膜中心静脈閉塞症の特徴

> 非虚血型網膜中心静脈閉塞症は新生血管形成のリスクがないが，虚血型網膜中心静脈閉塞症は新生血管のリスクが高い．

　Central Vein Occlusion Study Groupでは，非虚血型網膜中心静脈閉塞症（central retinal vein occulusion：CRVO）と虚血型CRVOをひとまとめにして視機能を評価している[1]．しかし2つの臨床像は大きく異なっている．非虚血型CRVOは，新生血管形成のリスクがない比較的良性の疾患である．ただし，視機能障害の問題となるのは黄斑浮腫を伴った場合である．これとは対照的に，虚血型CRVOは新生血管形成のリスクが高く，予後の悪い疾患で，40〜45％で血管新生緑内障のリスクがある．さらに黄斑浮腫を伴い，黄斑神経節細胞は初期から虚血によって不可逆的な損傷があるため視力改善の可能性がほとんどない．たとえ硝子体手術などによって黄斑浮腫が改善したとしてもほとんど視力改善は期待できない．

　以上のように，非虚血型および虚血型の臨床像は非常に異なっている．したがって，CRVO治療の最初のステップは，いかに非虚血型と虚血型を鑑別し，どのタイプのCRVOであるかを確定することである．

非虚血型と虚血型を鑑別する検査

> 急性期において蛍光眼底血管造影だけで非虚血型と虚血型を鑑別するのは限界がある．機能的検査を組み合わせることで鑑別可能となる．

　非虚血型と虚血型の鑑別は蛍光眼底造影撮影のみで評価されていることが多い．しかし，急性期では出血によりブロックされ毛細血管が観察されないことがあるため，この方法には限界がある．よって機能的検査と形態学的検査を組み合わせることが重要となる．

機能的検査

①**視力**：20/200以上の割合が非虚血型で81％，虚血型でわずか7％であるという報告[2]から，視力が20/200以下であれば虚血型の可能性が高い．

②**量的動的視野検査**：多くのCRVO眼では中心部の視野欠損が大きく検査できないことが多いため，量的静的視野検査は不向きである．検査できるのは周辺視野のみという状態であることが多い．非虚血型では3つの指標（I-2e，I-4e，V-4e）を71％で検査でき，虚血型ではわずか8％であるという報告[2]から，周辺視野異常の著しい場合，虚血型の可能性が高い．

③**瞳孔反応**：明らかな相対的入力瞳孔反射異常（relative afferent pupillary defect：RAPD）を認めれば虚血型の可能性が高い．しかし相対的入力瞳孔反射異常の確認は簡便であるにもかかわらず，眼底検査のため散瞳していることが多いため

209

5. 網膜・硝子体

見逃されていることが多い．

④**網膜電図検査**：b波の起源はMüller細胞であると考えられており，網膜内層機能を反映している．強い網膜虚血によってb波の消失もしくはb波の振幅は低下する．よって全視野フラッシュ網膜電図検査でb波の異常があれば虚血型の可能性が高い．

形態学的検査

①**検眼鏡検査**：網膜神経線維層内の出血が多いため，刷毛状の線状出血をきたす．一般的に非虚血型では出血は軽度で，虚血型では出血は多い．しかし，広範囲な出血を伴う非虚血型もあり，また著しい網膜虚血があるにもかかわらず出血が軽度な虚血型もあり，出血だけで非虚血型か虚血型かを鑑別するには限界がある．虚血型では進展とともに乳頭上に新生血管を起こす可能性がある．一方，非虚血型では乳頭上の新生血管を起こす可能性は低く，網膜-脈絡膜もしくは網膜-網膜血管吻合である乳頭毛様血管を認めることがある（**1**a, b）．さらに虚血型の目安として網膜の白濁がある場合，虚血型の可能性が高い（**1**c, d）．

②**フルオレセイン蛍光眼底造影（FA）**：非虚血型

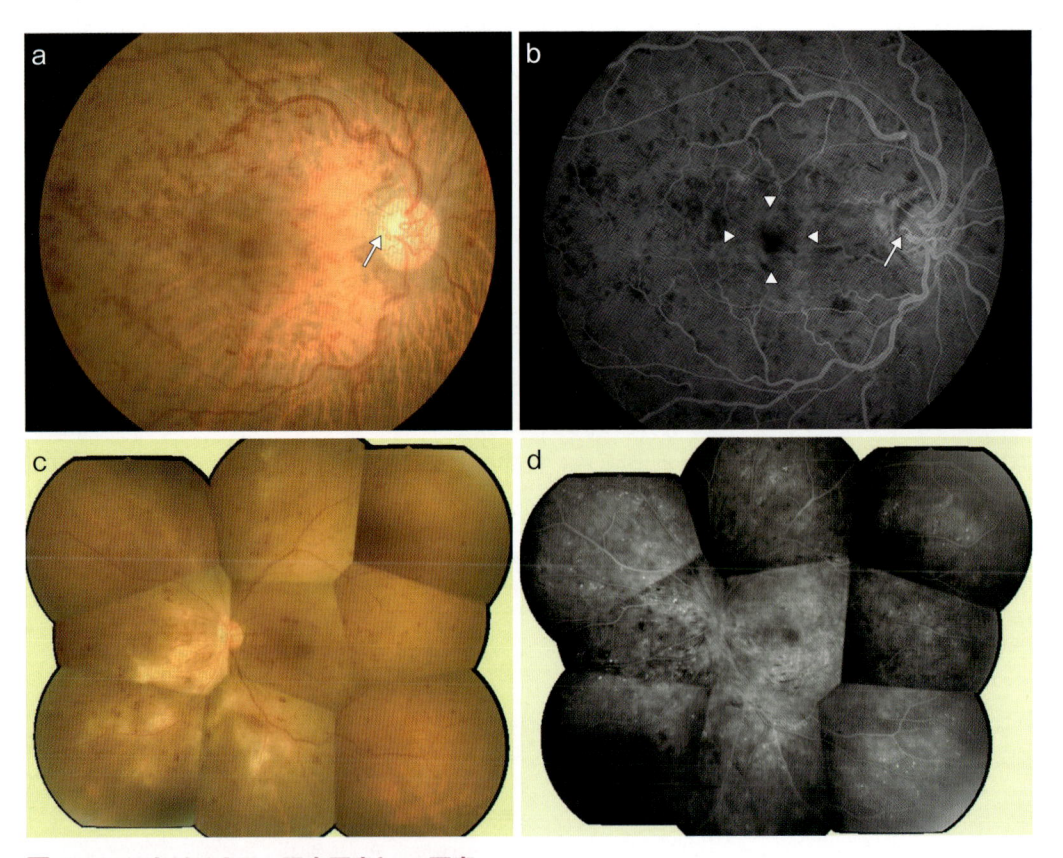

> **Point! ①**
> **なぜ，網膜静脈の壁染色や蛍光漏出が強いと網膜虚血が強いのか**
>
> 血管内皮増殖因子（VEGF）は強力な血管透過性因子である．CRVO患者においてこのVEGFの硝子体液濃度は虚血の程度と有意に相関している[5]．よって，虚血が強いとVEGFの発現が亢進し，その結果，血液網膜柵破綻および血管透過性が亢進する．そのため，蛍光眼底造影で網膜静脈の壁染色や蛍光漏出が強くなると考えられる．

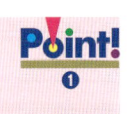

1 CRVOにおけるカラー眼底写真とFA写真
a：視神経乳頭上に乳頭毛様血管（optocilliary vessel）（⇨）を認める．
b：乳頭上の新生血管と違って，色素漏出は認めない（⇨）蛍光色素の漏出が強く，囊胞様黄斑浮腫を認める（▷）．
c：出血は少ないが，網膜の白濁を認める．
d：毛細血管からの透過性亢進や無血管域を認める．

5. 網膜・硝子体

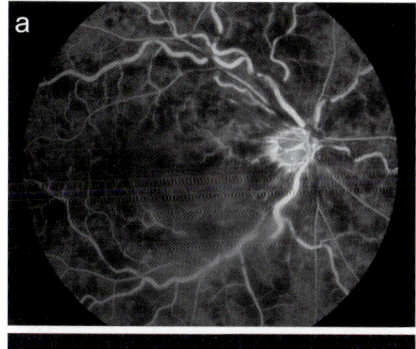

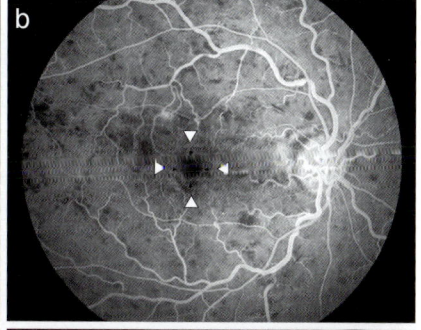

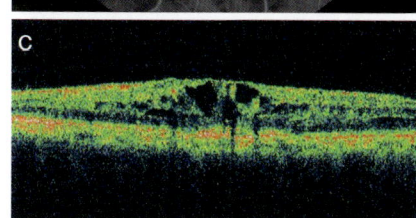

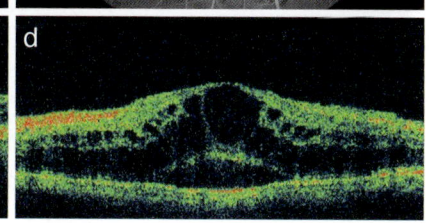

2 網膜中心静脈閉塞症におけるFA写真とOCT像

a：出血のブロックが強く毛細血管の観察が難しい
b：中心窩無血管野の拡大を認める（▷）．
c：非虚血型．網膜膨化，囊胞様変化を認める．
d：虚血型．網膜膨化，囊胞様変化のほかに漿液性網膜剥離を認める．

Point! ❷ なぜ，虚血型のほうが黄斑浮腫の程度が強いのか

CRVO 患者において VEGF の硝子体液濃度は黄斑浮腫の重症度にも有意に相関している[5]．このことは VEGF が CRVO に伴う黄斑浮腫に関与していることを意味している．よって，虚血型のほうが VEGF などのサイトカインの発現が亢進しており，その結果，血液網膜柵破綻および血管透過性が亢進し，黄斑浮腫の程度が強くなるものと考えられる．さらに硝子体液 VEGF 濃度と前房水濃度は相関する．今後，前房水 VEGF 濃度を簡便かつ迅速に測定する方法が確立されれば，非虚血型と虚血型の鑑別が可能になるだけでなく，抗 VEGF 療法の適応や治療効果を判定できるようになる可能性がある．

では，初期像において網膜動脈の流入は正常であるが，静脈の血流は遅延する．また静脈は拡張しているが，無血管域がなく，眼底全体に出血による蛍光ブロックを認める．主幹静脈や毛細血管の透過性亢進が見られ，蛍光色素の漏出が強く，囊胞様黄斑浮腫が見られることもある（**1**b）．虚血型では，出血のブロックが強く毛細血管が観察されないことが多い．低蛍光が出血のブロックによるものなのか，無血管域によるものなのか迷うことがある（**2**a）．このようなときは，前述の機能的検査の組み合わせで非虚血型か虚血型かを判定する．

the Central Vein Occlusion Study では無血管域が10乳頭径大以上を虚血型と定義している[3]．しかし，Hayreh は実際はもっと無血管域は広く30乳頭径大以上を虚血型とすべきだとしている．なぜなら30乳頭径未満であれば虹彩および隅角新生血管発生のリスクが低いからである[4]．陳旧性の無血管域の範囲や新生血管の有無の判定にはFA を行うと一目瞭然である．網膜静脈の壁染色や蛍光漏出が強い場合も網膜虚血が強いことを意味している（⇒**Point! ❶**）．また中心窩無血管野の拡大は黄斑虚血を意味しており（**2**b），視力予後はきわめて不良である．

③光干渉断層計（OCT）：CRVOによる視力低下は黄斑浮腫によって起こることが多い．黄斑浮腫は非虚血型でも虚血型でも見られる．急性期の黄斑部OCT所見は，中心窩を中心に網膜膨化，囊胞様変化，漿液性網膜剥離を高頻度に左右対称に認める（**2**c, d）．また虚血型のほうが黄斑浮腫の程度は強い（⇒**Point! ❷**）．

■引用文献

1. The Central Vein Occlusion Study Group: Natural history and clinical management of central retinal vein occlusion. Arch Ophthalmol 1997; 115: 486-491.
2. Hayreh SS, et al: Differentiation of ischemic from non-ischemic central retinal vein occlusion during the early acute phase. Graefes Arch Clin Exp Ophthalmol 1990; 228: 201-217.
3. The Central Vein Occlusion Study: Baseline and early natural history report. Arch Ophthalmol 1993; 111: 1087-1095.
4. Hayreh SS: Prevalent misconceptions about acute retinal vascular occlusive disorders. Prog Retin Eye Res 2005; 24: 493-519.
5. Noma H, et al: Vitreous levels of interlcukin-6 and vascular endothelial growth factor in macular edema with central retinal vein occlusion. Ophthalmology 2009; 116: 87-93.

5. 網膜・硝子体

加齢黄斑変性と
その類縁疾患を見分ける

飯田知弘
福島県立医科大学医学部眼科学講座

滲出型加齢黄斑変性の分類

　滲出型加齢黄斑変性（age-related macular degeneration：AMD）は，典型的な脈絡膜新生血管をもつもののほかに，特殊型としてポリープ状脈絡膜血管症と網膜血管腫状増殖がある[1]．日本人加齢黄斑変性ではポリープ状脈絡膜血管症が多く，約半数を占める[2]．病型によって光線力学的療法や血管内皮増殖因子阻害薬などの治療効果が異なるため，正確な診断を行う必要がある．

> 前置レンズを用いた細隙灯顕微鏡検査による詳細な黄斑部観察が，診断には最も重要である．

滲出型加齢黄斑変性とまぎらわしい疾患

　鑑別すべき疾患として，網膜血管疾患と中心性漿液性脈絡網膜症が重要になる．網膜血管疾患では特に陳旧性網膜静脈分枝閉塞症，黄斑部毛細血管拡張症と網膜細動脈瘤破裂がある．鑑別に際しては，眼底観察が最も重要である．眼底検査はどこの眼科外来でも可能である．必要に応じて蛍光眼底造影などで確定診断をする．

　陳旧性網膜静脈分枝閉塞症と黄斑部毛細血管拡張症では，黄斑部に毛細血管瘤と浮腫が生じ加齢黄斑変性に間違えられやすい．眼底検査では前置レンズを用いた細隙灯顕微鏡検査で黄斑部の詳細な観察を行い，病変が網膜レベルなのか，あるいは色素上皮・脈絡膜レベルなのかを判定することが大切である．毛細血管拡張や，網膜静脈分枝閉塞症では側副血行路などの網膜血管異常が観察される（**1**）．フルオレセイン蛍光造影（FA）で網膜血管病変の有無を確認する．

　網膜細動脈瘤破裂では黄斑部の網膜下出血を生じ，加齢黄斑変性との鑑別が必要になる．眼底所見での鑑別のポイントは，網膜細動脈瘤破裂では網膜下のみならず網膜内や網膜前出血を伴うことが多く，多彩な層の出血があったときには最も疑われる（**2**）．加齢黄斑変性では通常，網膜前出血は生じない．また，網膜細動脈瘤では漿液性あるいは出血性の網膜色素上皮剝離は見られない．FAやインドシアニングリーン蛍光造影（IA）で網膜細動脈瘤を証明すれば診断がつく．

　高齢者の黄斑部漿液性網膜剝離では，中心性漿液性脈絡網膜症と加齢黄斑変性との鑑別が必要である．FA，IA，光干渉断層計（OCT）所見などで診断するが，鑑別困難な場合には経過観察を行い，病変の推移を診ることが勧められる．

滲出型加齢黄斑変性の病型診断

> 典型的な滲出型加齢黄斑変性とポリープ状脈絡膜血管症，網膜血管腫状増殖を正確に診断することが重要であるが，多くの場合，特徴的な眼底所見から病型診断が可能である．確定診断をつけるためにFA，IA，OCTで確認をする．

　わが国で策定された滲出型加齢黄斑変性の診断基準[1]では，主要所見として，①脈絡膜新生血管，②漿液性網膜色素上皮剝離，③出血性網膜色素上

5. 網膜・硝子体

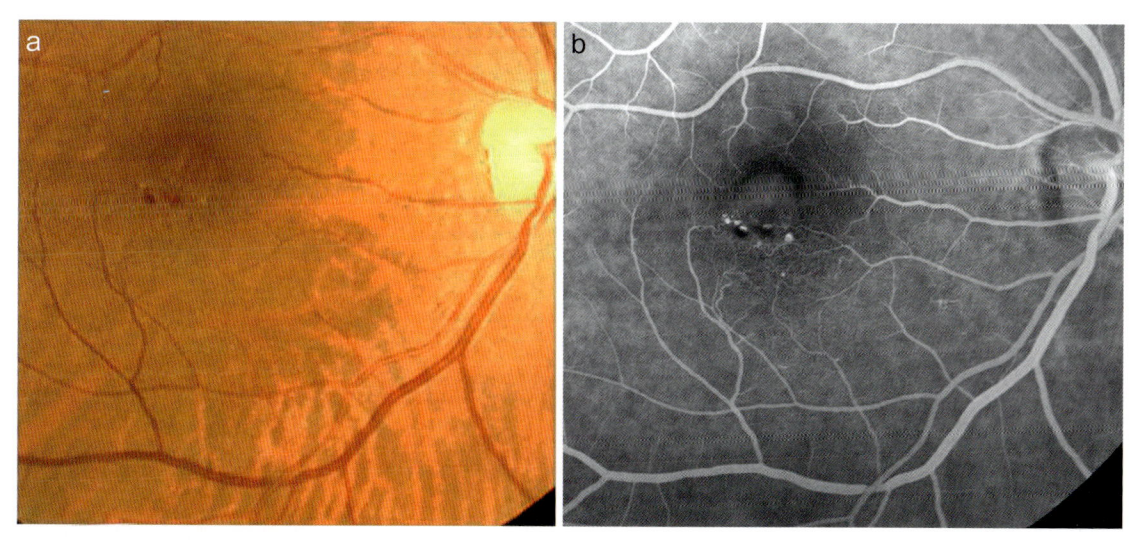

1 陳旧性網膜静脈分枝閉塞症

黄斑部に赤い出血様の所見と浮腫があり加齢黄斑変性と間違われやすい（a）．毛細血管拡張などの網膜レベルの病変があるかどうかを確認する．FA（b）で毛細血管拡張と毛細血管瘤（出血様所見に一致）が証明される．

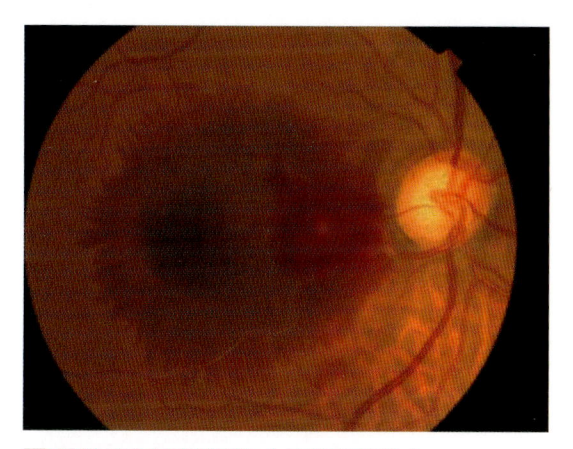

2 網膜細動脈瘤破裂による黄斑部出血

網膜下，網膜内，網膜前と多彩な層に出血が見られる．

皮剝離，④線維性瘢痕があり，少なくとも一つを満たすものを確診例とする．随伴所見である，①滲出性変化：網膜下灰白色斑（網膜下フィブリン），硬性白斑，網膜浮腫，漿液性網膜剝離，②網膜または網膜下出血を伴うことが多い．脈絡膜新生血管は，検眼鏡所見または蛍光眼底造影によって診断する．このように滲出型加齢黄斑変性の診断においては，詳細な眼底観察が基本となる．

治療に際しては，先に述べたように滲出型加齢黄斑変性の病型診断が重要であり，典型的な加齢黄斑変性とポリープ状脈絡膜血管症，網膜血管腫状増殖を区別する必要がある．後二者の診断においてはIA所見が有用であり，最終的にはIAで診断が下されることが必要であるが，両者はそれぞれ特徴的な眼底所見をもつため，多くの症例で眼底観察から病型診断の方向性がつく．

ポリープ状脈絡膜血管症の特徴的な検眼鏡所見としては橙赤色隆起病巣があり，ポリープ状脈絡膜血管症の診断基準[3]にあげられている．また，ポリープ状脈絡膜血管症は慢性の滲出性変化をきたすことが多く，高度な硬性白斑を伴った加齢黄斑変性では長期経過したポリープ状脈絡膜血管症である可能性が高い（**3**）．しかし橙赤色隆起病巣は経時的に白みを帯びて隆起が減少してくることがあり，また網膜下フィブリンや出血などに隠されてしまい，診断が困難な場合がある．OCTでは橙赤色隆起病巣に一致した急峻な色素上皮の隆起がみられ，診断的価値が高い．

網膜血管腫状増殖は網膜内に新生血管が生じ，網膜血管との吻合，網膜下への進展，漿液性網膜色素上皮剝離，脈絡膜新生血管との吻合を生じる．網膜血管腫状増殖も特徴的な眼底所見をもち，赤い網膜内の新生血管，網膜内出血，強い網膜浮腫と囊胞様黄斑浮腫，多発するドルーゼンの有無を

5. 網膜・硝子体

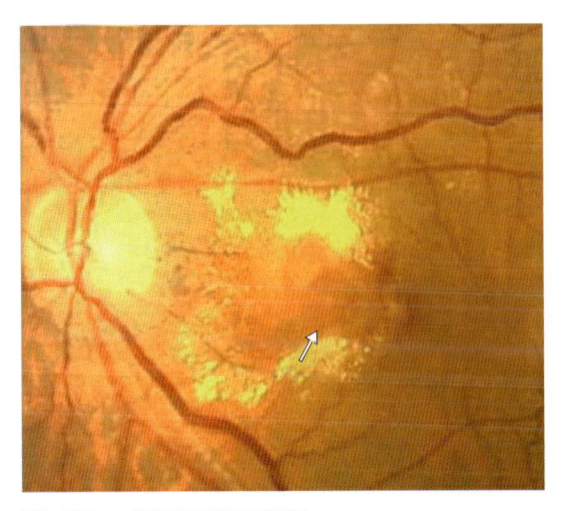

3 ポリープ状脈絡膜血管症

橙赤色隆起病巣（⇨）がある．硬性白斑の沈着が強いのはポリープ状脈絡膜血管症の特徴の一つである．

Point! 網膜色素上皮剥離をもつ滲出型加齢黄斑変性

滲出型加齢黄斑変性の病型によって，網膜色素上皮剥離を伴う頻度や臨床所見に違いがある．日本人での網膜色素上皮剥離を合併する頻度は，典型的な滲出型加齢黄斑変性が 21.6%，ポリープ状脈絡膜血管症が 43.7%，網膜血管腫状増殖が 69.2% と報告されている[2]．そして，日本人の滲出型加齢黄斑変性ではポリープ状脈絡膜血管症が多くを占めることから，日本人には網膜色素上皮剥離をもつ加齢黄斑変性が多いといえる．新生血管の位置は，ポリープ状脈絡膜血管症では網膜色素上皮剥離の辺縁に多く，網膜血管腫状増殖では網膜色素上皮剥離の内部に存在することが多い．IA では色素上皮剥離は低蛍光となり，新生血管の過蛍光所見がコントラストよく描出できる．

チェックする（4）．網膜内新生血管と網膜血管との吻合が，検眼鏡あるいは FA，IA で観察できれば診断できる．

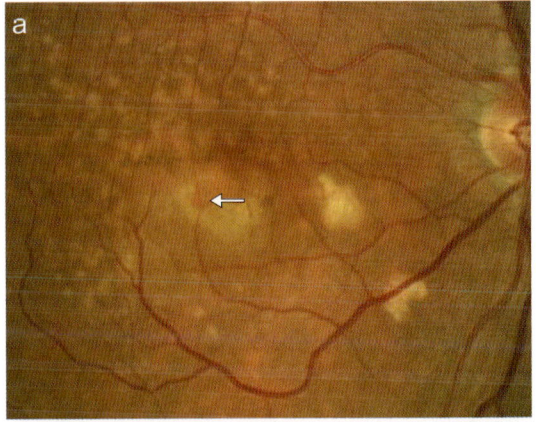

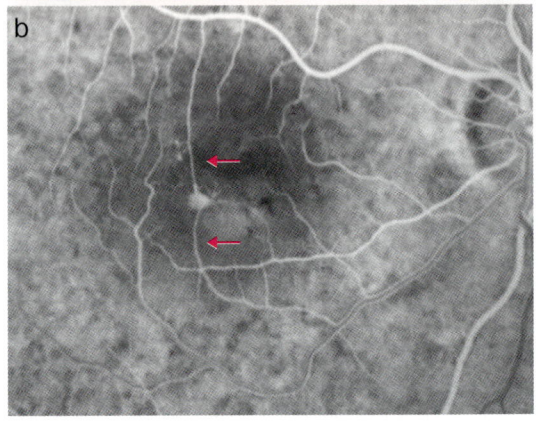

4 網膜血管腫状増殖

a：ドルーゼンが多発し，赤い網膜内新生血管がある（⇨）．
b：FA で新生血管と網膜血管との吻合（→）が明瞭．

■引用文献

1. 高橋寛二，ほか：加齢黄斑変性の分類と診断基準．日眼会誌 2008; 112: 1076-1084.
2. Maruko I, et al: Clinical characteristics of exudative age-related macular degeneration in Japanese patients. Am J Ophthalmol 2007; 144: 15-22.
3. 日本ポリープ状脈絡膜血管症研究会：ポリープ状脈絡膜血管症の診断基準．日眼会誌 2005; 109: 417-427.

正常眼底に見えても視力が低下する網膜疾患がある

近藤峰生
名古屋大学大学院医学系研究科感覚器障害制御学

眼底が正常な網膜疾患の診断方法

> 眼底検査や蛍光眼底造影検査が正常な網膜疾患があることを知っておく．

　眼底検査は網膜疾患の診断に最も重要な検査である．この眼底検査がまったく正常でありながら視力低下や視野欠損がある症例を診ると，ついつい視神経疾患や頭蓋内疾患の可能性を考えてしまいがちである．もちろん眼底が正常であれば，視神経以降の疾患をまず疑うべきであるが，同時に眼底や蛍光眼底造影が正常な網膜疾患があることも知っておくとよい．

　以下に，眼底が正常な網膜疾患として特に重要な3疾患，眼底が正常な錐体ジストロフィ，occult macular dystrophy，acute zonal occult outer retinopathyについて述べる．

> 眼底が正常な錐体ジストロフィは，見逃しやすい網膜疾患の一つである．

　錐体ジストロフィは，視力低下，羞明，色覚異常などの症状を示す遺伝性網膜疾患である．典型的な眼底所見としては標的黄斑（bull's eye）が有名である．しかし実際には錐体ジストロフィの眼底所見は非常に多彩で，非特異的な黄斑変性であったり，まったく正常な眼底を示すこともある．このような錐体ジストロフィを診断するには，明るい場所でまぶしいという羞明の訴えに注意して，杆体と錐体を分離した網膜電図（ERG）を記録することが重要である．錐体ジストロフィであれば，錐体系の応答だけが著しく低下する．

> occult macular dystrophyを正確に診断するには，黄斑部局所ERGか多局所ERGを記録する．

　occult macular dystrophy[1]は，眼底も蛍光眼底造影も正常でありながら進行性に黄斑部の機能が低下する遺伝性の黄斑ジストロフィである．網膜全体から記録する全視野ERGはまったく正常である．この疾患を診断するためには，黄斑部局所ERGか多局所ERG[2]が必要で，黄斑部の電気反応が低下していることを証明しなければいけない（**1**）．光干渉断層計（OCT）もoccult macular dystrophyの診断には有用で，occult macular dystrophyの7割の症例では黄斑部の網膜厚が低下する．しかし，なかにはOCT所見が正常なoccult macular dystrophyも存在するので，やはり黄斑部の電気反応を記録して確認するとよい．

> acute zonal occult outer retinopathyは視神経炎と間違えられやすい．瞳孔の対光反射に異常があるからといって，必ずしも視神経炎とは限らない．

　acute zonal occult outer retinopathy[3]は，急激に網膜の外層（視細胞-色素上皮レベル）機能が低下する網膜疾患で，近視を有する若年者（特に女性）の片眼に発症することが多い．眼底が正常で急激に視野が欠損することから，視神経炎と間違えられやすい．

5. 網膜・硝子体

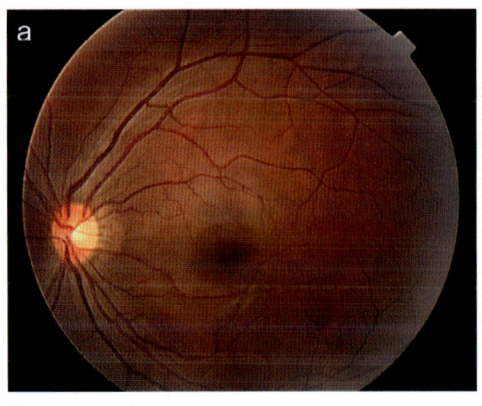

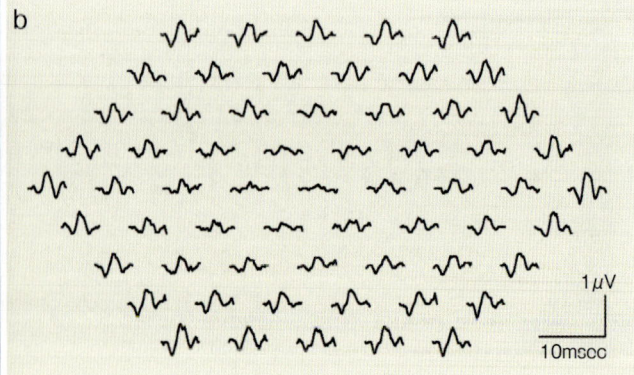

1 occult macular dystrophy

20歳，女性．眼底（a）も蛍光眼底造影もまったく正常であったが，多局所ERGで中心部の電気応答が低下していた（b）ためにoccult macular dystrophyと診断された．

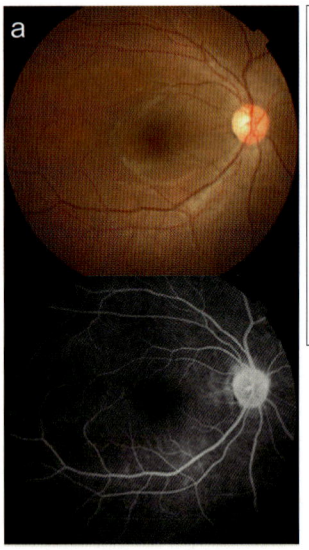

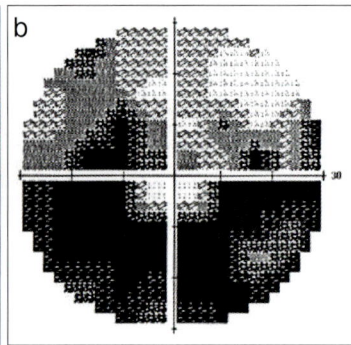

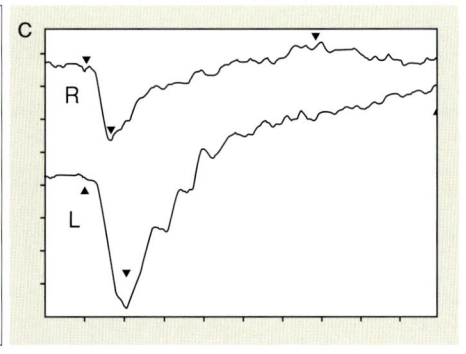

2 acute zonal occult outer retinopathy

23歳，女性．右眼の急激な視野欠損で来院した．眼底も蛍光眼底造影も正常（a）であるが，不規則な輪状暗点が検出された（b）．通常のフラッシュERG（c）で振幅の左右差が明らかであり，この視野欠損が網膜性であることがわかり，acute zonal occult outer retinopathyと診断された．

　acute zonal occult outer retinopathyの症状としては，急激な視力低下や視野欠損に加えて光視症が重要である．初診時には眼底検査や蛍光眼底造影ではほとんど異常が検出されない．そのため，全視野ERGや多局所ERGを記録して，視野欠損のある眼の電気反応が明らかに低下していることを証明することが大切である（**2**）．OCTもacute zonal occult outer retinopathyの診断には有用で，視野欠損の部位に一致してIS/OSラインが欠損することが多い（⇒**Point!**）．

Point! 眼底が正常で視力が低下している患者を診たら

視力低下，視野欠損を訴えて来院する患者について"眼底検査や蛍光眼底造影が正常な網膜疾患"を見逃しやすい．そのうち，錐体ジストロフィは杆体と錐体を分離したERGをとる．またoccult macular dystrophyを診断するためには，黄斑部局所ERGか多局所ERGを，acute zonal occult outer retinopathyには全視野ERGや多局所ERGをとって電気反応の低下をみる．

■引用文献

1. Miyake Y, et al: Occult macular dystrophy. Am J Ophthalmol 1996; 122: 644-653.
2. Hood DC: Assessing retinal function with the multifocal technique. Prog Ret Eye Res 2000; 19: 607-646.
3. Gass JD: Acute zonal occult outer retinopathy. J Clin Neuro-Ophthalmol 1992; 13: 79-97.

網膜色素変性関連疾患をどう見分けるか?

和田裕子
わだゆうこ眼科クリニック

遺伝性網膜変性疾患のなかで最も高頻度の疾患は網膜色素変性である．日常の診療の場で診断を正確に行うためには，遺伝性網膜変性疾患の特徴的な所見を知っている必要性はもちろんであるが，初期像や初期の所見が進行するとどのように変化するかの知識も非常に重要である．以下に，網膜色素変性の典型的な所見に加え類縁疾患の特徴的所見および診断鑑別に有用な検査について述べる．

網膜色素変性とは

網膜色素変性の主な症状は夜盲，視野狭窄，および視力低下で，遺伝性網膜変性疾患のなかで先天盲の第1位を占める．遺伝性の疾患であり，常染色体優性遺伝，常染色体劣性遺伝，X染色体劣性遺伝のすべての遺伝形式をとる．

各遺伝形式の占める割合は，常染色体優性遺伝はわが国17％，海外19％，常染色体劣性遺伝は，わが国25％，海外19％，X染色体劣性遺伝はわが国2％，海外8％である．現実には，遺伝形式の存在しない孤発例が多く存在するが，孤発例のなかには常染色体優性遺伝，常染色体劣性遺伝，X染色体劣性遺伝の患者が隠れていることがある．

網膜色素変性と類縁疾患の鑑別を行うために有用な検査として，視力検査，眼底検査，視野検査，網膜電図（ERG），フルオレセイン蛍光眼底撮影（FA）が上げられる．

網膜色素変性の検査所見

眼底所見

眼底所見は網膜色素上皮の粗糙化，網膜血管狭細化である．特にごく初期では網膜血管狭細化のみを呈することがあるので，年齢に比して血管の狭細化が認められる場合は，その後の定期的な経過観察が必要になる．進行すると赤道部から中間周辺にかけて骨小体様色素沈着が生じる（**1**）．白点が生じることもある．後期になると後極部に網膜変性が進行し，眼底の赤色調は黄斑部に残存するのみ，または黄斑部も含み変性が進行する（**2**）．視神経萎縮，脈絡膜硬化が認められる．さらに部分的に変性が生じるsector type of retinitis pigmentosなど多様性に富む．

視野検査

視野は，初期では輪状暗点，弓状暗点，さらにはV 4 e isopterは正常であるが，I 4 e，I 2 e isopterで求心性狭窄を示す．さらに進行すると，周辺部の島状残存部も消失し，すべてのisopterで

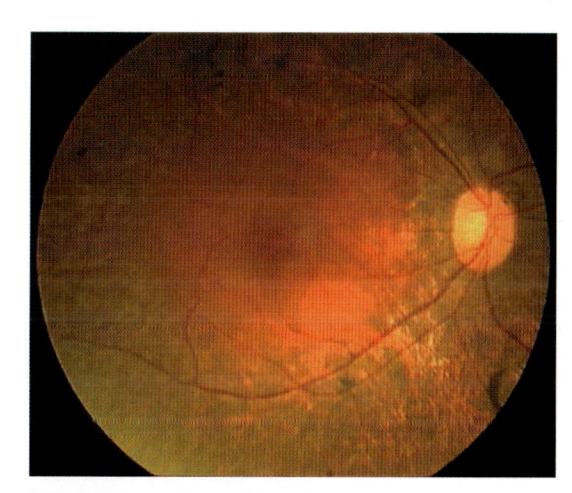

1 網膜色素変性の眼底写真

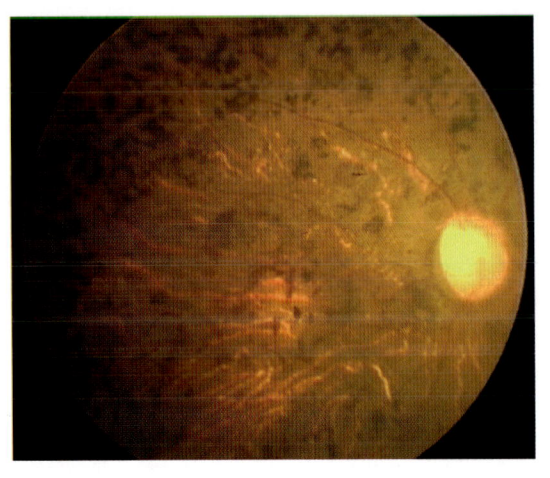

5. 網膜・硝子体

求心性狭窄を示す（**3**）．

FA検査

網膜色素上皮の萎縮，変性に一致して顆粒状過蛍光を示す．脈絡膜毛細血管が萎縮した部位では造影遅延，欠損が認められ脈絡膜血管の造影が透見できる．

黄斑浮腫が認められた場合は，網膜毛細血管からの蛍光漏出が認められる．

網膜電図（ERG，**4**）

● **standard flash ERG**：初期ではa波，b波の軽度の振幅低下を認める．negative b wave（陰性波）を認めることもある．中期以降は消失型

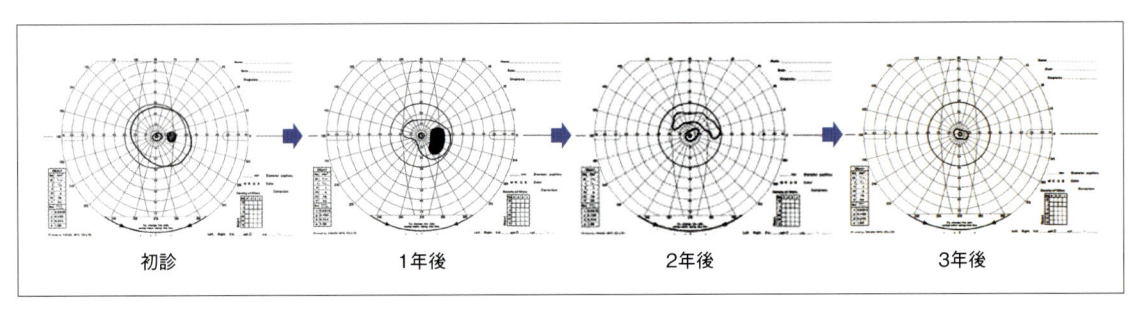

2 網膜色素変性の眼底写真（後期）

3 網膜色素変性の視野の進行の変化

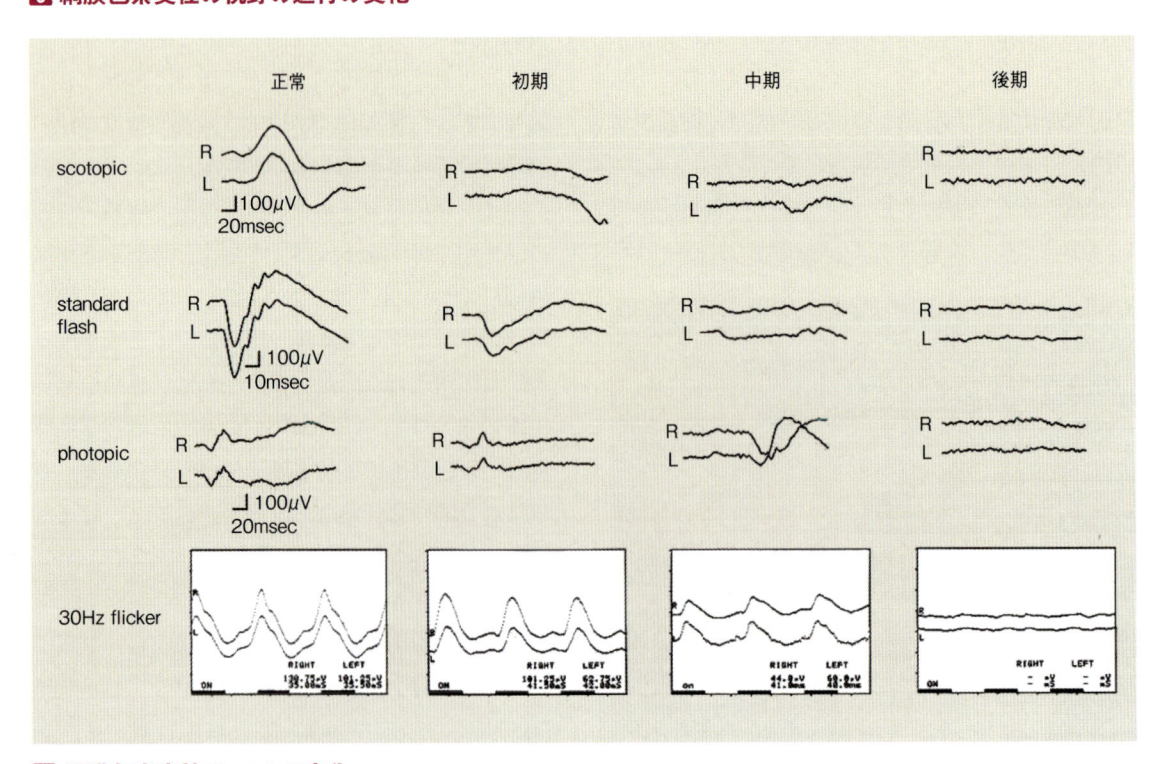

初診 → 1年後 → 2年後 → 3年後

4 網膜色素変性のERGの変化

218

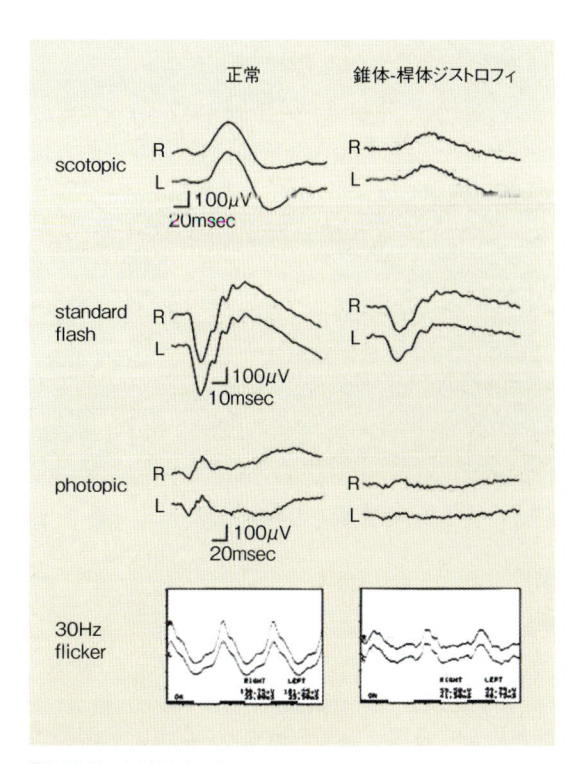

5. 網膜・硝子体

5 錐体-桿体ジストロフィのERG

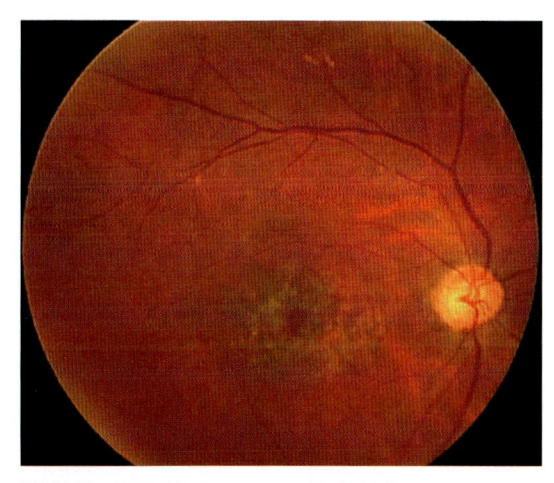

6 錐体-桿体ジストロフィの眼底写真

（non recordable）となる．

● scotopic ERG：桿体細胞の機能を見るもので初期から消失型（non recordable）となる．

● photopic ERG，30Hz flicker ERG：錐体細胞の機能を反映するもので，初期では軽度減弱，中期から後期にかけて消失する．

網膜色素変性かどうかの鑑別困難な場合

常染色体優性網膜色素変性では，無発症例つまり網膜色素変性の原因遺伝子異常をもっているが，発症しない症例がある．また，ごく初期の網膜色素変性は血管の狭細化のみを呈し，その他の眼底所見を呈さないことがあるので他の眼科的検査，特に網膜電図との検査結果を総合して判断することが望ましい．

遺伝子診断も診断確定に有用なことはあるが，まだすべての患者で遺伝子変異が確認されるわけではない．

鑑別が必要な関連疾患

錐体ジストロフィ（または錐体-桿体ジストロフィ）

網膜色素変性は，桿体機能障害が先行し，次第に錐体機能障害も生じるために桿体-錐体ジストロフィとよばれるが，逆に錐体機能障害が先行する疾患は錐体ジストロフィまたは錐体-桿体ジストロフィとよぶ．進行性の視力低下，色覚異常，昼盲，中心暗点を呈する．初期には暗順応機能は正常であることが多い．診断は錐体系ERG（photopic ERG，30Hz flicker ERG）の振幅の異常が桿体系ERGの異常に先行し，高度である（**5**）．また眼底検査では，標的黄斑症，脈絡膜血管萎縮，びまん性色素塊などを呈する（**6**）．後期になると周辺部網膜の変性も伴うことがある．眼底所見よりERG異常を主体とする視機能異常の特徴を基準として診断する疾患である．

> 網膜色素変性は，夜盲，求心性視野狭窄が先行するが，錐体ジストロフィは視力低下，色覚異常，昼盲，中心暗点が先行する．

網膜色素変性との鑑別：初期では桿体系障害に比べ錐体系障害が強く，眼底も網膜色素変性のような周辺部網膜の色素上皮の萎縮，色素沈着は認められないが，進行とともに桿体系の障害も加わり，網膜色素変性と類似の眼底所見を呈する．このよ

219

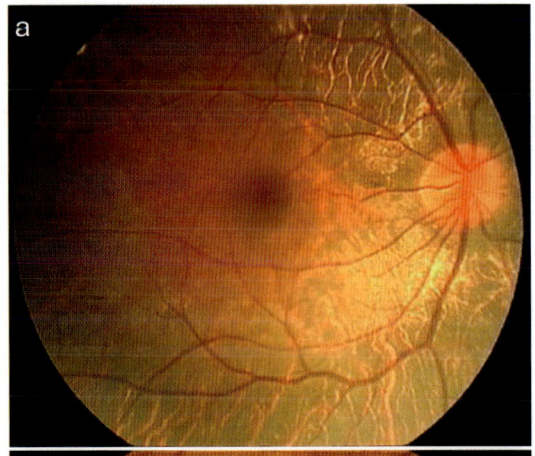

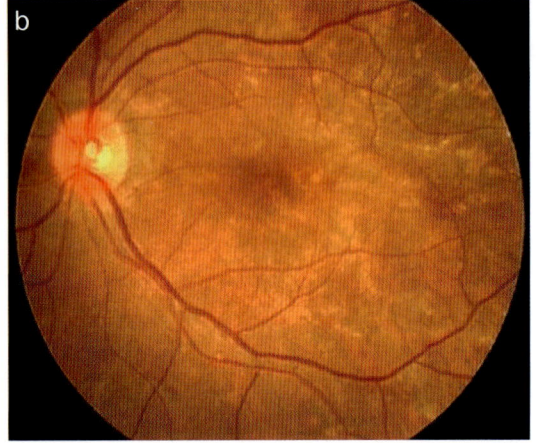

7 コロイデレミアの眼底写真（a），保因者の眼底写真（b）

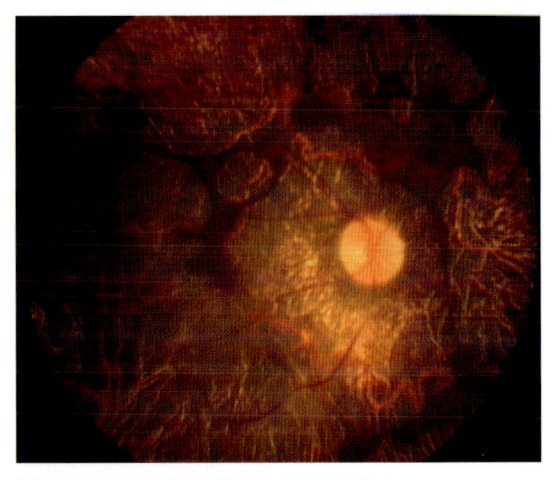

8 脳回状網脈絡膜萎縮の眼底写真

保因者の眼底は，ごま塩状眼底（pepper-and-salt fundus）を示すことが特徴的である（**7**）．CHM 遺伝子がコロイデレミアの原因遺伝子で，多数の nonsense mutation, deletion/insertion mutation が報告され，遺伝子診断が大きな役割を果たす．

> 網膜色素変性で認められる視神経萎縮，血管狭細化，骨小体色素沈着，硝子体細胞，後囊下白内障は，コロイデレミアではまれであり，また保因者はごま塩状眼底を示す．

網膜色素変性との鑑別：視神経萎縮，血管狭細化，骨小体色素沈着，硝子体細胞，後囊下白内障はコロイデレミア患者ではまれだが，網膜色素変性患者では認められるため鑑別の大きなポイントとなる．さらにコロイデレミアの保因者眼底では，ごま塩状眼底を呈し保因者の眼底検査も鑑別診断に大きな役割を果たす．

脳回状網脈絡膜萎縮

典型的な脳回様の網脈絡膜萎縮が認められる（**8**）．初期より夜盲を呈し，網膜萎縮に一致した求心性狭窄，輪状暗点を生じる．強度近視，乱視を伴い10〜30歳代で白内障を生じる．眼底検査で小円形の萎縮巣が中間周辺部から赤道部に生じ，進行とともに拡大，融合し脳回様の網脈絡膜萎縮が認められる．ERG, EOGは初期から高度に障害される

うな場合は，初発症状，家系調査が必須となる．要約すれば，網膜色素変性は，夜盲，求心性視野狭窄が先行するが，錐体ジストロフィは視力低下，色覚異常，昼盲，中心暗点が先行する．

コロイデレミア

びまん性の進行性脈絡膜萎縮を呈する疾患でありX染色体劣性遺伝形式をとる．

幼少時から夜盲を自覚し，視野障害，視力低下が進行し，症状も網膜色素変性に非常に類似している．初期には，赤道部から後極部にかけての網膜色素上皮の萎縮が出現し，さらにさまざまな程度に色素上皮-脈絡膜萎縮が拡大し，脈絡膜血管が透見可能になる．黄斑部は後期まで保存されるため，赤道部，後極部の強膜が透見される病期でも，黄斑部では健常網膜が残存することが多い．

5．網膜・硝子体

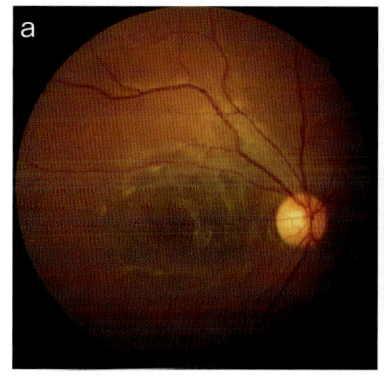

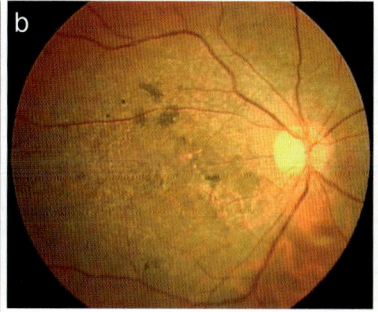

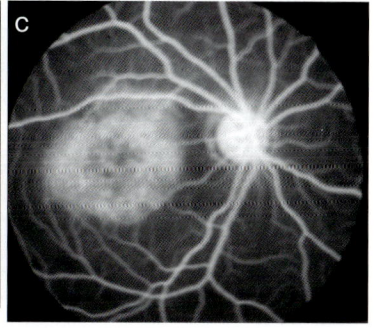

⑨ Stargardt病の眼底写真と長期間の眼底変化
a：7歳時．b：28歳時．変性進行が認められる．c：蛍光眼底撮影でdark choroidを呈する．

> *OAT*遺伝子異常を確認する．

網膜色素変性との鑑別：*OAT*遺伝子異常を確認すれば，診断確定である．遺伝子診断は限られた施設のみで有用であるが，特徴的な眼底像で網膜色素変性との鑑別は比較的容易である．

Stargardt病（黄色斑眼底）

10歳代前後に，視力低下，色覚異常，中心暗点を主訴に発病することが多い．眼底検査で中心窩反射の消失，beaton-bronze atrophy, bull's eye maculopathyを呈する．眼底には黄色斑が多数認められることが多い．

Stargardt病の眼底像は非常に多彩であり，以下の4型に分類される．Ⅰ型：黄斑部の萎縮巣のみ，Ⅱ型：黄斑部の萎縮巣と萎縮巣周囲の黄色斑，Ⅲ型：黄斑部の萎縮巣と広範囲に散在する黄色斑，Ⅳ型：広範囲に散在する黄色斑のみ，である．

> Stargardt病では脈絡膜背景がdark choroidを示す．臨床像と併せた遺伝子検索でABC4遺伝子異常が確認されれば診断は確定する．

網膜色素変性との鑑別：Stargardt病は網膜色素上皮内にリポフスチンが沈着するので蛍光眼底撮影を行うと，脈絡膜背景蛍光がブロックされるために背景蛍光が暗くなるdark choroidを示すことが特徴的であり，網膜色素変性との鑑別が可能である．原因遺伝子は*ABCA4*遺伝子であり，臨床的にStargardt病が疑われ，*ABCA4*遺伝子異常が確認されれば，診断は確定できる．しかし，*ABCA4*遺伝子異常は，網膜色素変性，錐体ジストロフィの原因にもなり，さらにStargardt病患者の100％に変異は確認できないので，臨床像と併せた遺伝子検索が必要である．

Stargardt病も後期になると網膜に黄色斑が認められなくなるので鑑別には十分注意を要する（⑨）．

色素性傍静脈網脈絡膜萎縮

網膜の静脈周囲に限局した色素を伴う網膜脈絡膜萎縮が認められる．眼底のさまざまな場所に認められる変性が広範囲のものから限局しているものまでいろいろである．ERGは軽度減弱型から消失型までさまざまである．視機能予後は良好である．

> 静脈に沿った網膜脈絡膜萎縮がある．

網膜色素変性との鑑別：静脈に沿った網膜脈絡膜萎縮で診断の鑑別は可能である（⑩）．

クリスタリン網膜症

輝く黄色の結晶沈着物が後極部を中心に広く見られる疾患である．早期には後極部に色素上皮の萎縮病巣が見られ，FA所見ではwindow defectによる過蛍光が認められる．進行すると網膜色素上皮の萎縮巣は拡大し，病巣内に島状の脈絡膜毛細管板萎縮が認められるようになる．遺伝形式は常染色体劣性遺伝をとる．角膜に同様に結晶沈着物が認められる．

5. 網膜・硝子体

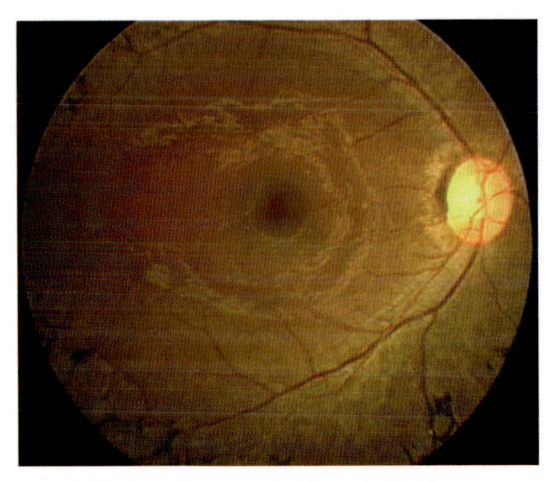

⓾ 色素性傍静脈網脈絡膜萎縮の眼底写真

> 眼底の黄白色の結晶沈着物と，角膜輪部の結晶沈着物がある．遺伝子解析も有効である．

網膜色素変性との鑑別：眼底に黄白色の結晶沈着物，角膜輪部の結晶沈着物を確認することで診断は可能である．しかしながら進行したクリスタリン網膜症は，結晶沈着物も目立たなくなり，網膜色素上皮萎縮，脈絡膜硬化も進行するために網膜色素変性との鑑別に苦慮することがある．ERGでは視機能との間で不一致が生じ，正常波形から消失型まで多様性に富む．原因遺伝子は2004年に*CYP4V2*遺伝子であることが報告され，エクソン7が日本人クリスタリン網膜症のhot spotであるために遺伝子解析も有効である（⓫）．

白点状眼底

　眼底に多数の白点が存在する停止性夜盲疾患が白点状眼底である．常染色体劣性遺伝形式をとる．停止性夜盲疾患と考えられていたが，錐体ジストロフィを合併し，著しい視力障害を呈することがあるため，白点状眼底と同様に眼底に白点が散在する進行性の点状網膜症との鑑別が困難なことがある．眼底に多数の白点が見られるほかは，視神経乳頭異常，血管の狭細化は一般的には認められない．白点状眼底に錐体ジストロフィを合併する症例は，網膜色素上皮の粗糙化，網膜血管狭細化，色素沈着が認められることがある．視機能異常の特徴は，暗順応回復遅延である．

> 眼底検査で無数の白点が存在すること，桿体暗順応遅延がある．遺伝子解析も有用である．

網膜色素変性との鑑別：眼底検査で，無数の白点が認められること，桿体暗順応遅延により鑑別される．白点状眼底の原因遺伝子が11cis retinol dehydrogenaseをコードする*RDH5*遺伝子であると報告された．日本人では1085delC/insGAAG変異，(Leu310toGluVal) が高頻度変異である．遺伝子

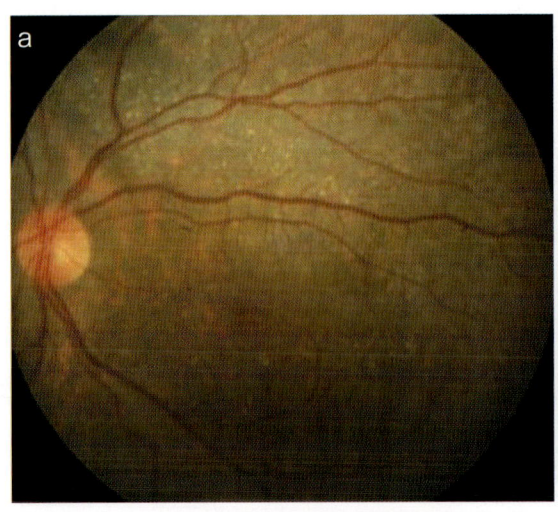

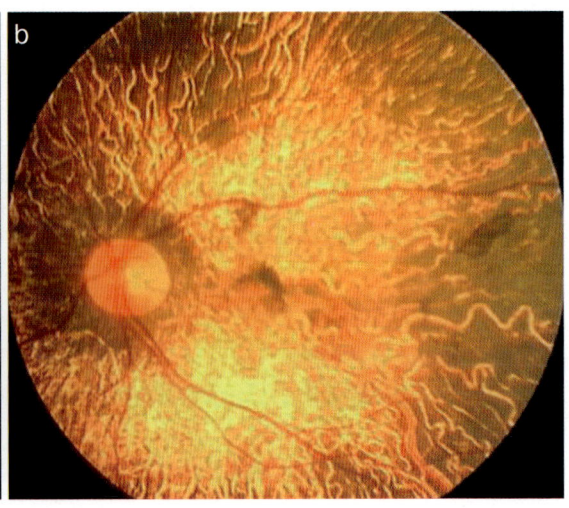

⓫ クリスタリン網膜症の眼底写真と長期経過

a：46歳．b：61歳．

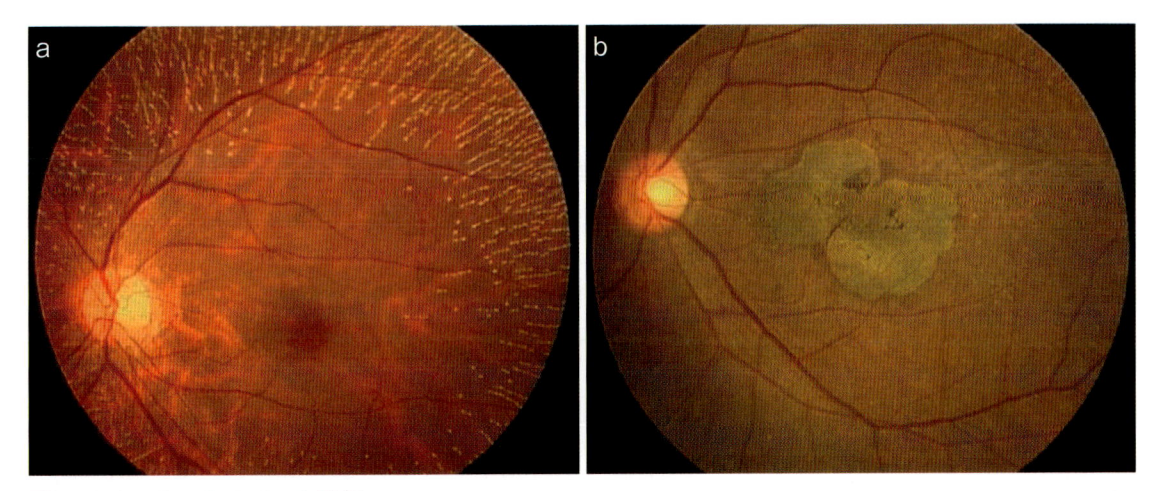

12 白点状眼底の表現型の多様性

a：白点状眼底．b：錐体ジストロフィを合併した白点状眼底．

網膜色素変性関連疾患の鑑別　Point!

網膜色素変性をはじめとする遺伝性網膜変性疾患は特徴的な眼底所見を呈するが，表現型の多様性が認められる．そのために，眼底所見をはじめとする眼科的検査結果のみから診断を下すのではなく，家族歴の聴取，詳細な病歴を聞くことが大変重要なポイントである．

解析も診断に有用である（12）．

白点状網膜症

網膜に無数の白点が認められる進行性の視野狭窄，夜盲，視力低下をきたす疾患である．遺伝形式は常染色体劣性遺伝をとる．独立した疾患と考えるよりも，常染色体劣性網膜色素変性と同一スペクトラムにあると考えられる．眼底に多数の白点が存在し，網膜色素上皮の粗糙化，血管の狭細化が認められる．進行すると色素沈着も認められる．網膜電図も，網膜色素変性同様に高度に障害されている．

> 白点の散在以外は網膜色素変性に類似している．

網膜色素変性との鑑別：網膜色素変性の異型とも考えられているために，白点が散在することを除いて臨床症状は網膜色素変性に類似する．

網膜の機能を検査すると，網膜の診断がとてもやさしくなる：網膜電図の効力

町田繁樹
岩手医科大学医学部眼科学教室

網膜電図(ERG)の基本的波形の理解

全視野刺激ERG

通常のERGは，網膜全体を刺激して得られる．つまり網膜全体の機能を反映しているため，網膜の局所の異常をとらえることは困難である．ERGは，刺激条件を変えることでその波形が大きく変化する（**1**)[1]．暗順応下で弱い刺激光で杆体系の応答が得られる（杆体応答）．暗順応下で強い刺激を用いると，錐体と杆体系の混合した応答が記録でき（最大応答），aおよびb波ならびに律動様小波(OP)から構成された見慣れた波形となる．明順応下では，杆体の応答は抑制されるため，錐体系の応答が得られる（錐体応答）．杆体あるいは最大応答と比べると，b波の頂点潜時が短くて，鋭い波形に見える．30Hzの高頻度刺激では杆体系が刺激に追従できないため，錐体系の応答が記録できる（フリッカERG）．長い刺激時間を用いて錐体応答を記録すると（long-flash 錐体応答），刺激が始まったときにON応答が，刺激が終わったときにOFF応答が得られる．錐体系は杆体系とは異なり，錐体がON型とOFF型の双極細胞にシグナルを伝達しているためと考えられる（**1**b).

多局所ERG

限局した網膜の機能異常をとらえるためには，局所網膜からの応答を記録する必要がある．多局

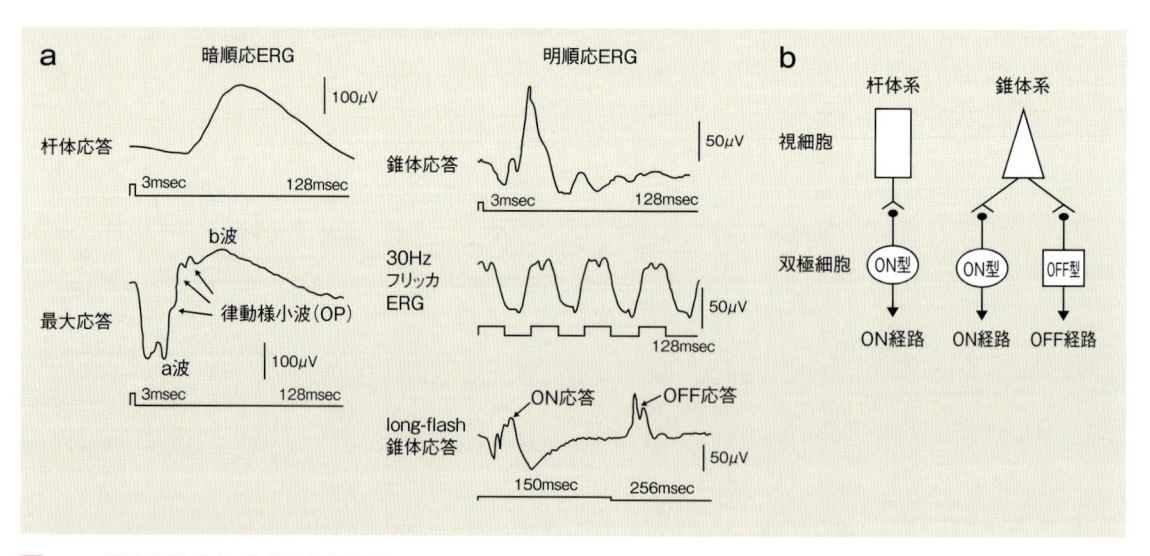

1 ERG代表波形とシグナル伝達経路

ERGの波形は記録条件で大きく変化する (a). 杆体系は ON 経路のみであるが，錐体系には ON と OFF 経路がある (b). このシグナル伝達経路の相違が，杆体と錐体 ERG 波形の違いに関与している.

5. 網膜・硝子体

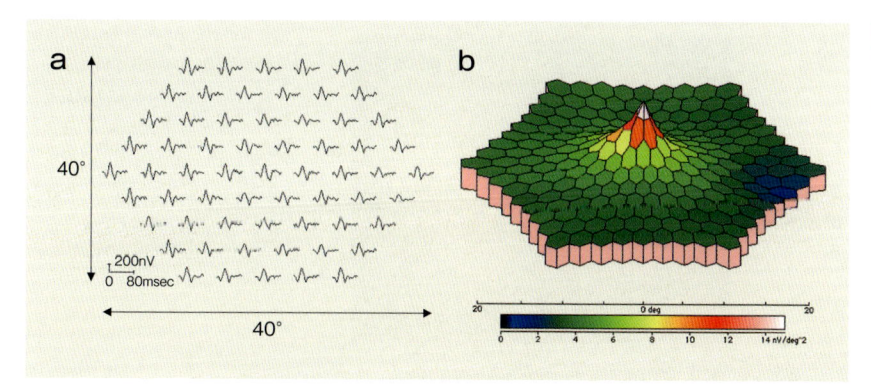

2 多局所ERG

a：多局所 ERG の波形
b：応答密度の 3D プロット

所ERGでは，眼底後極部のあちこちの局所網膜から応答を記録することができる（2a）．各エレメントのERG振幅と刺激面積ら応答密度を求めて，トポグラフィとして描くことができる（2b）．まるでERGで得られた視野の島である．

検眼鏡所見が正常な眼底疾患の診断

> 先天性停止性夜盲のERG所見はきわめて特徴的である．

完全型は夜盲を訴えることがあるが，不全型は杆体機能が残存しているため夜盲を訴えない．学校の検診で，軽度～中等度の視力低下を指摘され初診することが多い．眼底所見は正常あるいは近視性の豹紋状眼底を呈する（特に完全型）．このため，視力低下の原因が釈然としないまま，弱視と診断されることがある．

完全型ならびに不全型の遺伝形式は伴性劣性遺伝をとることがあるため，男児で原因不明の視力低下がみられた場合は，本症を疑う必要がある．ERG所見はきわめて特徴的である．完全型および不全型で最大応答は陰性型となる．つまり，b波がa波よりも小さくなる（3a）．また，先天

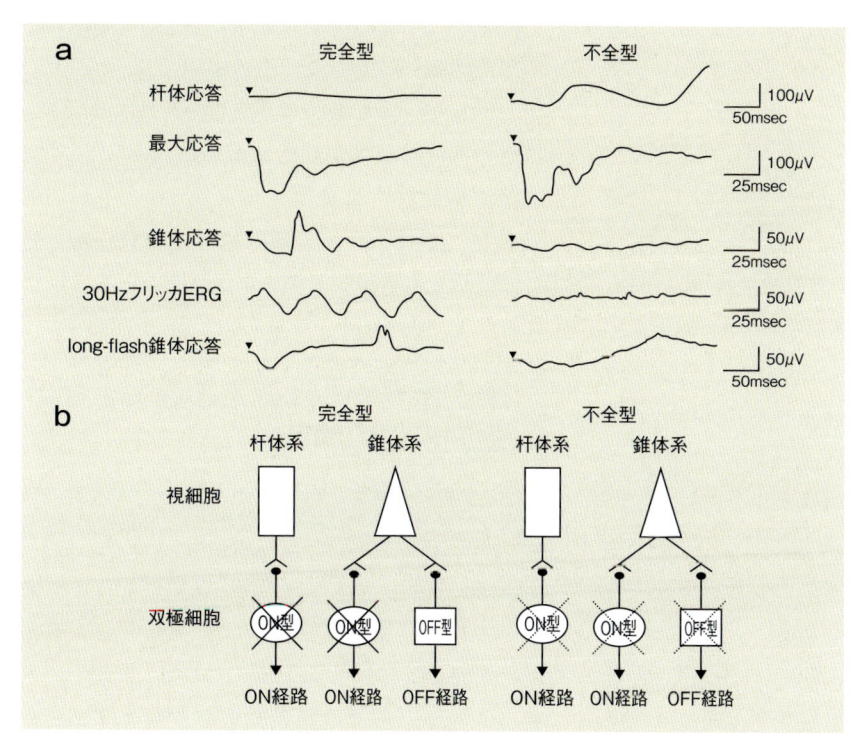

3 先天性停止性夜盲

先天性停止性夜盲は完全型と不全型に分類される．最大応答は陰性型となる．long-flash 錐体応答が特徴的で，完全型では ON 応答のみが消失しているが，不全型では ON および OFF 応答が低下する（a）．完全型は錐体および杆体系の ON 経路の伝達が完全に障害されており，不全型では ON と OFF 経路の伝達が不完全に障害されている（b）．

225

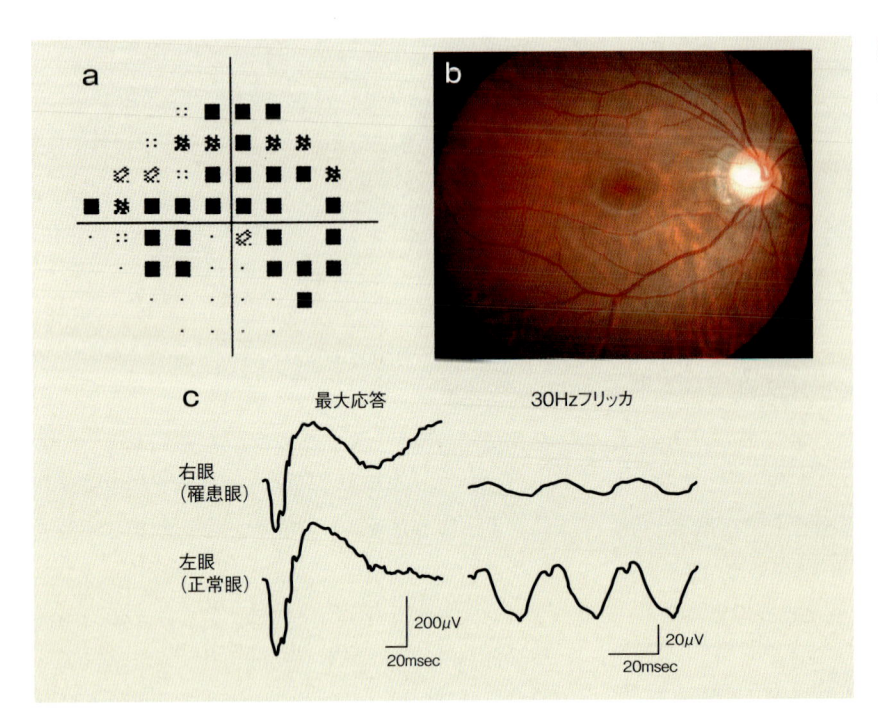

5. 網膜・硝子体

4 acute zonal occult outer retinopathy

Mariotte盲点拡大がみられたが(a), 眼底は正常であった(b). 患眼では, 最大応答のaおよびb波振幅がわずかに低下していた. 30Hzフリッカでは患眼の振幅が低下し, 位相が遅れていた(c).

性停止性夜盲では杆体系のみならず錐体系に特徴的な異常をきたす. 完全型では刺激時間を長くしたlong-flash錐体応答でON応答のみが消失している. 一方, 不全型ではONおよびOFF応答が低下している(3a). したがって, 完全型ではON経路の完全な伝達障害, 不全型ではONおよびOFF経路の不完全な伝達障害が病態の中心である(3b).

> Mariotte盲点拡大をきたす疾患群では, 左右差を比較する.

若年者に突然のMariotte盲点拡大をきたす疾患群がある(4a). acute zonal occult outer retinopathy, acute idiopathic blind spot enlargement syndrome, multiple evanescent white dot syndrome, punctate inner choroidopathyなどがあげられる. いずれの疾患も, 眼底疾患でありながら症状に一致した検眼鏡的な所見に乏しい(4b). また, 対光反射の異常を伴うことから, 急性の視神経疾患と間違われることがある. いずれの疾患も発症時は片眼性のことが多いので, ERG所見を左右で比較することがとても重要である. 発症眼ではERGの振幅低下あるいは頂点潜時の延長が見られる.

> 多局所あるいは局所ERGが診断に必要な疾患がある.

occult macular dystrophyは, 眼底所見および全視野刺激ERGの所見が完全に正常である(occult macular dystrophyの項を参照). したがって, 診断するためには多局所あるいは局所ERGで黄斑部の機能異常を証明する必要がある. occult macular dystrophyの多局所ERGでは黄斑部とその付近から応答が低下するが, 周囲の応答は保たれる.

眼底所見からは確定診断できない眼底疾患の診断

> 錐体ジストロフィは網膜機能所見から診断する.

錐体ジストロフィは, 典型的には標的黄斑病巣を呈する(5a). しかし, この眼底所見は本症に特異的な眼底所見ではない. また, 錐体ジストロフィの小児例では眼底所見が正常なこともあ

5. 網膜・硝子体

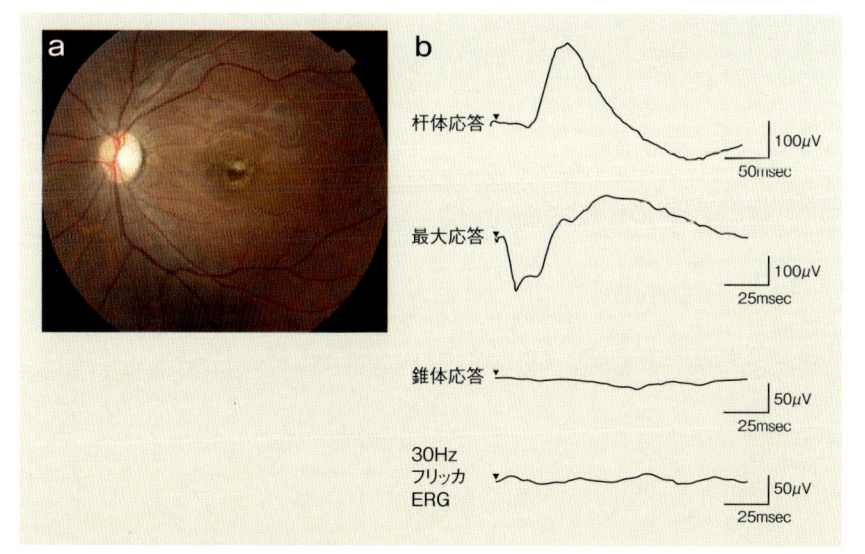

5 錐体ジストロフィ

標的黄斑病巣がみられる（a）．錐体系のERG，すなわち錐体応答および30Hzフリッカの振幅が選択的に低下する（b）．

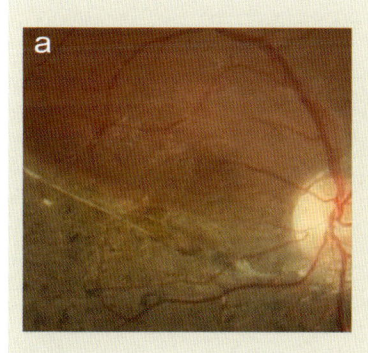

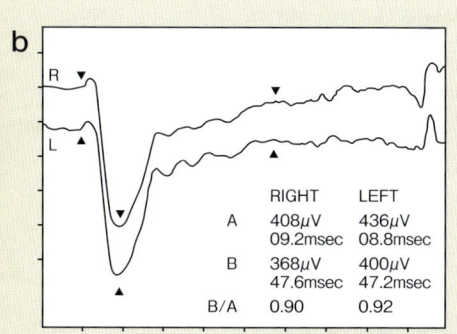

6 先天性網膜分離症

網膜分離が自然復位し，網膜と黄斑部に非特異的な変性をきたしている（a）．最大応答は陰性型を呈する（b）．

る．錐体ジストロフィは，そもそも進行性の錐体機能の障害をきたす黄斑ジストロフィと定義されている．したがって，ERGで錐体機能障害を証明して初めて診断できるのであって（**5**b），眼底所見から診断するのではない．

非特異的な黄斑変性の診断に役立つことがある．

若い頃には典型的な眼底所見を呈していて診断が比較的容易でも，年齢が進むに従って非特異的な黄斑所見に移行し，診断が困難となることがある．たとえば，先天性網膜分離症があげられる．若年者は囊胞様黄斑変性を呈するが，やがて黄斑萎縮へと移行する．また，網膜分離症が自然に復位して，網膜萎縮を残すことがある（**6**a）．このように非特異的な萎縮所見であっても，先天性網膜分離症ではERGが陰性型を呈する（**6**b）．

眼底所見からまったく予測がつかない疾患の診断に役立つ．

ERGを記録してみて，非常に特徴的な波形が得られ，診断に役立つことがある．たとえば，青錐体増幅症候群（enhanced S-cone syndrome）は，網膜色素変性に類似した眼底所見を呈し，しばしば囊胞様黄斑変性を伴う．ERGの最大応答は，網膜変性があるにもかかわらず大きな応答が得られる．しかし，その波形は特徴的で，a波の頂点潜時がきわめて延長していることがわかる（**7**a）．青錐体増幅症候群を診断するためには，青色光に対する網膜の過剰応答を証明すればよい．正常者では赤色光と青色光の錐体応答がほぼ同じ振幅になるように刺激強度を調節する．その刺激条件で本症の錐体応答を記録すると，青色光

227

5. 網膜・硝子体

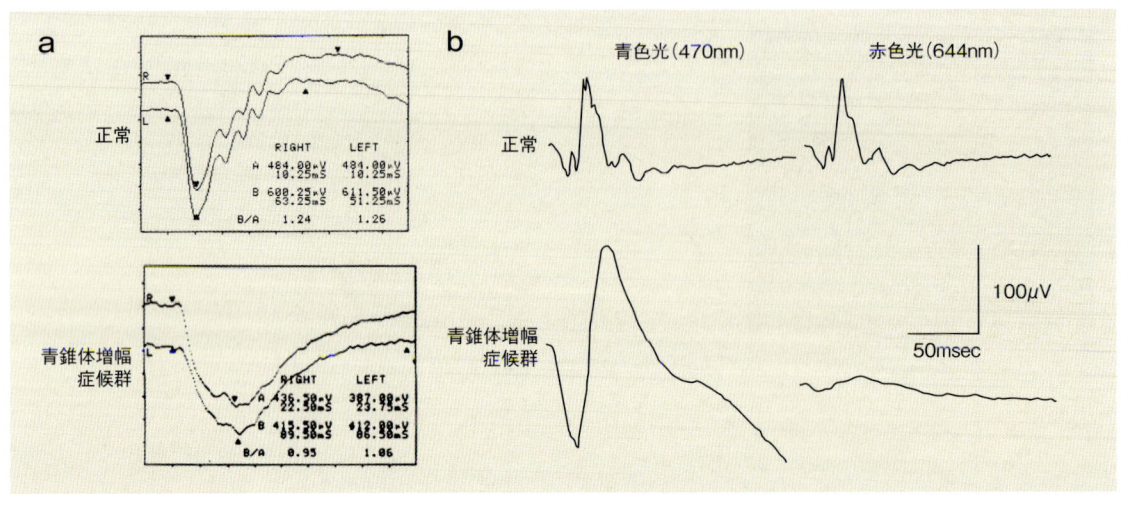

7 青錐体増幅症候群

最大応答では，a波の頂点潜時が著明に延長している（a）．正常者で青（470 nm）および赤色光（644 nm）に対する反応が同じになるように刺激強度を調節した（b）．青錐体増幅症候群では青色光に対する過剰応答がみられるが，赤色光に対する反応は低下している．

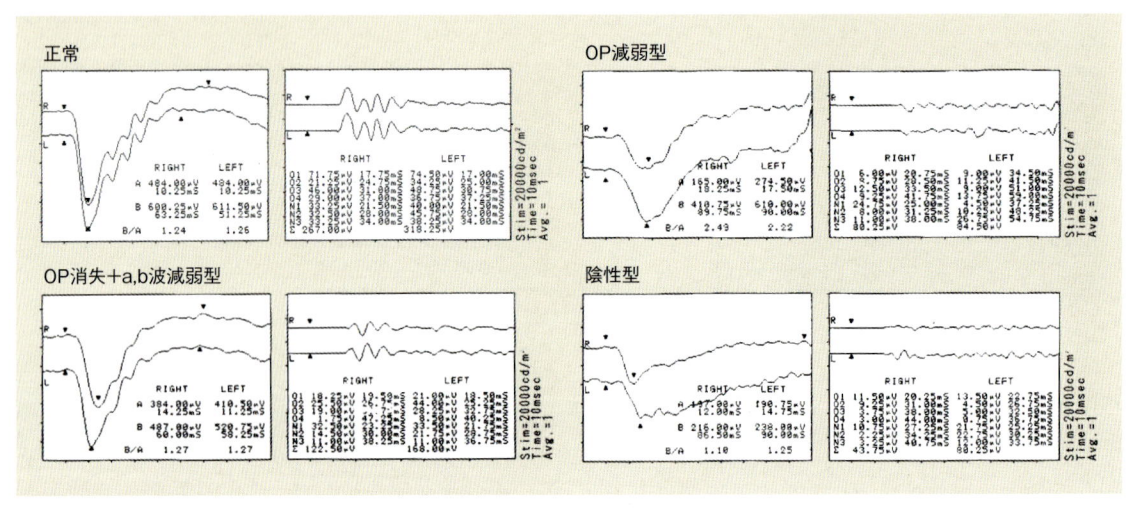

8 糖尿病網膜症に伴った硝子体出血眼のERG所見

OP減弱型，OP消失＋a, b波減弱型および陰性型に分類される．陰性型の視力予後は他に比較して不良である．

に対する応答が異常に大きく，赤色光に対する応答が低下している（**7**b）．青錐体増幅症候群では，視細胞の分化異常があって視細胞のほとんどが青錐体に置き換わってしまった疾患である．

眼底の透見できない場合の網膜機能の評価

> ERGは，眼底が見えないときに使える検査である．

ERGは，眼底がよく見えなくても網膜機能を評価できる．これはERGに与えられた特権である（⇒**Point!**）．強い刺激光で記録できるERGでは振幅が飽和しているため，中間透光体の混濁に

Point! ERGの効用

通常のERGは網膜全体の機能を反映する．一方，多局所ERGは眼底後極部のあちこちの局所網膜の応答を記録できる．したがって，両者の特性を理解し，使い分けることによって，検眼鏡所見正常例や，眼底所見からは確定診断できない例の眼底疾患を診断できる．さらに，眼底を透見できない場合の網膜機能評価も可能である．

よって波形が大きく変化することは通常ない．したがって，中間透光体の混濁を伴った症例でERGを記録して，波形に大きな変化があれば，眼底に広範な病変が存在することになる．

白内障あるいは硝子体混濁で，ERGが消失型あるいは陰性型を示した場合，眼底に広範な病変や虚血性変化があることが予測される．たとえば，糖尿病網膜症に伴った硝子体出血眼のERG所見は，OP減弱型，OP消失＋a,b波減弱型および陰性型に分類される（[8]）．このうち，陰性型の視力予後は，OP減弱型およびa,b波減弱型に比較して不良である[2]．このように中間透光体の混濁があって眼底が透見できない症例では，ERGを用いることによって術後の視機能をある程度予測することができる．

■引用文献

1. Marmor MF, et al: Standard for clinical electroretinography (2004 update). Doc Ophthalmol 2004; 108: 107-114.
2. Hiraiwa, et al: Preoperative electroretinogram and postoperative visual outcome in patients with diabetic vitreous hemorrhage. Jpn J Ophthalmol 2003; 47: 307-311.

後極部の漿液性網膜剝離：中心性漿液性脈絡網膜症と早合点しないで

辻川明孝
京都大学大学院医学研究科眼科学

後極部に限局性の漿液性網膜剝離を見たときの検査手順

> 中心性漿液性脈絡網膜症はフィブリンなどの網膜下析出物を伴うことはあるが，網膜下出血は伴わない．

　中心性漿液性脈絡網膜症は壮年男性に好発する後極部に限局性の網膜剝離を特徴とする疾患である．多くは片眼性であるが両眼性のこともある．視力は通常大きくは低下せず，変視症，比較暗点，小視症を訴えることが多い．原因は不明であるが，ストレス，A型パーソナリティなどが危険因子であり，妊娠，ステロイドなどが誘因となることがある．特にステロイドが誘因となる頻度は高く，内服のみでなく，塗り薬，吸入によっても生じることがあり，問診が重要である．フルオレセイン蛍光眼底造影（FA）を行うと，網膜色素上皮からの点状や噴煙状の蛍光漏出を確認できることが多い（**1**）[1]．

　若年〜壮年者の後極部の漿液性網膜剝離では，特発性脈絡膜新生血管との鑑別が重要である．特発性脈絡膜新生血管では限局性の網膜剝離，脈絡膜新生血管からの出血，フィブリンなどの黄白色の析出物を認めることが多い（**2**）．中心性漿液性脈絡網膜症でも，漏出点付近に黄白色の析出物を伴うこともある[2]．しかし，網膜下出血を伴うことはない．Vogt-小柳-原田病（以下，原田病）も後極部の漿液性網膜剝離を特徴とする疾患であり，鑑別に迷うことがある．原田病は若年〜壮年女性に好発し，通常両眼性である．しかし，初期には左右差が大きいこともあり，問診，眼内炎症所見・乳頭浮腫の有無が鑑別に役立つ．

　中心性漿液性脈絡網膜症は高齢者にも生じることがあり，この場合には加齢黄斑変性，ポリープ状脈絡膜血管症（polypoidal choroidal vasculopathy：PCV）との鑑別が重要である．高齢者で網膜下出血を伴っている場合には加齢黄斑変性，ポリープ状脈絡膜血管症を疑うべきである．出血を認めず，網膜剝離だけを認める場合には診断に迷うが，予後から考えて，加齢黄斑変性，ポリープ状脈絡膜血管症を念頭において検査を続ける必要がある．硬性白斑も加齢黄斑変性，ポリープ状脈絡膜血管症ではしばしば見かける．中心性漿液性脈絡網膜症でも頻度は低いが，見られることもある．

　初発の急性中心性漿液性脈絡網膜症では視力は低下しないことが多い．しかし，同様に限局性の漿液性網膜剝離を伴っている場合にも特発性脈絡膜新生血管，加齢黄斑変性，ポリープ状脈絡膜血管症では視力低下を伴うことが多く，あたりをつけるのには参考になる．

> 脈絡膜新生血管の除外には光干渉断層計検査が有用である．

　眼底検査の次には光干渉断層計検査（OCT）が有用である．現在では中心性漿液性脈絡網膜症の病態は脈絡膜循環障害が第一で，網膜色素上皮の障害は続発した現象であると考えられている．

5. 網膜・硝子体

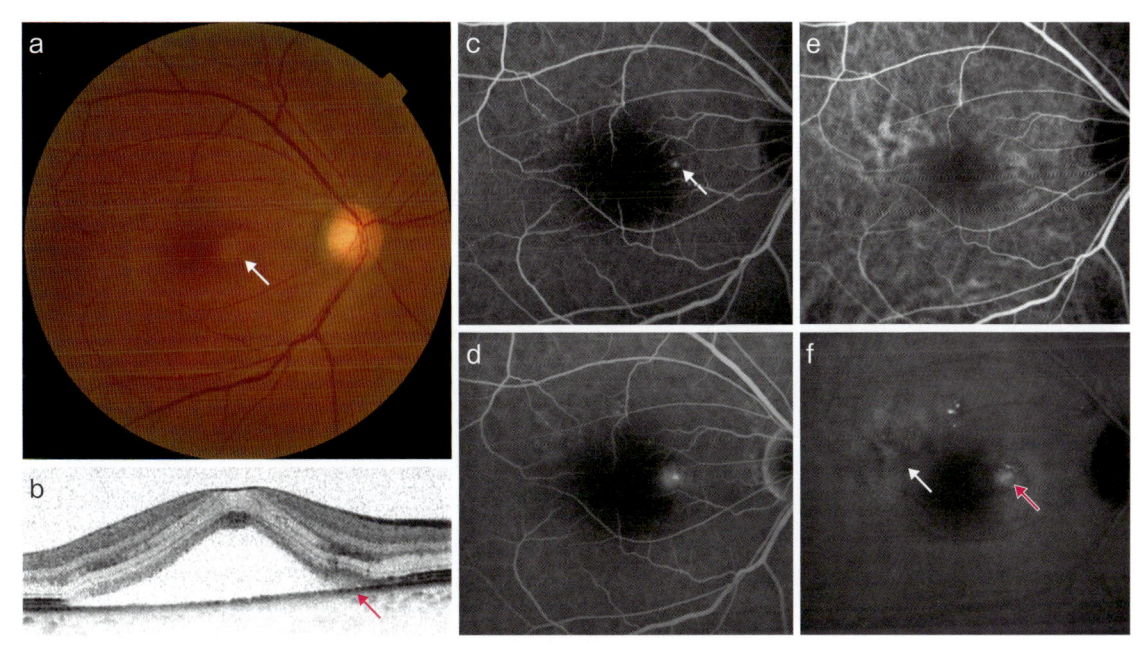

1 網膜下にフィブリン析出を伴った急性中心性漿液性脈絡網膜症

61歳，男性，視力1.0．
a：後極部に黄白色の網膜下析出物（⇨）を伴った限局性漿液性網膜剝離を認める．
b：OCTによる中心窩を通る水平断面では，網膜色素上皮のラインはスムーズであるが，網膜下にフィブリンによる中等度反射を認める（→）．
c：FA早期．点状の過蛍光点を認める（⇨）．
d：FA後期．蛍光漏出は増大している．
e：IA早期．脈絡膜中大血管の拡張を認める．
f：IA後期．脈絡膜血管の透過性の亢進（⇨）と漏出点に一致した過蛍光（→）を認める．

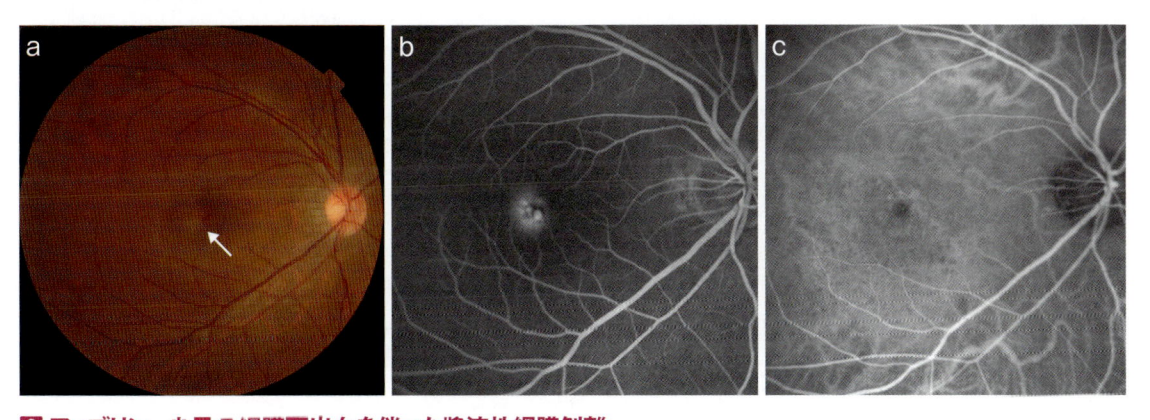

2 フィブリン，少量の網膜下出血を伴った漿液性網膜剝離

44歳，女性，視力0.5．
a：後極部に黄白色の網膜下析出物，少量の網膜下出血（⇨）を伴った限局性漿液性網膜剝離を認める．
b：FA早期．脈絡膜新生血管，囊胞様黄斑浮腫による過蛍光を認める．
c：IA早期．dark rimを伴った脈絡膜新生血管を認める．

OCT検査を行うと，網膜色素上皮のラインは通常，真っすぐでスムーズである．しかし，網膜色素上皮の小さな隆起，小型のドーム状の網膜色素上皮剝離を伴う症例も多い（**3**）[3]．網膜色素上皮の小さな隆起は漏出点に一致していることもあるが，再発例では網膜色素上皮の小さな隆起が散在していることもある．広範囲に隆起し，その下にBruch膜のラインが見える場合には，加齢黄斑変性，ポリープ状脈絡膜血管症を疑うべきであるが，中間的な症例もあり，診断に迷うこともある

231

5. 網膜・硝子体

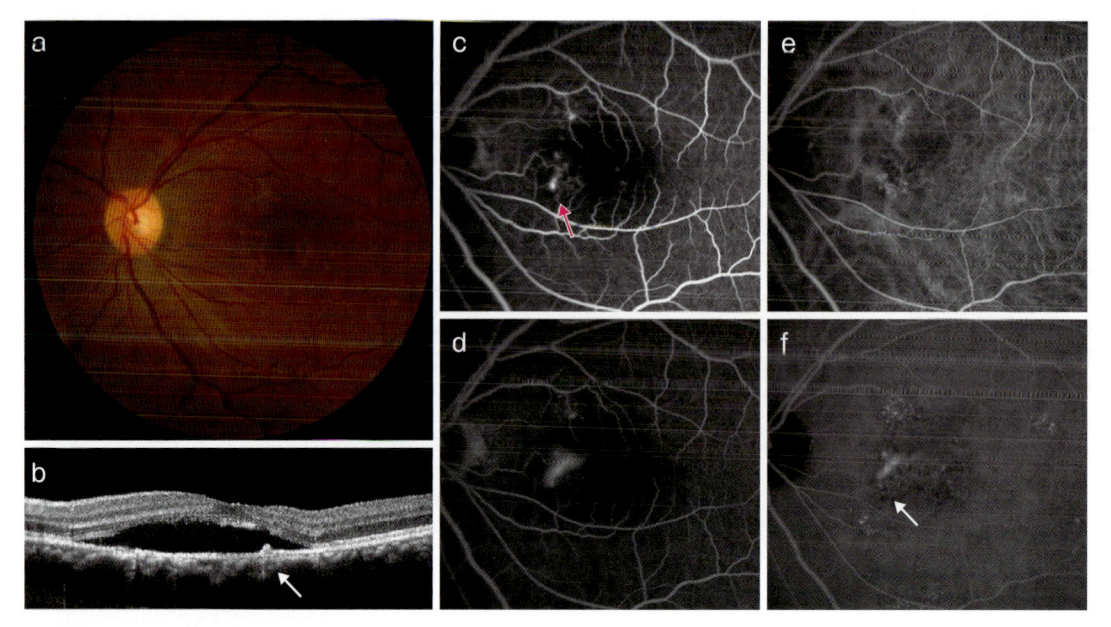

3 急性中心性漿液性脈絡網膜症

39歳, 男性, 視力1.2.
a：後極部に漿液性網膜剝離を認める.
b：OCTによる中心窩を通る水平断面では, 網膜色素上皮の小隆起を認める（⇨）.
c：FA早期. 点状の過蛍光点（→）を認める.
d：FA後期. 蛍光漏出は噴煙状に増大している.
e, f：IA早期（e）, IA後期（f）では漏出点に一致した過蛍光（⇨）を認める. 後極部の点状過蛍光も中心性漿液性脈絡網膜症によく見られる所見である.

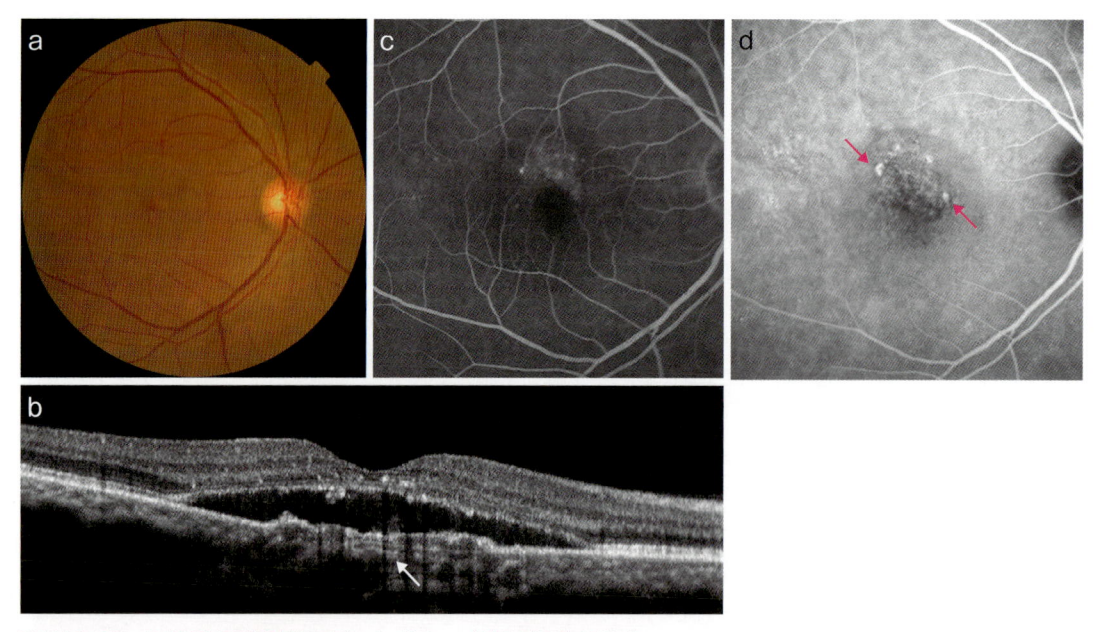

4 後極部に漿液性網膜剝離を伴ったポリープ状脈絡膜血管症

66歳, 男性, 視力0.4.
a：後極部に漿液性網膜剝離を認める.
b：OCTによる中心窩を通る垂直断面では, 広範囲に網膜色素上皮が隆起（⇨）している. 色素上皮の下にBruch膜の真っすぐなラインが確認できる.
c：FA早期. 点状の過蛍光点を認め, その鼻側に過蛍光領域を認める.
d：IAではポリープ状病巣（→）を伴った異常血管網を認め, ポリープ状脈絡膜血管症と診断できる.

5. 網膜・硝子体

5 中心性漿液性脈絡網膜症によく見られるIA上の所見

a：後極部の脈絡膜流入遅延（→）．
b：脈絡膜中大血管の拡張（→）．
c：FAでの漏出点に一致した，過蛍光（→）．
d：蛍光後期の斑状過蛍光領域（→）．脈絡膜血管とう透過性亢進に伴う所見と解釈されている．

（**4**）．中心性漿液性脈絡網膜症に伴う網膜色素上皮剝離は通常小型でドーム状であり，内部は無反射である．網膜色素上皮剝離がいびつな形状をしていたり，内部に構造物が見られたりする場合にも，加齢黄斑変性，ポリープ状脈絡膜血管症を疑うべきである．

> 中心性漿液性脈絡網膜症の診断にはFAが必須であるが，同時にインドシアニングリーン蛍光眼底造影（IA）も行うほうがよい．

　中心性漿液性脈絡網膜症の診断にはFAが必須である．点状の過蛍光点が造影初期に認められ，時間とともに蛍光漏出が増大していく像が確認できることが多い．しかし，陳旧例では漏出点が確認できないこともある．また，再発例では網膜色素上皮の萎縮によるwindow defectが目立つこともあり，そのような症例ではtype 1脈絡膜新生血管を伴った加齢黄斑変性との鑑別が難しい．ポ

リープ状脈絡膜血管症の血管病変はFA検査では部分的にoccult脈絡膜新生血管として描出されることが多いため，小型のポリープ状脈絡膜血管症では診断は難しい．さらに，活動性の高いポリープ状病巣はフィブリンなどの網膜下析出物を伴うことがあり，FAでは点状の漏出点から蛍光が増加するように写ることも多く，中心性漿液性脈絡

Point!

なぜIA，OCTが有用か

現在では，中心性漿液性脈絡網膜症の病態は脈絡膜循環障害が第一で，網膜色素上皮の障害は続発した現象であると考えられている．したがって，脈絡膜の循環状態をとらえるにはIAが有用である．また，脈絡膜の異常は後極部の漿液性網膜剝離が消失した後にも残存し，症状を生じてないもう一方の眼にも認めることが多く，診断的意義が高い．また，中心性漿液性脈絡網膜症では脈絡膜循環に異常を認めても，脈絡膜新生血管などの器質的な変化はほとんど認めない．脈絡膜は薄い層であるので，脈絡膜新生血管のような器質的な変化をとらえるにはOCTが有用である．

5. 網膜・硝子体

網膜症と鑑別が難しいことがある.

　IAは，加齢黄斑変性・ポリープ状脈絡膜血管症の診断に有用であり，ぜひとも同時に行いたい検査である．脈絡膜新生血管やポリープ状病巣が造影されれば中心性漿液性脈絡網膜症を除外することができる．さらにIAでは，ほとんどの中心性漿液性脈絡網膜症症例で脈絡膜循環障害（流入遅延，流入欠損，中大静脈の拡張）が認められる（**5**）．造影後期には斑状の過蛍光領域を認めることが多く，脈絡膜透過性が亢進しているためと解釈されている．また，IAにてもFAの蛍光漏出点と同部位に蛍光漏出を認めることもある．網膜剥離消失後にもこれらの障害は残存し，再発もこれらの領域内に認められることが多い．また，眼症状を生じていないもう一方の眼にも同様の脈絡膜循環障害を認めることが多く，診断に役立つ[4]．しかし，ポリープ状脈絡膜血管症でも脈絡膜透過性亢進を示すことがあることは知っておく必要がある（⇒**Point!**）．

> 種々の検査結果を統合して中心性漿液性脈絡網膜症の診断を行う必要がある．しかし，それでも迷う症例もある．その場合には，予後の悪い疾患を念頭に置いて，治療・経過観察を行う．

　種々の検査には中間的な症例は存在する．したがって，どれだけ検査を行っても自信をもって診断できない症例もある．検査結果は絶対的なものと考えないで診断するほうがよいであろう．また，経過観察中の所見の変化から，診断を見直すほうがよいこともある．

■引用文献

1. Spaide RF: Central serous chorioretinopathy. Holz FG, et al (eds): Medical Retina. Springer Verlag, Berlin Heidelberg, 2004; p. 77-93.
2. Saito M, et al: Ring-shaped subretinal fibrinous exudate in central serous chorioretinopathy. Jpn J Ophthalmol 2005; 49: 516-519.
3. Montero JA, et al: Optical coherence tomography characterisation of idiopathic central serous chorioretinopathy. Br J Ophthalmol 2005; 89: 562-564.
4. Iida T, et al: Persistent and bilateral choroidal vascular abnormalities in central serous chorioretinopathy. Retina 1999; 19: 508-512.

OCTなしで強度近視の黄斑分離をいかにして疑うか

島田典明
東京医科歯科大学眼科学教室

黄斑分離を伴う強度近視眼の特徴と検査方法

> 細隙灯顕微鏡を用いて黄斑の網膜血管周囲と中心窩をよく観察する．

　強度近視眼に見られる黄斑分離は，後部強膜ぶどう腫を有する強度近視眼の約9％に見られ，牽引性の網膜浮腫と考えられている．またこの病変は，黄斑剝離や黄斑円孔の前駆病変として重要であるが，黄斑分離のみの場合には自覚症状はないか，あっても軽微で，光干渉断層計（OCT）をルーチンに行っていない場合には見過ごされていることも多い．黄斑円孔が生じてからでは治療予後が悪く，その前の段階での加療が望まれるため，強度近視眼に対しては，日頃から前置レンズと細隙灯顕微鏡を用いた眼底検査で，黄斑分離の存在を疑うことが重要である．

　網膜厚がおおむね400 μmを超えて網膜分離が生じている部位では，網膜がうっすらとむくんで観察できることが多い．このような変化は，細隙灯の入射光を少し振って眼底を観察すると得やすい．明らかな網膜前増殖や丈の高い網膜分離を伴う場合には，網膜表層が浮き上がって見える．また，黄斑部を走行する網膜血管周囲は，血管自体の可塑性の低下から網膜の分離が強く生じていることが多く，網膜血管やその周囲の微細な神経線維層の乱れから網膜表層の位置を把握しやすいため，特に入念に観察する．

　網脈絡膜萎縮のため，強膜が透見される部位や，網膜分離がおおむね400 μmより薄い部位では，微細な網膜分離の変化をとらえることが困難である．また，中間透光体が混濁している眼でも同様である．このような眼では黄斑分離を伴う眼に特徴的な所見，すなわち強い網膜の伸展や網膜前の牽引や収縮から，網膜分離の存在を疑う必要がある．急深な後部強膜ぶどう腫や，後部強膜ぶどう腫内の強いびまん性網脈絡萎縮，後部強膜ぶどう腫内の網膜血管（特に動脈）の直線化，網膜動脈と交差する場所での網膜静脈の屈曲といった網膜の強い伸展を示唆する所見や，網膜前膜，異常な硝子体付着といった網膜前の牽引や収縮を伴う場合は，黄斑分離の存在を疑ったほうがよい（⇒**Point!**）．**1**に代表的な黄斑分離の症例の眼底写真を示す．

　しかしながら，これらの注意点は黄斑に広範囲の網膜分離が存在している症例での網膜分離を疑う点で有用であるが，中心窩付近に限局した網膜分離に対してはしばしば無効である．これは，このような網膜分離が後部強膜ぶどう腫による網膜の強い伸展の有無によらず，主として中心窩に限局した牽引によって生じることに起因する．通常これらの眼では，黄斑内層分層円孔や中心窩付近に限局した網膜前膜，もしくは硝子体牽引を伴っており，細隙灯顕微鏡を用いた眼底検査では中心窩もよく観察する必要がある．また，これらの症例では視力低下や歪視を訴えることも時にあり，自覚症状のある症例にはOCTでの精査が必須となる．

5. 網膜・硝子体

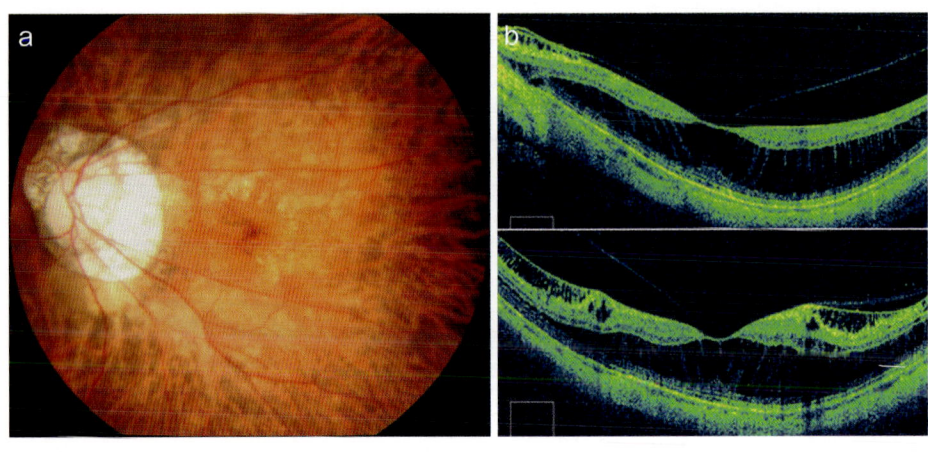

1 黄斑分離を伴う強度近視眼　症例1
a：典型的眼底写真．後部強膜ぶどう腫内のびまん性網脈絡萎縮，網膜血管の直線化，網膜静脈の屈曲，網膜血管周囲の浮腫様変化を認める．b：OCT像．上が水平断，下が縦走断．

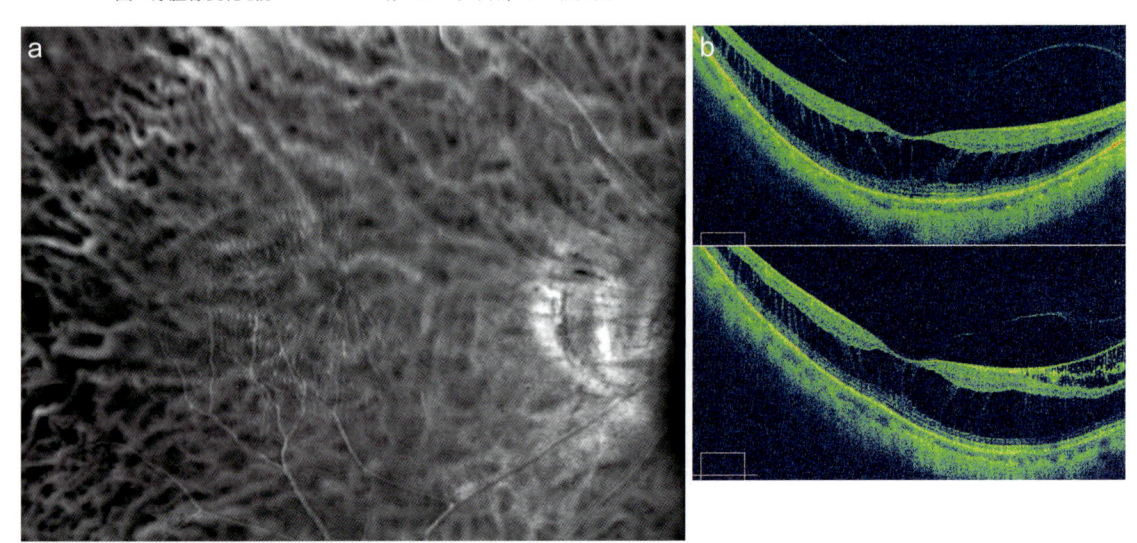

2 黄斑分離を伴う強度近視眼　症例2
a：レトロモード眼底写真．網膜分離の部位に指紋様の変化を認める．
b：OCT像．上が水平断，下が縦走断．

> レトロモード眼底撮影も検出に有用である．

　近年開発された近赤外光を用いたレトロモード眼底撮影では，網膜分離に一致した部位に指紋様の変化が見られることがわかってきた．**2**に代表的な黄斑分離のレトロモード眼底写真を示す．この指紋様変化は，中心窩近傍では放射状，中心窩周囲では点状や波状を呈す．現時点では多施設に普及してはいないが，将来的に普及する可能性もあり，そうなればスクリーニングとして有用となる可能性があろう．

Point!

強度近視眼では黄斑分離をまず疑う

黄斑分離のみの場合は自覚症状がないか，あっても軽微であるが，黄斑剥離や黄斑円孔の前駆病変として重要である．黄斑円孔へ至る前の段階で治療が必要となるため，強度近視眼の場合は黄斑分離の存在を疑って前置レンズと細隙灯顕微鏡を用いて眼底検査を行う．

5. 網膜・硝子体

網膜が薄くてわかりにくい強度近視の黄斑部出血の見分け方

大野京子
東京医科歯科大学医歯学総合研究科眼科学

強度近視眼における黄斑部出血の有無の見方

> 自覚症状から黄斑部出血を積極的に疑うことが，診断への第一歩．前置レンズを用いた眼底検査により，黄斑部出血の有無を確認する．

　強度近視患者が，中心が歪む，見えにくいなどの中心視野に関する症状を訴えて受診した場合には，まず頻度的には黄斑部出血を疑う．ここで注意しておきたいのは，強度近視眼であっても，黄斑部出血などの黄斑部病変がない場合には積極的な自覚症状を訴えることはほとんどない．したがって，まず「黄斑部出血の存在を疑って，そのつもりで検査を進める」ことが重要である．

　しかしながら，強度近視眼では，眼軸延長により網膜が菲薄化しているため眼底が赤っぽく，黄斑部出血が検眼鏡的にわかりづらい場合が多い．そこで，眼底検査では，必ず前置レンズもしくは3面鏡などを用いて黄斑部を拡大し立体的に観察する．出血が厚い場合には容易に検出できるが，出血が薄い場合には黄斑付近で出血部位と周囲の網膜との境界部に留意して丹念に眼底検査を行う（**1**）．しかし，黄斑部出血が小範囲である場合には，前置レンズを用いた眼底検査でも見落とす場合があるため，自覚症状から黄斑部出血の可能性を否定しきれない場合には，フルオレセイン蛍光眼底造影（FA）および光干渉断層計（OCT）を用いた検査へと進める必要がある．

強度近視眼の黄斑部出血の種類と予後の違い

> 強度近視に見られる黄斑部出血には脈絡膜新生血管を伴う血管新生型黄斑部出血と，脈絡膜新生血管を伴わない単純型黄斑部出血とがある．

　強度近視に見られる黄斑部出血には，脈絡膜新生血管を伴う血管新生型黄斑部出血（**2**）と脈絡膜新生血管を伴わない単純型黄斑部出血（**3**）の2種類がある．つまり，強度近視眼の場合には，黄斑部出血＝脈絡膜新生血管の存在を示唆するものではない．両者は自然予後が異なり，単純型黄斑部出血の場合には多くの症例で出血吸収後に自

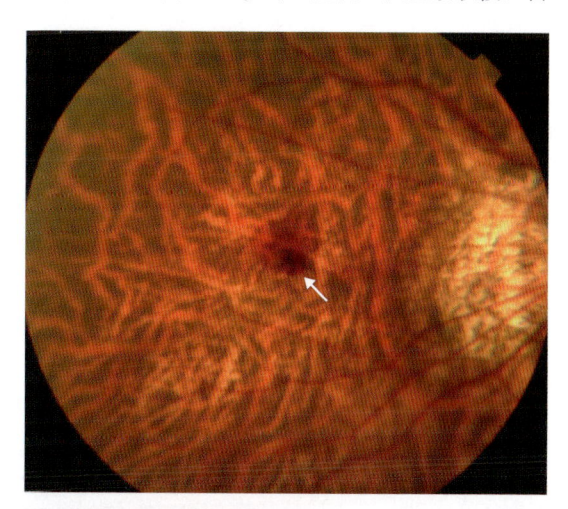

1 強度近視眼の黄斑部出血

65歳，女性．3日前から右眼で文字がぼやけるようになった．屈折度−16.5D，眼軸長29.8mm．黄斑部に楕円形の出血斑を認める．特に出血と周囲網膜の境界部（⇒）を見るようにすると出血の存在を確信できる．

5. 網膜・硝子体

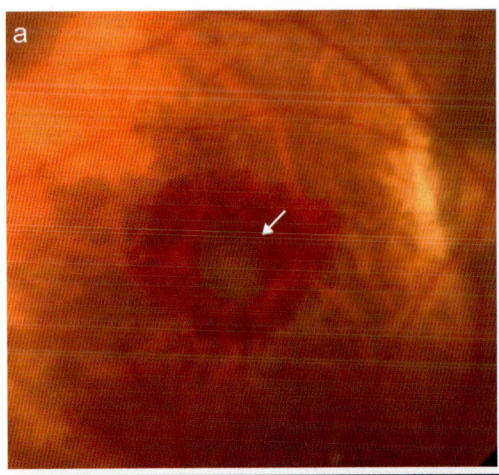

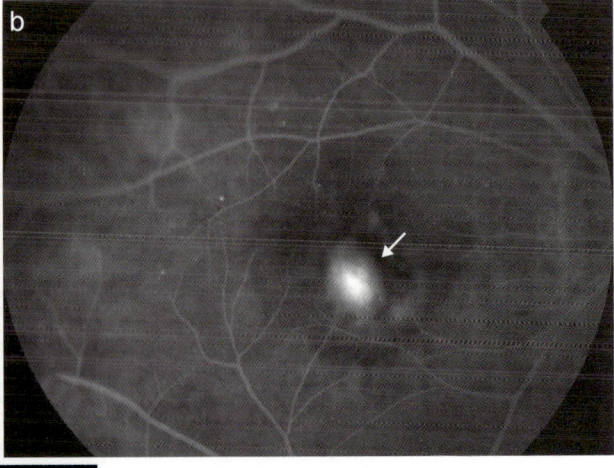

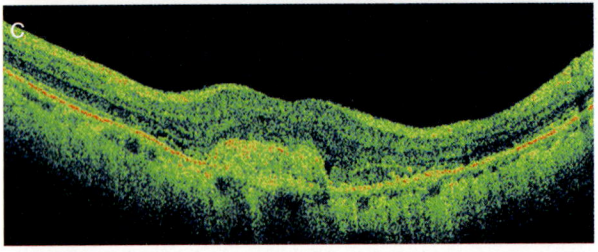

2 血管新生型黄斑部出血

79歳，女性．屈折度−10.0D，眼軸長 26.8mm.
a：右眼黄斑部に出血を認める．出血の内部に脈絡膜新生血管を示唆する灰白色の線維血管膜（⇒）を認める．
b：同症例の FA 所見．脈絡膜新生血管は色素漏出を伴う明瞭な過蛍光を呈する（⇒）．
c：黄斑部を通る水平断の OCT 所見．網膜下に輝度の高い隆起病巣を認め，周囲網膜に軽度の浮腫を認める．

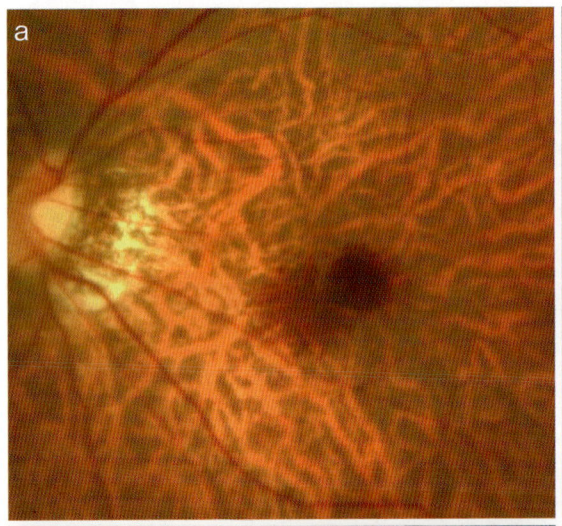

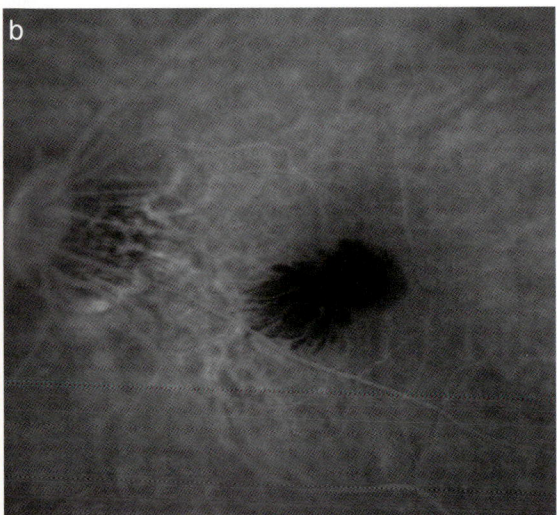

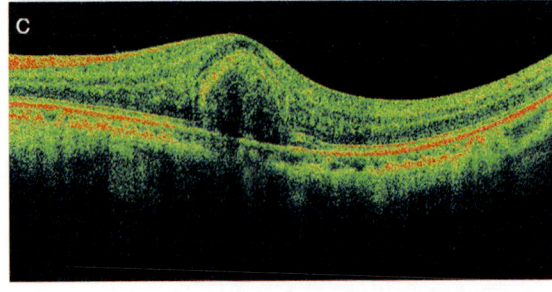

3 単純型黄斑部出血

43歳，男性．
a：左眼黄斑部に出血斑を認める．
b：FA 後期．出血によるブロックのみで，出血内に脈絡膜新生血管を示唆する過蛍光が見られない．
c：黄斑部を通る水平断の OCT 所見．出血は表層の輝度が高い隆起病巣として見られる．Bruch 膜の連続性は保たれている．

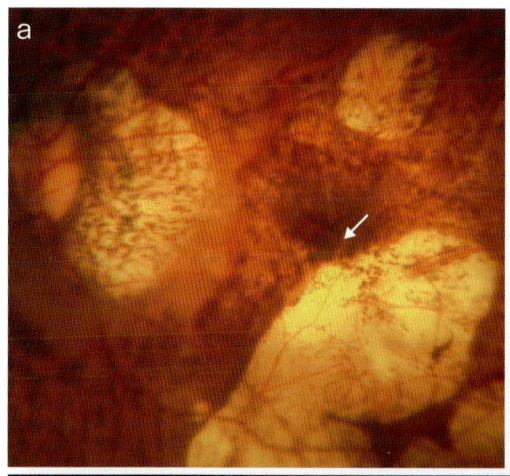

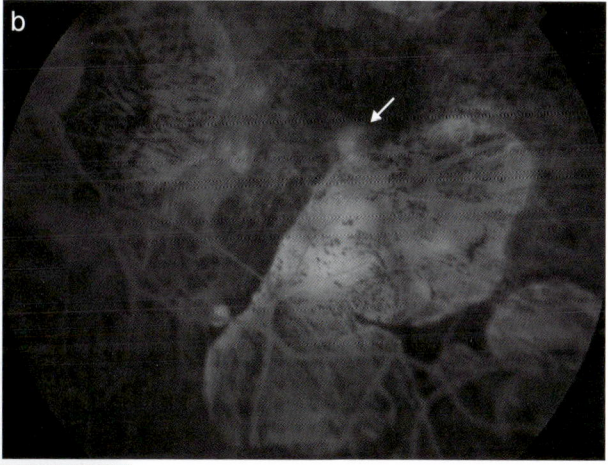

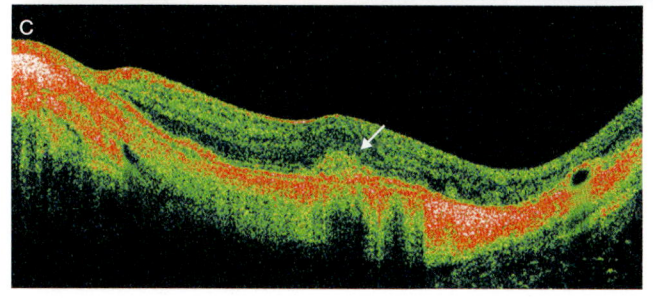

4 高度の近視性網膜脈絡膜萎縮を伴う眼に生じた血管新生型黄斑部出血

67歳，女性の左眼．屈折度−23.0D，眼軸長 33.0mm．
a：左眼眼底写真．高度の近視性網膜脈絡膜萎縮を認める．詳細に観察すると萎縮病変の辺縁に脈絡膜新生血管を疑わせる色素病変を認める（⇨）．
b：同症例の FA 所見．脈絡膜新生血管の部位は色素漏出を伴う明瞭な過蛍光を示す（⇨）．
c：同症例の黄斑部を通る水平断の OCT 所見．脈絡膜新生血管が明瞭な隆起病巣として描出される（⇨）．

然に視力が改善することが多い一方で，血管新生型黄斑部出血の場合には，無治療では 5 年以上経過後にほとんどの症例で視力が 0.1 以下となる[1]ことから，発症時に両者を鑑別しておくことが重要である．

単純型黄斑部出血の病態は，眼軸延長に伴って生じる Bruch 膜の機械的断裂である lacquer crack の形成時に，脈絡膜毛細血管が同時に障害されて生じるものである．通常，coin lesion とよばれる円形もしくは楕円形の薄い黄斑部出血を認め（3），視力障害も血管新生型黄斑部出血と比較すると軽度であることが多い．両者の鑑別点としては，強度近視眼では網膜が非薄化しているため，出血が脈絡膜新生血管を覆ってマスクしてしまうことがない．したがって，前置レンズを用いた眼底検査だけでも，出血の内部に脈絡膜新生血管を示唆する線維血管膜が認められるか否かにより，両者をほぼ鑑別することが可能である（2, 3）．血管新生型黄斑部出血の場合には出血内に灰白色の脈絡膜新生血管が見られるが，単純型出血では出血のみである．しかし，脈絡膜新生血管が小型の場合や，近視性網膜脈絡膜萎縮が非常に高度の眼に脈絡膜新生血管が発生した場合には判断に迷う症例もあり，確実な鑑別診断には次に述べる検査が必要である．

強度近視に見られる 2 種類の黄斑部出血の鑑別診断

血管新生型黄斑部出血と単純型黄斑部出血の確実な鑑別診断には，FA と OCT が有用である．

単純型黄斑部出血と血管新生型黄斑部出血の確実な鑑別には，やはり FA と OCT を施行する必要がある．

強度近視眼に見られる脈絡膜新生血管は，ほとんどすべてが classic 脈絡膜新生血管であり，さらに網膜が伸展しているためか，脈絡膜新生血管の上に出血がのってマスクしてしまうことはほとんどない．したがって FA を施行すると，血管新生型黄斑部出血の場合には出血によるブロックの

5. 網膜・硝子体

中央に明瞭な過蛍光を認める（**2**）．一方，単純型出血の場合にはブロックのみであり，過蛍光は見られないことから鑑別できる（**3**）．また，OCTでは，脈絡膜新生血管の場合には全体的に高輝度を示すが，単純型出血では表層のみが高輝度を示し，Bruch膜の連続性が保たれていることが確認できる．一方，加齢黄斑変性における脈絡膜新生血管の検出に有用であるインドシアニングリーン赤外蛍光眼底造影は，近視性脈絡膜新生血管の場合には，ほとんど過蛍光を呈さず診断的有用性は低い（⇒**Point!**）．

いずれにしても，患者が中心視野に関する自覚症状を訴えた場合には，単に強度近視のせいと片づけてしまわないで，まず黄斑部出血を疑うことである．積極的に疑って検査を進めなければ，特に近視性網脈絡膜萎縮の強い症例では見落とすこともある（**4**）．

Point! 脈絡膜新生血管の有無を鑑別するためにはOCTとFAのどちらが有用か

近年OCTの解像度が進み，脈絡膜新生血管の有無を診断するだけであれば，OCTのみで十分可能である．特にOCTの優れているところは，高度の近視性網膜脈絡膜萎縮を合併した眼に瘢痕化しつつある脈絡膜新生血管が見られる症例など，FAだけでは脈絡膜新生血管による過蛍光を見落としやすい症例においても網膜下の病変を明瞭に描出できるところにある．しかし注意しておかなくてはならないのは，治療適応や治療効果を判断する際には，必ずFAを併用することである．近視性脈絡膜新生血管はもともと活動性が低いため，網膜に浮腫などの著明な滲出性変化を伴わないことが多く，OCTだけでは活動性を判断しづらい．治療適応の是非は，あくまでFAの造影後期の色素漏出の有無を目安とするほうが望ましい．

■引用文献

1. Yoshida T, et al: Myopic choroidal neovascularization. A 10-year follow-up. Ophthalmology 2003; 110: 1297-1305.

5. 網膜・硝子体

フルオレセイン蛍光造影に見られる旺盛な色素の漏れは，加齢黄斑変性の脈絡膜新生血管の可能性がある

湯澤美都子
日本大学医学部眼科

加齢黄斑変性の脈絡膜新生血管に対するフルオレセイン蛍光造影像（FA）

> FAのclassic 脈絡膜新生血管の所見と類似所見を示すものにフィブリンや囊胞様変化があるので，読影には注意する．

　FAではclassic 脈絡膜新生血管は造影早期に境界鮮明な過蛍光が見られ，後期には旺盛な色素の漏れを示すものをいう（**1**）．造影早期に境界鮮明な過蛍光が見られないものはoccult 脈絡膜新生血管といい，そのうち中～後期にかけて網膜色素上皮下の色素貯留や網膜色素上皮の組織染を示すものはfibrovasucular pigment epithelial detachment，後期に網膜下にびまん性に色素の漏れを示すものはlate leakage of undetermined sourceとよばれる．classic 脈絡膜新生血管を示すものはほとんどが網膜色素上皮上脈絡膜新生血管であり，occult 脈絡膜新生血管を示すものは網膜色素上皮下脈絡膜新生血管である．

> classic 脈絡膜新生血管様の読影には光干渉断層計（OCT）の所見を参考にする．

　しかし，後期にclassic 脈絡膜新生血管様の旺盛な色素の漏れを示すものには網膜下フィブリンや囊胞様黄斑浮腫もある．**2**に示す症例では黄斑部は網膜下出血に覆われ，その中に一部灰白色病巣が見られ，灰白色の部分は脈絡膜新生血管を疑わせる．しかし造影所見で見たいと思う部位の断面を観察できるspectral domain OCT（HRA spectralis）で見ると，脈絡膜新生血管は隆起した網膜色素上皮下にあり，網膜色素上皮の隆起部の一部に欠損がある．過蛍光に相当する部分の網

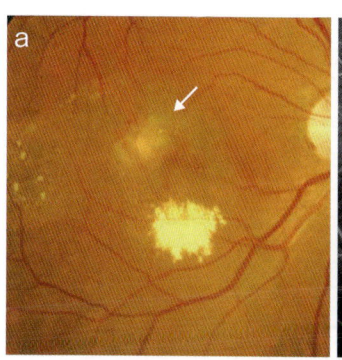

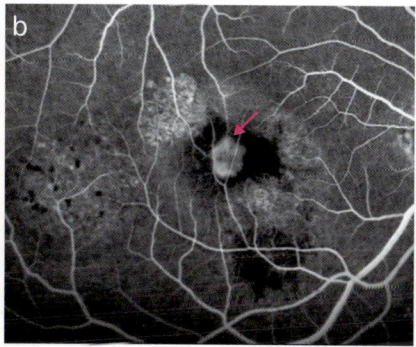

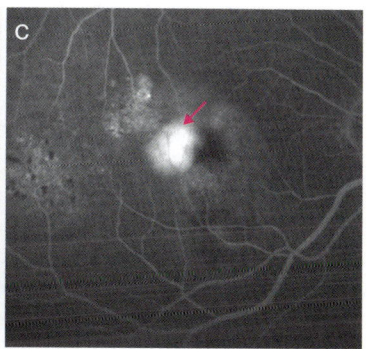

1 classic 脈絡膜新生血管
a：中心窩の耳上側に灰白色病巣（⇨），その周囲に出血や網膜剝離や硬性白斑を認める．
b：FA 早期から境界鮮明な過蛍光が見られる（→）．
c：造影後期には旺盛な色素の漏れが見られる（→）．

241

5. 網膜・硝子体

2 クラシック脈絡膜新生血管とまぎらわしいフィブリン

a: 出血に隣接して灰白色病巣を認める.
b: FA早期. 灰白色病巣に一致した過蛍光は見られない.
c: FA中期. 旺盛な色素の漏れが見られる.
d, e: OCT（e）ではdの色素の漏れの部分（A～B）に一致して小さな断裂部（→）が網膜色素上皮にある. A～Bの範囲の網膜下にはフィブリンを示す反射がある.
f, g: IA（f:中期, g:後期）では中心窩を含んで脈絡膜新生血管を示す過蛍光部が見られる（→）.

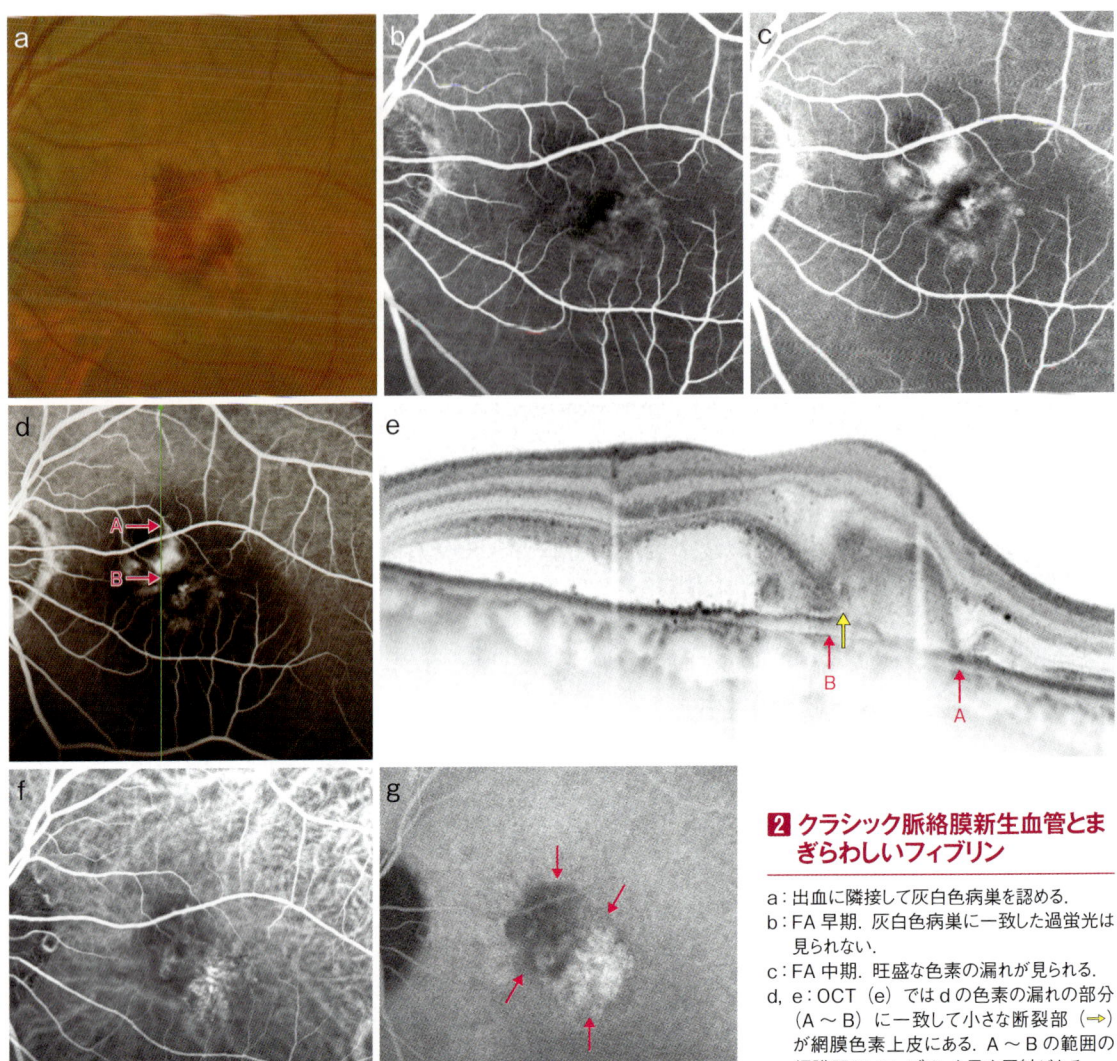

膜色素上皮上にはフィブリンと考えられる高反射が見られる. すなわち灰白色病巣はフィブリンであり, 脈絡膜新生血管と考えられる旺盛な色素の漏れは, 網膜色素上皮下から欠損部を通った蛍光色素が網膜下に移動しフィブリンを染色し, さらに網膜下腔に拡散していることを示唆している. カラー写真（**2a**）, FAで網膜色素上皮上脈絡膜新生血管を示すclassic脈絡膜新生血管と考えがちな所見が, OCT所見を併用することにより脈絡膜新生血管は網膜色素上皮下にあり, 灰白色病巣は網膜下フィブリンであることもわかる. しか

もインドシアニングリーン蛍光造影（IA）でみられる脈絡膜新生血管は中心窩を含んでいて大きい（⇒**Point!**）.

3に示す例では, 黄斑の上方に硬性白斑があり, 中心窩上方に小灰白色病巣, その間には網膜色素上皮の萎縮がある. FA早期では黄斑上方に境界やや不鮮明な面状の過蛍光があり, 硬性白斑の部分はブロックによる低蛍光を示している. 小灰白色病巣の一部に強い点状過蛍光があり, 造影後期には造影早期に見られた面上の過蛍光部に一致して旺盛な色素の漏れが見られ, 脈絡膜新生血管と

5. 網膜・硝子体

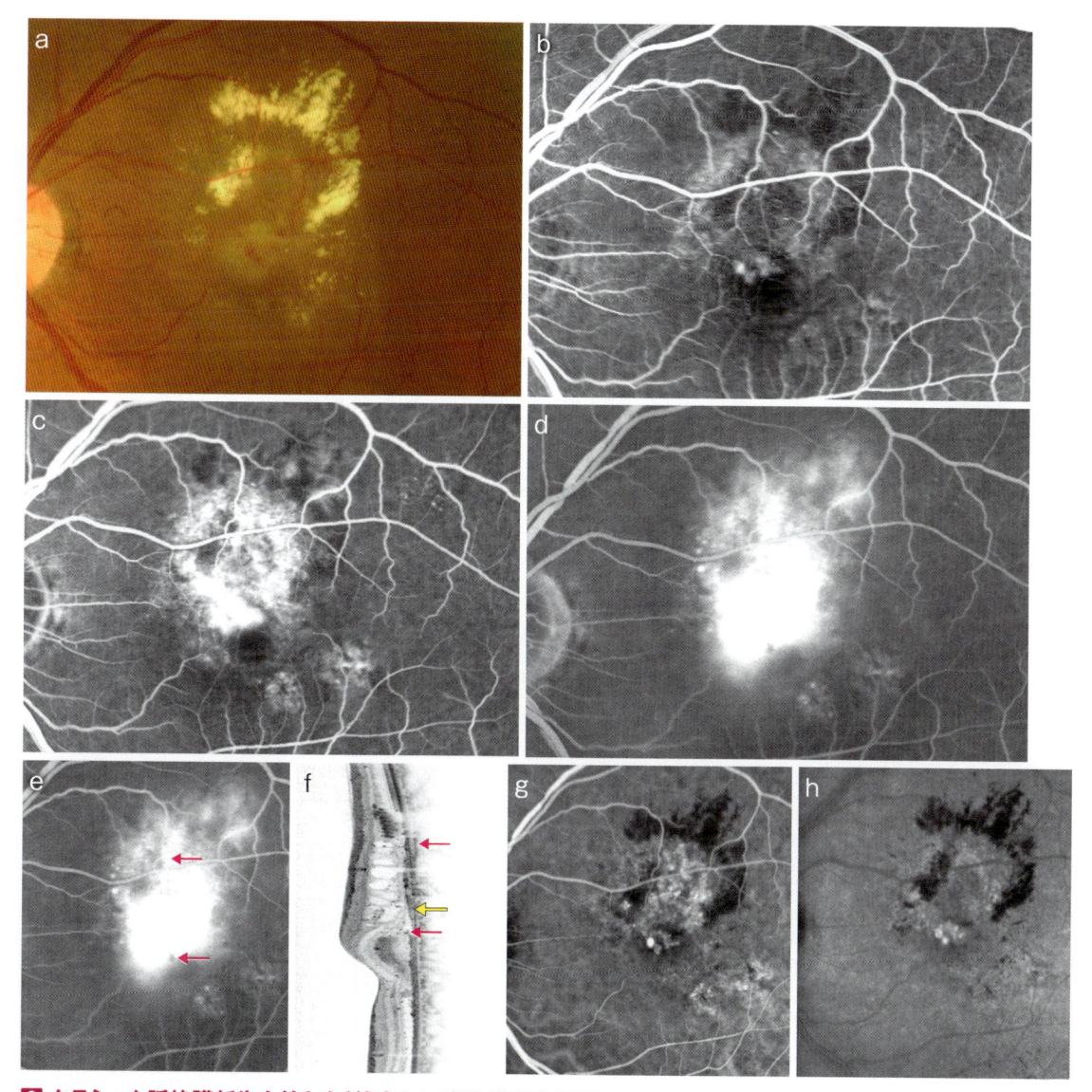

3 クラシック脈絡膜新生血管とまぎらわしい囊胞様黄斑浮腫

a：カラー写真
b：FA早期に面状に過蛍光があり，その下端に色素の漏れが見られる．
c：FA中期．過蛍光は増強している．
d：FA後期．旺盛な色素の漏れを認める．
e, f：FA (e) の旺盛な色素の漏れの部分に一致して，OCT (f) では囊胞様浮腫が見られる（→は網膜色素上皮の断裂部）．
g, h：IA (g：中期, h：後期) では網膜色素上皮下の脈絡膜新生血管が見られるが，FAで脈絡膜新生血管と範囲が異なる．

考えられる．HRA spectralisでは強い過蛍光の範囲に一致して網膜内に多数の囊胞腔があり，その辺縁の網膜色素上皮には断裂が見られる．このことは網膜色素上皮下の蛍光色素が断裂部を通って網膜下腔に漏れ出し，囊胞腔に貯留していることを示しており，色素の漏れは網膜色素上皮上の脈絡膜新生血管を示すものではないと考えられる．

Point! 脈絡膜新生血管の鑑別

脈絡膜新生血管の診断や存在部位の判定は，眼底検査，FA, IA, OCT所見を併用して行うことが大切である．特に造影早期・後期に過蛍光を示す場合は部位が特定できる．

IAでみられる脈絡膜新生血管はFAで見られる過蛍光と一致していない．

243

6.
ぶどう膜

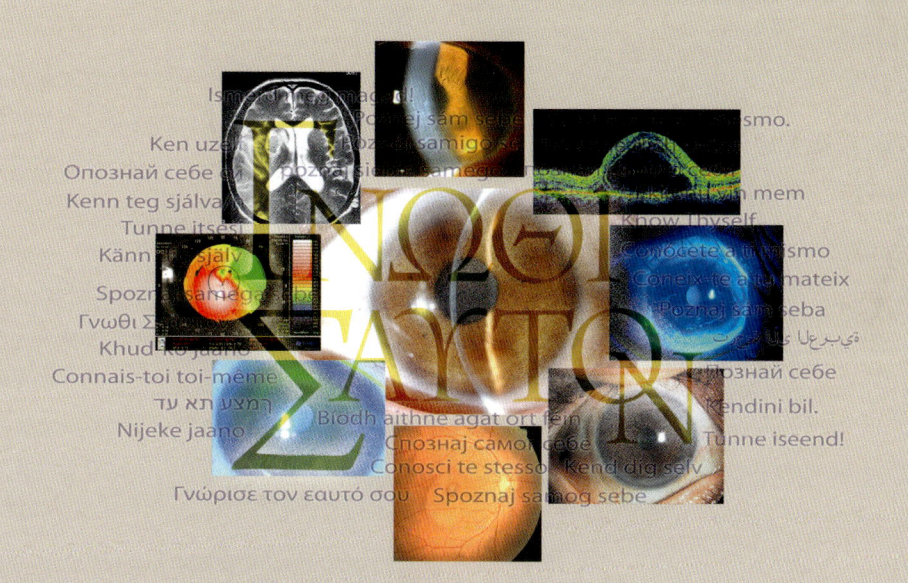

6. ぶどう膜

眼外結核病巣が証明されない場合，結核性ぶどう膜炎と診断するために必要な補助検査は？

竹内 大
防衛医科大学校眼科学教室

結核が蔓延していた時代は，他臓器の結核感染に引き続いて眼症状を呈してくる症例や眼症状の発症後に肺結核が診断された症例が多かった．このように他臓器に結核病巣が証明され，なおかつ特徴的な眼所見が観られる場合には結核性ぶどう膜炎の診断はさほど困難ではない．しかし，眼所見から結核が疑われても眼外に何ら結核感染を疑わせる証拠が得られない場合は，今も昔も診断は容易ではない．

眼外結核病巣が証明されない場合の結核性ぶどう膜炎の診断

> 眼臨床所見，結核感染を証明する免疫反応検査に依存する．

結核性ぶどう膜炎は，①過去に報告されてきた結核性ぶどう膜炎に矛盾しない眼所見，②既知のぶどう膜炎を除外できる眼および全身検査所見，③肺結核をはじめとする眼外結核病巣の存在，④結核に対する免疫反応，⑤抗結核薬の治療効果，から総合的に診断する．したがって，肺結核などの眼外結核がない場合の診断は，眼臨床所見，結核感染を証明する免疫反応検査に大きく依存せざるをえない．

結核性ぶどう膜炎に見られる眼所見

> 最も多いのは，網膜血管炎を呈するタイプである．

結核は，虹彩，毛様体，脈絡膜に病巣を形成しうることは病理学的にも証明されているが，「多彩な眼所見を呈す」とされるゆえんは，現在とはだいぶ異なり，十分な抗結核療法や対症療法がかなわなかった往時の報告に基づくものも多い．頻度を含めて臨床的に問題となるのは，①網膜血管炎（静脈炎），②脈絡膜結核腫，③脈絡膜粟粒結核の3つの代表的な病型である．成書に記されている「虹彩や隅角に生じる結核結節」は現在あまり見られない．

結核性眼病変のなかで最も多いのは網膜血管炎を呈するタイプであり，肺などの他臓器に結核病巣が証明されなくても生じ，結核菌による直接感染ではなく，結核菌蛋白に対するアレルギー反応であると考えられている．網膜静脈周囲炎は結節性で境界のやや不鮮明な羽毛状の白鞘を形成し，綿花様白斑（軟性白斑）様に見え，鑑別疾患として重要なサルコイドーシスに見られる硬性な白鞘とは異なる．閉塞性網膜静脈炎の病像を特徴とするため周囲網膜には点状・斑状の出血を伴うことが多い（**1**）．黄斑の耳側（黄斑三角）は血管炎の好発部位として知られ，また，静脈のみならず動脈が侵されることもある．フルオレセイン蛍光

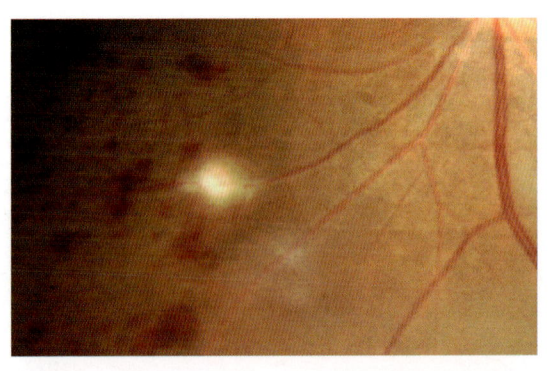

1 網膜血管炎を呈するタイプの結核性眼病変の所見
結節性静脈周囲炎により軟性の白鞘を形成し，網膜静脈閉塞により点状，斑状の出血がその末梢に見られる．

眼底造影検査（FA）では結節性静脈周囲炎の部位に一致して蛍光色素の染色による過蛍光が見られ，閉塞機転の著しい症例では静脈の怒張とその周囲網膜に無灌流領域が観察される．網膜血灌流が障害されるとすみやかに新生血管が生じ，硝子体出血に至る．治療には，抗結核薬の内服，ステロイド薬が用いられるが，閉塞性血管炎による無灌流領域が見られたら予防的光凝固治療を早期から開始する必要がある．

結核に対する免疫反応

①ツベルクリン皮内反応（ツ反）：最も広く用いられている方法であるが，簡便ゆえに注射や反応測定には技術的バラツキが大きく，適性に施行されていないことも多い．結核菌の菌体蛋白であるPPDを0.1mL前腕皮内に注射し，48時間後に注射部位にできた紅斑と硬結を測定する．反応発赤の径が4mm以下は陰性（−），5〜9mmは偽陽性（±），10mm以上は弱陽性（＋），10mm以上で硬結が中程度は陽性（＋＋），10mm以上で硬結があり二重発赤がある場合は強度陽性（＋＋＋）と判定する．

しかし，PPDには数百種類もの異なる蛋白質が含まれ，その多くのものがBCGや環境中の抗酸菌と高い類似性をもつ．このため，BCG接種あるいは非結核性抗酸菌感染でも陽性反応を引き起こす．また，結核患者のうち数％（10〜25％と考えられている）はPPDに反応しない．特に高齢者や高度進展例（粟粒結核）ではPPDに反応しない場合が多く，ツ反の感度はさらに低くなる．一方，PPDを繰り返し接種するとブースター現象により反応が強くなる．

> Behçet病やサルコイドーシスでは陽性にはならず，網膜血管炎型結核性ぶどう膜炎でも高感度で検出される．

②抗TBGL抗体測定：tuberculosis glycolipids（TBGL）は結核菌細胞表層成分由来の糖脂質成分であり，このTBGLに対する血清抗体を測定する検査法である．TBGLの病態生理学的な作用はまだ明らかにはなっていないが，抗TBGL抗体による結核感染の検査は，直接検出法では菌が検出できない排菌陰性例や肺外結核例でも検出可能とされる．また，TBGLはBCGに含まれる蛋白ではないため，BCG接種により抗TBGL抗体が陽性になることはなく，抗TBGL抗体が陽性であれば結核の感染を意味する．そのため，鑑別疾患であるBehçetやサルコイドーシスでは陽性になることはなく，網膜血管炎型の結核性ぶどう膜炎でも高い感度で検出されている[1]．

> BCGおよび大多数の非結核性抗酸菌感染症の影響を受けずに結核菌感染を正確に診断できる．

③クォンティフェロン® TB-2G（QFT-2G）検査：QFT-2G検査は，結核菌特異蛋白であるESAT-6（the early secreted antigenic target 6kDa protein）とCFP-10（10kDa culture filtrate protein）を抗原として全血に添加し，結核感染によって感作されたリンパ球を刺激して誘導されたIFN-γ産生量を指標に結核菌感染を判定する検査法である．BCGと臨床検体から高い頻度で分離される非結核性抗酸菌である*Mycobacterium avium*と*M. intracellulare*はESAT-6/CFP-10をもたないので，QFT-2GはBCG接種および大多数の非結核性抗酸菌感染症の影響を受けずに結核菌感染を診断できる．ツ反検査に比べ，画期的かつ正確な検査といえる．

現状の問題点

> ツ反陰性，偽陽性は結核性ぶどう膜炎の可能性は低く，除外診断となる．

日本ではBCGワクチン接種が義務づけられているためツ反は陽性者が多く，結核性ぶどう膜炎の診断的価値は乏しい．むしろ，陰性もしくは偽陽性であれば結核性ぶどう膜炎の可能性は低く，除外診断に有用である．抗TBGL抗体，QFT-2G検査に関しても，問題がないわけではない．抗

6. ぶどう膜

> **Point!**
> **補助診断には**
> 現段階では眼臨床所見と抗結核薬による治療的診断が最も重要であるが，免疫反応検査であるツ反，抗TBGL抗体測定，QFT-2G検査はその確定診断に有用である．

TBGL抗体が陽性であっても，過去と最近の感染を区別することはできない．QFT-2G検査は，海外に多い地図状網脈絡膜炎様所見を呈する結核性ぶどう膜炎で約50％が陽性であったことが報告されているが[2]，わが国に多い網膜血管炎型での陽性頻度は不明である．

また，抗TBGL抗体，QFT-2G検査に共通する問題は，両者の検査が陰性であっても臨床的には結核性ぶどう膜炎と診断される症例が少なからず存在することである（**2**）．眼病変のみを生じる結核菌感染では，肺結核などの他臓器病変と比較して病巣範囲は小さく，さらに眼は特異な免疫機構を有することなどから，特発性結核性ぶどう膜炎に対する抗TBGL抗体およびQFT-2G検査の感度，特異度を調べ，その結果によっては抗結核菌感染陽性基準（抗TBGL抗体は2 IU/mL以上，QFT-2G検査は0.35 IU/mL以上）を今後検討していく必要がある．

一方，眼における結核感染を証明する方法として，前房水を用いたポリメラーゼ連鎖反応（PCR）法があるが，一般的な方法では検出率が低い．近年，目標DNAが少ない場合，感度を上げるためにPCR産物を鋳型にさらに増幅を行うnested PCR法が有用であるという報告もあるが[3]，商業ベースには至っていない．現段階では眼臨床所見，抗結核薬による治療的診断が最も重要である（⇒**Point!**）．

鑑別が必要な疾患

先に述べたように，肺などの他臓器病変を伴わず生じる結核性ぶどう膜炎で最も多いのは網膜血管炎（静脈炎）型であり，眼臨床所見からはサルコイドーシスやBehçet病との鑑別が必要となる．

サルコイドーシス

サルコイドーシスは，類似の結節性静脈周囲炎を

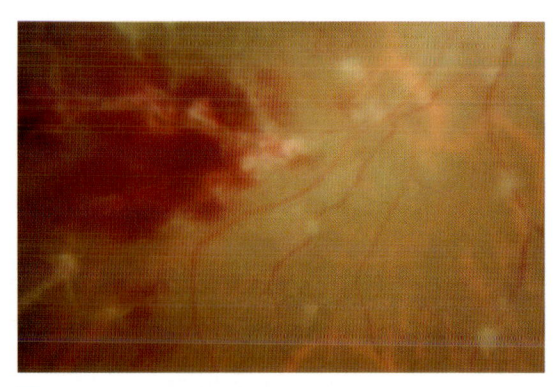

2 ツベルクリン皮内検査は陽性であったが，抗TBGL抗体およびQFT-2G検査は陰性であった症例

閉塞性網膜静脈炎の病像を呈し，網膜血灌流障害から新生血管が生じ，硝子体出血に至った．臨床経過から結核性ぶどう膜炎と診断された．

高頻度に生じ，網膜血灌流障害をきたすこともある．しかし，特徴的な全身検査所見があり，ツ反は通常陰転化する．また，新生血管による硝子体出血を予防するための網膜血灌流障害への光凝固治療はサルコイドーシスにおいても適応であるため，サルコイドーシスとの鑑別が困難な場合でも治療法を変更する必要はなく，副腎皮質ステロイド薬全身投与の併用同様である．

Behçet病

Behçet病は皮膚の被刺激性亢進によりツ反は強陽性となり，血管炎はびまん性であるが閉塞性血管炎をきたし網膜静脈閉塞症様所見を呈することもあるため，後眼部型のBehçet病は鑑別が困難である．また，光凝固はBehçet病ぶどう膜炎を増悪させることから，網膜血灌流障害が見られても光凝固治療は禁忌である．しかし，Behçet病に見られる網膜静脈閉塞症様所見は数週間で自然寛解することから，後眼部型のBehçet病と鑑別が困難な症例に関しては，経過観察することが必要である．

■引用文献

1. Sakai JI, et al: New diagnostic approach for ocular tuberculosis by ELISA using the cord factor as antigen. Br J Ophthalmol 2001; 85: 130-133.
2. Mackensen F, et al: QuantiFERON TB-Gold; A New Test Strengthening Long-Suspected Tuberculous Involvement in Serpiginous-like Choroiditis. AmJ Ophthalmol 2008; 146: 761-766.
3. Ortega-Larrocea G, et al : Nested Polymerase Chain Reaction for Mycobacterium tuberculosis DNA Detection in Aqueous and Vitreous of Patients with Uveitis. Archives of Medical Research 2003; 34: 116-119.

初診でぶどう膜炎を診たときに必要なことは？

竹内 大
防衛医科大学校眼科学教室

ぶどう膜炎は，眼内に細胞浸潤が見られる眼疾患の総称であり，その原因には，全身性免疫疾患や感染，血液疾患，腫瘍性疾患，代謝性疾患，外傷などがある．そのため原因疾患の診断には，全身症状を含めた現病歴・既往歴に関する詳細な問診，全身検査が眼所見以外に必要となる．ぶどう膜炎を疑えば，その頻度から慢性再発性ぶどう膜炎をイメージするが，できる限り早く適切な治療を施さなければ失明に至る感染性眼内炎もあることを念頭に置いておかなければならない．

初回の問診

> 眼科一般検査と詳細な問診を行う．

ぶどう膜炎は全身疾患の一症状であることが多く，全身随伴症状の聴取は診断の決め手となる．ぶどう膜炎として紹介を受けた場合，または診察でぶどう膜炎が認められれば，ぶどう膜炎の原因疾患の診断に必要な全身所見の問診を行う．しかし，ぶどう膜炎に見られる霧視，充血，視力障害，羞明，眼痛などの自覚症状は，ぶどう膜炎以外の疾患にも共通するもので，診療前の問診でぶどう膜炎を疑うことは少ない．また，ぶどう膜炎として紹介を受けてもまずは眼科一般検査を行い，眼所見から疑われるぶどう膜炎の原因疾患をあげ，その後に診断に必要な詳細な問診を行うことが効率的である．**1**に参考となる問診表を示す．また，好発年齢，性差が見られる疾患についても表にまとめておくと便利である（**2**）．ぶどう膜炎の原因疾患を絞り込む前にあらゆる疾患を想定して必要以上に詳しい問診を行うことは，他科と比較して短時間に多くの患者を診療しなければならない眼科においては時間の無駄である．

> 肉芽腫性ぶどう膜炎・非肉芽腫性ぶどう膜炎の特徴を踏まえて眼所見を観察する．

ぶどう膜炎を疑うきっかけとなる最初の所見

1 ぶどう膜炎問診表

Behçet 病		ストレス	( )	細菌性（真菌性）眼内炎	
口内炎	( )	全身倦怠感	( )	内眼手術の既往	( )
ニキビ様皮疹, 毛嚢炎	( )	**寄生虫**		一般手術の既往	( )
結節性紅斑	( )	ペット歴	( )	糖尿病	( )
カミソリ負け	( )	生肉食歴	( )	化学療法	( )
陰部潰瘍	( )			IVHの使用	( )
関節痛	( )	**サルコイドーシス**			
消化器症状	( )	胸部X線の異常	( )	**その他**	
		心電図の異常	( )	血液疾患	( )
Vogt-小柳-原田病		皮下結節	( )	神経疾患	( )
頭痛	( )	暗紅色の皮疹	( )	悪性腫瘍	( )
発熱	( )	結節性紅斑	( )	薬物アレルギー	( )
感冒様症状	( )				
めまい	( )	**前部ぶどう膜炎**			
難聴	( )	腰痛（強直性脊椎炎）	( )		
頭皮異常感	( )	腸疾患	( )		
白髪, 脱毛, 皮膚白斑	( )	糖尿病	( )		
		乾癬（赤色の皮疹）	( )		
急性網膜壊死		関節リウマチ	( )		
水疱瘡の既往	( )				

2 ぶどう膜炎の原因疾患と好発年齢

小児	・若年性特発性関節炎（JIA）関連ぶどう膜炎
	・急性間質性腎炎に伴うぶどう膜炎
青年・壮年	・ほとんどのぶどう膜炎
高齢者	・サルコイドーシス
	・仮面症候群（悪性リンパ腫など）
	・細菌（真菌）性眼内炎

3 肉芽腫性ぶどう膜炎，非肉芽腫性ぶどう膜炎に見られる眼所見の特徴

	肉芽腫性ぶどう膜炎	非肉芽腫性ぶどう膜炎
眼所見のイメージ	ゴツゴツした所見	サラサラした所見
肉芽腫（炎症塊）形成	＋	－
浸潤細胞	リンパ球，マクロファージ類上皮細胞	好中球，リンパ球，形質細胞
角膜後面沈着物	豚脂様	白色微細
前房蓄膿	－	＋
フィブリン析出	－	＋
虹彩・隅角結節	＋	－
周辺虹彩前癒着	＋	－
虹彩後癒着	外れにくい	外れやすい
硝子体混濁	塊状（雪玉状，数珠状）	びまん性（淡い塊状のこともある）
血管炎	結節性	びまん性
病態	慢性	急性・再発性

4 肉芽腫性ぶどう膜炎，非肉芽腫性ぶどう膜炎の代表的な疾患

	肉芽腫性	非肉芽腫性
前部	ヘルペス性虹彩毛様体炎	急性前部ぶどう膜炎
	Posner-Schlossman症候群	糖尿病虹彩炎
後部	結核性ぶどう膜炎	原田病（急性期）サイトメガロウイルス網膜炎
汎	サルコイドーシス原田病（遷延型）急性網膜壊死	Behçet病細菌（真菌）性眼内炎

は，細隙灯顕微鏡検査で観察される前房内，および前部硝子体中の浸潤細胞である．前房内に細胞が見られれば，角膜後面沈着物の性状（白色微細か豚脂様か），フィブリン析出，前房蓄膿，虹彩後癒着，虹彩結節，隅角結節，周辺部虹彩後癒着の有無を確認する．続いて，原則として散瞳後に硝子体混濁の性状，網膜病変，黄斑部の異常，網膜血管炎の有無，視神経乳頭所見を観察する．得られる特徴的な眼所見から，肉芽腫性ぶどう膜炎と非肉芽腫性ぶどう膜炎に分類することができ（3），炎症の主病巣から疾患を絞り込むことができる（4）．一般的に，感染性ぶどう膜炎は片眼性，非感染性ぶどう膜炎は両眼性であることが多い．

しかし，初診時の診断で重要な眼所見が見られず，診療を重ねることにより眼所見の変化，新たに出現する眼所見，全身検査結果から診断に至ることも多いため，初診時の診察だけで鑑別疾患をあげることも容易ではない．また，肉芽腫性，非肉芽腫性ぶどう膜炎所見は浸潤している種々の炎症性細胞の比率により判断されるため，「白か黒か」ではなく，どちらにもとらえられる「グレイゾーン」が存在する．ぶどう膜炎の40〜50％は分類不能であり，後述する蛍光眼底造影で示すように肉芽腫性ぶどう膜炎所見と非肉芽腫性所見が混在して見られるものもある．

感染性ぶどう膜炎を疑う場合

内眼手術後，もしくは高齢者，化学療法や中心静脈栄養（IVH），糖尿病など易感染性の病歴があり，フィブリン析出を伴う強い前眼部炎症が見られたら，眼痛，充血，結膜浮腫が強くなくても細菌性眼内炎，または真菌性眼内炎を疑う必要がある．また，片眼性の眼圧上昇を伴う肉芽腫性前部ぶどう膜炎，または汎ぶどう膜炎が見られたらヘルペス（HSV，VZV，CMV）性虹彩毛様体炎，急性網膜壊死を念頭に置く必要がある．

初診時に必要な検査

全身検査

ぶどう膜炎の鑑別診断には全身検査が必須である（詳しくは全身検査の項を参照）．しかし，炎症が軽度で視力も良好な虹彩毛様体炎では，点眼

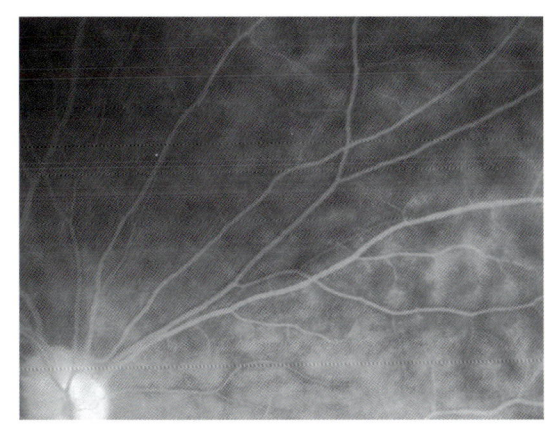

6. ぶどう膜

5 Behçet病にみられる「羊歯の葉状の色素漏出」

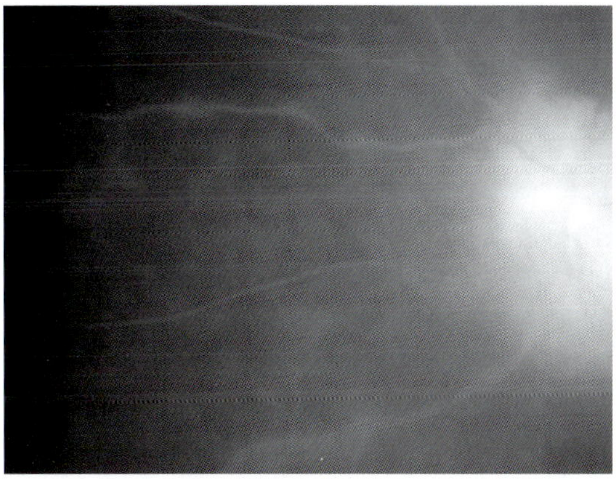

6 局所性の色素染の増強で示されるサルコイドーシスの結節性静脈周囲炎

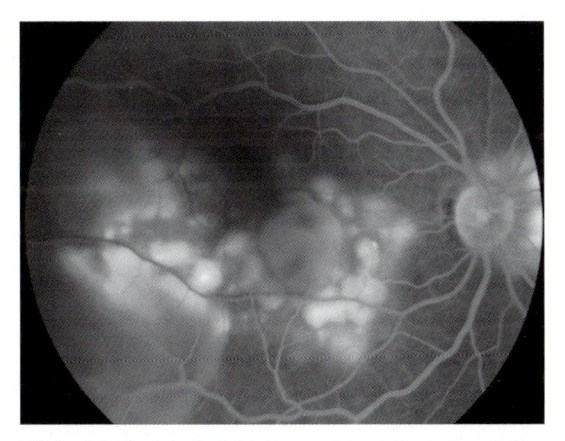

7 色素漏出点と色素貯留で示される原田病の漿液性網膜剥離

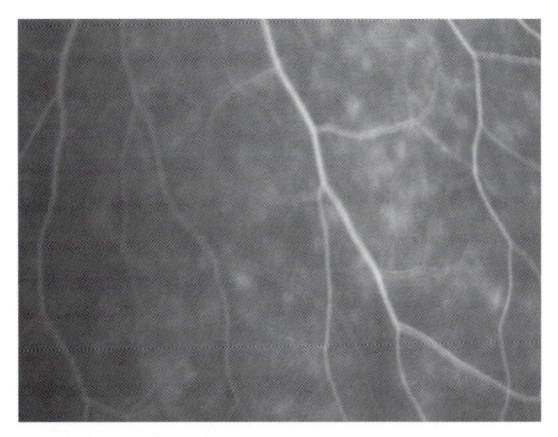

8 局所性の血管色素染の増強が見られず，Behçet病に類似の毛細血管からの色素漏出を呈するサルコイドーシス

治療のみで治癒し，再発は見られないこともある．また，全身疾患に随伴するものであっても特徴的な検査異常がこのような段階では検出されないことも多い．炎症が軽度の虹彩毛様体炎に対しては，まずは点眼治療で経過観察し，軽快傾向になければその時点で全身検査することを勧める．

フルオレセイン蛍光眼底造影（FA）

　FAは，検眼鏡的に明らかでない網膜血管炎，網脈絡膜滲出性病巣，黄斑浮腫，網膜色素上皮障害，視神経乳頭炎を抽出することができる．日本におけるぶどう膜炎の三大原因疾患であるBehçet病，サルコイドーシス，Vogt-小柳-原田病（以下，原田病）は特徴的なFA所見を呈し，びまん性の血管炎をきたすBehçet病では「羊歯の葉状」と称される色素漏出（**5**），サルコイドーシスは結節性静脈周囲炎を示す局所性の色素染の増強（**6**），原田病では漿液性網膜剥離による色素漏出点と色素貯留を示す（**7**）．しかし，日常の臨床では，びまん性の色素漏出が周辺部の血管のみで中間部ぶどう膜炎との鑑別が困難なBehçet病や局所性の血管色素染の増強がみられず，Behçet病に類似の毛細血管からの色素漏出を呈するサルコイドーシス（**8**），色素漏出点が不明で色素貯留も軽度な原田病（**9**）も見られる．また当然のことであるが，分類不明のぶどう膜炎では両者が混在する所見が見られる（**10**）．

　原則的には治療を開始する前に行う必要があるが，侵襲性の検査であり，造影剤のフルオレセイ

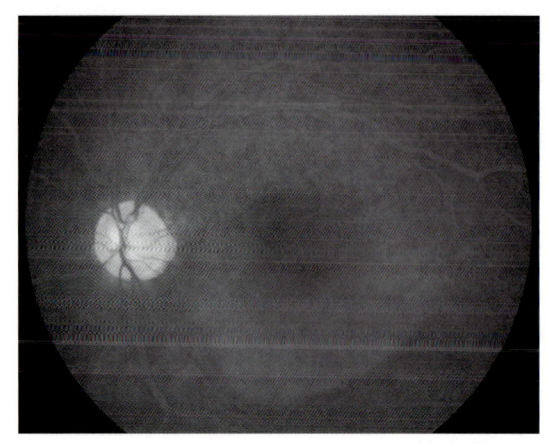

9 色素漏出点が不明で色素貯留も軽度な原田病

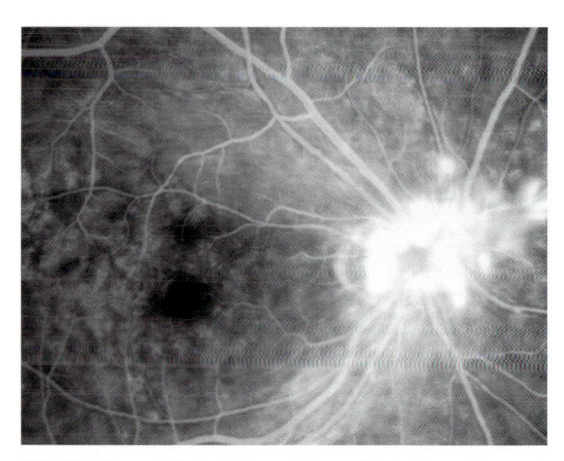

10 局所性の血管色素染の増強とびまん性の毛細血管からの色素漏出が見られた分類不能ぶどう膜炎

ンに対するショックをきたす可能性もあるため，視力が良好で明らかな後眼部所見がない前部ぶどう膜炎に対しては行う必要はない．汎ぶどう膜炎であっても，前眼部炎症と非相関な視力障害，検眼鏡的な後眼部炎症が見られた段階で施行したほうが，診断的有意義な所見が得られる．

感染症検査

細菌，真菌，ウイルスの感染が疑われたら，初回でも眼内液を採取し精査を行う（詳細は成書を参照）．トキソプラズマやトキソカラなどの寄生虫感染の場合は，血清抗体価をまずは測定する．

治療

視力，眼圧，眼所見から評価されるぶどう膜炎の重症度により異なり，①眼炎症所見が強く，重度の視力障害が見られる場合，②感染性の後部または汎ぶどう膜炎が疑われる場合，③40 mmHg以上の眼圧上昇を伴っている場合は，早急な検査，加療を施せるように入院を指示する．それ以外では，0.1％ベタメタゾン（リンデロン®）点眼薬（3～6回/日）と散瞳薬（1～3回/日）を処方し，点眼回数はぶどう膜炎の重症度によって決定する．中等度以上の視力障害が見られる場合，前眼部炎症に対してはリンデロン® 0.5 mLの結膜下注射，後眼部炎症ではトリアムシノロンアセトニド（ケナコルト®）のTenon囊下注射を行う．初回からの副腎皮

ぶどう膜炎を疑ったときには？ Point!

ぶどう膜炎は背後に全身疾患があることが多い．まず最初にすることは，現病歴，既往歴の詳しい問診と全身検査である．易感染性の病歴があれば，感染性ぶどう膜炎を疑う．原因疾患としては，Bahçet病，サイコイドーシス，原田病が多いが，ほかにもさまざまな疾患がある．一般的な眼科検査から特徴的な所見により原因疾患を絞り込む．

質ステロイドの全身投与は，炎症の活動性を被覆・歪曲させ診断を困難にさせるほか，疾患によっては予後を悪化させることもあるため行わない．

患者への説明

以下について説明し，患者の十分な理解を得ることが大切である

① ぶどう膜炎は，眼の中の炎症であり，簡単に治る眼の病気ではない．
② 点眼治療後も悪化することがある．
③ 全身疾患の一症状であることが多く，全身検査が必要．
④ 診断に至るまでには時間がかかることが多く，臨床経過観察，繰り返しの検査が必要．
⑤ ぶどう膜炎の約50％は原因不明であり，病状，予後はさまざまであるが，原因疾患がわかれば，ある程度の病状説明，より特異的な治療ができる．
⑥ 失明に至ることもあるため治療を遵守する．

慢性・再発性ぶどう膜炎のマネジメント

竹内 大
防衛医科大学校眼科学教室

ぶどう膜炎のなかには，特発性虹彩毛様体炎のように点眼治療により数週間で消炎するものや，一過性の感染性ぶどう膜炎もあるが，日本の三大ぶどう膜炎であるBehçet病，サルコイドーシス，Vogt-小柳-原田病（以下，原田病．遷延型）をはじめ，多くのぶどう膜炎は，治療を継続しても眼炎症が完全に消退することはなく，増悪・寛解を繰り返し，慢性・再発性の経過をたどる．全身性免疫疾患の一随伴症状であることが多いため，眼症状のマネジメントとともに全身症状の発現にも注意を払い，治療を行っていくことが大切である（⇒**Point!**）．

検査

> 活動期・非活動期の状態を正しく把握する．

原因疾患により程度差はあるが，ぶどう膜炎の活動期と非活動期では，視力，眼圧，眼所見に変動が見られる．また，持続する眼炎症により，徐々に不可逆性の眼組織変化が進行することから，臨床経過のなかで推移する視力，眼圧，眼所見を把握し治療を行っていくことが必要である．通常は両眼性であるが，炎症の活動性は左右眼で異なることが多い．

視力

視力はぶどう膜のマネジメントに最も重要な指標である．慢性・再発性ぶどう膜炎では，不可逆性の眼組織変化，可逆性であるが消退するまでに時間を要する炎症などにより矯正視力は変動する．また，原田病などでは毛様体浮腫による近視化がみられ，屈折値も眼炎症により変化することを知っておく必要がある．炎症の活動性とは無関係に，後極部の強い器質化硝子体皮質も視力の妨げとなる．

眼圧

前眼部炎症が悪化すれば毛様体機能が低下するため，眼圧は通常低下するが，①広汎な周辺虹彩前癒着（PAS），②副腎皮質ステロイドに対する感受性，③線維柱帯炎による房水流出路障害により眼圧が上昇することがある．①は不可逆性の器質性変化であり，治療方針は基本的に原発開放隅角緑内障に準ずる．

眼圧下降点眼に用いられているプロスタグランジン関連薬は，プロスタグランジン$F_2\alpha$であり，炎症を促進するプロスタグランジンE_1とは異なるため，慎重投与は必要であるが禁忌ではない．開放隅角で，広汎なPASも見られない場合は②，③が考えられ，0.1％ベタメタゾン（リンデロン®）点眼中であれば②を疑う．ステロイド投与に反応して眼圧が上昇する確率は個人差が大きいが，ステロイドの力価，投与量，投与期間，眼内移行性に比例する．ベタメタゾンは高力価で眼内移行性がよいため最も高率にステロイド緑内障を生じる．まずは0.1％ベタメタゾン点眼を中止し，前眼部炎症が強い場合は0.1％フルオロメトロンや非ステロイド性抗炎症薬（NSAIDs）の点眼，またはステロイドの内服に切り替えて様子を見る．ステロイドには眼炎症予防効果はないため，眼炎

6. ぶどう膜

症消退時はステロイドの点眼を中止することが大切である．また，0.1％ベタメタゾン点眼の中止後も，眼圧が正常化するまでの期間は一定ではないので，眼圧が高い場合は抗緑内障治療薬を併用する．

ステロイドを点眼していない患者に眼圧上昇が見られれば，前眼部炎症が強くなくても③を考え，0.1％ベタメタゾン点眼薬を開始する．このときにも眼圧が高い場合は抗緑内障治療薬を併用する．しかし，実際は②，③の鑑別が困難な症例も多い．たとえば，ステロイドの使用を中止してもなかなか眼圧が下降しない場合，難治性のステロイド緑内障によるものなのか，線維柱帯炎の再燃か，またはその両者が混在しているのかを判断することは困難である．

眼所見（**1**）

炎症の活動性に伴う変化なのか不可逆性の器質性変化なのかを判別し，炎症の性状および程度，非活動期の眼所見を総合的に評価する．当然ではあるが，治療はできる限り不可逆性の変化をきたさないように努力する．

> 肉芽腫様所見を呈するぶどう膜炎では，前房と硝子体の混濁，嚢胞様黄斑浮腫の出現・増悪による視力変化ではマネジメントする．

サルコイドーシスや原田病遷延型のような肉芽種様所見を呈するぶどう膜炎では，眼炎症所見は常に認められ，軽度の活動性の変化を判別することは困難である．そのため，前房および硝子体の混濁，嚢胞様黄斑浮腫（cystoid macular edema：CME）の出現および増悪による視力変化でマネジメントすることになる．一方，Behçet病などの非肉芽種様所見を呈するぶどう膜炎では，活動期に種々の眼所見を呈するが自然消退傾向も強く，非活動期には前眼部の炎症性変化は消失し，前部硝子体中の浸潤細胞，軽度のびまん性硝子体混濁を残すのみで，その他の可逆性変化は見られなくなる．

眼科特殊検査

> 種々の眼科特殊検査のなかでも，慢性ぶどう膜炎のマネジメントに重要なのは光干渉断層計（OCT）とフルオレセイン蛍光眼底造影（FA）である．

光干渉断層計（OCT）

慢性・再発性ぶどう膜炎は高率に嚢胞様黄斑浮腫を合併し，直接的な視機能障害をきたすことから，OCTによる嚢胞様黄斑浮腫判定は有用である．トリアムシノロンアセトニドの眼局所投与が有効であるが（詳細は後述「治療」の項参照），慢性化により広汎な漿液性網膜剝離を呈した症例や，硝子体皮質の肥厚が見られるものは難治性である（**2**）．また，このような症例以外でも抵抗性のことがあり（**3**），OCT所見から治療の感受性を決定することは困難である．当然のことであるが，嚢胞様黄斑浮腫画像は中間透光体の影響を強く受けるため，中間透光体の混濁が強い症例では，画質が低下する．

フルオレセイン蛍光眼底造影（FA）

後部および汎ぶどう膜炎の診断にFA所見は必須であるが，検眼鏡的に明らかな眼底病変が見られない非肉芽腫性ぶどう膜炎の非活動期でもFAでは網膜血管炎所見が見られ，眼炎症の有無の判

1 慢性・再発性ぶどう膜炎の眼所見

炎症に伴う眼所見	①角膜後面沈着物の性状および程度 ②虹彩・隅角結節の有無 ③前房内の浸潤細胞および混濁 ④硝子体中の浸潤細胞および混濁 ⑤網膜血管炎 ⑥網脈絡膜滲出性病巣 ⑦嚢胞様黄斑浮腫（CME） ⑧視神経乳頭の発赤・腫脹
不可逆性器質的変化	①虹彩後癒着 ②周辺虹彩前癒着の有無および程度 ③白内障 ④器質化した硝子体皮質 ⑤網膜萎縮層 ⑥白鞘化した網膜血管 ⑦黄斑変性 ⑧視神経萎縮

6. ぶどう膜

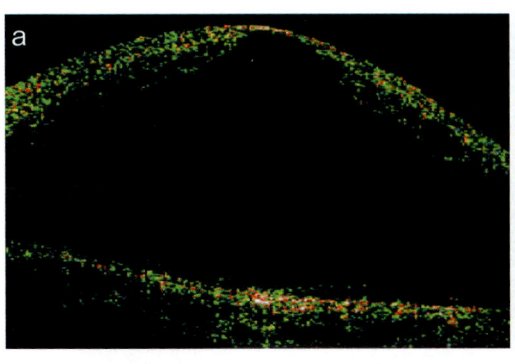

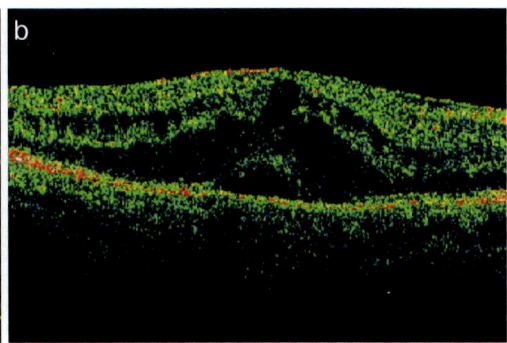

2 囊胞様黄斑浮腫

a：小児ぶどう膜炎で発症し，10年以上の罹病期間をもつ患者の慢性囊胞様黄斑浮腫．
b：ケナコルト®眼局所投与に難治性の肥厚した硝子体皮質を伴う囊胞様黄斑浮腫．

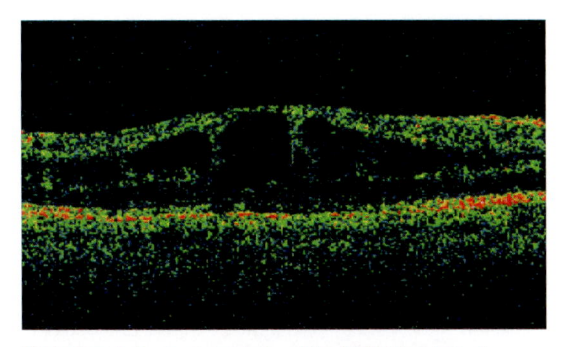

3 トリアムシノロンアセトニドに抵抗性を示したBehçet病による囊胞様黄斑浮腫

43歳，女性，Behçet病．複数回のトリアムシノロンアセトニドのTenon囊下注射を行っても囊胞様黄斑浮腫の改善は見られなかった．

定に役立つ．また，検眼鏡的に明らかではない囊胞様黄斑浮腫の検出にも有用である．しかし，慢性の囊胞様黄斑浮腫を生じていた場合，OCTにて囊胞様黄斑浮腫が改善し，検眼鏡的に異常が見られなくても，FAにて囊胞様黄斑浮腫様の色素貯留が残存する場合がある（**4**）．

治療

> 長期治療が必要なため，疾患の活動性に合わせた適切な投薬を行う．

基本的には消炎を目的としたステロイドと虹彩後癒着予防の散瞳薬による点眼治療，ステロイドの眼局所注射，ステロイドの全身投与である．長期治療が必要であるため，疾患の活動性に合わせた適切な投薬を行い，特にステロイドの過剰投与による局所および全身性の合併症を誘発させないことである．活動期には治療を強化することが基本であるが，慢性ぶどう膜炎では，中間透光体の浸潤細胞および混濁が完全に消失することはまずなく，Behçet病などの非肉芽腫性ぶどう膜炎では自然消退傾向がある．眼炎症が増悪しても視力低下が見られなければ，点眼回数を増やすのみで経過観察することも大切である．治療を継続していても，先に述べた不可逆性器質性変化は徐々に進行することから，炎症がある程度鎮静したときの視力，眼圧，および眼所見の状態からベースラインを常に把握し，点眼を含めた投薬の漸減を試みる．

点眼

ステロイドの点眼には眼内浸透性の高い0.1％ベタメタゾン（リンデロン®），散瞳薬にはトロピカミド（ミドリンM®），またはトロピカミドとフェニレフリン塩酸塩の合剤であるミドリンP®を用いる．点眼回数は炎症の程度によりリンデロン®点眼液は3～6回/日から1時間ごと，散瞳薬は1～3回/日とし，2剤を同時に点眼するときは5分間（できれば7分間）あけるように指示する．

副腎皮質ステロイド薬のTenon囊下注射

点眼治療により眼炎症の改善が見られず，中等度以上の視力障害がある場合，前眼部炎症に対しては，筋注用リンデロン®0.5mLの結膜下注射，中間部，後部炎症に対してはトリアムシノロンアセトニド（ケナコルト®）0.5mLのTenon囊下注

6. ぶどう膜

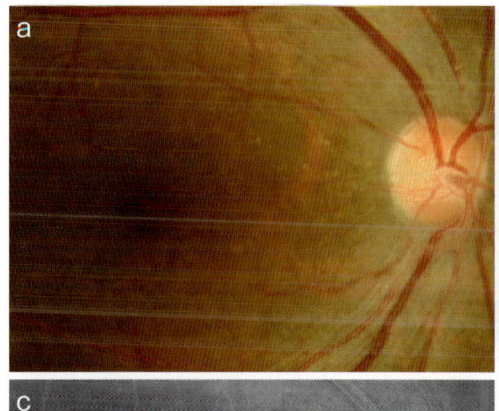

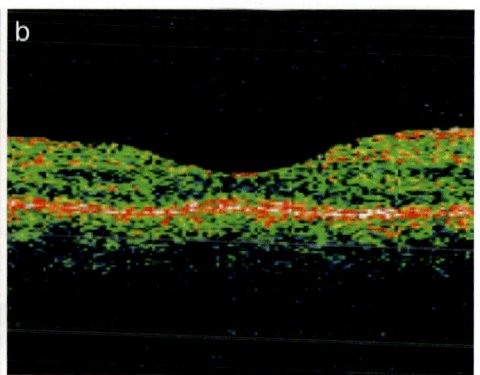

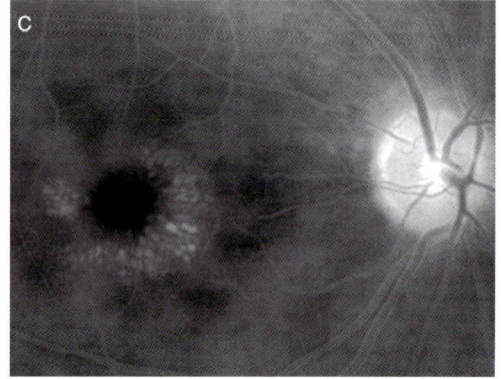

4 硝子体手術により改善した慢性囊胞様黄斑浮腫

61歳，女性，Behçet病．トリアムシノロンアセトニドのTenon囊下注射に抵抗性の慢性囊胞様黄斑浮腫．硝子体手術により改善し，検眼鏡的な黄斑部所見は正常（a）となり，OCTでも囊胞様黄斑浮腫は消失した（b）．しかし，矯正視力は0.5と不良であり，FAでは囊胞様黄斑浮腫様の色素貯留が造影後期に見られた（c）．

射を行う．単回投与で眼炎症が改善されないときは繰り返し注射する．リンデロン®結膜下注射は連日投与可能であるが，ケナコルト®Tenon囊下注射の場合は2週間あける．また，ケナコルト®粒子は反復注射によりTenon囊下に滞留するため，時にはリンデロン®0.5mLのTenon囊下注射に切り替える．リンデロン®Tenon囊下注射の場合は1週間程度で再投与可能である．

ステロイドの全身投与

ステロイドの局所注射に抵抗性の硝子体混濁，黄斑浮腫，炎症性網膜新生血管による硝子体出血に対しては，プレドニゾロン30～40mg/日を1週間投薬し，眼炎症所見の改善が見られたら，5mgずつ漸減する．しかし，Behçet病ではステロイドの全身投与がその長期予後を悪化させることが知られているため，慎重投与が必要である．

Behçet病の全身治療

Behçet病では，1回の炎症発作で不可逆性の視力障害をきたすことがあるため，早期よりコルヒチンの内服0.5～1g/日を処方することが望ましい．ステロイドの眼局所投与，コルヒチンの内服のみではコントロール不良な場合，シクロスポリン3～5mg/kg/日を処方する．しかし，シクロスポリンの副作用には神経Behçet病の誘発があり，コルヒチンとの併用はさらにその発症を促進することが知られている．このようなことから近年では，良好な治療成績が報告されているインフリキシマブ（レミケード®）がシクロスポリンを投与する前から用いられる場合も増えている．

全身所見のモニタリング

> 原因疾患の診断，全身的な活動性の評価，全身合併症，投薬による副作用のチェックが重要である．

慢性・再発性ぶどう膜炎の原因疾患の診断および全身的な活動性評価，全身合併症および投薬による副作用チェックに全身所見のモニタリングが必要である．血液・生化学検査，胸部X線，心電図のほか，問診により全身症状を把握しておく（詳

● 256

しい全身検査の内容は他項〈p.249〉を参照）．初診時に全身所見がそろわず，診断に至らない症例でも，定期的に再検査，問診を繰り返すことにより診断に至ることもある．サルコイドーシスの診断には全身検査結果，Behçet病の場合は問診による症状把握が診断に必要となる．また，Crohn病，もしくは潰瘍性大腸炎に伴う前部ぶどう膜炎のように，問診で得られた全身症状から他科の専門医による精査を必要とし，他科で診断に至る症例も見られる．

眼合併症対策

瞳孔ブロック

散瞳薬の点眼を継続していても虹彩後癒着が進行し，全周性に達すると，瞳孔ブロックによる眼圧上昇発作をきたす．原発閉塞隅角緑内障の急性発作ではレーザー虹彩切開術が施されるが，ぶどう膜炎では炎症を増悪させることが多く，レーザー孔は再度，閉塞してしまう．そのため，ぶどう膜炎眼では観血的な虹彩切除術（iridectomy）が第一選択であり，通常よりも大きく切除するのがポイントである．

続発性緑内障

基本的には原発開放隅角緑内障の治療に準ずる．ステロイド緑内障に対してはトラベクロトミーも有効である．

白内障

超音波乳化吸引術が適応であり，ぶどう膜炎が最も鎮静化しているときに行う．しかし，術後炎症の増悪，ぶどう膜炎の再燃はほぼ必発であり，術後1か月間の十分な管理と適切な処置が大切である．

囊胞様黄斑浮腫

囊胞様黄斑浮腫の診断には蛍光眼底造影およびOCTが有用であるが，視機能との相関，程度判定にはOCTのほうが優れる．治療はトリアムシノロンアセトニド0.5mLのTenon囊下注射が有効であり，単回投与で改善しない場合は数回，2週間間隔で繰り返し注射する．トリアムシノロンアセトニドのTenon囊下注射に抵抗性の囊胞様黄斑浮腫に対しては，トリアムシノロンアセトニド0.1mLの硝子体内投与，またはステロイドの内服を行う．トリアムシノロンアセトニドの硝子体内投与で最も多い副作用は眼圧上昇で，ぶどう膜炎眼では特に多い．約30～40％に見られ，その10％に対しては手術が施行されたことが報告されている[1]．そのため，適応に関しては十分なインフォームドコンセントのもと，慎重に検討すべきである．

黄斑上膜

程度評価にはOCTが有用であり，難治性囊胞様黄斑浮腫の原因であることもある．治療は硝子体切除術によるmembrane peelingで，手術侵襲が少ないsmall gage vitrectomyが好ましい．

網膜動脈瘤

高齢者のサルコイドーシス，もしくはサルコイドーシスの診断に至らなくてもサルコイドーシス様眼所見を呈するぶどう膜炎に見られる．網膜血管アーケード内，アーケード近傍の網膜動脈瘤に対しては，光凝固治療が必要である．ぶどう膜炎の非活動期に行うのが原則であるが，筆者らはこの種のぶどう膜炎に対する光凝固治療で強い眼炎症が誘発された経験はない（Behçet病に対する光凝固は禁忌）．

> **Point! 慢性・再発性ぶどう膜炎のマネジメントの基本**
>
> ぶどう膜炎の多くは，治療を継続しても増悪・寛解を繰り返し，慢性・再発性の経過をたどる．全身性免疫疾患の一症状のことも多いので，眼だけでなく全身の症状にも注意して治療する．そのためには，活動期と非活動期を正しく把握することが重要である．定期的に問診や各種検査を行い，場合によっては他科へ精査を依頼するなどして，常に眼症状と全身状態を把握して，適切な治療に結びつける．

■引用文献

1. Galor A, et al: Adverse events after intravitreal triamcinolone in patients with and without uveitis. Ophthalmology 2007; 114: 1912-1918.

6. ぶどう膜

HLA検査の適正な使用方法

澁谷悦子, 水木信久
横浜市立大学医学部眼科学教室

そもそもHLAとは何か

> HLAはほぼすべての細胞に発現しており, 自分が自分であることを示す個人の名札のようなものである.

HLAとはhuman leukocyte antigen（ヒト白血球抗原）の略である. 白血球と名がついているが, 白血球だけではなく, ヒトのほとんどすべての細胞の細胞膜表面に発現している膜結合蛋白質である. その遺伝子は第6染色体短腕（6p21.31）上にあるが, ヒト遺伝子のなかでも高度の遺伝的多型性（個人差）があり, 自分が自分であることを示す「名札」（表面マーカー）ともいえる. 免疫応答において, その「名札」で「自己（自分）」と「非自己（他人, 他生物など）」が識別されている.

T細胞は自分の名札をつけている細胞を通常攻撃することはない. しかし, その名札（HLA）がウイルスや細菌などの外来抗原を挟み込んでT細胞に指令を送った（抗原提示した）場合, T細胞はそれを除去するように免疫系を賦活する. したがって, HLAはその働きから「免疫グロブリン（Ig）」と「T細胞受容体（TcR）」と並び, 免疫における三大主要分子の一つと考えられている.

HLAはその構造と機能や抗原提示をする細胞の違いにより, HLA-クラスI抗原（主にHLA-A, -B, -C抗原）とクラスII抗原（主にHLA-DR, -DQ, -DP抗原）の2つに大別され, それぞれが細胞性免疫や液性免疫の誘導に関与している.

HLA検査の目的

> 疾患によってはHLAの型（タイプ）の違いにより発症頻度が大きく異なることがあり, 診断の補助となる.

実際の臨床現場でHLA検査を行う目的は, 大きく2つある. 一つは, 臓器移植の際の「組織適合性」を調べる場合である. 移植前にドナーとレシピエントのHLAの型（タイプ）を調べ, 互いのHLAの型を一致させることが, 拒絶反応を防ぐために重要であり, 骨髄移植や臓器移植の成功率を左右する因子となる.

もう一つは, 眼科での検査の主な目的になるが, 病気を診断する際の「補助診断」として調べる場合である. HLAは免疫応答に深くかかわっているため, HLAの型の違いにより, 疾患発症の頻度が大きく異なる場合がある. したがって, 患者のHLA型を調べることにより, その疾患に対する感受性＝「かかりやすさ」を知ることができ, 補助診断として有用なことがある.

眼科領域でのHLAと相関する疾患

> Behçet病とHLA-B51やHLA-A26, 急性前部ぶどう膜炎とHLA-B27, Vogt-小柳-原田病（以下, 原田病）や交感性眼炎とHLA-DR4の相関が重要である.

眼科領域では, ぶどう膜炎を起こす疾患などで,

有意に相関するHLA型が多数報告されており，現在も研究されている（**1**）．よく知られているものには，Behçet病のHLA-B51やHLA-A26，急性前部ぶどう膜炎（強直性脊椎炎やHLA-B27関連ぶどう膜炎）のHLA-B27，原田病や交感性眼炎のHLA-DR4などがある．

Behçet病は東洋人に多い疾患であるが，どの民族でもHLA-B51が50〜70％（日本人では60％弱）に陽性であり，健常者のHLA-B51頻度10〜30％（日本人では約15％）と比べると有意に高く，日本人でのオッズ比は7.9である．オッズ比は相対危険率ではないので厳密には異なるが，グローバルに理解するならば，HLA-B51を保有しているとBehçet病の発症率がHLA-B51を保有していない人より7.9倍高いということになる．近年，HLA-A26との相関も示唆されており，この両抗原のどちらか，または両方を保有している患者はBehçet病患者全体の約80％にも上る．

強直性脊椎炎でも，民族を超えて，HLA-B27が約90％の頻度で陽性であり，そのうち25〜40％に急性前部ぶどう膜炎が発症する．強直性脊椎炎ではオッズ比は実に144.7である．HLA-B27

Point！ なぜ，疾患とHLAの相関が人種によって異なることがあるのか

Behçet病や強直性脊椎炎のように人種に関係なく共通のHLAと相関を示すものがあるが，人種によって疾患と相関するHLAが異なることもある．これはHLAが類まれな遺伝的多型性を示し，人種によってHLAの頻度分布が大きく異なることによる．そのような場合，疾患と相関するそれぞれのHLAの遺伝子型は異なっていても，抗原と結合している部位（アグレトープ）のアミノ酸や，T細胞が認識する部位（エピトープ）のアミノ酸が同一または同じタイプであることが多い．たとえば，インスリン依存型糖尿病（IDDM）も疾患と相関するHLA-DR抗原は人種により異なるが，どの人種でも相関する各HLA-DRのβ鎖を構成する57番目のアミノ酸がアスパラギン酸以外であるという共通の性質をもっている．しかし，実際にはこのように異なる相関を示す各HLAで共通に特異的なアミノ酸部位が存在しない疾患もあり，人種により異なるHLAと相関することの理由はいまだ明確にはわかっていない．

陽性者が発症する急性前部ぶどう膜炎は「HLA-B27関連ぶどう膜炎」とよばれるが，欧米で多く見られる．一般集団におけるHLA-B27陽性者の頻度が，日本人では0.7％と少ないのに対し，欧米人では6〜8％と多いことが原因の一つと考えられる（⇒**Point！**）．

1 内眼炎（ぶどう膜炎）を起こす疾患と相関するHLA抗原およびHLAアリル

疾患	HLA型
Behçet病	B51（7.9）
サルコイドーシス	DR52（2.0〜4.1），DR5（1.9〜3.7），DR8（2.1〜2.5），DRB1*11：01（5.9），DRB1*12：01（3.5），DRB1*14：01（3.4），DRB1*08：02（5.2），DRDR3*01：01（3.1），DQA1*05：01（4.6），DQB1*03：01（3.9）
急性前部ぶどう膜炎	B27（144.7）
原田病	DRB1*04：05（46.7），DQA1*03：01（91.2），DQB1*04：01（41.3），DR4（125），DR53（53.9），DQ4（11.5）
散弾状網脈絡症	A29（白人224.4）
関節リウマチ	DR4（5.4），DRB1*04：05（3.6）
全身性エリテマトーデス	DR2（3.1），DQB1*06：02，DRB1*15：01，DRB5*01：01（3.1）
Sjögren亜症候群	DR5（5.5）
多発性硬化症	DR2（白人4.8）
強直性脊椎炎	B27（白人53〜110）
潰瘍性大腸炎	B13（8.3），B52（7.6）DR2（4.2）DPB1*09：01（6.1）
Crohn病	DR4（5.6），DR53（9.6），DQ3（6.9），DRB1*04：10（3.2），DQA1*04：01（3.1），DQB1*04：02（3.7）
乾癬　関節症性乾癬 　　　尋常性乾癬	HLA-B27 HLA-Cw6（8.5）
インスリン依存型糖尿病	DR4，DRB1*04：05（3.3），DQA1*03：01（9.7），DRβ鎖57番目が非アスパラギン酸（白人7.4）

（　）内は日本人での相対危険率，白人：白人での結果

6. ぶどう膜

　原田病や交感性眼炎患者では，ほぼ100％でHLA-DR4が陽性であるが，元来日本人にはHLA-DR4陽性者が多い（35〜40％）ため，結果の解釈には注意が必要である．

HLAの検査方法

　HLA型の解析方法には，血清学的検査法と遺伝子検査法がある．遺伝子研究の進歩に伴い，現在では患者のリンパ球から抽出したDNAを用いて行う遺伝子検査法が主流になっている．われわれの教室では，独自の研究室でPCR-Luminex法を用いて遺伝子レベルでタイピングを行っている．この方法は簡便で正確にできるため，現在主な外注企業でも導入されている．

HLAの表記法

> HLAの後ろに抗原の種類，その次の2桁に血清の型，その次の2桁に同一血清内の細分化された遺伝子型（サブタイプ）を記す．

　HLAのタイプとして表記されているアルファベットや数字には，それぞれに意味がある．

　血清型のみの表記ではHLAの後ろに抗原の種類とその血清型の番号を記す．たとえば，Behçet病で多くみられるHLA-B51はHLAのB抗原の51番目の血清型という意味である．しかし，血清型で同一抗原であっても遺伝子レベルではさらに細分化され，多くの対立遺伝子（アリル：サブタイプ）に分けられる．

　遺伝子型の表記（アミノ酸変異のあるものまでの分類）では，各抗原のアルファベットの右肩にアスタリスク（*）を付記し，その後ろに4桁の数字が記載される．前の2桁は血清型を示し，次の2桁で遺伝子レベルでのアミノ酸配列の違いによる亜型（サブタイプ）を示す．遺伝子レベルでの亜型は，近年多くのタイプが発見され，2桁の数字では収まらなくなった．そのため，2010年4月より前2桁の血清型の後ろに「：」を付記し，その後方に遺伝子型（アミノ酸変異のあるもの）の数字（2〜3桁）を記載することになった．たとえば，Behçet病で多くみられるHLA-B*51：01はHLA-B抗原の51という血清型のなかの1（01）番目に見つかった対立遺伝子という意味である．ちなみに，HLA-B51抗原には現在，遺伝子レベルで70個（HLA-B*51：01〜HLA-B*51：70），HLA-B27抗原では50個（HLA-B*27：01〜HLA-B*27：50），HLA-DR4抗原では78個（HLA-DRB1*04：01〜HLA-DRB1*04：78）の対立遺伝子（アリル：サブタイプ）が存在しており，年々その数は増えている．

　このようにHLAに類まれな高度な遺伝的多型性（個人差）が存在するのは，変遷する自然環境や疾病に対して，誰かは生き残れるようにして，人類がその種を維持する（絶滅しない）ためにとった戦略（免疫系の進化）と考えられる．

HLA検査の感度，特異度

> HLA検査の結果の解釈には十分注意が必要である．

　感度とは簡単にいうと陽性者を正しく陽性とする率であり，特異度とは陰性者を正しく陰性とする率である．したがって，Behçet病とHLA-B51で考えるならば，Behçet病患者（有病者）をHLA-B51が正しく陽性とする率，すなわち患者群に占めるHLA-B51陽性頻度（世界的には50〜70％，日本人では60％弱）が感度である．一方，健常者（無病者）をHLA-B51が正しく陰性とする率，すなわち健常群に占めるHLA-B51陰性頻度（世界的には70〜90％，日本人では約85％）が特異度となる．同様に，日本人において，強直性脊椎炎ではHLA-B27は感度90％，特異度99.3％であり，原田病や交感性眼炎ではHLA-DR4は感度約100％，特異度60〜65％である．検査としては結構よい数字である．

　しかし，注意しなくてはいけないのは，患者群

と健常群の人数が全然違うということである．Behçet病で考えるならば，患者数は2万人そこそこである．一方，健常者は日本人を1億2,800万人とすると患者数を引いて1億2,798万人で，患者数は有効数字の外（誤差の範囲内）になる．したがって，HLA-B51がBehçet病患者群で60％存在する（感度60％）としても，その患者数は1.2万人程度であるが，健常者にはHLA-B51陽性者は実に2,000万人も存在する（特異度は85％なので健常者におけるHLA-B51陰性者は約1億1万人存在）．したがって，2,000万人のHLA-B51陽性者の中でBehçet病を罹患している人は1.2万人程度であり，HLA-B51陽性者の1,700～1,800人に1人の割合である．

原田病も同様で，HLA-DR4が感度100％といっても，患者数は数千人程度で，それに対し，HLA-DR4陽性者は日本人で実に4,500万人以上に上り，HLA-DR4陽性のほとんどは原田病を発症していない．したがって，HLA検査は，疾患特有の抗原を保有していてもそれ自体で確定診断をすることはできず，診断の参考にする程度であることを十分理解していなくてはならない．

どのようなときにHLA検査を行うか

HLA検査は一部のぶどう膜炎の診断の補助として行うことがある．

前述したようにHLA検査の結果の解釈には十分注意が必要である．疾患特有のHLAが陽性だからといって必ずその疾患を発症するわけではなく（むしろ発症しないほうが圧倒的に多く），逆に陰性だからといって絶対に発症しないとはいえない．また，現在，保険適用されていない検査であり，やたらに行うことはできない．しかし，疾患と強い相関（統計学的有意差やオッズ比）を示す検査項目は，一部のぶどう膜炎の診断の補助として有効である．また，HLAは患者からの血液採取のみで調べられ，何より患者の侵襲が少なくできる検査であるため，眼所見や症状から疑われる疾患の原因検索の際には，診断の裏づけや補助として十分に活用できる．われわれは下記のような場合にHLA検査を行っている．

前房蓄膿を伴うぶどう膜炎

前房蓄膿を診たらHLA検査を考える．

前房蓄膿を生じるぶどう膜炎は限られており，Behçet病，急性前部ぶどう膜炎，強直性脊椎炎，Reiter症候群，乾癬（特に乾癬性関節炎），糖尿病虹彩炎，潰瘍性大腸炎，Crohn病，ヘルペス性虹彩毛様体炎，感染性眼内炎，仮面症候群などがある．これらの疾患は，全身所見や眼底所見の有無が鑑別診断に重要である．また，これらの多くは特別なHLAのタイプと強く相関（**1**）しているため，HLA検査も鑑別診断の補助として有効である．前房蓄膿を伴うぶどう膜炎では，われわれはほとんどHLA検査を行っている．他科より診断が確定している場合も，確認，裏づけなどの理由で行うことも多い．ヘルペス性虹彩毛様体炎でも炎症が強い場合，前房蓄膿を生じることがあり，ヘルペス性が強く疑われる場合は前房水のPCRも行う．

Behçet病

Behçet病が疑われる場合はHLA検査を行う．

Behçet病には特異的な検査所見はなく，症状の組み合わせにより診断がなされる．フルオレセイン蛍光眼底造影検査（FA）で両眼性のシダ状蛍光漏出が見られ，Behçet病が疑わしくても，眼外症状がそろわず診断がつかないことも多い．Behçet病は，他のぶどう膜炎と比べて予後が悪く，重篤な視覚障害を残すこともあるため，診断の補助となる検査はできる限り行うようにしてよいと考えている．前房蓄膿がある場合はもちろんであるが，前房蓄膿を生じていなくても眼底所見や眼外症状からBehçet病が疑われる場合は，わ

れわれは，検査に同意が得られない患者以外はほぼ全例でHLA検査を行っている．症状から診断が確定的であっても，確認の意味で行うことが多い．

Vogt-小柳-原田病

> 原田病ではFAや髄液検査などで診断が確定できない場合に行う．

　原田病は典型的な後極部多発性の漿液性網膜剝離を呈する場合，眼底検査やFAにより診断は容易である．また，髄液検査で単核球の細胞増多が認められれば診断は確定的である．しかし，髄液検査の陽性率は100％ではなく（90％程度），眼底所見もAPMPPEやMPPEなどの網膜色素上皮症や後部強膜炎などとの鑑別が困難な場合がある．また，典型的な後極部の多発性漿液性網膜剝離を呈さず，乳頭発赤や浮腫のみの乳頭型では，さらに診断に苦慮することがある．このような場合，HLA検査を行い，HLA-DR4がなければ，原田病はまず否定的と考えている．しかし，HLA-DR4は日本人の35〜40％で陽性であるため，HLA-DR4が陽性であったとしても原田病と確定診断することはできない．

その他のぶどう膜炎を起こす疾患

> サルコイドーシス，関節リウマチ，全身性エリテマトーデスなどの膠原病では特別な場合を除き，一般的には行わない．

　HLA検査は，前房蓄膿を伴うぶどう膜炎の鑑別診断，Behçet病，一部の原田病患者で行うが，その他のぶどう膜炎では，研究目的など特別な場合以外で臨床検査として一般に行うことはない．

　　　　＊　　　＊　　　＊

　このようにHLA検査は，一部のぶどう膜炎の診断の補助として有用である．しかし，現在，保険適用されていないため，われわれの教室では教室の研究費を使って自分たちでタイピングしている．一般の施設では，外注検査に依頼して行ってもらうのが現実的であろう．独自に行っても試薬代などの実費は安価とはいえず，外注ではさらに相当額の負担になってしまう．現在先進医療として申請されているが，実際に補助が下りるのは厳しいかもしれない．今後も疾患を選んで検査を行っていく必要があると思われる．

Vogt-小柳-原田病と多発性後極部網膜色素上皮症の蛍光眼底造影における鑑別ポイント

髙橋寛二
関西医科大学眼科学教室

> 眼底所見は同じ眼底後極部の漿液性網膜剝離．

　Vogt-小柳-原田病（以下，原田病）と多発性後極部網膜色素上皮症（multifocal posterior pigment epitheliopathy：MPPE）はともに眼底後極部の広範囲の高度の漿液性網膜剝離をきたす疾患である．フルオレセイン蛍光眼底造影（FA）を見る前に，眼底所見である程度の鑑別をつけておくことは非常に重要である．

　鑑別点は，①視神経乳頭の充血の有無，②網膜剝離の形態，③網膜下滲出斑（網膜下フィブリン），④脈絡膜皺襞，⑤両眼性か片眼性か，である．原田病では視神経乳頭の充血が見られるが，MPPEでは見られない．原田病では網膜剝離は視神経乳頭周囲にクローバー状に多房性に見られるが，MPPEでは決まった形態はない．原田病では網膜下滲出斑は少量であるが，MPPEではドーナツ状の網膜下灰白色滲出斑（フィブリン）の沈着が多く見られる．原田病では脈絡膜に強い肥厚が起こるため脈絡膜皺襞を生じやすいがMPPEでは見られない．原田病はほぼ100％両眼性で，しかも僚眼も類似の眼底所見を示すが，MPPEでは両眼性の率は原田病より低く，両眼性であっても眼底所見に左右差が見られることが多い．

> FAでは蛍光漏出の仕方が異なる．原田病は緩慢，MPPEは急速．

　原田病とMPPEのFAにおける鑑別点は造影時期に分けて考えるのがよい．

　原田病では造影早期には蛍光漏出点が明瞭な過蛍光点として観察できず，多房性の網膜剝離の領域内に微細な過蛍光点が散在して見られることが多い．この蛍光漏出点は必ずしも網膜剝離の領域の中央に存在するわけではない（**1**）．これに対してMPPEでは必ずピンポイント状の明瞭な過蛍光点が造影早期に見られ，しかもその漏出点はドーナツ状滲出斑の中央の透明部で網膜剝離の中央部近くに見られることが多い．MPPEの慢性化症例では顆粒状過蛍光を示す網膜色素上皮の変性領域が漏出点付近に見られることが多い（**2**）．

　造影中期～後期には，原田病では微細な漏出点から網膜下へ緩慢な漏出が進み，造影3～4分以降に網膜剝離の領域全体が円形～卵円形の淡いクローバー状過蛍光を示す（**1**）．これに対して，MPPEでは造影時間とともに急速にしかも旺盛に網膜下への蛍光漏出が進む．しかもこの漏出形態は噴出型か円形拡大型であることが多い（**2**）．これらの特徴は両疾患に一定の傾向として見られ，鑑別に重要である．しかし，時に原田病でもMPPE様に急速な網膜下蛍光漏出が見られることがある．

　もう一つの重要な鑑別点は視神経乳頭所見であり，原田病では視神経乳頭が造影後期に過蛍光を示すことが多いが，MPPEでは見られない．

> FA所見は病態の違いによる．鑑別困難な例ではインドシアニングリーン蛍光眼底造影（IA）で決まり！

　このようなFA所見の違いは，原田病が脈絡膜全

6. ぶどう膜

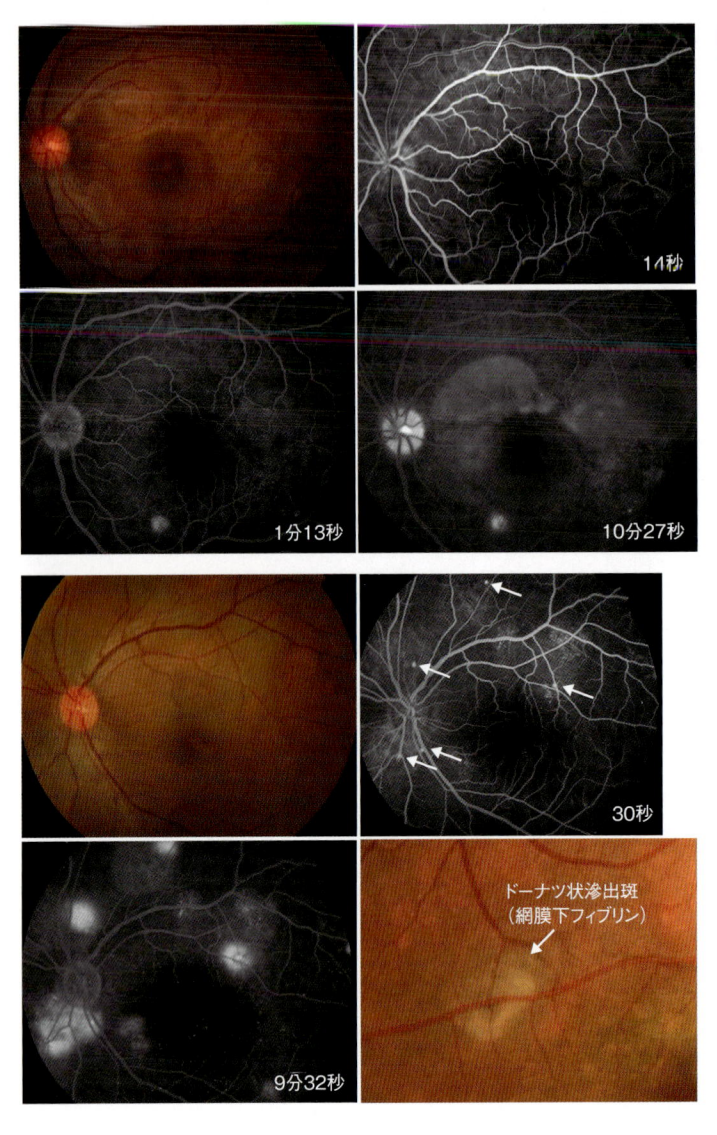

1 原田病の眼底とFA所見

眼底後極部のクローバー状網膜剥離を示す．FAでは造影早期の蛍光漏出点は不明瞭であるが，造影後期には網膜下への緩慢な蛍光漏出から蛍光貯留を示す．

14秒

1分13秒　　10分27秒

2 MPPEの眼底とFA所見

眼底後極部には網膜色素上皮の変性領域が散在している．FAでは造影早期に明瞭なピンポイント状の蛍光漏出点（⇒）が見られ，網膜下への漏出は急速で旺盛である．漏出点は通常，ドーナツ状滲出斑の中央の透明部に見られる．

30秒

9分32秒

ドーナツ状滲出斑（網膜下フィブリン）

域に発生するびまん性肉芽腫とよばれる病変であるのに対して，MPPEの脈絡膜血管透過性亢進が眼底全域に均一ではなく限局性に発生しており，強い部位と軽い部位があることに起因していると考えられる．

　近年，われわれの施設では原田病に髄液検査を行う頻度は低くなっている．これは，他疾患との鑑別にIAが非常に有用であるためで，確定診断の決め手に用いる場合が多い（⇒**Point!**）．すなわち，原田病では，著明な脈絡膜肥厚をきたすほど大量に浸潤した炎症細胞（類上皮細胞，リンパ球）の浸潤によって脈絡膜血管が圧排されて脈絡

Point! 原田病とMPPEの鑑別

どちらも眼底後極部の漿液性網膜剥離をきたすが，FAでは，蛍光漏出点の形態と漏出速度で判断できる．IAでは特に鑑別困難な例でもそれぞれ特徴的な所見が見られるので鑑別は容易である．

膜循環が全体として低下するため，IA早期には眼底全域における脈絡膜充盈遅延による低蛍光が強く，脈絡膜細血管の見え方が不鮮明であるという特徴的な所見を示すからである．

　原田病ではIA後期の所見として，斑状低蛍光や網膜下蛍光漏出が約半数に，網膜剥離に一致し

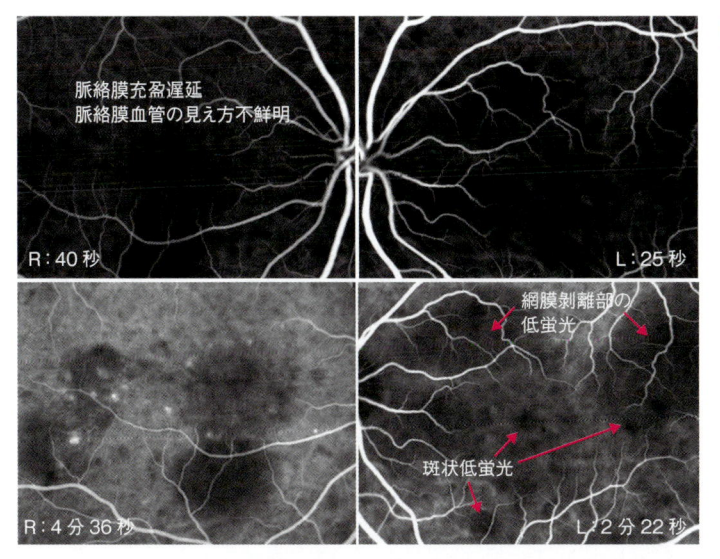

3 原田病のIA所見(1と同一症例)

IA早期には脈絡膜血管への造影剤の充盈遅延による著明なびまん性低蛍光と脈絡膜血管の見え方不鮮明が顕著でしかも両眼性である．造影中～後期には斑状低蛍光や網膜下への蛍光漏出が見られる．

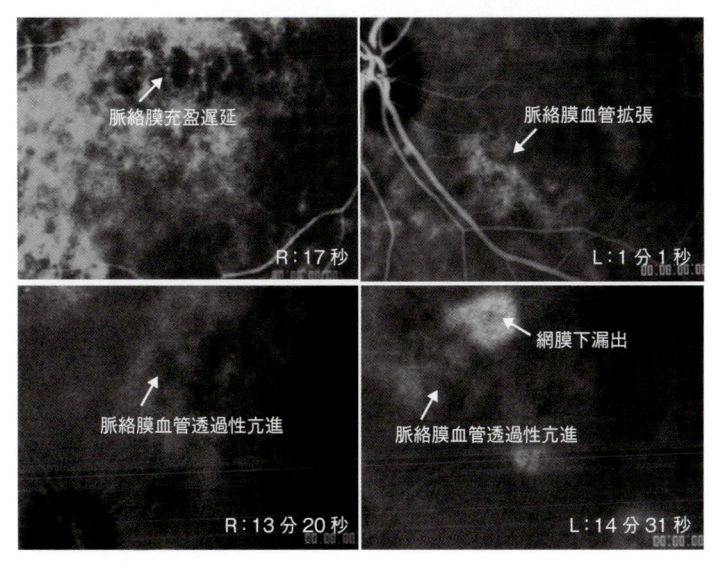

(画像ラベル：脈絡膜充盈遅延／脈絡膜血管の見え方不鮮明／R:40秒／L:25秒／網膜剝離部の低蛍光／斑状低蛍光／R:4分36秒／L:2分22秒)

4 MPPEのIA所見(2と同一症例)

IA早期の充盈遅延は限局性で脈絡膜血管は明瞭に造影される．脈絡膜血管拡張，脈絡膜血管透過性亢進によるびまん性過蛍光が特徴的である．

(画像ラベル：脈絡膜充盈遅延／脈絡膜血管拡張／R:17秒／L:1分1秒／脈絡膜血管透過性亢進／網膜下漏出／脈絡膜血管透過性亢進／R:13分20秒／L:14分31秒)

た低蛍光が2割に見られる（**3**）．これに対して，MPPEではIA早期の充盈遅延は限局性であり，低蛍光は局所的である．脈絡膜血管拡張所見が約半数に見られ，最も特徴的な脈絡膜血管透過性亢進による脈絡膜のびまん性過蛍光が9割以上と高率に見られる（**4**）．この両者のIA所見の違いは非常に明瞭であるので，鑑別困難な症例ではIAができる施設に患者を紹介する必要がある．

6. ぶどう膜

サルコイドーシスの診断基準が変わった：診断には検査を反復施行することが重要である

石原麻美
横浜市立大学医学部眼科学教室

新サルコイドーシス診断基準：組織診断法，臨床診断法の改訂

　サルコイドーシスは近年増加しているといわれ，ぶどう膜炎（内眼炎）の原因別疾患統計で1位を占める．一方，原因不明のぶどう膜炎のなかではサルコイドーシス疑いの肉芽腫性ぶどう膜炎が最も多く，診断のつきにくい疾患であることが知られている．サルコイドーシスの診断の基本は，①非乾酪性類上皮細胞肉芽腫を確認すること，②各臓器に特徴的な臨床所見を認めること，③サルコイドーシスに頻度の高い全身検査所見を認めること，である．これを踏まえ，2006年にサルコイドーシスの診断基準の改訂が行われ，『サルコイドーシス診断基準と診断の手引き-2006』が策定された（**1**，**2**）[1]．

> サルコイドーシスの診断には2臓器以上のサルコイドーシス病変が必要である．

　今回の改訂では，"サルコイドーシスは全身性多臓器疾患である"ということに重点が置かれ，"2臓器以上にサルコイドーシス病変"が見られなければ診断できないことになった．それに伴い，組織診断や臨床診断法（**1**）および各臓器別の『診断の手引き』が変わった．サルコイドーシスを強く示唆する眼病変（**2**）では，改訂前に比べて各項目の特異度が高くなり，6項目中2項目以上陽性ならば"サルコイドーシス眼病変"を強く疑うことになった．また，"サルコイドーシス呼吸器系病変"を強く示唆する根拠として「両側肺門リンパ節腫脹（bilateral hilar lymphadenopathy：BHL）」を認めることが重要となった（**2**）．

> 組織診断＝眼病変＋他臓器で肉芽腫

　組織診断法は3通りある．1臓器に組織学的に非乾酪性類上皮細胞肉芽腫を認め，かつ，①他の臓器に肉芽腫を認める，②他の臓器で「サルコイドーシス病変を強く示唆する臨床所見」（各臓器別の『診断の手引き』参照）がある，③①に示す検査所見6項目中2項目以上を認める，のいずれかを満たす場合（**1**）である．眼科で診断をつける場合，「サルコイドーシスを強く示唆する眼病変（**2**）＋他臓器（肺，皮膚など）の肉芽腫」で組織診断群となるのは改訂前と変わらない．しかし，2臓器以上にサルコイドーシス病変がないと診断できないため，たとえ手術時の標本より眼内から肉芽腫が証明されても，他臓器病変があるか，または検査所見を満たさなければ組織診断にならないので，注意が必要である．

> 臨床診断＝眼病変＋もう1臓器の病変＋検査所見で2項目以上陽性

　臨床診断は，「2臓器以上のサルコイドーシスを強く示唆する病変＋検査所見6項目中2項目以上陽性（**1**）」の場合である．眼科で診断をつける場合は，サルコイドーシスを強く示唆する眼病変（**2**）のほかに，呼吸器系病変や心病変などの他臓器の病変があることが必要である．改訂前のように，サルコイ

6. ぶどう膜

1 サルコイドーシス診断基準と診断の手引きー2006

サルコイドーシスの診断は組織診断群と臨床診断群に分け下記の基準に従って診断する.

1. 組織診断群	一臓器に組織学的に非乾酪性類上皮細胞肉芽腫を認め，かつ，下記 1）～3）のいずれかの所見がみられる場合を組織診断群とする. 1）他の臓器に非乾酪性類上皮細胞肉芽腫を認める. 2）他の臓器で「サルコイドーシス病変を強く示唆する臨床所見」（診断の手引き参照）がある. 3）検査所見6項目中2項目以上を認める.
2. 臨床診断群	組織学的に非乾酪性類上皮細胞肉芽腫は証明されていないが，2つ以上の臓器において「サルコイドーシス病変を強く示唆する臨床所見」（診断の手引き参照）に相当する所見があり，かつ全身反応を示す検査所見6項目中2項目以上を認めた場合を臨床診断群とする.
3. 全身反応を示す検査所見	1. 両側肺門リンパ節腫脹 2. 血清 ACE 活性高値 3. ツベルクリン反応陰性 4. Gallium-67 citrate シンチグラムにおける著明な集積所見 5. 気管支肺胞洗浄検査でリンパ球数増加および CD4/CD8 比高値 6. 血清あるいは尿中カルシウム高値
4. 除外診断	他疾患を十分に除外することが必要である. 除外項目については「診断の手引き」の記載を参照し検討する.

2 眼病変を強く示唆する臨床所見（眼病変の診断の手引き）

1. 肉芽腫性前部ぶどう膜炎（豚脂様角膜後面沈着物，虹彩結節）
2. 隅角結節またはテント状周辺虹彩前癒着
3. 塊状硝子体混濁（雪玉状，数珠状）
4. 網膜血管周囲炎（主に静脈）および血管周囲結節
5. 多発するロウ様網脈絡膜滲出斑または光凝固斑様の網脈絡膜萎縮病巣
6. 視神経乳頭肉芽腫または脈絡膜肉芽腫

その他参考になる眼病変	角結膜乾燥症, 上強膜炎・強膜炎, 涙腺腫脹, 眼瞼腫脹, 顔面神経麻痺
除外診断	結核, ヘルペス性ぶどう膜炎, HTLV-1 関連ぶどう膜炎, Posner-Schlossman 症候群, Behçet 病, 眼内悪性リンパ腫などを除外する
参考）呼吸器系病変を強く示唆する臨床所見	1）両側肺門リンパ節腫脹（BHL）を認める場合　2）両側肺門リンパ節腫脹（BHL）は認めないが, 以下の胸部画像・気管支鏡所見のいずれかの所見を認める場合（以下, 省略）

ドーシスを疑う眼病変に検査所見を満たすだけでは臨床診断はつかないので要注意である.

> 新診断基準では検査所見項目に両側肺門リンパ節腫脹（BHL）が入った.

　全身検査所見では，旧診断基準から「γ-グロブリン上昇」と「血清リゾチーム上昇」が削除され，「BHL」と「血清あるいは尿中Ca高値」が追加となり，6項目中2項目以上を満たせばよいことになった（1）. 厳密には，BHLとは単純胸部X線写真で検出されるものをさす. サルコイドーシス組織診断群516例の検査所見の陽性率は, BHLが66.3%, ACE上昇が49.8%, ツベルクリン反応（ツ反）陰性が69.2%, Gallium-67 citrate シンチグラム（Gaシンチ）での集積が82.2%, BAL陽性（リンパ球比率とCD4/CD8比のどちらか一方が異常）が86.0%であることが報告されている[2]. 一方, 高カルシウム血症が見られることは少なく, 数%である.

> 眼科ではBHLがあれば臨床診断をつけやすい.

　BHLは全身検査所見の一つである（1）が,

同時にサルコイドーシスを示唆する呼吸器系病変でもあるので（❷），BHLともう一つ（ACE上昇，ツ反陰性など）検査所見を満たせば，「眼病変＋呼吸器系病変＋検査所見2項目以上陽性」となり，容易に臨床診断がつくようになった．筆者らの検討では，旧診断基準で診断がつかなかった「サルコイドーシス疑い例」のうち，BHLのある（BHL陽性）症例の一部に新たに臨床診断がつき，「臨床診断群」は1.5倍に増加した[3]．BHLとツ反陰性，あるいはGaシンチでの集積との組み合わせで臨床診断がつく症例が多かった．また，旧診断基準の「ACE上昇かつ反陰性のどちらかを含む」という縛りがなくなったことも，診断率向上に寄与していると考えられる．

> 眼病変のみでBHL陰性例は全身検査所見の陽性率が低い．

筆者らの検討では，「BHLのない（BHL陰性）のサルコイドーシス疑い例」の4割が全身検査をしても陽性所見がなく，平均陽性項目数は1.5であった．しかし，「臨床診断群」では検査所見3項目以上陽性である症例が8割近くあり，平均陽性項目数は3.5であった．このことから，「BHL陰性のサルコイドーシス疑い例」は全身検査所見が乏しいことが特徴であり，だからこそ診断がつかないといえる．

一方，組織診断群516例[2]のうちBHL陰性例（病期0）は150例あり，その9割が眼症状からサルコイドーシスを疑われて精査が行われたものの，肺病変がないため生検により組織学的に肉芽腫を証明した症例である．これらの症例の平均陽性項目数は2.7と低く，ツ反陰性は64.0％，ACE上昇は30.0％，Gaシンチでの集積は56.7％，BAL陽性は79.3％であった．BHL陰性例ではACE上昇例が少なく，Gaシンチでの集積の頻度も高くないことがわかる．BALはBHL陰性例では陽性率が高く，実は非常に有用な検査であるが，身体的負担から眼科の患者での施行率は低く，眼科では診断に有用な検査とは言いがたい．

> 新診断基準の問題点：BHL陰性例では臨床診断はつけにくく，このような症例の診断には結局生検が必要である．

また，たとえBAL，Gaシンチ，ツ反，ACEなどのうち2つ以上の検査が陽性であっても，呼吸器系病変を強く示唆する所見であるBHLがない場合は，別の臓器病変を示唆する所見（たとえば心病変や，筋病変など）の証明も難しいことが多く，臨床診断がつかない場合が多い．そこでサルコイドーシスと診断するためには，肺，リンパ節，皮膚などの生検によりもう1臓器のサルコイドーシス病変を証明することが必要になる．

全身検査の反復施行とサルコイドーシスの診断

サルコイドーシスは疾患の性格上診断をつけにくい疾患であるが，それでも診断基準の改訂により，一部の症例では臨床診断がつきやすくなっている．われわれ眼科医は，一度の精査ではサルコイドーシスの診断がつかなくても，治療を行いながら診断をつける努力を続けることが大切である．実際，数年後に診断がつく症例も少なくない．10年後に診断がついた症例もある．

BHL陰性例はACE上昇およびGaシンチでの集積の頻度が高くないが，BHL陽性例では陽性頻度が有意に高くなる．一方，ツ反陰性の頻度には差はないことが報告されている[2]．そこで，ツ反は何度も施行する必要はないが，定期的な血液検査（血清ACE，血清Ca）と，半年〜1年に1回程度の胸部画像検査（Gaシンチは必要に応じて）を施行することには意義がある．特に，眼所見が悪化したとき，眼外症状が出現したとき，患者が新たな全身症状を訴えたときなどは検査をオーダーすべきである（⇒**Point!**）．また，ステロイドを内服してしまうと検査所見が正常化するため，内服終了後数か月たってからの再検査がよい．

3 症例の検査所見の推移

	2005年4月	2006年10月	2007年5月	2008年3月	2008年9月
ACE値 (8.3～21.4 IU/L)	正常	正常	正常	上昇（22.4IU/L）	上昇（28.1IU/L）
血清Ca値 (8.8～10.1mg/dL)	正常	正常	正常	正常	正常
胸部X線写真	異常なし	異常なし	異常なし	BHL	BHL
胸部CT	未検	未検	縦隔リンパ節腫大 肺野病変（粒状影）	縦郭リンパ節腫大 肺野病変（粒状影）	未検
Gaシンチ	未検	未検	縦隔、肺門、左腋下、 左下腿に異常集積	未検	未検
		↑ 眼所見悪化	↑ 下腿部皮膚生検	↑ 眼所見悪化	

> 全身検査を繰り返すことで数年後に臨床診断がつく症例がある．

生検では肉芽腫は証明できなかったが，全身検査を繰り返すことによって臨床診断が確定した症例を提示する（**3**）．

症例：56歳，女性．

現病歴：2004年夏より両眼の霧視出現．某大学病院でサルコイドーシスは考えにくいと言われ，精査希望で当大学病院を受診した．

初診時現症：2005年4月の当科初診時，矯正視力は右眼（1.0）左眼（1.0），眼圧は左右とも16mmHgであった．両眼とも前眼部に炎症はなく，両隅角にテント状周辺虹彩前癒着（peripheral anterior synechia：PAS）がみられたが，隅角結節はなかった．両眼にびまん性および雪玉状硝子体混濁が観察され，両眼眼底には下方を中心に網脈絡膜滲出斑，網膜静脈周囲炎が見られた．蛍光眼底造影にて，両眼に網膜静脈，毛細血管からの蛍光漏出が見られ，左眼では視神経乳頭の過蛍光と軽い嚢胞性黄斑浮腫が見られた．

初診時検査所見：ツ反陰性，血清ACE（17.7 IU/L：基準値8.3～21.4）および血清Ca（9.3mg/dL：基準値8.8～10.1）は正常，胸部X線写真（1

Point! なぜ検査を繰り返すと診断がつきやすくなるのか？

眼所見悪化時には肺病変が顕著化する場合があり，患者もそういうときに胸部画像検査を勧めると承諾してくれることが多い．その場合，胸部X線写真や胸部CTだけでなく，Gaシンチも撮り直してみることを勧める．Gaシンチは BHL 陰性例（病期0）では57％の陽性率であるが，BHL 陽性例（病期1、2）では93～96％もの陽性率であるからである．また，肺病変部（肉芽腫）から産生される ACE は，BHL 陰性例では30％の陽性率であるが，BHL 陽性例では57～67％が陽性となるので，BHL 出現時にはぜひ測定すべきである．高カルシウム血症は，肉芽腫が活性化ビタミン D を産生することによる Ca 代謝異常により引き起こされるため，疾患活動性の高い場合や，病変が広範囲の場合に起こりやすい．経過中に腎機能が悪化した場合には，Ca のチェックが必要となる．また，高カルシウム血症より先に高カルシウム尿症が出現するとされており，経過中30～40％以上の症例に見られるため，入院精査時には尿中 Ca（24時間尿中 Ca 排泄量）の測定をするとよい．

回目）では異常所見はなかった．胸部CT，Gaシンチは前医で施行していたため，希望しなかった．

経過：眼所見では**2**の6項目中4項目を満たすが，診断基準に合う全身検査所見（**1**）が得られなかった．ステロイド点眼で経過を見ていたが，2006年10月左眼の硝子体混濁，網膜静脈周囲炎と嚢胞性黄斑浮腫の増悪のため，矯正視力が（0.5）と低下し，ケナコルト®の後部Tenon嚢下注射を

6. ぶどう膜

行った．胸部X線写真（2回目）を撮ったが所見はなく，胸部CT（1回目）にて縦隔リンパ節腫大と左肺上葉に粒状影が認められた．血清ACEおよび血清Caは正常であった．

その後，眼炎症は落ち着いていたが，2007年5月に定期検査として胸部X線写真（3回目）を撮ったが異常所見は見られず，胸部CT（2回目）所見も前回と変わらなかった．血清ACEおよび血清Caは正常であった．Gaシンチ（1回目）では，縦隔・肺門に加え，左腋窩および左下腿に異常集積が見られたため，左下腿の皮膚生検を行った．しかし，類上皮細胞肉芽腫は認められなかった．

2008年3月より左眼前眼部に肉芽腫性炎症が出現した．硝子体混濁および網脈絡膜炎の増悪，黄斑上膜と後嚢下白内障のため，左矯正視力は0.3となった．血清ACEは22.4 IU/Lと上昇し，胸部X線写真（4回目）で初めてBHLが見られた．半年後の検査では，血清ACEは28.1 IU/Lとさらに上昇し，胸部X線写真上（5回目）BHLもやや増大した．左眼矯正視力はさらに低下し，（0.15）となった．

> **生検の反復で診断がつくこともある．**

組織診断群では，TBLB陰性であったが，経過中に皮膚病変が見られたため生検し，肉芽腫が証明できた例を数例経験している．また，肺病変の悪化時に施行した2回目のTBLB（1回目はTBLB陰性）で肉芽腫が証明できた症例，TBLBが陰性で，Gaシンチで集積のあった筋肉部を生検したら組織診断がついた症例などがあり，新たな臓器病変が出現した際には，生検を再度行うことで診断がつく症例もある．

■引用文献

1. 日本サルコイドーシス／肉芽腫性疾患学会誌：サルコイドーシスの診断基準と診断の手引き-2006．日サ会誌　2007; 22: 89-101．
2. 四十坊典靖，ほか：類上皮細胞肉芽腫を証明したサルコイドーシス516例における各種検査所見の解析．日サ会誌　2007; 27: 29-35．
3. 澁谷悦子，ほか：サルコイドーシス新診断基準の評価．眼臨紀　2008; 1: 434-439．

ぶどう膜炎における血液検査オーダー(ぶどう膜炎セット)のポイント

岩橋千春[1],大黒伸行[2]
[1] 大阪労災病院眼科, [2] 大阪厚生年金病院眼科

鑑別診断のためのぶどう膜炎セット

> 全身疾患の一部であるぶどう膜炎では眼所見のみからの診断は難しく,血液検査が必須である.

　ぶどう膜炎は虹彩,毛様体,脈絡膜に生じる炎症であり,なんらかの病原体自体による感染性ぶどう膜炎,病原体に対する宿主の反応やその他の自己免疫学的機序によって生じる免疫反応の結果としてのぶどう膜炎,さらに腫瘍性病変に随伴するぶどう膜炎など多岐にわたっている.それぞれの疾患に特徴的な眼所見はあるものの決して1対1対応ではなく,また非特異的所見しか呈さないぶどう膜炎が大多数を占める.すなわち,ぶどう膜炎診療において眼所見のみで疾患を一つに絞り込めることはまれであり,鑑別診断の意味でも全身検査は不可欠である(⇒**Point!**).

　そこで,大阪大学眼炎症外来ではぶどう膜炎診断を網羅的に行う必要最小限の検査を「ぶどう膜炎セット」として施行してきた[1].以下にそのうちの血液検査について紹介する.なお,われわれは血液検査以外にツベルクリン反応,胸部X線なども適宜セットとして施行している.初診時にルーチンで行っている血液検査項目を**1**に示す.

　追加検査として以下のことを行っている.
・症例の背景よりHIVを疑った際には患者の同意を得たうえで抗体検査を行う.
・感染性ぶどう膜炎が疑われる場合には,トキソプラズマやトキソカラ幼虫抗原などに対する血清抗体検査も状況に応じて追加する.
・真菌感染が疑われる場合には,血中 β-D-グルカンを調べる.

ぶどう膜炎セットの結果の解釈

> ぶどう膜炎セットの一項目の検査結果だけでなく,臨床所見に照らし合わせ整合性を考え論理的診断を心がける.

　ぶどう膜炎では起炎物質あるいは起炎物質に対する抗体,炎症関連因子などは発症後1〜2週間をピークとして血中から消えてしまうことが多く,ぶどう膜炎セットの結果の解釈においては,どのような病勢のときに検査を行ったか,前医ですでにステロイド治療が行われていたかなどの背景を踏まえて,臨床所見と照らし合わせて病状を考えることが重要である.

　また,検査データから考えられる診断と臨床所見が一致しない場合には,検査結果に飛びつかず,すべての整合性が合う答えを考える習慣をつける

1 ぶどう膜炎スクリーニングセット(血液検査)

① 末梢血液検査
② AST, ALT, Cr
③ CRP
④ 抗核抗体(ANA), RF
⑤ IgE
⑥ TP抗体, PRP抗体, ATLA
⑦ ACE
⑧ 血糖

6. ぶどう膜

ことが重要である．以下に，**1**に示した各項目が異常値を示した場合に積極的に疑うべき疾患や，考慮すべき追加検査などを紹介する．

末梢血液検査

- リンパ球の増加は結核，梅毒，ウイルス感染などを疑う．
- リンパ球の著しい減少はHIV感染が疑われるため，CD4陽性T細胞数の追加検査が望ましい．
- 好酸球の増多はトキソカラなどの寄生虫感染が疑われる．血清抗体検索が未施行の場合には血清抗体を検索する．

肝機能・腎機能

- 明らかな肝障害，腎障害の除外目的の検査である．また，ぶどう膜炎ではステロイド治療が必要となることも多いため，治療前の全身スクリーニングとしても有用である．
- 小児の尿細管間質性腎炎ぶどう膜炎症候群（tubulo interstitial nephritis and uveitis：TIUN症候群）ではBUN，クレアチニン値の上昇がみられる．TIUN症候群では尿中β_2ミクログロブリンの上昇がみられるため，尿の詳細な検査を追加する．

CRP

- Behçet病，膠原病，TIUN症候群，細菌感染などで高値を示すが，炎症性疾患では高値であることが多く，スクリーニングというよりは炎症のマーカーとしての意味合いが強い．
- CRPが10以上のときには内因性感染症（主として細菌感染）など全身に強い炎症病巣の存在を疑うべきである．急性前部ぶどう膜炎のような激しい炎症であっても眼に限局したものではCRPが10以上を示すことはきわめてまれである．
- 赤沈も炎症のマーカーとして有用であるので必要に応じて追加する．

抗核抗体，リウマチ因子

- 関節リウマチ，膠原病で陽性となる．免疫疾患の素因検査であり，必要に応じて免疫内科の併診が望ましい．

IgE

- 寄生虫感染，アレルギーの判定に用いる．可能な場合には寄生虫に対する血清あるいは硝子体液からの抗体の検索を追加する．

感染症検査

- ヘルペス性の感染性疾患（ヘルペス性虹彩毛様体炎や急性網膜壊死など）が疑われる場合には，可能なら前房水や硝子体液中の抗体率（Q値）を算出あるいは，PCRによるウイルスの同定を試みる．迅速診断という意味においてはPCRのほうが優れているが，眼内においてその微生物に対する免疫反応が実際に起こっていることを示す意味においては，Q値のほうが優れている（**2**a，b）．
- 結核性ぶどう膜炎が疑われる場合にはツベルクリン反応や，胸部X線や喀痰検査による眼外結核の検索を行う．最近ではクォンティフェロン®検査も有用とされている．
- 真菌性ぶどう膜炎が疑われる場合には硝子体液中の真菌検索，留置針を含め各種カテーテルなどの疑わしい環境要因がある場合にはカテーテルを抜去しカテーテル培養を試みる．
- 血清トキソプラズマ抗体は偽陽性を示すことが多いので注意が必要である．
- HBV，HCVはステロイド治療が必要となった場合の治療前の全身スクリーニングとしても有用である．

ACE

- サルコイドーシスで上昇することが知られているが，ACE阻害薬を服用中の場合は見かけ上正常値となるため，リゾチーム値の測定を行う．また，サルコイドーシスでは血清あるいは尿中Ca値が高値となるため，Ca値の測定も行う．さらに，胸部X線，ツベルクリン反応，全身Gaシンチグラフィ，気管支肺胞洗浄，経気管支肺生検，皮膚生検，リンパ節生検などの組織生検も考慮する．2006年に発表されたサルコイドーシスの診断基準[2]では全身反応を示す検査所見

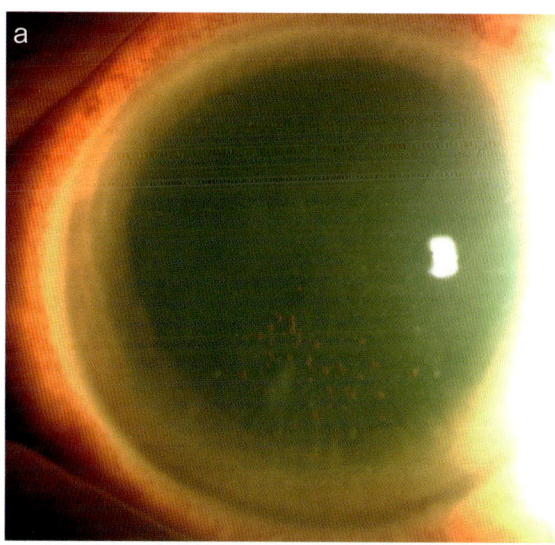

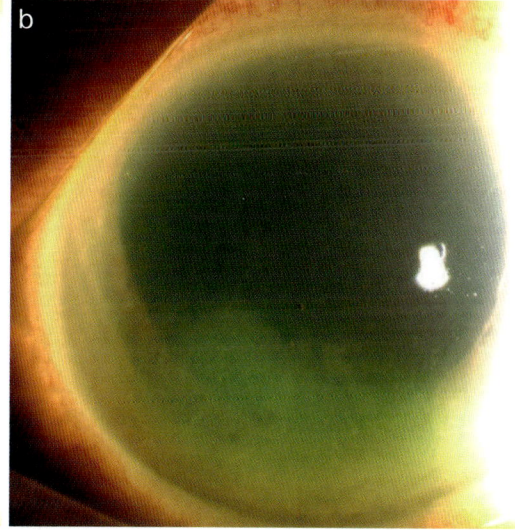

2 色素性大型角膜後面沈着物を伴った虹彩毛様体炎症例

a：ヘルペス感染を疑い採血と同時に前房水を採取しQ値測定を試みた．
血清中 IgG 919mg/dL，HSV-IgG 80mg/dL，VZV-IgG 20mg/dL，前房水中 IgG 17mg/dL，HSV-IgG 測定限界以下，VZV-IgG 160mg/dLであり，Q値は（160÷17）÷（20÷919）＝432と算出された．VZVによるヘルペス性虹彩毛様体炎を疑い治療を開始した．
b：バラシクロビル内服4週間後の前眼部写真．角膜後面沈着物は著明に減少している．

の中に，血清ACE活性高値と血清あるいは尿中Ca高値があげられている．

血糖
・糖尿病で虹彩炎を生じることは常に念頭に入れるべきである．血糖値が不安定なときには前房蓄膿を伴うこともある．

その他のぶどう膜炎

前述以外の主要なぶどう膜炎として，Vogt-小柳-原田病（以下，原田病）や急性前部ぶどう膜炎や悪性リンパ腫がある．これらはぶどう膜炎セットに含まれる範囲内では非特異的な異常しか示さないことが多いが，最後にこれらを疑った場合のさらなる追加検査を紹介する．
・原田病：HLA-DR4検索，脳脊髄液検査，聴力検査
・急性前部ぶどう膜炎：HLA-B27検索，仙腸関節X線，腹部エコーなどの腹部の検査（背景疾患としての強直性脊椎炎や炎症性腸疾患の検索を

Point! ぶどう膜炎はスクリーニングセットで原因検索する

発症原因が多岐にわたるぶどう膜炎を鑑別するために不可欠である全身検査，つまり眼所見以外の検査について，われわれの施設でのルーチンの血液検査（■）を中心に紹介した．このように各施設では地域特性，患者特性などを反映した独自のぶどう膜炎のスクリーニングセットを組み，臨床所見と照らし合わせ日々のぶどう膜炎診療を進めていくのが望ましい．

目的とする）．
・悪性リンパ腫：頭部CTまたはMRIで中枢神経病変の検索，硝子体中のサイトカイン濃度の測定（IL6/IL10比）と細胞診．

■引用文献

1. 大黒伸行：困ったときのぶどう膜炎セット．水木信久（編）：すぐに役立つ眼科診療の知識—基礎からわかるぶどう膜炎，金原出版，2006；p.319-322．
2. 石原麻美，ほか：サルコイドーシスの診断基準と診断の手引き．日本眼科学会雑誌 2006；111：117-121．

6. ぶどう膜

PCR法の利点・欠点
（定性PCR, RT-PCR, multiplex PCR, real-time PCR, broad-range PCR）

杉田 直
東京医科歯科大学医学部眼科学教室

PCR法とは

> 眼科領域では検体量が特に微量なためこのPCR遺伝子検査は欠かせない診断方法となった．

　ポリメラーゼ連鎖反応（PCR）法は，DNAポリメラーゼ反応を利用した微量DNAの増幅方法である．2種類のDNA断片，プライマーを用いてDNAの特定部位を挟みながらDNAを合成する酵素（DNAポリメラーゼ）を用いてDNA鎖の合成反応を起こさせる．この反応の繰り返しにより，目的のDNA特定部位を数十万～数百万倍程度まで増幅させることが可能である．このDNA合成のプロセスには数分しかかからないことから，近年このPCR法の利用が急速に広まった．

　PCR法は遺伝子配列の決定や遺伝子の定量など，遺伝子研究の基本技術として確立されている．最近では臨床の場で，ウイルス，クラミジア，細菌，結核菌などの診断方法として応用されている．眼科領域では，ぶどう膜炎，眼ウイルス感染症，眼内リンパ腫には診断目的で，緑内障あるいは網膜色素変性症では原因遺伝子検索が目的で広く応用されている．現在，ぶどう膜炎，特にウイルス感染症では迅速な確定診断のためにはPCR法はきわめて有効な検査手段となっている．実際ウイルスDNAのゲル内の検出までには数時間で可能であること（**1**），さらにSouthernブロット法を行えば，感度を上昇させることもできる．

PCR法の種類とその利点・欠点

> 臨床診断のための検査法としてすでに定着しているPCR法は，基礎実験の領域でも最も一般的な実験手法である．

　以下に，現在の代表的なPCR法についてその目的や方法，その利点・欠点などを述べる．

定性PCR法

　以前は多くの眼内炎症性疾患で，病因抗原が病巣（眼局所）から検出されずに疑いのまま加療されていた時代があった．ぶどう膜炎の場合，眼局

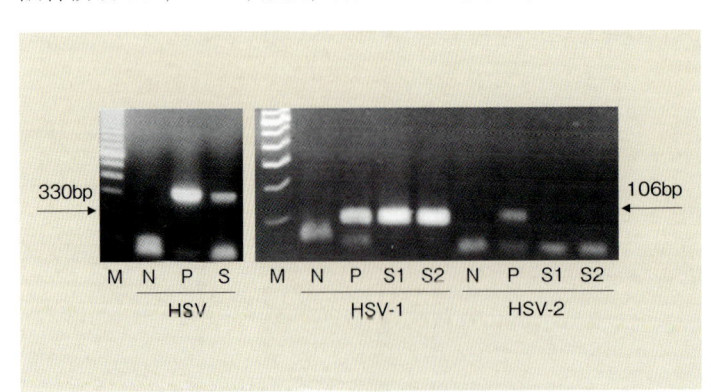

1 定性PCR写真

PCR検査で診断された単純ヘルペスウイルス1型（HSV-1）感染による角膜ぶどう膜炎の症例．初診時に採取された前房水検体からゲル内の330bpのところにHSV-DNAの陽性バンドが検出されている（左ゲル写真）．右ゲル写真は再発時の前房水検体と初診時の検体を使用してHSV-1とHSV-2を別々に判別できるプライマーを使用してPCRを施行した結果．HSV-1-DNAが初診時および再発時の前房水の両者で陽性（106 bp），HSV-2は陰性．M：100bpマーカー，N：negative control（陰性コントロール），P：positive control（陽性コントロール），S：前房水検体，S1：前房水検体（再発時），S2：前房水検体（初診時）．

274

所からウイルスなどの外来性抗原DNAが同定できれば，ウイルス性ぶどう膜炎と診断でき，その病因的価値が高くなる．診断検査目的には通常前房水が用いられるが，得られる検体量は0.1mL程度であることから可能な検査は限られる．硝子体の場合は約0.5〜1.0mLあり，PCR法だけではなく抗体測定，細胞診，培養など多くの検査が可能である．**1**に示すように，ゲル内に目的のバンドが検出されれば「陽性」と判断される．

　PCR法の全般にいえる利点として，微量検体でも検査可能である点があげられる．眼科検体には前房水，硝子体液，涙液，網膜下液あるいは虹彩，角膜擦過物などの眼組織などがある．いずれも少量であるが，PCR法の検体としては十分に行える．また，検体を凍結しておけば，後日利用することもできるので，疑わしい検体は凍結保存しておき再利用できる．

　最大の留意点として，この反応の成否は，増幅対象DNAとプライマーの塩基配列，サイクル中の各設定温度・時間などに依存する．それらが不適切な場合，無関係なDNA配列を増幅したり，あるいは増幅が見られないことがある．また，微量検体の場合は従来の定性PCR法では多くの項目の核酸を網羅的には検査できない．さらに，その病巣からPCR法で特定のDNAが検出されたとしても，その陽性という結果はPCR法の感度がよいためにコンタミネーションなどが避けられないことから，偽陽性が含まれる場合があるので注意が必要である．

RT-PCR法

　逆転写酵素-ポリメラーゼ連鎖反応法の略．RT-PCR法はcDNAクローニングや遺伝子発現解析に有用な手法である．細胞や組織からRNAを抽出した後，プライマーDNA，逆転写酵素によりcDNAを合成する．このcDNAをテンプレートにして上記のような一般的なPCR法を行う．cDNA合成からPCRまでを連続して行う方法（one-step法）と，cDNA合成とPCRのステップを別途行う方法（two-step法）とがある．RT-PCR法を使う利点は，DNAは余分な情報も含まれているが，スプライシングがされた後のRNAは使用する情報しか含まれていないので，特定したい目的の蛋白構造情報が解析できる点である．最大の欠点は，RNAの不安定さにある．手技が安定した熟練の人ではないと結果の信頼性に欠ける．

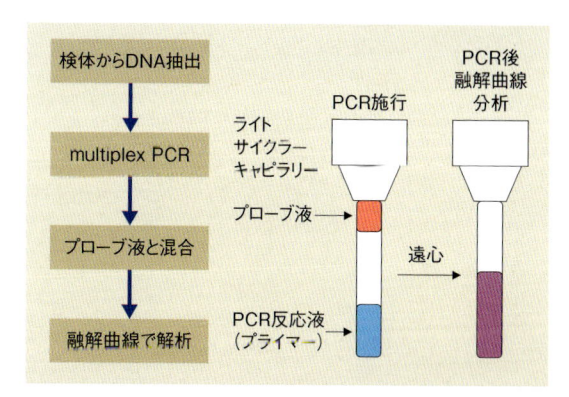

multiplex PCR法

　近年，開発されたのが多項目迅速PCR検査（multiplex PCR法）である（**2**）[1-3]．multiplex PCR法の最大の特徴は，数種類のウイルスなどの外来性抗原を同時に迅速に検出できることである．以前の一般的に行われていたPCR法のようなゲル内のバンド検出で判定するのではなく，融解曲線で陽性か陰性かの判定を行う（**3**）．曲線が大きい場合，ウイルス量が多いことがわかり半定量できる利点がある．サンプル調整からPCR法にかかる所要時間はわずか2時間弱と迅速で，場合によっては10項目以上の外来性抗原DNAが陽性か陰性か判定できる．その他の利点は，眼表面炎症性疾患（角膜炎，結膜炎など）の涙液検体は複数の外来性抗原が検出される可能性があり，このmultiplex PCR法は有用と思われる．欠点は，複

2 multiplex PCR（多項目迅速PCR検査）法

multiplex PCRは，数種類のウイルスなどの外来性抗原を同時に迅速に検出できる新しいPCR検査システム．眼局所検体からDNAを抽出後，Accuprime Taqを用いてそれぞれの特異的プライマーを混合し，ライトサイクラーキャピラリーを用いてPCRを行なう．PCR反応後，ハイブリダイゼーションプローブの混合液とPCR産物を混合し，融解曲線解析を行う．これらはTm値（melting temperature，融解温度）が重ならないように設定したプローブによってウイルスの種類を判定する．

6. ぶどう膜

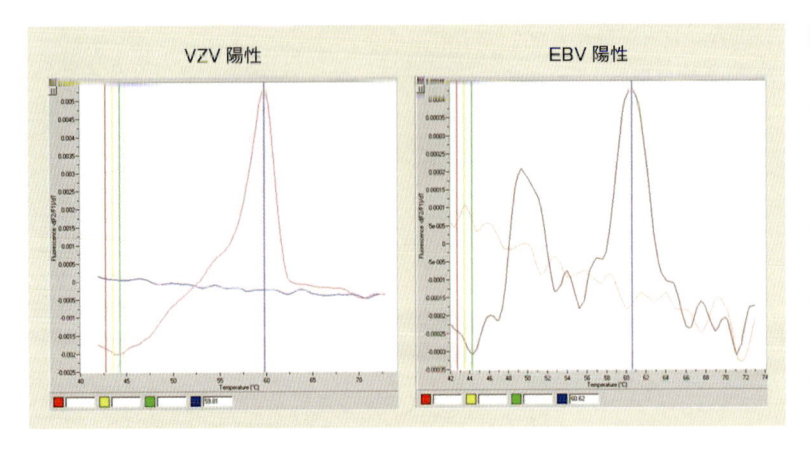

3 multiplex PCRを施行した代表症例

融解曲線カーブで陽性か陰性かの判定を行う．この症例は虹彩毛様体炎の炎症が激しく前房蓄膿と前部硝子体混濁まで出現していた．その硝子体液からVZV-DNAが検出され，VZV関連虹彩毛様体炎と診断した．また同検体からEBV-DNAも検出されていた．VZVはTm値が60℃で曲線が検出されるように設定していて，別セットに含まれているEBVは61℃で曲線のピークが検出されるように設定している．同検体の他のヘルペスウイルスDNA（HSV-1, HSV-2, CMV, HHV-6, HHV-7, HHV-8）はすべて陰性であった．

数のPCR反応が同時に一つの反応系で進むようにするため，プライマーの設定，プライマー混合比の複雑な検討が必要であり，技術と時間を要する．また，陽性の外来性抗原種はTm値によって判定されるため，検出するTm値はハイブリプローブのTm値に依存している．このTm値の算出が複雑で正確な設計には多くの作業が必要となる．

real-time PCR法

近年，核酸の量を定量化するPCR検査法，real-time PCR法が出現した．サンプル調整からPCRにかかる所要時間はおおよそ5時間で，DNA量が定量的に判明することが最大の魅力である（⇒Point!）．欠点は，PCR機器の手技の難しさと定量PCR法で得られる数字の解釈である．たとえば，特発性ぶどう膜炎患者の前房水からVZV-DNAが1.2×10^3 copies/mL検出された場合，このウイルス量がどこまで眼内炎症の病態にかかわっているのか，などである．定量PCR法で得られる数字はあくまでもウイルスゲノムのコピー数に関する情報であり，ウイルスの感染性とは直接的な関係はない．自分たちで症例を重ねて検出感度を設定する必要がある．

broad-range PCR

PCR法を用いた検査の利点として，感染性ぶどう膜炎や眼内炎を否定する目的で使用できる．最近では，ウイルスだけではなく，broad-range PCR法という細菌や真菌の共通保存領域をPCRで増幅させる方法が報告されている[4]．細菌は16SリボゾームRNA領域，真菌は18SリボゾームRNA領域を増幅させる．これにより何の菌までかはわからなくても，これらの感染を否定することができ，治療の中心がステロイドのぶどう膜炎分野ではこれらのPCR法が広く使用されるようになってきている．理論的にはすべての外来性抗原をPCR法で検出することが可能で今後は眼科関連性のある外来性微生物をすべて網羅できる検査システムの開発が待たれる．

眼科領域での臨床診断への実際の使用

従来の一般的な眼の検体を用いた検査，たとえばウイルスでは抗体測定や蛍光抗体法，細菌や真菌では培養やスメアなどで，これらの検査では確定診断をつけるのが困難な症例がある．

ヒトヘルペスウイルス（human herpesvirus：HHV）は，急性網膜壊死をはじめ多くのぶどう膜炎の原因ウイルスとして知られている．急性網膜壊死患者の前房水や硝子体液からは，高率に単純ヘルペスウイルス〔herpes simplex virus：HSV（HSV-1またはHSV-2），4〕，あるいは，水痘・帯状疱疹ウイルス（varicella-zoster virus：VZV）特異的なDNAがPCR法により検出される（5）．われわれは急性網膜壊死患者の眼内液から，PCR法により，上記ウイルスに特異的なDNAを検出した[1]．これらの症例では，このPCRの結果よりHSVまたはVZVが眼内炎症の主たる原因と

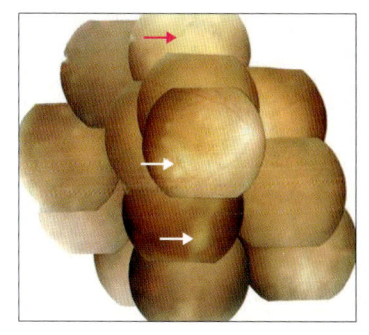

4 HSV-2が検出された急性網膜壊死の1例

原因不明のぶどう膜炎，網膜血管炎で紹介，受診．網膜血管に沿った滲出斑（⇒）と眼底周辺に壊死病巣（→）が見られている．real-time PCR法で前房水からHSV-2-DNAが 1.1×10^6 copies/mLと高コピー数検出された．multiplex PCR法によるスクリーニングPCR法では他のヘルペスウイルスはすべて陰性であった．

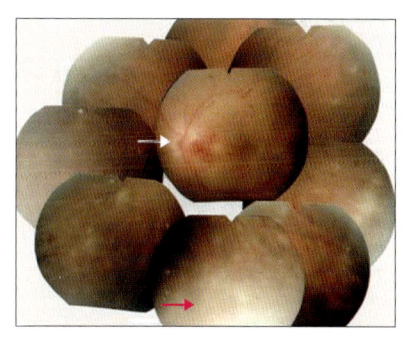

5 VZVが検出された急性網膜壊死の一例

初診時，視神経乳頭出血（⇒），硝子体混濁，周辺部に淡い滲出斑（網膜壊死病巣，→）が見られていた．外来時での前房水検査でVZV-DNAが陽性で，そのコピー数が 7.3×10^4 copies/mLであった．その後の手術時の硝子体検体からもVZV-DNAが 5.6×10^6 copies/mLと高コピー数検出されていた．

Point! なぜreal-time PCR法が近年盛んに行われるようになったのか

real-time PCR法はどの分野でも最も積極的に行われるようになった検査法の一つである．経過中に何度か検体を採取できればこのPCR法を用いてその経過中のDNAコピー数が把握できたり，また，治療前に局所の抗原DNA増幅コピー数が把握できるために，実際の治療薬の量の決定の参考にもなる．われわれは，水痘・帯状疱疹ウイルス（VZV）虹彩毛様体炎の前房水から高コピー数のVZV-DNAが検出されその眼局所のウイルス量と虹彩萎縮や麻痺性散瞳などの組織破壊が相関し，早期診断が重要であることを報告している[3]．

なっているといえる．また，サイトメガロウイルス（CMV）網膜炎患者の眼内液からはCMV-DNAが検出される．CMV眼感染症は後天性免疫不全症候群患者の日和見感染症のなかでは高頻度で出現すること，また臓器移植や，悪性腫瘍治療中に免疫抑制薬を使用する頻度が増えるにつれ，注意を要する．

ヘルペスウイルス属は，原因不明の虹彩毛様体炎を引き起こしていると考えられる．再発性で片眼性の虹彩炎を起こし，中等度の眼圧上昇を伴い，経過中に，虹彩色素脱出，麻痺性散瞳，あるいは虹彩後癒着を伴う虹彩炎では，ヘルペスウイルスの関与が疑われる．多くの場合，ステロイド点眼単独投与では治療に抵抗性する．実際，このような症例の前房水から，PCR法により，HSVやVZV-DNAを検出することができる[2,3]．これらの症例では，アシクロビル局所投与（ゾビラックス®眼軟膏）やバラシクロビル内服の投与を併用することにより，治癒させることが可能である．

その他に，ヘルペスウイルスの関与が疑われている疾患としては，角膜内皮炎，Posner-Schlossman症候群などがあげられる．最近では，Posner-Schlossman症候群類似の高眼圧，軽度の虹彩炎患者のなかにCMV-DNAが検出されたとの報告がある[2]．臨床所見的にはPosner-Schlossman症候群と酷似しており，その鑑別は困難である．また，角膜内皮炎でも前房水からCMV-DNAが検出される報告もある．その他，PCR法での報告がある眼科関連ウイルスはEpstein-Barrウイルス（EBV），HHV-6[5]，レトロウイルスのHTLV-1などがあげられる．

■引用文献

1. 杉田 直，ほか：急性網膜壊死患者眼内液の多項目迅速ウイルスPCRおよびリアルタイムPCR法によるヘルペスウイルス遺伝子同定．日眼会誌 2008; 112: 30-38.
2. Sugita S, et al: Use of multiplex PCR and real-time PCR to detect human herpes virus genome in ocular fluids of patients with uveitis. Br J Ophthalmol 2008; 92: 928-932.
3. Kido S, et al: Association of varicella-zoster virus (VZV) load in the aqueous humor with clinical manifestations of anterior uveitis in herpes zoster ophthalmicus and zoster sine herpete. Br J Ophthalmol 2008; 92: 505-508.
4. Chiquet C, et al: Eubacterial PCR for bacterial detection and identification in 100 acute postcataract surgery endophthalmitis. Invest Ophthalmol Vis Sci 2008; 49: 1971-1978.
5. Sugita S, et al: Identification of human herpesvirus 6 in a patient with severe unilateral panuveitis. Arch Ophthalmol 2007; 125: 1426-1427.

6. ぶどう膜

水痘・帯状疱疹ウイルス感染による内眼炎の重症度を調べるには，VZV皮内反応が有用である

毛塚剛司，臼井嘉彦
東京医科大学眼科学教室

水痘・帯状疱疹ウイルス感染による急性網膜壊死の特徴と水痘皮内反応

> 急性網膜壊死は典型的になるまで他疾患との鑑別が難しい．重症な水痘・帯状疱疹ウイルスによる急性網膜壊死ほど水痘皮内反応が陰転化する．

　急性網膜壊死（桐沢・浦山型ぶどう膜炎）は，まれではあるが，いったん発症すると失明する可能性の高い重篤な疾患である．

　臨床所見として，前眼部は多くの症例で豚脂様角膜後面沈着物を認め，経過とともに色素を伴う．豚脂様角膜後面沈着物は，Posner-schlossman症候群やサルコイドーシス，Vogt-小柳-原田病でも見られ，肉芽腫性ぶどう膜炎ではかなりの症例で認められる．

　また，急性網膜壊死の経過中には，眼圧上昇をきたしやすい．眼底所見として，網膜周辺部の黄白色顆粒状病変が初期から見られ，経過により融合して黄白色地図状病変（**1**）となる．

　急性網膜壊死は，進行すると前述のような典型的な眼底所見となり，診断も容易になるが，初期は他の肉芽腫性ぶどう膜炎と判別しにくい．このため急性網膜壊死が疑われたら，多くの施設で前房水を採取し，ポメラーゼ連鎖反応（PCR）法でヘルペスウイルス科の遺伝子同定を行う．

　急性網膜壊死の原因ウイルスとして，単純ヘルペス（herpes simplex virus：HSV）1型，2型および水痘・帯状疱疹ウイルス（varicella-zoster

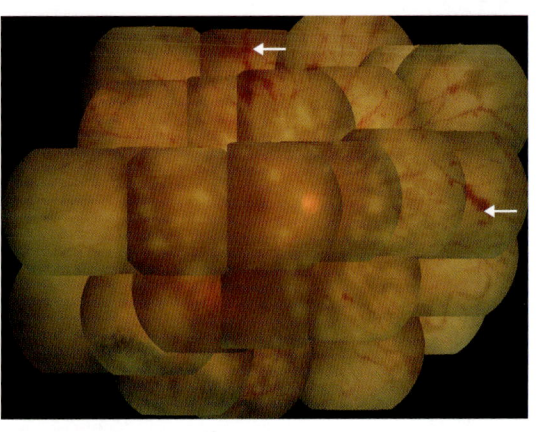

1 急性網膜壊死の眼底病変

網膜周辺部には黄白色地図状病変が見られる．上方および鼻側には棍棒状出血が見られる（⇐）．
水痘皮内反応は陰性であった．

virus：VZV）が同定されているが，VZVタイプのほうが視力予後は不良である．

　全身検査では免疫系を含めてほとんど異常がないが，水痘皮内反応は陰転化することが多い[1]．水痘皮内テストは，通常，水痘の罹患を判定するのに用いる検査で，皮内注射後，24時間で判定する．陽性では，注射部位が5mm以上の発赤となる．VZVによる急性網膜壊死では，水痘に対する細胞性免疫反応が減弱しているため，陰転化することが多い．特に重症化が予想される症例では，より陰転化されるために水痘皮内反応を予後判定に用いることができる．

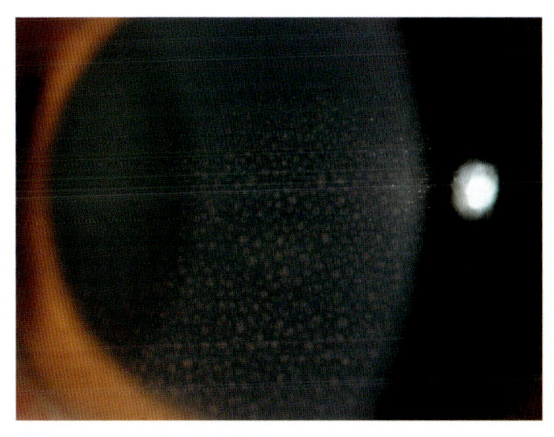

6. ぶどう膜

❷ VZVによる虹彩毛様体炎

豚脂様角膜後面沈着物を認める．水痘皮内反応は陰性であった．

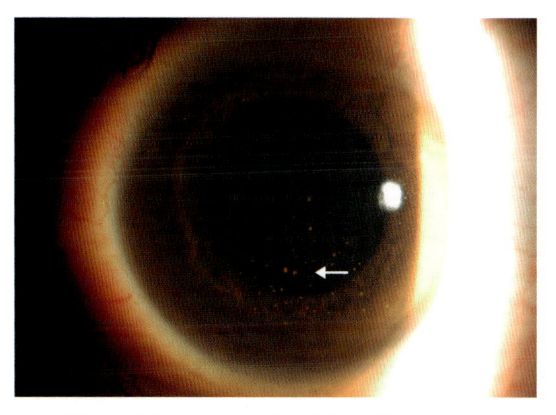

❸ 陳旧期のVZVによる虹彩毛様体炎

色素沈着を伴った角膜後面沈着物を認める（⇐）．❷の症例の陳旧期である．

水痘・帯状疱疹ウイルス感染による急性前部ぶどう膜炎の特徴と水痘皮内反応

> 重症な水痘・帯状疱疹ウイルスによる急性前部ぶどう膜炎ほど，水痘皮内反応が陰性となる．特に皮疹を伴わない場合（zoster sine herpete）でも皮内反応が陰性となるため，他のぶどう膜炎との鑑別に有用である．

Point! なぜ，VZVによる内眼炎では水痘皮内反応が陰性になるのか

VZVが前房内に存在すると，VZVに対する細胞性免疫が減弱し液性免疫が増強する．動物モデルでは，前房内免疫偏位として，メカニズムが詳細にわたり証明されている．前房内に抗原となる物質が存在すると，その物質に対する全身の免疫抑制をきたし，VZVの場合には皮内反応が陰転化し，感染が重症化しやすくなると考えられている．

ヘルペスウイルス科に起因する急性前部ぶどう膜炎は，角膜炎を伴って発症することが多いHSVによるもの，皮疹を伴って発症しやすいVZVによるもの（眼部帯状疱疹）がある．最近では，サイトメガロウイルスが急性前部ぶどう膜炎を起こしうるという報告もある．

ヘルペスウイルス科に起因する虹彩毛様体炎では，豚脂様角膜後面沈着物を生じ（❷），経過につれ，角膜後面沈着物は色素を帯びる（❸）．VZV由来の眼部帯状疱疹では，鼻尖部の皮疹を伴う場合に虹彩毛様体炎を伴いやすく（Huchinson徴候），特に重症化する．重症化した虹彩毛様体炎の経過中に眼圧上昇をきたすものが多く，これらの症例の多くは水痘皮内反応が陰性である[2]．

重症化した虹彩毛様体炎で皮疹を伴う眼部帯状疱疹は，軽症例に比べて水痘皮内反応が陰性であることが以前より指摘されている（⇒ **Point!**）[2]．

特にVZVによる虹彩毛様体炎のタイプのなかに，皮疹を伴わないもの（zoster sine herpete）があるが，初期には他の肉芽腫性ぶどう膜炎との鑑別がつきにくい．zoster sine herpeteでは，経過観察中に虹彩萎縮巣が出現し，治癒してから初めて診断がつくことが多い．施設の整った病院なら，患者から前房水を採取してVZVに対するPCRを行うことにより，確定診断が可能となる．一方，zoster sine herpete患者では，水痘皮内反応が陰性となるため，比較的が簡便に短期間で疾患が推測できる[2]．

■引用文献

1. Kezuka T, et al: Evidence for antigen-specific immune deviation in patients with acute retinal necrosis. Arch Ophthalmol 2001; 119: 1044-1049.
2. Kezuka T, et al: A relationship between varicella-zoster virus-specific delayed hypersensitivity and varicella-zoster virus-induced anterior uveitis. Arch Ophthalmol 2002; 120: 1183-1188.

急性網膜壊死に硝子体手術を行うタイミングと方法

後藤 浩
東京医科大学医学部眼科学教室

急性網膜壊死の原因と治療の基本

> 病期にもよるが急性網膜壊死の治療の基本は抗ウイルス療法（薬物療法）であり，症例によっては硝子体手術が不要なこともある．

急性網膜壊死は単純ヘルペスウイルス（herpes simplex virus：HSV-1およびHSV-2）もしくは水痘・帯状疱疹ウイルス（varicella-zoster virus：VZV）によって発症する劇症の網膜ぶどう膜炎である．したがって治療の基本は，眼内液採取によるHSVもしくはVZVのゲノムの存在を確認後，あるいは臨床的に本症が強く疑われるならば病原ウイルスが同定される前から，すみやかに抗ヘルペスウイルス薬と副腎皮質ステロイド薬の全身投与を開始することに尽きる．

現在使用可能な抗ヘルペスウイルス薬，すなわちアシクロビルは，HSVには一定の抗ウイルス作用を発揮するが，VZVに対しては不十分である．したがって，全般にHSVに起因する急性網膜壊死のほうが治療後の臨床経過はやや良好な傾向にある．ただし，HSVによる重症例もあれば，VZVが原因ウイルスでも比較的軽症のこともある．特に帯状疱疹罹患後に眼病変が生じた場合や若年者の発症例では，VZVが起因ウイルスであっても病巣が限局したまま推移し，外科的治療を必要としないことがある．

網膜剥離が生じる原因と硝子体手術のタイミング

> 薬物療法が奏効し眼底所見が改善しているように見えても，網膜には壊滅的なダメージを生じており，硝子体の牽引により容易に裂孔が形成される．

急性網膜壊死では，発症初期には眼底周辺部に黄白色，顆粒状の網膜滲出病巣がみられ，視神経乳頭の発赤や腫脹を伴うこともある．網膜血管，特に細動脈には白鞘や小結節様の浸潤病巣が現れる．網膜滲出病巣は次第に癒合しながら（**1**），全周性に広がっていく．ウイルス感染による網膜組織障害に加え，閉塞性動脈炎による虚血が網膜の壊死を促進し，不可逆的な組織障害を引き起こすと考えられる．

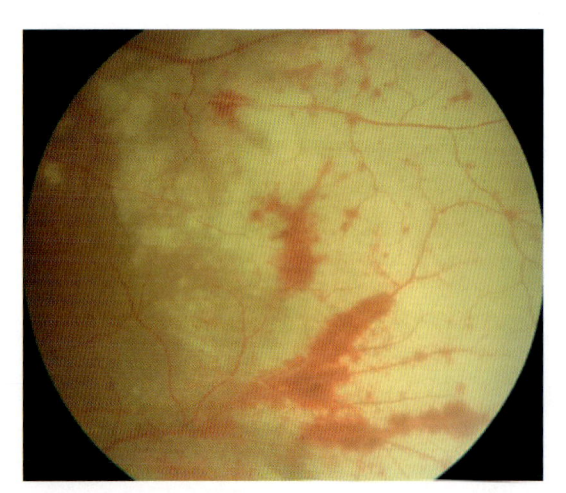

1 急性網膜壊死の亜急性期
発症後約10日．黄白色の濃厚な滲出性変化と静脈に沿った特徴的な帯状出血が見られる．

薬物療法開始後は滲出病巣が徐々に消退し，一見，正常網膜様の色調に回復していく様子が観察される．しかし，そのような部位の網膜は非常に菲薄化かつ脆弱化した組織であることは，光干渉断層計（OCT）で見ると明らかである（**2**）．その結果，眼底周辺部の網膜に裂孔が多発し，網膜剥離が生じる．網膜剥離が発生するきっかけは，炎症の消退時期に生じることの多い後部硝子体剥離の発生と密接な関係がある．すなわち，硝子体基底部を中心として硝子体の剥離，収縮に伴う脆弱化網膜への牽引により，眼底最周辺部に裂孔が多発する．検眼鏡的には発見不可能であっても，硝子体手術中にしばしば多数の裂孔が観察される．裂孔形成後，直ちに網膜剥離を生じることもあるが，激しい網膜炎の後では網膜と色素上皮との間に癒着を生じるためか，すぐには剥離が進行せず，術中も容易には剥離しないことが多い．

> 網膜剥離発生前の手術のほうが手技的には容易であるので，後部硝子体剥離の徴候が見えたならば，直ちに硝子体手術に踏み切るのが得策である．

脆弱化した網膜に対して後部硝子体剥離による牽引が加わることによって網膜に裂孔が生じ，剥離するのであれば，理論的には後部硝子体剥離が生じる前，あるいは後部硝子体剥離が生じた直後に硝子体の牽引を完全に解除する，すなわち硝子体切除を行うのが好ましいことになる（⇒**Point!**）．その時期は発症から薬物療法を開始するまでに要した時間などによっても異なる可能性があるが，過去の経験を踏まえ，抗ウイルス薬と副腎皮質ステロイド薬で病勢の鎮静化を図りつつ，薬物治療開始から10日〜2週間前後で手術を行うことが多い．むろん，それ以前に網膜が剥離したならば，速やかに手術に踏み切る．

一方，全周性に激しい網膜壊死をきたした症例では高率に網膜剥離を生じるので，薬物療法を行いつつ発症から2〜3週間後には，たとえ後部硝子体剥離や網膜剥離を生じていなくても硝子体手術に踏み切ることが多い．

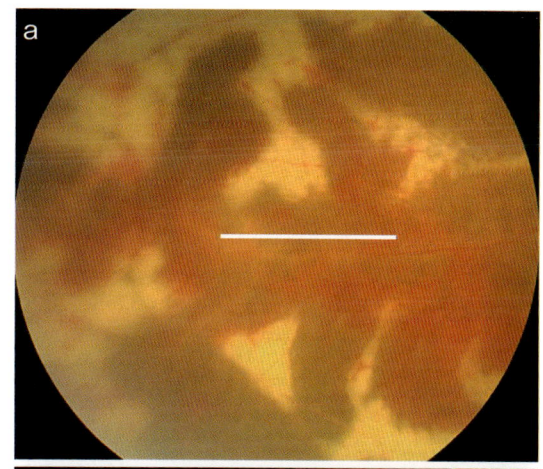

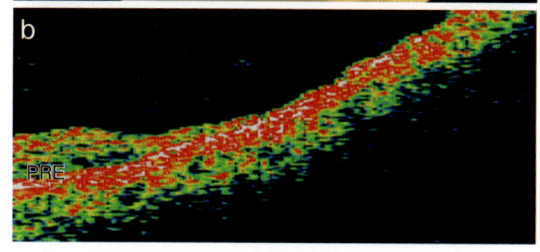

2 抗ウイルス療法により網膜滲出病巣が消退しつつある眼底(a)とOCT(b)所見

一見，正常に見える部分も網膜の壊死により一度層構造が破壊されているため，OCTでは網膜色素上皮層のみが描出されている．

硝子体手術の実際

> 硝子体の可及的切除と輪状締結術による牽引の解除が，安定した術後成績の鍵を握る．

若年者でない限り，水晶体の切除（超音波水晶体乳化吸引術）を基本としている．その際，眼内レンズは原則として初回手術時には挿入しない．

3ポートシステムで硝子体を切除していくが，手術に至るまでに確定診断に至っていない場合には硝子体を採取し，あらためてPCR法によるウイルスゲノムの検出，もしくはウイルス抗体価およびIgGの値を測定し，抗体率（Goldmann-Witmer係数値，Q値）を算出して診断に利用する．

硝子体はトリアムシノロンアセトニドを用いて可視化を図り，周辺部までできるだけ切除する．術前には判明していなくても，壊死に陥った硝子

6. ぶどう膜

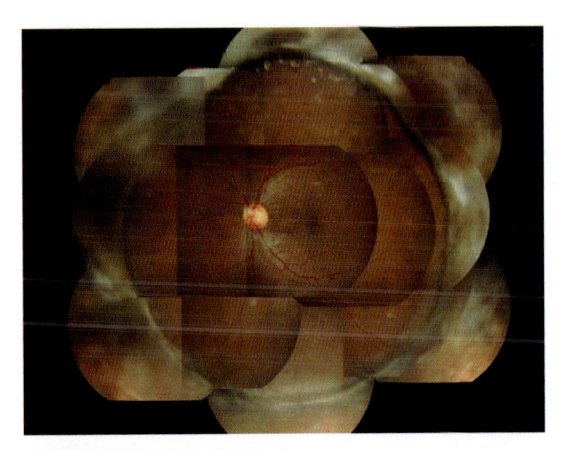

③ 急性網膜壊死の術後眼底

硝子体切除術，輪状締結術，シリコンオイル充填術施行後，4か月目にオイルを抜去した直後の眼底写真．バックル上の網膜は全周で変性，壊死に陥っているが，後極部網膜の状態は良好である．矯正視力0.9．

体基底部の網膜が裂け，牽引によって立ち上がっていることも多い．この壊死網膜はカッターで切除しても特に問題ないことが多い．

後極部網膜に付着した膜状の硝子体皮質はダイアモンドレーザーなどで徹底的に剝離除去しておくことが，残存硝子体による術後の器質化ならびに牽引性網膜剝離を防ぐために重要である．特に6時方向の処理はできるだけ周辺まで行っておく．膨張性ガスもしくはシリコンオイルによるタンポナーデとともに，網膜剝離の確実な予防および術後の毛様体への牽引，負荷による低眼圧の予防目的に，幅広のバックルによる輪状締結術の併用が望ましいと考える（③）．術後数か月後に，十分な視力が維持されていることを確認後，（シリコンオイル抜去とともに）眼内レンズの二次挿入を行う．

Point! 急性網膜壊死に対する手術のタイミング

薬物療法が奏効しているように見えても，硝子体の牽引で容易に裂孔が多発する状況にある．したがって後部硝子体剝離の徴候が見られたならば直ちに硝子体切除を行うのが望ましい．発症から薬物療法開始までの期間にもよるが，薬物療法開始後10日～2週間前後に手術することが多い．それ以前に網膜剝離を起こした場合には，すみやかに手術に踏み切る．また，全周性の激しい網膜壊死症例は，薬物療法を行いつつ，比較的早期に手術に踏み切ることが多い．方法は，硝子体の可及的切除と輪状締結術による牽引の解除である．

> 急性網膜壊死の視力予後は視神経の状態によって大きく左右される．

薬物療法を徹底的に行い，網膜剝離も硝子体手術によって未然に防ぎ，少なくとも解剖学的には良好な状況に回復できたとしても，本症の視力予後は不良なことが少なくない．その主たる原因は視神経障害と考えられる．視神経障害はウイルスによる直接的な侵襲であるのか，循環不全（虚血）によるものか，それとも広範な網膜壊死に起因する二次的な障害であるのかは不明であり，今後の病態解明における大きな課題の一つである．

■引用文献

1. De Groot-Mijnes JD, et al: Polymerase chain reaction and Goldmann-Witmer coefficient analysis are complimentary for the diagnosis of infectious uveitis. Am J Ophthalmol 2006; 141: 313-318.
2. Suzuki J, et al: Analysis of retinal findings of acute retinal necrosis using optical coherence tomography. Ocul Immunol Inflamm 2006; 14: 165-170.
3. 臼井嘉彦，ほか：日眼会誌 2010; 114: 362-368.

6. ぶどう膜

眼内液（前房水，硝子体液）検査の実際と限界

園田康平
山口大学大学院医学系研究科眼科学

検査の目的と適応疾患

前房水・硝子体液採取は臨床のさまざまな場面で行われている．目的は眼内液中に含まれる液性因子濃度測定，抗体価の測定，病原体（真菌，細菌，ウイルスなど）の同定，浸潤細胞の細胞診などである．たとえばステロイド薬抵抗性のぶどう膜炎で，感染症や悪性腫瘍の眼内浸潤を疑ったときなど，診断確定のため早急に行う必要がある．また術後の眼圧調整などの処置目的でも行われることもある．施術中および術後の合併症に留意し，インフォームドコンセントを十分行ってから施行する．

眼内液（前房水，硝子体液）検査の実際

前房水採取（**1**）

準備するものは外眼部・結膜嚢洗浄液，2％リドカイン，1mLディスポーザル注射器，27G針，綿棒である．処置室で行う場合と手術室で行う場合がある．いずれも施行前に外眼部・結膜嚢の十分な消毒・洗浄を行う．処置室で行う場合は，無散瞳で，2％リドカイン点眼麻酔後，綿棒で半対側の輪部付近を固定しながら，1mL注射器の内筒を抜いたものに27G針を装着し，前房に刺入する．綿棒で眼球を軽く圧迫すると注射器に前房水が逆流する．必要量に達したら刺入した針を抜き取る．白内障などの内眼手術時に同時採取する際は，角膜サイドポートを前房穿孔手前ぎりぎりで止めて，その創から27G針を装着した注射器で前述のように前房水を採取する．採取後眼圧が下がっても，サイドポートがほとんど完成されているので後は通常どおりの操作が可能である（最初に完全にサイドポートを完成させると前房水はすぐに眼外に漏出するため，採取困難である）．前房水の採取量は50〜150μLである．

予想される危険として，術者が誤って，あるいは患者が眼を動かしてしまった場合，眼組織（角膜内皮や虹彩，水晶体）を損傷する恐れがある．①穿刺部位として，視力に直接影響を与えることのない安全な位置で行う，②縮瞳した状態で，前房の深度があるのを確認して行う，③患者に施術中眼を動かさないよう十分な説明を行う，などで予防する．

硝子体液採取（**2**）

準備するものは，硝子体手術に準じたものである．最初に灌流を止めた状態で，灌流ポートを毛様体扁平部に設置する．採取用のポートをもう一

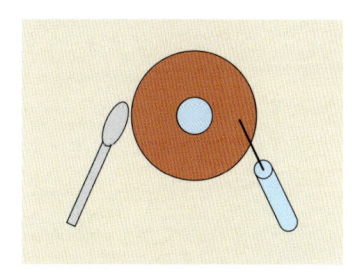

1 前房水採取
綿棒で圧迫すると，内筒を抜いた注射器内に前房水が逆流する．水晶体に接触しないように注意する．注射針は27Gを使用する．

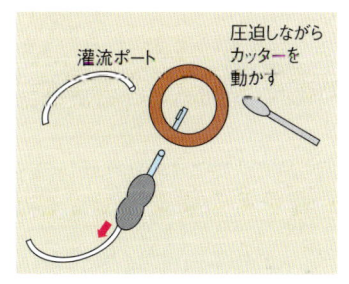

2 硝子体液採取
灌流を止めた状態で，カッターで硝子体を切断吸引する．硝子体液はカッターチューブ内にたまっていくので，1mL程度採取できたところで逆フラッシュして回収する．対側を綿棒で圧迫して眼球虚脱を防ぐ．

か所設置し，硝子体カッターを挿入後，眼球半対側を綿棒で圧迫し眼圧を下げないよう配慮しながら，硝子体切除と同時にカッターチューブに硝子体液を吸引する．必要量採取後，灌流を再開し，圧が上昇するのを確かめながら綿棒の圧迫を解除していく．助手にチューブ接合部から注射器で逆フラッシュしてもらい，カッター先端から逆流してくる硝子体液を回収する．硝子体液の採取量は500〜1,000 μLである．25/23Gシステムを用いると結膜も温存でき，縫合の必要がないので施術時間も短い．細胞診のときは細胞にダメージを与えすぎないよう，カットレートを適宜調整する．硝子体液採取後，創口からの漏出がきちんと止まっていることを確認する．場合に応じて灌流液注入を行うなどして，最終眼圧を調整する．

眼内液検査の限界

合併症が起こった場合に重篤になりうる．

検査のメリットがリスクを上回るのが適応の原則である（⇒**Point!**）．眼内液検査は眼内操作を必要とするため，いったん合併症が起こった場合に，時にさらなる眼内手術を必要とするほど重篤となりうる．前房水採取では特に虹彩・水晶体損傷に注意が必要である．有水晶体眼（特に若年者）での散瞳下での前房水採取は，水晶体損傷のリスクを上昇させるので，縮瞳下で瞳孔領から離れた場所で注意深く行う．虹彩・水晶体損傷のほかにも，低眼圧，前房消失に注意が必要である．もともと虹彩，隅角に新生血管がある場合，急激な眼圧低下によって容易に前房出血を誘発する．硝子体液採取では，必然的に硝子体手術が必要であるため，熟練した術者によって施行されないと，硝子体手術時に見られるさまざまな眼合併症に直結する．上記のような合併症が起こると，検査のデメリットが表に出ることになる．

検体量に限界がある．

特に前房水採取で有水晶体眼の場合，採取量は

> **Point!** 眼内液採取はメリット・デメリットを考慮する
>
> 眼内液採取は，虹彩・水晶体損傷のほか低眼圧，前房消失の危険がある．いずれも重篤となりうるので，細心の注意と十分なインフォームドコンセントが必要である．メリットが，このようなデメリットを上回る場合にのみ適応になる．また，得られる検体量が限られるので，検査項目を吟味し，十分な量の眼内細胞数が存在するかどうかも考慮に入れる．

50〜150 μL程度である．通常のPCR検査や，ELISA法による蛋白濃度測定では測定項目数に限界があるため，限られた検体量で有用な結果を得るためには，慎重に測定項目を吟味する必要がある．また検査施行前の眼内細胞数が少ないと，いくら十分量の検体量を確保できたとしても，目的とする蛋白や核酸の総量が少なくなり検査が成り立たない．ある程度眼内に炎症細胞浸潤がないと検査がうまくいかないということであり，前房細胞数を細隙灯検査などでチェックし，最適な時期に検査を行うべきである．

近年多項目スクリーニング用として，少量の検体で数十種類の測定が可能なマイクロビーズ蛍光アレイ法が開発されている[1]．また少量の検体量でも網羅的かつ定量的に病原体を同定できるPCR法も開発されている[2]．新しいテクノロジーによって，今後検体量の問題を解決できる可能性がある．

検体採取時・採取後に細胞破壊を起こす可能性がある．

細胞診が主な目的の場合，一連の検査の過程で，採取細胞の形態保持に細心の注意を払うべきである．検体の不用意な攪拌は避け，細胞遠心の際には回転数に留意する．硝子体生検で，ハイスピードカッターやスモールゲージでの検体採取も可能であるが，細胞傷害の可能性も念頭に置いて注意深く施術する．

■引用文献

1. Yoshimura T, et al: Involvement of Th17 cells and the effect of anti-IL-6 therapy in autoimmune uveitis. Rheumatology 2009; 48: 347-354.
2. Sugita S, et al: Use of multiplex PCR and real-time PCR to detect human herpes virus genome in ocular fluids of patients with uveitis. Br J Ophthalmol 2008; 92: 928-932.

6. ぶどう膜

隅角結節と周辺虹彩前癒着の密接な関係：細隙灯顕微鏡検査から

南場研一
北海道大学大学院医学研究科眼科学分野

隅角の解剖と隅角結節

真の隅角結節とは線維柱帯結節である．

「隅角」とは周辺部角膜と虹彩根部で形成される「角 angle」であり，解剖学的な組織を示す言葉ではない（**1**）．このことが間違った理解につながってしまうのであるが，肉芽腫性ぶどう膜炎に見られる真の隅角結節は，Schwalbe 線と毛様体帯との間にある線維柱帯に見られるものをいう．したがって，Schwalbe 線より前方，つまり周辺部角膜も隅角といってよいのであるが，そこに見られるものはあくまでも角膜後面沈着物であり隅角結節ではない．また，同様に虹彩根部も隅角の一部であるといってよいのであるが，そこに見られるものはやはり虹彩結節（Busacca nodule）であり隅角結節ではないのである（**2**）．

線維柱帯は Schwalbe 線から毛様体帯にかけて存在し，隅角結節はそのどの部分にも見られるが，小さなものは強膜岬の周辺に多く見られる．毛様体帯上にも毛様体網とよばれる線維柱帯があり[1]，そこにも小さな隅角結節が見られることがある．

気をつけなければならないのが，下方の隅角に見られる白色腫瘤である．前房蓄膿が吸収過程の白色塊や，角膜後面沈着物がはがれて落ちた白色塊を隅角結節と見誤る可能性がある．形態的に隅角結節かどうか判断できない場合には他の象限にないかよく観察して判断することになる．

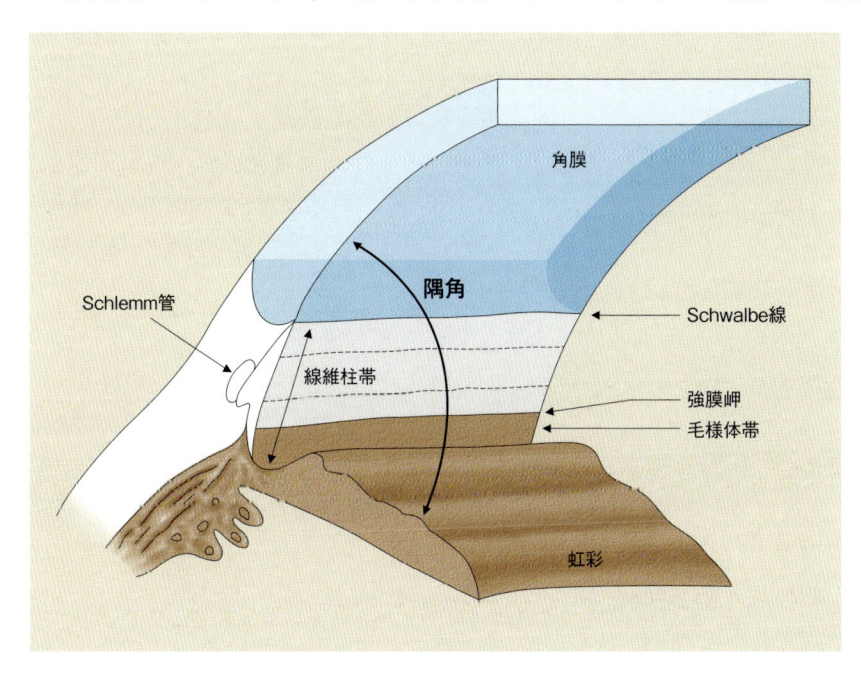

1 周辺部角膜と虹彩根部で形成される隅角

6. ぶどう膜

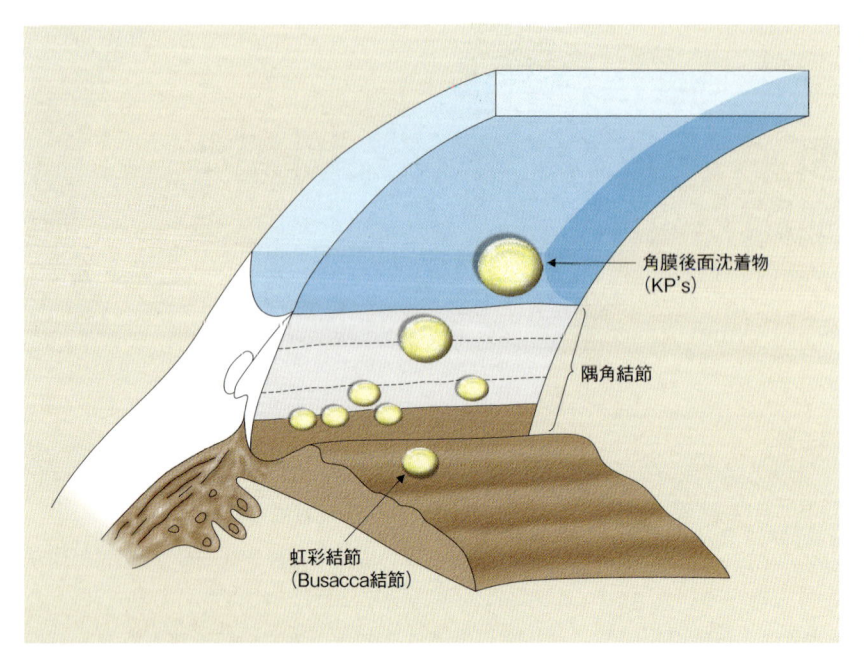

2 隅角結節

真の隅角結節は線維柱帯にできる結節である．Schwalbe 線の前方にあるものは角膜後面沈着物，虹彩根部に見られるものは虹彩結節（Busacca 結節）である．

角膜後面沈着物（KP's）
隅角結節
虹彩結節（Busacca結節）

隅角結節の観察

> 隅角結節の発見には「あるかもしれない」という疑いの目が必要である．

　大きな隅角結節はやや黄色みを帯び，時には血管を伴っていることもあるので観察は容易であるが，小さなものは白色半透明で線維柱帯とほぼ同じ色調であるためコントラストがなく見逃しやすい．大きくても隆起が低くびまん性に広がっている形状のものも同様に見逃しやすい．経験の少ない医師が隅角結節なしと判断した患者をあらためて隅角検査をすると，しばしば多数の隅角結節が数珠状に見られることがある．

　隅角結節の観察には細隙灯顕微鏡を強拡大にして，できれば隅角鏡も拡大レンズ付きのものがよい．筆者はVolkのMagnaview gonioを使用している．高さ2mm，幅2mmくらいの強いスリット光量で，隅角ミラー以外に光が当たらないように（瞳孔領に光が入らないように）すると患者がまぶしがらないのでスムーズに検査が行える．また，隅角結節がありそうな部分にはレンズを傾けながらいろいろな方向から光を当てるようにすることで隅角結節の陰影がついて存在が明らかとなることがある．

　隅角結節を見るうえで最も大切なのは，「隅角結節があるかもしれない」という疑いの目で見ることある．そのような目で見なければどんなによい道具を用いても見えてはこない（⇒**Point!**）．

　隅角結節は，ぶどう膜炎の原因疾患を検索するうえで大変貴重な所見である．Koeppe 結節など虹彩結節はVogt-小柳-原田病（以下，原田病），Fucks虹彩毛様体炎，など多くの疾患で見られる特異性が低い所見であるが，隅角結節はサルコイドーシス，結核，（まれに原田病）以外ではほとんどみられない特異性が高い所見である．また，隅角結節はステロイド点眼薬の使用ですみやかに消失してしまうので，ステロイド点眼薬使用前（初診時）の隅角検査が大変重要となる．

　隅角結節は眼圧上昇の原因となる．前房炎症がほとんどなくても隅角結節が形成されて眼圧上昇を生じることがあるので，経過が普通ではない眼圧上昇を見たら隅角検査を行うべきである．隅角結節による眼圧上昇に対する第一選択薬はステロイド点眼薬である．

6. ぶどう膜

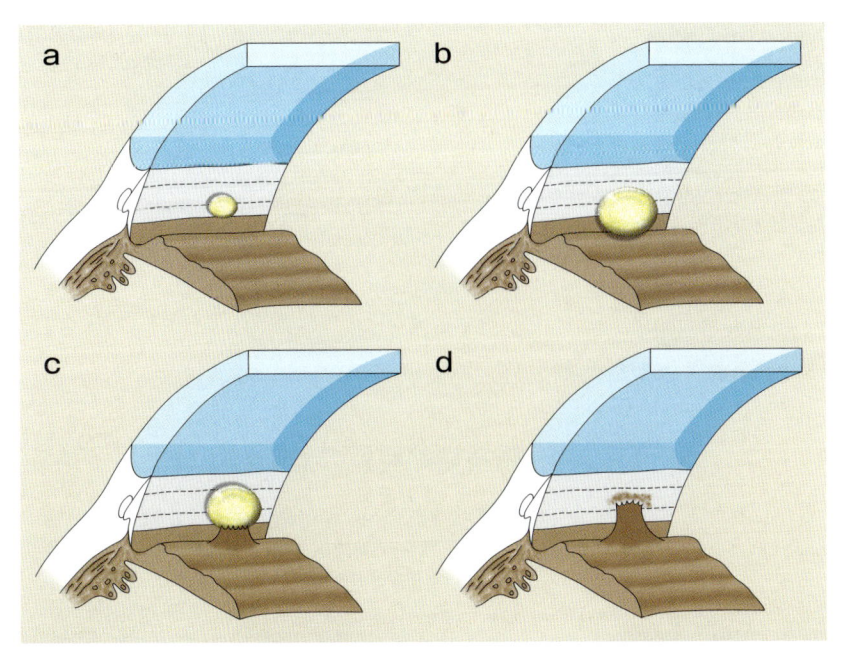

3 隅角結節により形成されるテント状周辺虹彩前癒着

線維柱帯から発生した隅角結節（a）は大きくなると虹彩根部へ接するようになり、接した部分は強く癒着する（b）。消炎とともに結節は消退し（c）、癒着した虹彩根部は線維柱帯へと持ち上げられ、周辺虹彩前癒着を形成する（d）。

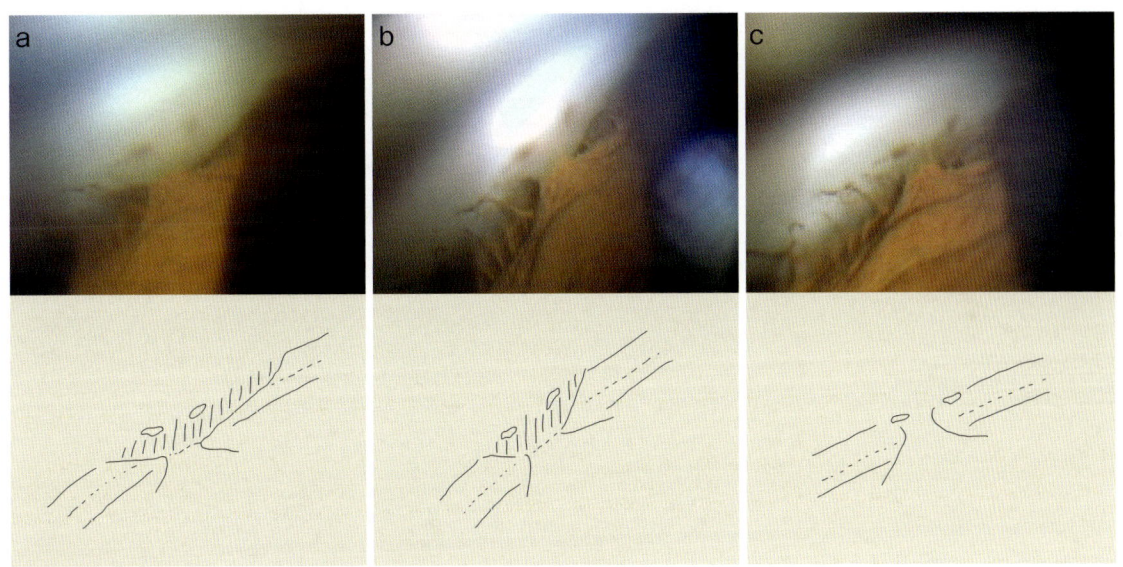

4 隅角結節によりテント状周辺虹彩前癒着が形成される過程

虹彩根部に接していた帯状の隅角結節（a）は、ベタメタゾン点眼の開始から2週間後には約1/2の大きさになるとともに周辺部虹彩を持ち上げ始め（b）、さらに2週間後には隅角結節は消失しテント状の周辺虹彩前癒着が完成した（c）。

隅角結節と周辺虹彩前癒着

隅角結節がテント状周辺虹彩前癒着の原因となる.

　隅角結節が大きくなると虹彩根部へ接するようになり，接した部分は強く癒着する．消炎とともに結節は消退し，癒着した虹彩根部は線維柱帯へと持ち上げられ，周辺虹彩前癒着を形成する（**3**）．小さな隅角結節は強膜岬に近い後部線維柱帯に見られることが多く，背の低い山状の周辺虹彩前癒着を形成するが，大きな結節は，虹彩に癒着する面積も広いため，虹彩を点ではなく面で引っ張り上げる．そのため周辺虹彩前癒着の形状は山状ではなく「テント状」となり，Schwalbe

287

6. ぶどう膜

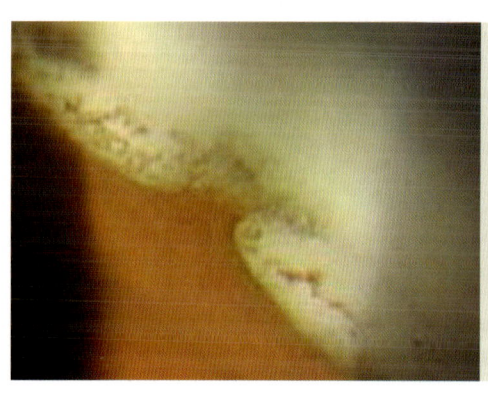

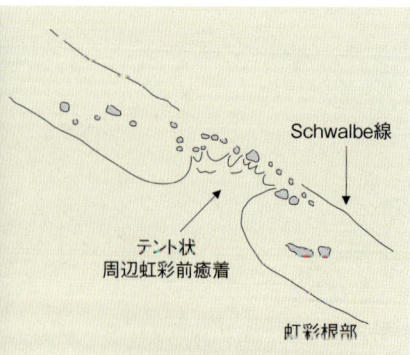

5 テント状周辺虹彩前癒着

隅角結節が消退した後に形成されたと思われるテント状の周辺虹彩前癒着．虹彩が「点」ではなく「面」で線維柱帯へ癒着している様子がわかる．

線近くに達する背の高い周辺虹彩前癒着となる（5）．

周辺虹彩前癒着を生じる原因には狭隅角や血管新生緑内障などもあるが，周辺虹彩前癒着を見たときには前房の炎症がなくとも隅角結節が過去にあったのかもしれない，ぶどう膜炎かもしれないという目で見ることが大切である．

Point! 隅角結節発見のために

隅角結節を見落とさないようにするには，「あるかもしれない」という目で見ることが重要である．隅角は解剖学的な部位ではなく，周辺部角膜と虹彩根部が成す角で，隅角結節はその間の線維柱帯に見られる．細隙灯顕微鏡を強拡大にし強いスリット光をいろいろな角度から当て，陰影をつけると見逃しくい．

■引用文献

1. 猪俣　孟：線維柱帯．眼の組織・病理アトラス，医学書院，2001；p.48-49.

7.
視神経

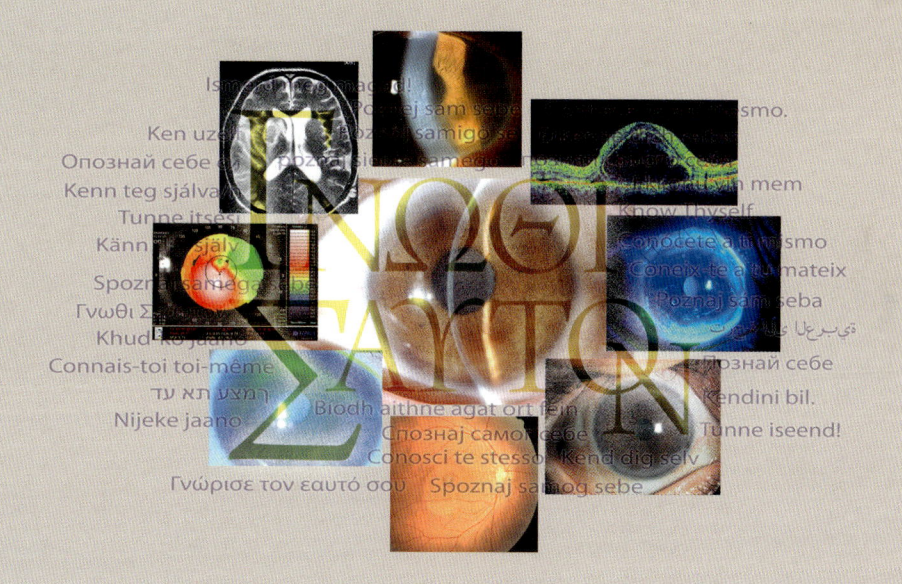

真のうっ血乳頭と，偽性うっ血乳頭やその他の乳頭腫脹の鑑別は，MRIでは困難である

中馬秀樹
宮崎大学医学部感覚運動医学講座眼科学分野

> 乳頭腫脹を眼底所見だけで診断することは困難である．

　乳頭腫脹をきたす疾患はさまざまであり，それぞれ程度の軽いもの，重いものがある．したがって，それぞれの鑑別は重要であるが，眼底所見だけでは困難な場合がある．

　頭蓋内圧が亢進することによって乳頭腫脹をきたすものを，うっ血乳頭とよぶ．うっ血乳頭と鑑別が必要なものに，偽性うっ血乳頭がある．偽性うっ血乳頭は，乳頭ドルーゼンを伴うものと伴わないものがある．乳頭ドルーゼンを伴うものは，ドルーゼンの存在により乳頭が腫脹して見える．乳頭ドルーゼンを伴わないものは，先天的に視神経に対して強膜輪が小さいことから神経線維が腫脹して見える．

　両者の鑑別は重要である．その理由は，真のうっ血乳頭は，生命にかかわる疾患が原因のことがあること，治療可能であること，治療が遅れると重篤な視力低下を生じることがあることである．逆に，偽性うっ血乳頭を真のうっ血乳頭と誤ると，不適切な侵襲の大きい検査が行われることになる．

　そのほかにも乳頭腫脹をきたす疾患はさまざまで，虚血性視神経症，視神経炎などがある．これらは，検眼鏡的な鑑別点があるが，実際は鑑別が困難な場合も多い．**1**～**4**の眼底写真だけで，疾患を区別できるであろうか．病歴やほかの検査結果を併せて診断することが必要であろう．**3**の虚血性視神経症の症例も，もう一方の眼が小乳頭で偽性うっ血乳頭であったために，両眼の乳頭腫脹として紹介されたものであり，必ずしも鑑別が容易であるとは限らない．

次に行うべき追加検査

> 乳頭腫脹の鑑別のために頭部MRIが施行されることが多いようである．しかし，危険な疾患に対する特異度が高いという点では意味があるが，MRIでの乳頭腫脹の鑑別に対する感受性は高くない．

　さて，眼科的な基本検査のあとは，次にどういう追加検査が必要であろうか．当院へ紹介される症例では頭部MRI画像を持参してくることが多い．**1**～**3**の症例も，頭部MRIで異常なしとのことであった．うっ血乳頭で明らかに脳腫瘍などが存在すれば，危険な疾患に対する特異度が高いという点では意味があるがMRIでの乳頭腫脹に対する感受性は高くない．

　うっ血乳頭ではMRIにおいて，視神経周囲のクモ膜下腔が拡大する所見があるといわれているが，評価が困難である場合が多い．また，その評価も眼窩を中心とした撮像でなければならず，頭部MRIでは画像が小さすぎる．危険な疾患に対する特異度が高いため，まず頭部MRIを撮り，加えて，頭部と眼窩部を同時に撮影することができないため，日をあらためて眼窩部のMRIを撮らなければならない．時間的な問題やコストの問題などから，実際的に有用ではない．また，頭部MRIでは異常の見られないうっ血乳頭も多い．

7. 視神経

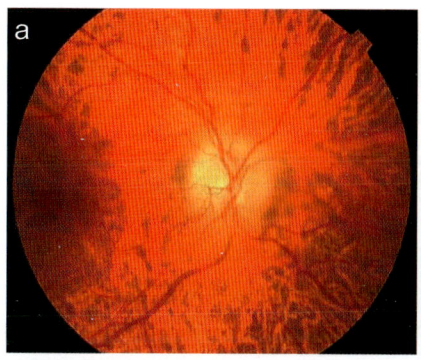

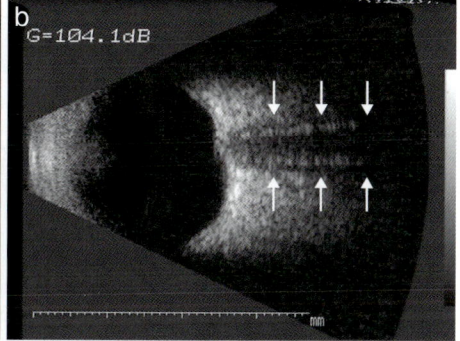

1 うっ血乳頭

a：眼底写真．静脈洞血栓症による頭蓋内圧亢進が原因である．この症例は，乳頭腫脹が比較的軽度である．
b：同じ症例の眼超音波写真．乳頭腫脹が比較的軽度であっても，頭蓋内圧亢進によるクモ膜下腔の拡大がきれいに描出されている（⇨）．

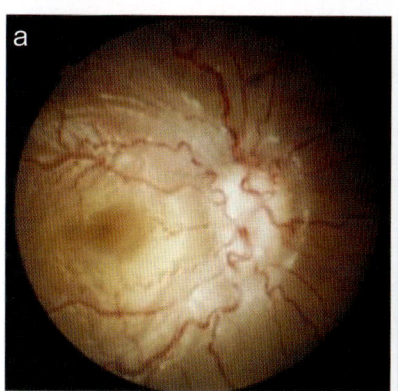

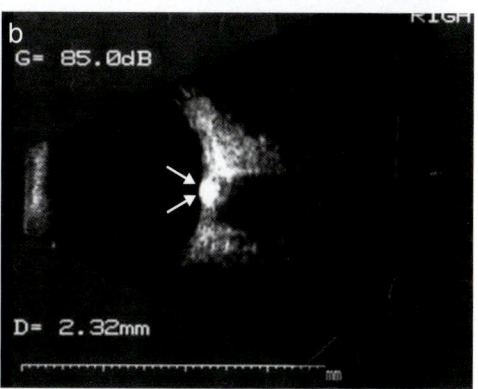

2 偽性うっ血乳頭

a：眼底写真．この症例は，乳頭腫脹が高度であるため，うっ血乳頭との鑑別が困難である．
b：同じ症例の眼超音波写真．石灰化された表在型のドルーゼンが描出されている（⇨）．

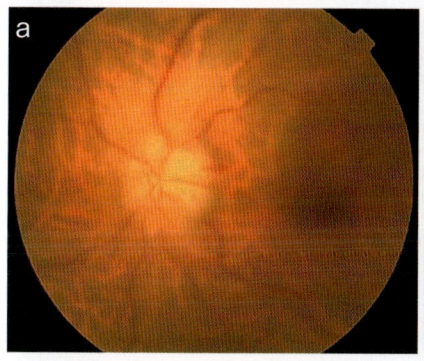

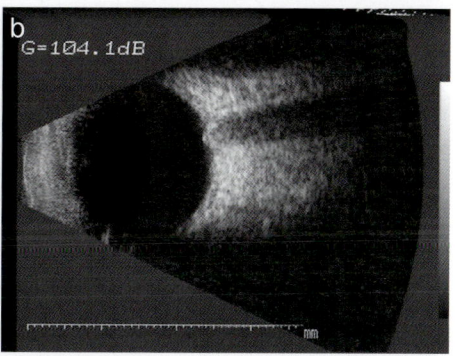

3 虚血性視神経症

a：眼底写真．この症例は，腫脹が乳頭の部分的にではなく全体的に見られるため，眼底写真だけでうっ血乳頭，偽性うっ血乳頭との鑑別は困難である．
b：同じ症例の眼超音波写真．乳頭腫脹は見られるが，クモ膜下腔の拡大や，ドルーゼンは見られない．

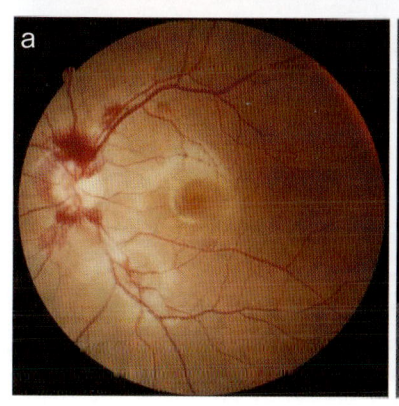

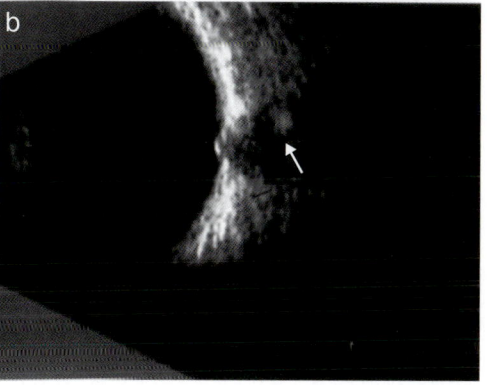

4 深在型乳頭ドルーゼン

a：眼底写真．乳頭腫脹と，乳頭周囲の網膜下出血が見られる．眼底写真からは，原因がはっきりしない．
b：同じ症例の眼超音波写真．深在型乳頭ドルーゼンが描出されている（⇨）．

7. 視神経

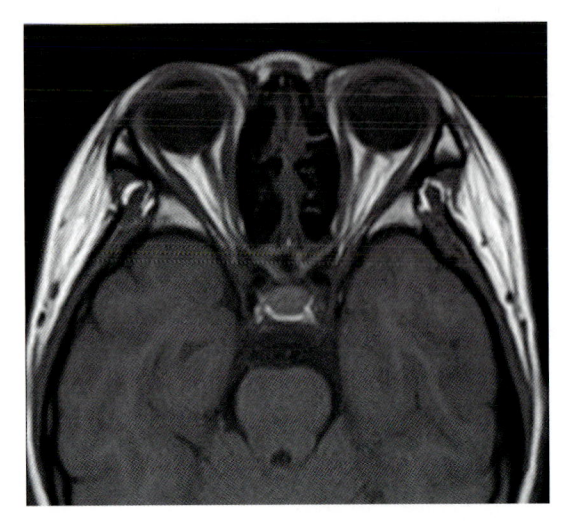

5 乳頭ドルーゼンのMRI T1強調水平断画像

ドルーゼンは描出されていない.

偽性うっ血乳頭で乳頭ドルーゼンを伴うものは，ドルーゼンはミトコンドリアが石灰化したものであるから，MRIには撮像されない（**5**）．CTでは石灰化がきれいに描出され，偽性うっ血乳頭の診断には有用であるが，クモ膜下腔の解像が劣るため，うっ血乳頭の診断は困難である．

虚血性視神経症では，眼窩部MRIでもCTでも異常は検出されない．OCTでは乳頭部のドルーゼンのみ診断が有用であるが，深在性のものは描出できず，視神経周囲のクモ膜下腔の拡大を評価することも困難である．したがって，乳頭腫脹が描出されるのみでその鑑別は困難である場合が多い．

眼超音波検査の有用性

乳頭腫脹の鑑別に対して，最も感度・特異度が高く，簡便で低侵襲，低コストの検査は，眼超音波である．

一度の検査で，うっ血乳頭，偽性うっ血乳頭，虚血性視神経症を鑑別でき，簡便で低侵襲，低コストの検査は，眼超音波である（**6**）．**1a**の眼底写真では，うっ血乳頭の程度は軽度であるが，**1b**の超音波ではきれいにクモ膜下腔の拡大所見

6 うっ血乳頭，偽性うっ血乳頭，虚血性視神経症の鑑別における眼超音波，MRI, CT, OCTの比較

	うっ血乳頭	偽性うっ血乳頭	虚血性視神経症
眼超音波	クモ膜下腔の拡大が容易に描出できる	表在型でも深在型でもドルーゼンが容易に描出できる	乳頭突出のみ
MRI	器質的疾患の有無は検出可能だが，クモ膜下腔の拡大は判別困難	ドルーゼンは石灰化のため，描出できない	異常所見は見られない
CT	クモ膜下腔の拡大は描出困難	ドルーゼンは石灰化のため，描出が容易	異常所見は見られない
OCT	乳頭腫脹は見られるが，クモ膜下腔の拡大は描出困難	表在型ドルーゼンのみ容易に描出できる	乳頭腫脹が見られる

Point! 乳頭腫脹の鑑別は眼超音波で

乳頭腫脹があると，MRIを撮ることが多いが，鑑別には有用でない．眼超音波では，うっ血乳頭のクモ膜下腔の拡大，偽性うっ血乳頭の表在・深在両方のドルーゼン，虚血性視神経症の乳頭突出のみの描出から，3つの疾患の鑑別が一度にできる．

が描出される．**2a**の眼底写真は，強い乳頭腫脹に見えるが，**2b**の超音波では石灰化された円形のドルーゼンが描出され，表在性乳頭ドルーゼンによる偽性うっ血乳頭であることがわかる．超音波のよいところは，**4**に示すように，深在型のドルーゼンの診断にも有用なことである．**3**の虚血性視神経症では，超音波で腫脹した乳頭が描出されているのみである．

このように，眼超音波は一度の検査で，うっ血乳頭，偽性うっ血乳頭，虚血性視神経症を鑑別できる，感度・特異度が高い有用な検査である（⇒**Point!**）．

■参考文献

1. Friedman DI: Papilledema. Miller NR, et al (eds): Walsh &Hoyt's Clinical Neuro-Ophthalmology, 6th ed, vol.1 Williams & Wilkins, Baltimore, 2005; p.237-291.
2. 中馬秀樹：視神経乳頭ドルーゼン．あたらしい眼科 2002; 19: 1291-1296.

相対的入力瞳孔反射異常（RAPD）だけで判断すると球後視神経症と間違いやすい疾患がある

田口 朗
大阪赤十字病院眼科

相対的入力瞳孔反射異常の基本の再確認

> 瞳孔対光反応においては片眼からの視覚入力が両眼の縮瞳量を規定している．

　瞳孔対光反応には，求心路と遠心路がある．光刺激を受けた網膜視細胞からの視覚入力は，視神経，視交叉，視索を経て，視蓋前域核でシナプスをつくる．そこから介在ニューロンを経て，同側のEdinger-Westphal核へ，また一部は後交連で交差して対側のEdinger-Westphal核に入る．これが求心路である．一方，遠心路はEdinger-Westphal核に始まり，動眼神経とともに前走して毛様神経節でシナプスをつくり，短後毛様神経を経て同側の瞳孔括約筋を支配する．

　重要なポイントは，片眼からの視覚入力が両側のEdinger Westphal核に入る，すなわち片眼からの視覚入力が両眼の縮瞳量を規定している点にある．したがって，片側の求心路に障害があり左右の眼で視覚入力に差があるとき，障害されている側に縮瞳量の減少（交互に同じ光量を当てる場合は，散瞳）が起こる．これが相対的入力瞳孔反射異常（relative afferent pupillary defect：RAPD）である．相対的入力瞳孔反射異常はともすると視神経炎や外傷性，虚血性，圧迫性視神経症など，直接病変を見ることが困難な球後視神経症の診断基準のようにとらえられがちだが，必ずしも視神経の障害だけを反映しているわけではない．相対的入力瞳孔反射異常はあくまで瞳孔対光反応求心路における「入力の差」を見ているのだという意識をもつことがまず重要である．

網膜疾患に基づく相対的入力瞳孔反射異常

> 網膜の広汎な障害で相対的入力瞳孔反射異常が生じるが，中心視力障害（黄斑機能）の重症度とは必ずしも関係しない．

　網膜は求心路の出発点であるから，片眼の網膜に広汎な障害があれば，同側に相対的入力瞳孔反射異常が生じる．中心視力障害（黄斑機能）の重篤度とは必ずしも関係せず，網膜の「広範囲な」障害であることがポイントである．外傷後の視覚障害に遭遇した場合，相対的入力瞳孔反射異常が陽性であっても，外傷性視神経症と早合点せず，網脈絡循環障害や網膜剥離などを想定して散瞳下の眼底精査が必要である．また高齢者の急激な視力低下で相対的入力瞳孔反射異常が陽性の場合も，虚血性視神経症のみならず，網膜動静脈閉塞症などを想定して，散瞳下の眼底精査が必要である．鑑別には網膜電図が有用である．

視索全横断性病変に基づく相対的入力瞳孔反射異常：同名半盲に伴う相対的入力瞳孔反射異常

> 視神経線維の数は交叉性線維のほうが非交叉性線維よりも多い．

　鼻側網膜のほうが耳側網膜より広い範囲を担っているため，鼻側網膜由来の交叉性線維のほうが耳側網膜由来の非交叉性線維よりも多く，その比率は人間では53：47であることが知られている[1]．したがって，視索においては対側の視神経由来の視神経線維のほうが若干多いことになるので，視索の全横断性障害では反対眼に相対的入力瞳孔反射異常が生じることになる（**1**二重線Ⓐ）．もちろんこの場合は，瞳孔求心路線維と同様に視覚系線維も障害されるため同名半盲を伴う．

　同名性視野障害と同側の眼に相対的入力瞳孔反射異常を認めた場合，反対側の視索病変を疑う重要なサインである．

中脳背側病変に基づく相対的入力瞳孔反射異常：視力・視野障害をまったく伴わない相対的入力瞳孔反射異常，滑車神経麻痺を伴う相対的入力瞳孔反射異常

> 瞳孔求心性線維は，外側膝状体の直前で視索から離れて，上丘腕を経由して視蓋前域に入る．

　中脳背側病変によって，瞳孔求心性線維だけが視索から分かれて視蓋前域に達するまでの間で障害されれば，視覚に関与する視神経線維は障害されずに，瞳孔求心性線維だけが選択的に全横断的に障害されうるので，対側眼には視力・視野など視機能にまったく障害がないにもかかわらず相対的入力瞳孔反射異常が生ずることになる（**1**二重線Ⓑ）．

　また，中脳背側病変では，瞳孔求心性線維と同時にその尾側に位置する滑車神経核や線維も障害されることがある．その結果，視機能障害を伴わ

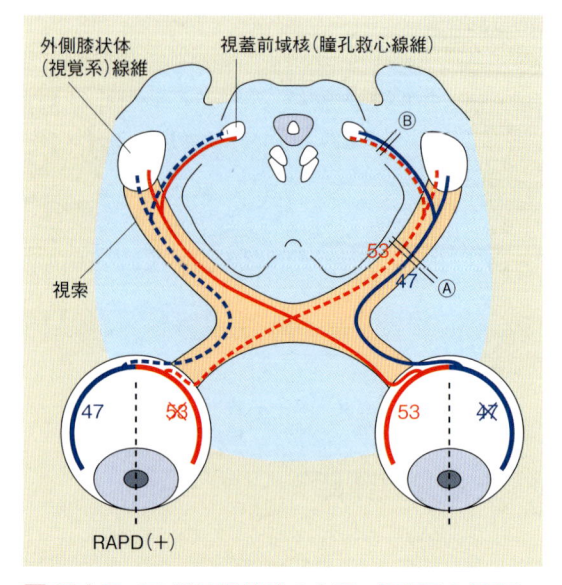

1 視交叉での視神経線維の交叉・非交叉の割合と瞳孔求心性線維の走行

（田口　朗，2008[3]より引用）

ない相対的入力瞳孔反射異常に同側もしくは対側眼の上斜筋麻痺を合併することになる．

　滑車神経麻痺に遭遇した場合は，視力低下がなくても瞳孔対光反応を確認することが重要で，もしどちらかの眼に相対的入力瞳孔反射異常が認められた場合は中脳背側病変を疑うべきサインである．

　この際，滑車神経核が対側支配であることにも注意する．具体的には，両眼とも視力・視野障害がないにもかかわらず，滑車神経麻痺を呈する側の眼に相対的入力瞳孔反射異常が認められれば，反対側の瞳孔求心線維と滑車神経核が中脳背側で同時に障害されている可能性があり，滑車神経麻痺の呈していない側の眼に相対的入力瞳孔反射異常が認められれば，滑車神経麻痺がある側の中脳背側で瞳孔求心線維と反対側の核から交叉してきた滑車神経線維が同時に障害された可能性が高くなる（**2**）[2]．

成熟白内障の反対眼に相対的入力瞳孔反射異常？

　相対的入力瞳孔反射異常が中間透光体に影響されることはまれであるが，片眼の成熟白内障の反対眼や，白内障の左右差が著しい場合の白内障の

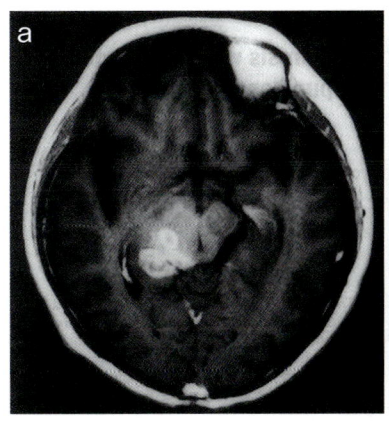

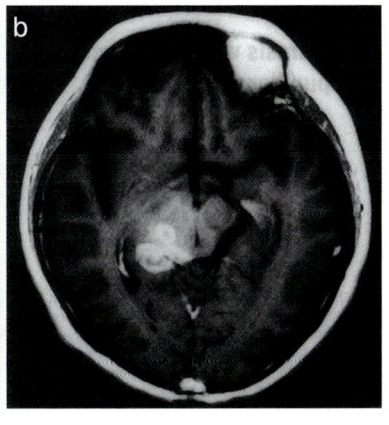

2 ガドリニウム造影頭部MRI水平断のT1強調画像

右中脳背側に上丘腕を含む高信号域（星状膠細胞腫）を認める．視機能は正常であったが左眼に相対的入力瞳孔反射異常を，右に滑車神経麻痺を認めた．

（Taguchi H, et al, 2000[2]）より引用）

軽い眼に，相対的入力瞳孔反射異常が起きうることが報告されている[4]．術後に相対的入力瞳孔反射異常は消失する．また，もともと片眼の視神経炎により相対的入力瞳孔反射異常が認められていた眼に白内障が進行するにつれ相対的入力瞳孔反射異常が消失した症例の報告もある[4]．これらの現象のはっきりとした原因は解明されていないが，成熟白内障によって刺激光が眼内で散乱されより広範囲の網膜を照射するためではないかと考えられている．この現象は必発ではないので，臨床的意義は少ないかもしれないが，むしろ成熟白内障のある眼に術前相対的入力瞳孔反射異常が認められた場合には，網膜もしくは視神経により重篤な障害がある可能性を強く疑うべきであろう．

検者がつくり出してしまった相対的入力瞳孔反射異常？

> 光の当て方はあくまで左右同等に行う．長く当てすぎにも注意する．

相対的入力瞳孔反射異常はあくまで瞳孔対光反応求心路における入力の差を見ているので，当然刺激光の当て方が左右で等しいことが原則である．したがって相対的入力瞳孔反射異常を認めたときには，まずは検者側に検査手技上の問題がないか確認することも大切である．たとえば，視力・視野障害のない外斜視の患者に，検者が常に被検者の向かって右側からペンライト光を当てている

Point! 相対的入力瞳孔反射異常が示すもの

相対的入力瞳孔反射異常は，あくまでも瞳孔対光反応求心路における「入力の差」を見ているという意識が重要である．球後視神経症の診断基準ととらえられがちだが，必ずしも視神経の障害だけを反映しているわけではない．

場合に左眼に一見相対的入力瞳孔反射異常が陽性に見えることがある．特に暗室で斜視角が顕性化する場合はなおさらである．これは刺激光が両眼に同等に入っていないために起きた，検者がつくり出してしまったアーチファクトである．

また刺激光を同じ眼に長く当て続けすぎていると（相対的入力瞳孔反射異常の検出には約1秒が適切である）そちら側の瞳孔が散大してきて，あたかも相対的入力瞳孔反射異常が陽性に見えることがある．これは刺激光を長く当てすぎたために網膜がブリーチしてしまう現象に基づく．検者が陽性であると思い込んでしまうと，あるいは詳しく調べようとするほど，刺激光を当てる時間に左右差ができてしまう傾向があるので注意が必要である（⇒Point!）．

■引用文献

1. Kupfer C, et al: Quantitative histology of optic nerve, optic tract and lateral geniculate nucleus in human. J Ant 1967; 101: 393-401.
2. Taguchi H, et al: Superior oblique paresis with contralateral relative afferent defect. Graefes Arch Clin Exp Ophthalmol 2000; 238: 927-929.
3. 田口 朗：滑車神経麻痺に合併したRAPD．柏井聡（編）：臨床神経眼科学，第1版，金原出版，2008；p.207-209.
4. Lam BL, et al: A unilateral cataract produces a relative afferent defect in the contralateral eye. Ophthalmology 1990; 97: 334-338.

7. 視神経

視神経乳頭陥凹だけで判断すると緑内障と間違う視神経疾患がある

吉冨健志
秋田大学大学院医学系研究科眼科学講座

視神経陥凹で緑内障以外の疾患で大事なものは視野と病歴

視神経陥凹だけでは緑内障と断定できない．

　緑内障以外の視神経疾患で緑内障性視神経陥凹を示したとする報告は多数あり，偽緑内障とよばれている．ほとんどの場合は視野と視神経所見が一致するかどうかで鑑別できる．視神経乳頭の陥凹を見る場合に重要なのは乳頭の蒼白部と陥凹部の区別であり，乳頭の立体観察が重要である．緑内障眼では陥凹部のほうが蒼白部よりも先行して拡大していることが多く，その他の疾患による視神経萎縮は蒼白部のほうが陥凹部よりも先行して拡大している．また，その他の所見としては乳頭出血が視神経線維欠損の見られる部位に一致して出現すること，視神経乳頭周囲網脈絡膜萎縮の頻度が高く，面積も大きいことが緑内障性の変化である．緑内障性の視神経変化についてよく把握した後で，患者の視野変化などとの関連について矛盾がないかどうかを検討する．少しでも疑問がある場合には緑内障以外の疾患を疑い，必要な検査を行う（⇒Point!）．

虚血性視神経症は急性に発症し，慢性期でも通常は乳頭陥凹は伴わない．

　虚血性視神経症は急性の発症であり，経過が緑内障とはまったく異なる．虚血性視神経症の慢性期の視神経所見（ 1 ）を見ても，視神経は萎縮しているが，乳頭陥凹は伴わない．このように虚血性視神経症は緑内障とはまったく異なる病変であるが，慢性期には10％前後の症例に緑内障様の陥凹を見るとの報告もある[1]．しかし通常視野変化は緑内障に特徴的な視野変化とは異なり，鑑別は比較的容易である．発症の経過などの病歴を詳しく聞くことが診断の基本である．

中毒性視神経症は病歴聴取が最も重要である．

　中毒性視神経症の原因にはタバコ，アルコール，シンナー中毒などがあり，徐々に進行する視神経症である点で緑内障の鑑別疾患としてあげられる．視野は中心暗点，あるいは求心性視野狭窄であり，視神経萎縮は蒼白が主で，陥凹をきたすことはまれである．視神経線維は乳頭黄斑間，あるいはびまん性に欠損し，緑内障とは異なるパターンを示す．病歴聴取が最も重要で，喫煙歴や飲酒歴はもちろんだが，職業歴からシンナーや有機リンなどの曝露歴がないかどうか注意することが必要である．中毒性視神経症で視神経乳頭に緑内障性陥凹をきたすことは一般にはまれと考えられるが，有機リンやメタノール中毒で一部報告がある[2]．

症例による検討

中毒性視神経症

　2 の症例は48歳の女性で2年前より視力低下を自覚していたため，近医を受診したところ，正常眼圧緑内障を疑われて紹介受診となった．ゴルフ場のキャディを10年間務めている．視力は右0.4

296

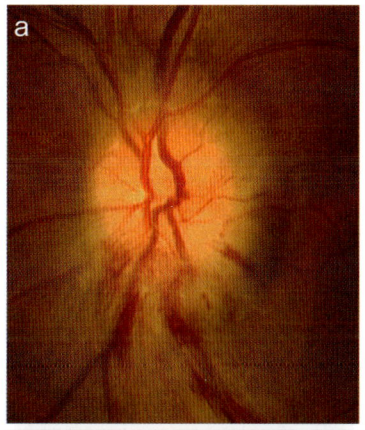

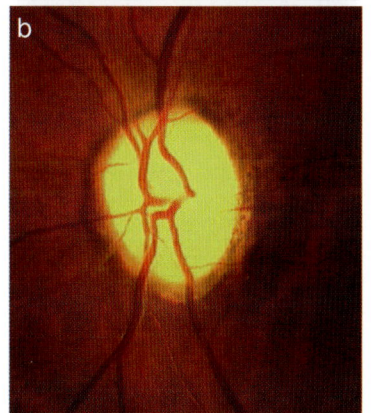

1 前部虚血性視神経症の視神経所見

a：発症直後，b：発症後半年．
55歳，女性．通常の視神経萎縮で緑内障性の陥凹はない．

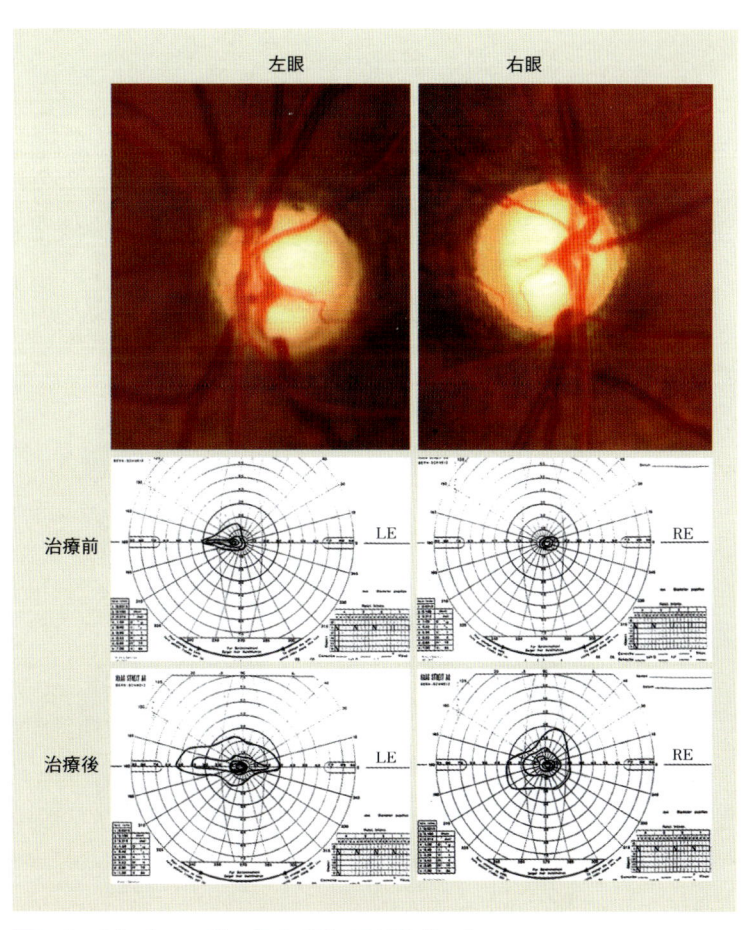

2 アトロピンとパム®の投与後視野が改善した慢性有機リン中毒が疑われた症例

48歳，女性．視神経所見は緑内障性視神経乳頭陥凹に類似していた．

$(1.0 \times S-1.75D=C-0.25DA \times 90)$，左 0.4 $(1.0 \times S-0.75D=C-0.25DA \times 90)$，眼位は正位．眼球運動は視診ではほぼ正常だが，滑動性眼球運動に軽い障害が認められた．対光反応は両眼ともに不十分で遅鈍であった．隅角は開放で眼圧は両眼とも8mmHg．視野は中心約10°のみの高度の視野狭窄を認めた．視神経は緑内障性視神経乳頭陥凹に類似した所見であり，ほぼ全陥凹の状態であった．

ゴルフ場で大量の農薬が使われていることはよく知られており，キャディは長期間農薬に曝露する可能性のある職業である．また，自律神経症状（便秘），錐体路症状（腱反射亢進）などの合併，対光反射の低下，滑動性眼球運動の障害などから慢性有機リン中毒ではないかと疑い，アトロピンやプラリドキシムヨウ化物（パム®）を投与された．投与開始後，視野の拡大，自律神経症状の改善，近視化の改善を見た（ほぼ正視となった）[2]．

頭蓋内疾患：下垂体腫瘍

頭蓋内疾患として緑内障類似の視神経所見を呈したとする報告は下垂体腫瘍[3]，empty sella syndrome[4]，血管圧迫性視神経症[5] などがある．頭蓋内疾患は典型的には垂直経線上に境のある視野異常を呈し，水平経線上に境のある緑内障性の視野異常とは容易に鑑別できる．初期の視野異常でまだはっきりした半盲などを呈していない症例が鑑別の問題点となるが，視神経，視野の所見から常に頭蓋内疾患を頭の片隅にでも置いておくこと

7. 視神経

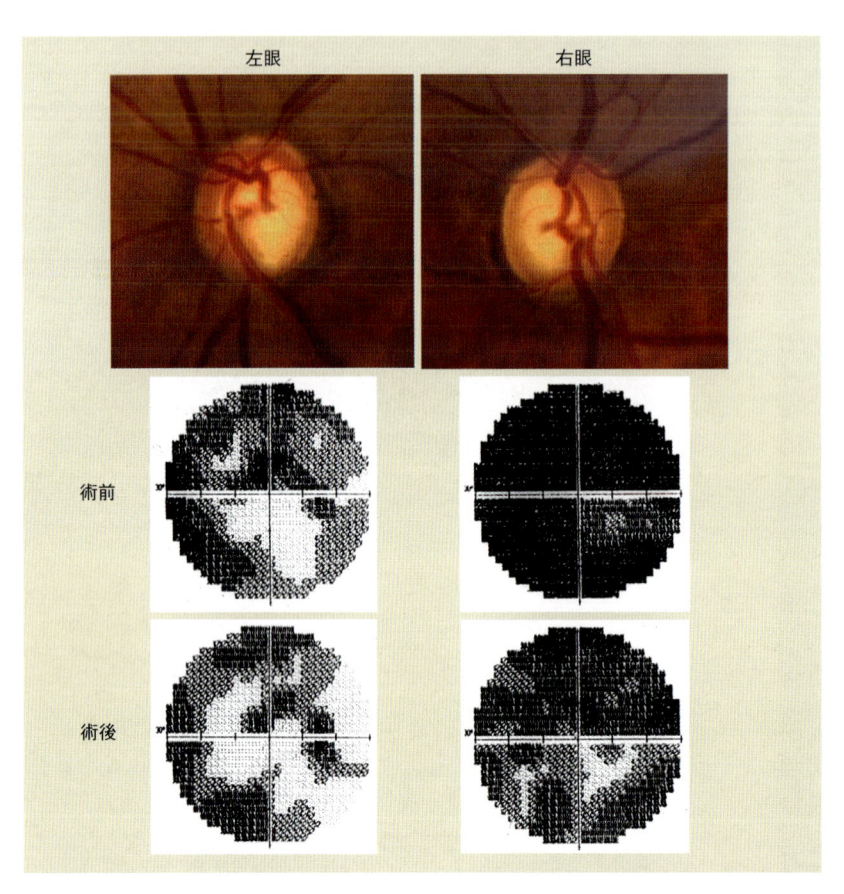

3 下垂体腫瘍症例の眼底写真とHamphrey視野

視野上段は脳外科の術前，下段は術後である．視野は脳外科の術後に改善しているが残った視野異常は緑内障性であり，下垂体腫瘍と緑内障の合併が疑われた症例である．

が重要である．

3の症例は66歳の女性で，下垂体腫瘍の視野精査目的で脳外科から紹介された．ＣＴ画像上は明らかな下垂体腫瘍で，診断に疑問はない症例であった．視力は右1.0 (n.c)，左0.3 (0.4 × − 1.0D)，術前の視野は全体的な障害で，半盲ははっきりしなかった．眼圧は右18 mmHg，左19 mmHgであった．視神経陥凹は下垂体腫瘍だけでは説明できないもので，緑内障の合併が疑われた．脳外科での手術後，視野は改善を示し，残存した視野異常からはやはり緑内障性の視野異常が疑われた．

Point! 視神経疾患に緑内障が合併する可能性は大いにある

緑内障そのものは有病率の高い疾患であり，さまざまな疾患に合併することは十分に考えられる．頭蓋内疾患が20症例あれば1例に緑内障が合併していても有病率からするとおかしくない．緑内障性陥凹に類似の視神経所見を呈して，視野やさまざまな病歴から緑内障以外の疾患を発見できたとしても，さらに緑内障が合併している可能性は否定できない．緑内障以外の疾患を見つけてもそれで満足せず，さらに合併についても考えて経過観察していくことが必要である．

■引用文献

1. Quigley H, Anderson DR: Cupping of the optic disc in ischemic optic neuropathy. Trans Am Acad Ophthalmol Otolaryngol 1977; 83: 755-762.
2. 根崎健吾，ほか：緑内障様乳頭変化を有する慢性有機リン中毒の1例．眼紀 1997; 48: 1338-1341.
3. 小泉公仁子，ほか：緑内障様視神経乳頭変化をきたした頭蓋内病変の2例．臨眼 1990; 44: 149-154.
4. Buckman MT, et al: Primary empty sella syndrome with visual field defects. Am J Med 1976; 89: 124-128.
5. Ogata N, et al: Optic nerve compression by normal carotid artery in patients with normal tension glaucoma. Br J Ophthalmol 2005; 89: 174-179.

MRIでは原因がわからない うっ血乳頭がある

橋本雅人
札幌医科大学眼科学教室

うっ血乳頭（頭蓋内圧亢進症）の画像診断

> ルーチンのCT, MRIにおいて頭蓋内占拠性病変がない場合，脳静脈洞血栓症が隠れていることもある

　うっ血乳頭（頭蓋内圧亢進）をきたす原因は，脳脊髄液の流れを遮断する頭蓋内占拠性病変と，非占拠性病変の2つに大きく分けられる．頭蓋内占拠性病変は，日常われわれがルーチンでオーダーしているMRIやCT検査において比較的容易に原因疾患を見出すことができる．しかしながら非占拠性病変の場合，通常のMRI, CT検査では異常が出にくい．**1**に頭蓋内圧亢進症の鑑別を示す．
　非占拠性病変のうち髄膜炎や肥厚性硬膜炎は，造影MRIや髄液検査，血液検査所見により診断が可能であるが，脳静脈洞血栓症の慢性期や軽度のものでは，他の神経症状はなく脳圧亢進症状のみの場合もあり脳偽腫瘍との鑑別が難しい[1]．脳静脈洞血栓症は，脳静脈洞が血栓性閉塞を起こした状態であり，静脈還流障害により静脈圧亢進が生じ結果として脳脊髄液吸収障害が起こり頭蓋内圧亢進症となる．好発部位として横静脈洞や上矢状静脈洞，S状静脈洞があげられる（**2**）．原因には細菌性のものと非細菌性のものがあり，感染

1 頭蓋内圧亢進症の鑑別

1. 頭蓋内占拠性病変（脳腫瘍など）
2. 頭蓋内非占拠性病変
    - 脳偽腫瘍（ビタミンA過剰摂取，貧血，肥満，テトラサイクリン，副腎皮質ホルモンなど）
    - 炎症：髄膜炎，肥厚性脳硬膜炎
    - 脳静脈洞血栓症

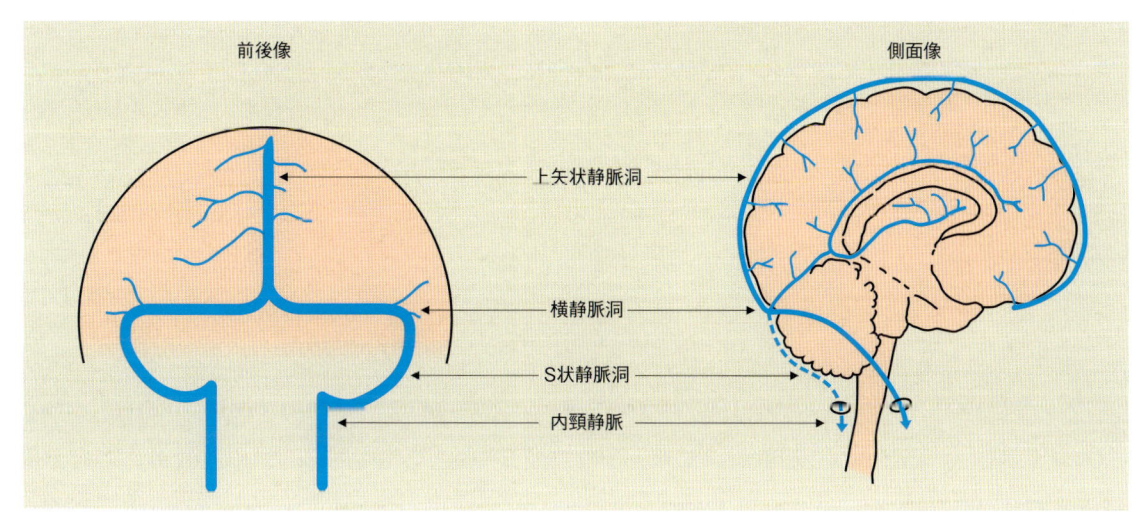

2 脳静脈洞の解剖シェーマ

7. 視神経

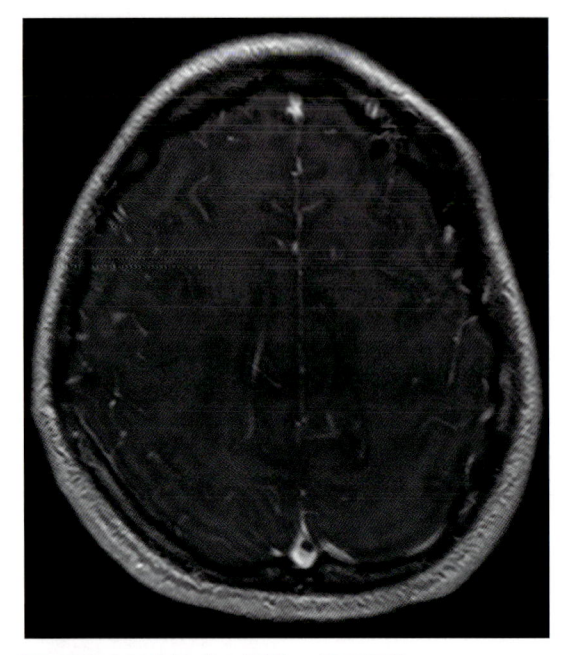

図3 頭蓋内圧亢進症の造影T1強調画像
脳溝内静脈の拡張所見を認める.

以外の原因としては腫瘍や炎症が隣接する静脈洞を閉塞させることが多い. また, 抗リン脂質抗体症候群や経口避妊薬 (ピル) の長期内服などによる血液凝固能が亢進した状態でも生じやすい. 脳静脈洞血栓症の診断には画像検査が不可欠であるが, 通常のCT, MRI検査では見逃されることがあるので注意を要する.

脳静脈洞血栓症の画像診断

> 脳溝内に拡張した静脈所見とMR venography (MRV) が脳静脈洞血栓症の画像診断に役立つ.

静脈洞内の血栓は, 血栓が形成された時期によってMRIの信号強度が異なる. そのため, 血栓形成が亜急性期でメトヘモグロビンの状態であれば, T1短縮効果のためT1強調画像で高信号を示すので静脈洞の異常信号に気づきやすいが, それ以外は異常と指摘しづらい. 脳静脈洞血栓症が生じると静脈還流が悪いため, 脳溝内に拡張蛇行した静脈を伴うことが多い. したがって, 造影T1強調画像や脳静脈の描出に優れている磁化率強調画像 (susceptibility-weighted imaging) を用いて[2], 脳溝内の静脈拡張所見をとらえることが脳静脈洞血栓症を診断する有用な手がかりとなる (図3).

さらに, 静脈の描出を目的としたMR venography (MRV) を用いることで静脈洞閉塞部位がより明確になる. MRVには造影剤を用いる3D-TOF (time of flight) 法 (図4a), 造影剤を用いない2D-TOF法, 2D-PC (phase contrast) 法,

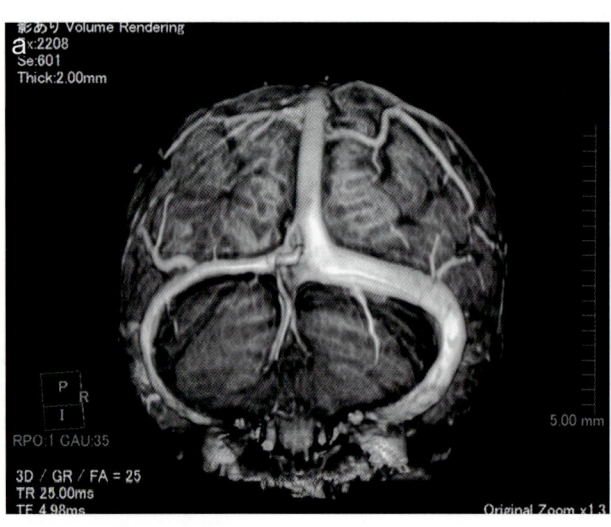

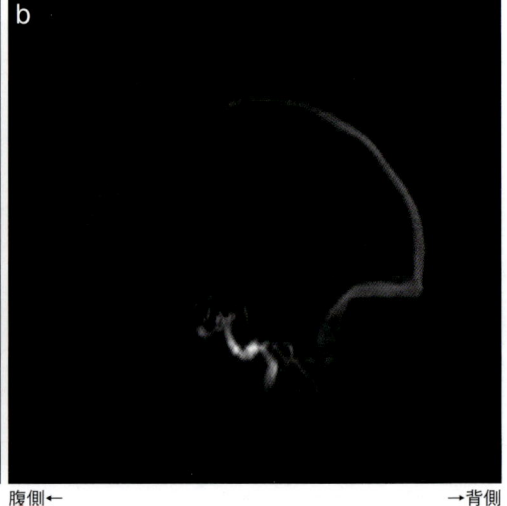

図4 正常者のMRV所見
a: 3D-TOF法によるMRV冠状断像. b: 3D-PC法によるMRV矢状断像.

7. 視神経

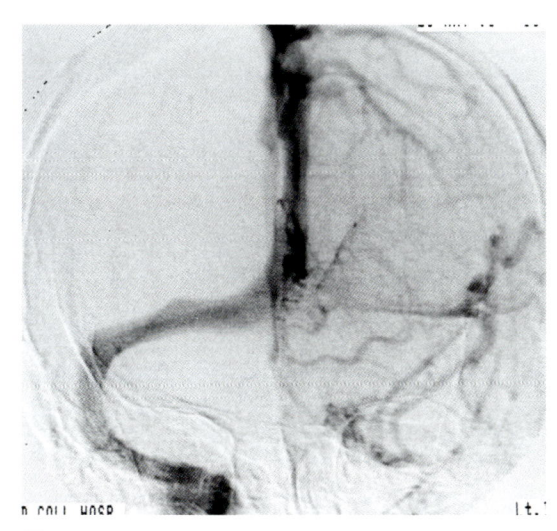

5 脳静脈洞血栓症における脳血管撮影

左S状静脈洞の閉塞を認める.

> **Point!**
> **なぜMRVだけでは脳静脈洞血栓症を診断できないのか**
>
> 脳静脈洞,特に横静脈洞の場合,正常者においても左右の静脈洞に優位（dominant）がある.そのため,MRVで左右どちらかの横静脈洞が描出不良であってもそれが血栓症によるものなのか,それともただのdominantなのかはMRVだけでは判断できない.したがって脳静脈洞血栓症を画像診断する場合,MRVの所見だけで決定するのは危険であり,本文で述べたように病状に伴う随伴所見をMRI検査でとらえ,MRVとのコンビネーションで画像診断することが重要である.

3D-PC法（**4** b）があるが,手法によっては描出できる静脈の血流速度に限りのあるものや,撮影する面と静脈洞の位置関係（角度）によって描出が困難なものもあり,いずれの手法をとってもすべての脳静脈を描出することは不可能であることを念頭に置いて撮影する必要がある.このように,MRIおよびMRVにおける画像検査で脳静脈洞血栓症が疑われる場合は脳外科に依頼し脳血管撮影（**5**）で確定診断を行う（⇒**Point!**）.

■引用文献

1. Walsh FB: Ocular signs of thrombosis of the intracranial venous sinuses. Arch Ohthalmol 1937; 17: 46-65.
2. Haacke EM, et al: Susceptibility weighted imaging. Magnetic Resonance in Medicine 2004; 52: 612-618.

7. 視神経

外傷性散瞳が合併していても相対的入力瞳孔反射異常（RAPD）は判断できる

尾﨑峯生
尾﨑眼科／宮崎大学医学部眼科

RAPDの検査方法と考え方

> 外傷性視神経症を疑う眼に外傷性散瞳を伴っていると受傷眼の瞳孔反応を確認できない．他眼の反応を活用する．

　前額部外傷を受けた患者において，外傷性視神経障害の有無は大事な診断ポイントである．片眼性外傷性視神経症は必ず相対的入力瞳孔反射異常（relative afferent pupillary defect：RAPD）を伴う．
　RAPDは相対的入力瞳孔反射異常または相対的瞳孔求心路障害[1]と訳される．ペンライトを左右の瞳孔に交互に照射するswinging flashlight testによって瞳孔反応を見る．
　視神経障害など対光反応の求心路に障害がある場合，正常眼から視神経障害のあるほうの眼にペンライトを移動すると，ライトで照らしているのに瞳孔が散大してくる．これをRAPD陽性と判定する．右眼と左眼の入力量の差によって，視神経障害眼において間接反応の縮瞳に比して直接反応の縮瞳が弱い差を動的に見ていることになる（**1**）．RAPDはあくまでも相対的なものなので，同程度の両眼性視神経障害ではRAPDが見られない．

> もしも直接的眼球損傷のために虹彩が損傷され外傷性瞳孔散大があると，外傷眼の瞳孔反応が消失し，外傷眼において外傷性視神経症の判定にとって重要なRAPDの判定が難しくなる．

　この状態でswinging flashlight testを行うと，外傷眼の視神経機能が正常であれば正常な他眼は間接反応によってすでに縮瞳しているため，縮瞳状態に大きな変動は見られない．すなわち，たとえば右眼に外傷性散瞳が存在していても左眼（健眼側）で間接反応と直接反応の差を見ることでRAPDを判定することが可能である．ライトが右眼から左眼に移ったとき，左眼はすでに縮瞳していて，直接反応でもさらに縮瞳する所見がなければ，右視神経は正常であると判定できる．もしライトが左眼に移ったときに瞳孔が開いていて，直接反応によって迅速に縮瞳するなら，右眼のRAPD陽性，すなわち右眼の外傷性視神経症が強く疑われる．完成した完成した外傷性視神経症では，OCTによって網膜神経線維層，神経節細胞層の異常が認められる．

swinging flashlight testの基本的注意事項

　実際の臨床では，RAPDの判定には一定のコツが必要である．まず部屋を半暗室にし，患者に遠方を見てもらい，視線を遮らないようにする．
　ライトは眼球の正面近くから当て，検者は患者の下方から観察する．ペンライトは明るすぎず暗すぎない光量のものが望ましい．ライトはできるだけ正面から瞳孔に入るようにして1〜2秒照らし，ライトを下方に弧を描くようにして遠ざけながら（swing）対側眼に光を入れる．これを数回繰り返す（**1**）．眼位ずれにも注意してペンライトの光が視線を遮らない程度に瞳孔中心から入るように気

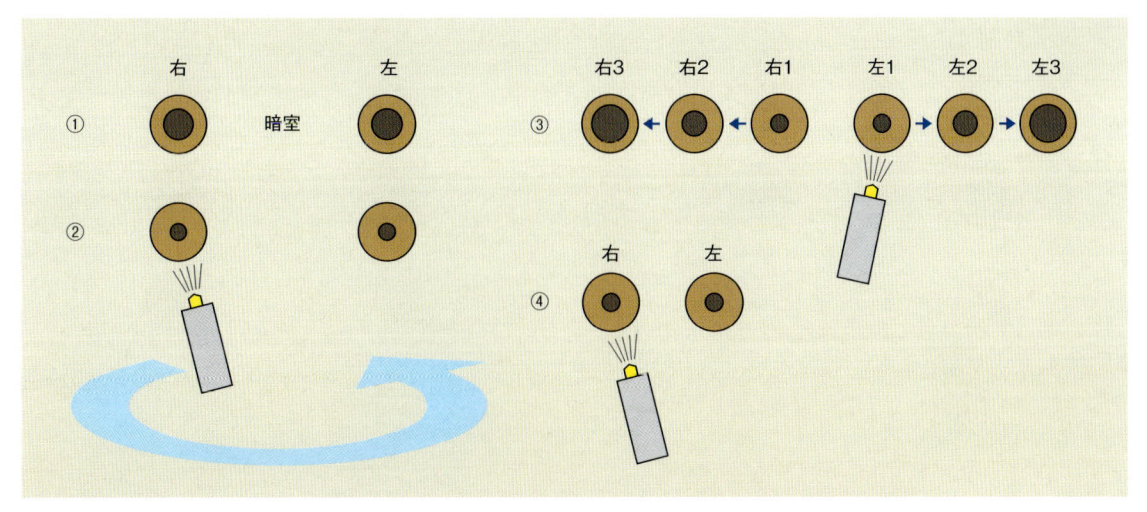

1 swinging flashlight test（虹彩異常のない左視神経障害：左目が障害されている例）

①視神経障害が片側のみであっても虹彩が侵されていなければ，瞳孔不同は起こらない．部屋を少し暗くして検査を行う．
②ライトはスイングして右眼から外下へ遠ざかり，弧を描いて左眼に外下から正面へと入れていく．ワルツのリズム（1秒照らし1秒で移動するくらいの）を筆者は心がけている．
③ライトで照らしているのに左眼は瞳孔が開いてくると，RAPD陽性である．
④右眼にライトを入れると再び両眼ともに縮瞳する．

をつける．検者が老視である場合は，近見専用眼鏡を用いて瞳孔を正確に判定すべきである．

RAPDは視神経障害において典型的に認められるが，黄斑病変などにおいても陽性となりうるため網膜障害の有無を検討すべきである．

RAPD判定が難しいときに有用な補助検査

補助検査としては，①brightness comparison test，②黄斑光干渉断層法（OCT），③photo-stress recovery testがある．

brightness comparison testでは，赤色視標を用いて左右の色調の比較を行う．閉瞼または開瞼で眼前にライトを当てて患者に右眼と左眼とで光の明るさ，まぶしさに量的な差があるか尋ねることも価値がある．視神経障害がある場合は，たとえば健眼を100とすると障害眼は50程度の明るさであると明確に患者が言うことが多い．視力検査自体ももちろん重要である．障害眼が散瞳している場合，ピンホールも用いる必要がある．黄斑のOCT検査は微細な黄斑病変の発見に威力を発揮する．黄斑疾患のphotostress recovery testでは

一般正常眼より光付加後回復時間が延長するが，視神経症では延長しないとされている．

障害眼の散瞳については，隅角検査はもちろん近見反応を用いて縮瞳の有無を確認したり，瞳孔の括約筋の障害を確定するためにピロカルピン点眼への反応も確認すべき場合がある．

時に外傷後に心理的ストレスによる視力低下を訴えたり，詐盲を疑わざるをえない場合がある．視野検査や散瞳剤を点眼していないかどうかの確認も重要かもしれない．

片眼性の外傷性視神経症では障害側にRAPDが必発である．例外として両眼性に視力低下している場合，まれに両眼性外傷性視神経障害によってRAPDが見られない場合もあるので，両眼の視機能を注意深くモニターする．

外傷性視神経症

外傷性視神経症は直接障害と間接障害に分けられるが，ここでは前頭部打撲によって間接的に生じる外傷性視神経症について簡略に述べる．

典型的な外傷性視神経症は眉毛外上側を打撲した例に多く，外傷直後には眼底に異常が見られな

7. 視神経

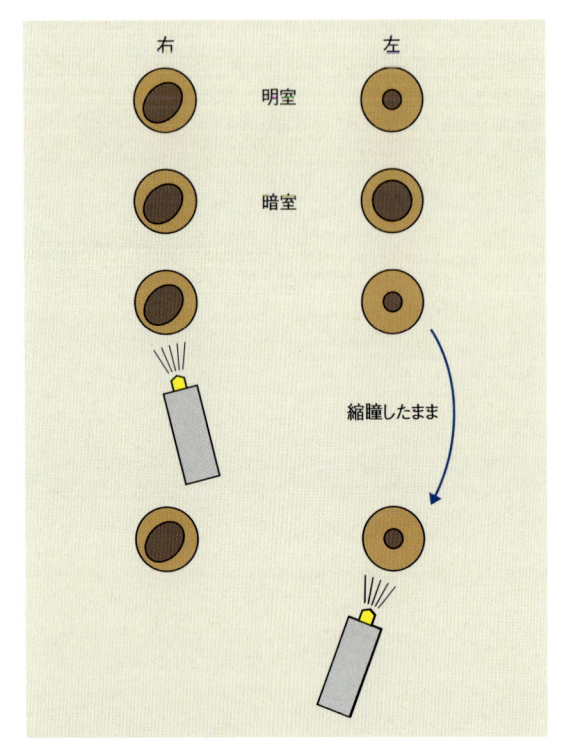

② 右眼の外傷性散瞳における RAPD 判定（視神経障害なし）

swinging flashlight test を行うと左眼瞳孔は縮瞳したままで，さらに縮瞳する所見は見られない．RAPD 陰性．視神経障害なしと判定できる．

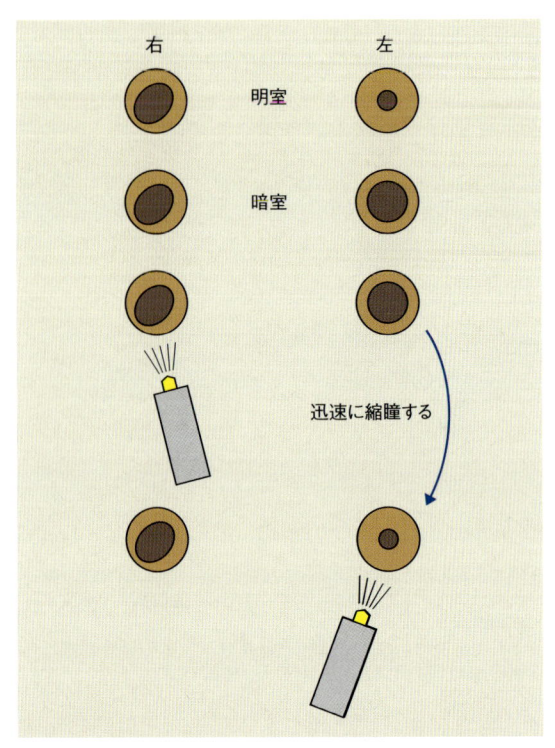

③ 外傷性散瞳における RAPD 判定（視神経障害あり）

直接反応でシュッと迅速に縮瞳する反応が見られる．
右眼からの間接反応による縮瞳が弱く，右 RAPD 陽性であり，右眼の視神経障害が疑われる．

い．視神経障害を生じる頭部外傷は意識障害を伴う強い打撲の例もあるが，打撲の痕跡も見られないような，一見軽い打撲の後にも生じるので，注意が必要である．また瞳孔反応を検査しにくい幼児，小児は視力も測りにくい場合が多いのでRAPDがさらに重要となる．

外傷性視神経症の視神経萎縮は外傷後2週間以上経過してから現れてくる．このため視神経萎縮が外傷直後から見られる場合には，本人が気づいていなかった視神経障害があったものとして記録，精査する必要がある（⇒Point!）．

外傷性視神経症の治療としては，①ステロイドパルス療法，②National Acute Spinal Cord Injury Study（NASCIS）にならった超大量副腎皮質ステロイド点滴療法，③視神経鞘減圧術，④視神経管開放術のいずれもその効果の十分なエビデンスが得られていないので，画像上明らかな視束管骨折を除いて患者とよく話し合って治療方針を決定することが望ましい[2]．

Point! 外傷性視神経症の判定

外傷性散瞳を伴う外傷性視神経症では，swinging flashlight test において障害眼から健眼側にライトを移すときにたとえば右眼が健眼，左眼が外傷眼であった場合，右眼から左眼にライトが移る際に左眼が散瞳状態から急速に縮瞳する様子が見られれば右眼の視神経障害があり，右眼の RAPD 陽性を左眼の瞳孔反応によって判定できる．

■引用文献
1. 日本眼科学会：眼科用語集，第5版，日本眼科学会，2010.
2. 中馬秀樹：視神経炎，視神経症の治療．眼科 2008; 50: 1019-1029.

危険な複視

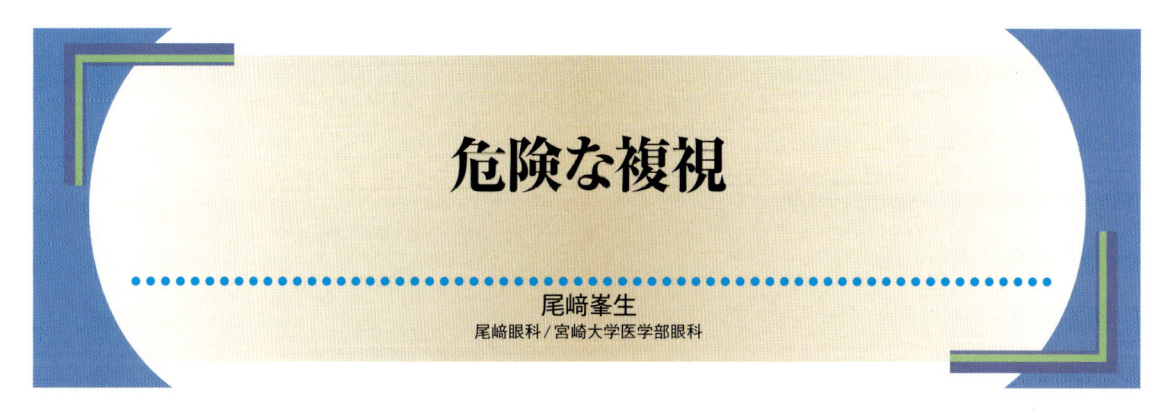

尾﨑峯生
尾﨑眼科 / 宮崎大学医学部眼科

複視検査の基本の基本

> 複視は危険な症状である．複視検査の基本を理解し，使いこなすことがリスク管理に重要である．

　患者が複視症状を訴えるとき，最も大事なのは両眼性複視であるのか，単眼性複視であるのかを明確に区別することである．患者の片眼を遮蔽したときに複視が残っていれば単眼性複視であり，片眼遮蔽で複視が消失すれば両眼性複視である．単純なことであるが，患者の訴えはあいまいなこともあるため，必ず確認すべきである．

　単眼性複視は原則として安全である．屈折異常や中間透光体の混濁などを検討する（**1**）[1]．

　両眼性複視は原則としてすべてにリスクが潜んでいる可能性がある．このため両眼性複視を患者が患者なりの表現で訴えているのを聞き漏らしてはいけない．さらに頭痛や眼痛がある場合は，両眼性複視がないかどうか検者側から問いかけることも必要である．複視と痛みの両方を訴える患者は特にリスクが高いが，患者の訴えは痛みのみに傾斜しがちであり，また複視が一過性である場合もあるため，問いかけが重要である．

　眼科外来を歩いて受診する可能性がある危険な両眼性複視は，①動眼神経麻痺，特に内頸動脈後交通動脈分岐部動脈瘤によるもの（頭痛，眼痛あり，視力障害なし），②下垂体卒中（頭痛，視力障害，複視），Wernicke脳症などで，頻度は低い．しかし頻度が低いがゆえに，これらの危険な複視を示す疾患患者が現実に来院したときに最良の対応をすることは十分な知識がないと難しい．

　内頸動脈後交通動脈分岐部動脈瘤や下垂体卒中などでは，頭痛や眼痛が激しいことが多い．脳動脈瘤においては単独の動眼神経麻痺に加えて痛みを伴うことが多いが，必ずしも痛みが必発ではない．これらの疾患を疑うときはすぐにその場で脳外科医に電話をかけ，そのまま受け取ってもらうべきである（⇒**Point!**）．

> 複視においては瞳孔検査が重要である．

　複視においては瞳孔不同がないか評価することが重要である．瞳孔散大は脳動脈瘤による圧迫を示唆している可能性がある．またHorner症候群を疑わせる縮瞳がないかも大事である．不完全動眼神経麻痺であり，瞳孔が正常に保たれている場合は，発症から1週間程度は瞳孔散大が出てこないかを注意して診察する．

　英米の教科書では患者自身に鏡を見て瞳孔の散大が起こらないか見てもらうことを勧めているが，日本人の虹彩では患者が自分の瞳孔を見極めることは難しい．単独の動眼神経麻痺の場合，痛みの有無にかかわらず，瞳孔が保たれていても，また糖尿病，高血圧などがあっても脳動脈瘤が原因の場合もあるため，疾患の病態理解を踏まえたうえで画像診断を早めにオーダーするほうが現実的で安全かもしれない．

> 複視を見極められないことが最大のリスクである．

　危険な疾患であっても初期は両眼性複視が一過

7. 視神経

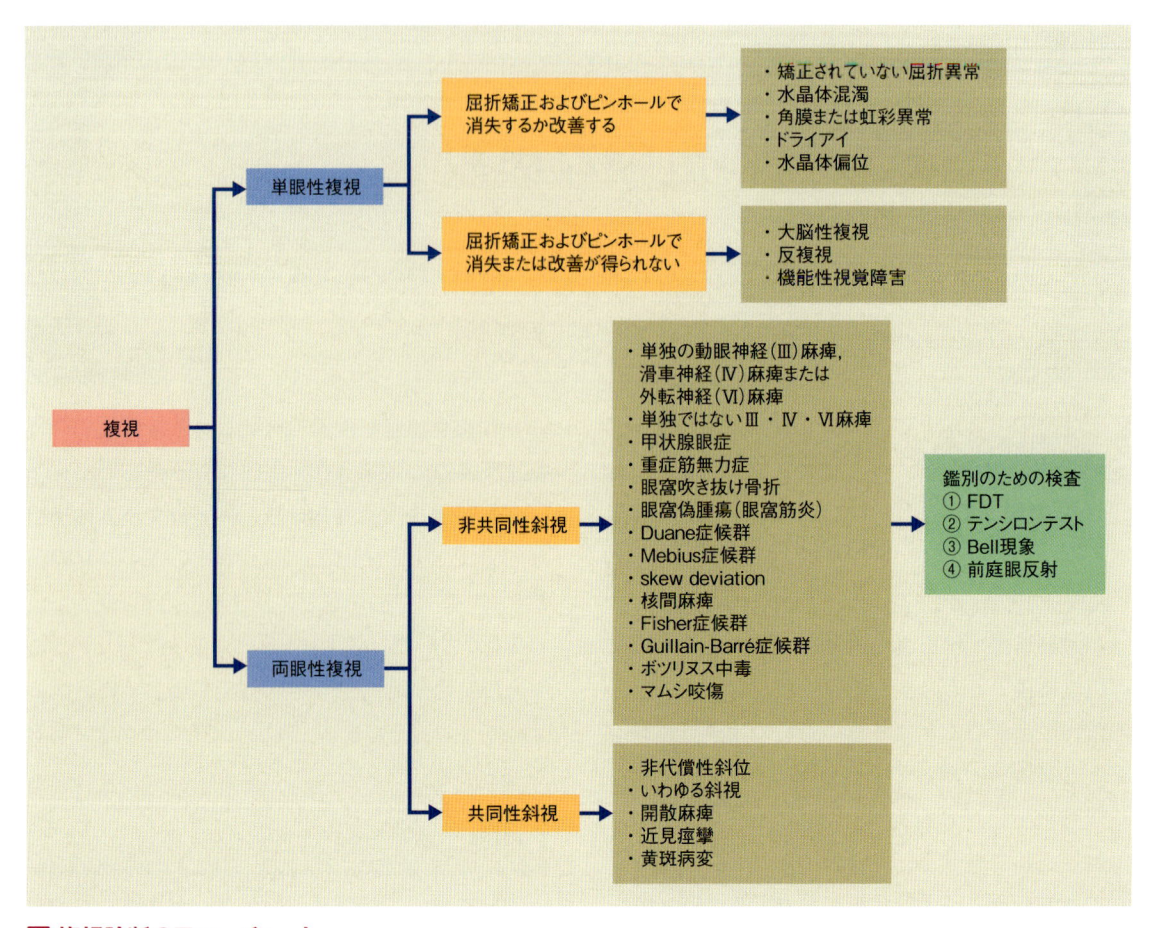

```
                          ┌─ 屈折矯正およびピンホールで ──→ ・矯正されていない屈折異常
                          │  消失するか改善する              ・水晶体混濁
                          │                                 ・角膜または虹彩異常
              ┌─ 単眼性複視 ┤                                 ・ドライアイ
              │           │                                 ・水晶体偏位
              │           │
              │           └─ 屈折矯正およびピンホールで ──→ ・大脳性複視
              │              消失または改善が得られない       ・反複視
   複視 ──────┤                                              ・機能性視覚障害
              │
              │           ┌─ 非共同性斜視 ──→ ・単独の動眼神経(III)麻痺,     ──→ 鑑別のための検査
              │           │                     滑車神経(IV)麻痺または           ① FDT
              │           │                     外転神経(VI)麻痺                ② テンシロンテスト
              │           │                   ・単独ではないIII・IV・VI麻痺       ③ Bell現象
              │           │                   ・甲状腺眼症                      ④ 前庭眼反射
              │           │                   ・重症筋無力症
              │           │                   ・眼窩吹き抜け骨折
              │           │                   ・眼窩偽腫瘍(眼窩筋炎)
              │           │                   ・Duane症候群
              └─ 両眼性複視 ┤                   ・Mebius症候群
                          │                   ・skew deviation
                          │                   ・核間麻痺
                          │                   ・Fisher症候群
                          │                   ・Guillain-Barré症候群
                          │                   ・ボツリヌス中毒
                          │                   ・マムシ咬傷
                          │
                          └─ 共同性斜視 ──→ ・非代償性斜位
                                             ・いわゆる斜視
                                             ・開散麻痺
                                             ・近見痙攣
                                             ・黄斑病変
```

1 複視診断のフローチャート

(尾﨑峯生, 2008[1] より引用)

性であったり，ごく軽度であったりする場合もある．眼球運動障害が9方向むき眼位検査では明らかでないことも多い．油断せずにその場で患者の訴えを追究すべきである．眼痛，頭痛を伴う場合は要注意である．

　危険な複視は紹介病院の専門医にとっては当たり前のことであるが，患者は，地方では特に，まず一般眼科を受診する．複視が専門外の医師のところにも危険な複視をもつ患者がある日やってくる可能性がある．そのため，ここでは基本である赤ガラステストおよびHessチャート（Hessコージオメータ）について図を示しながらできるだけわかりやすく解説したい．

赤ガラステスト

肉眼的に眼球運動障害が明らかでない患者が複視を訴える場合に威力を発揮する．

　赤ガラステストは最も簡便であり，まわしずれ検出ができないなど限界もあるが，Maddoxレンズと異なり，どのような眼科クリニックでも行うことが可能である．屈折検査用のレンズセットが検査室にあれば，そのなかに赤ガラスがある．斜視・弱視や神経眼科を専門としない外来においても常備しておきたい．肉眼的に眼球運動障害が明らかでない患者が複視を訴える場合に，分離視を利用して患者の自覚を明確に示すことができ威力を発揮する．

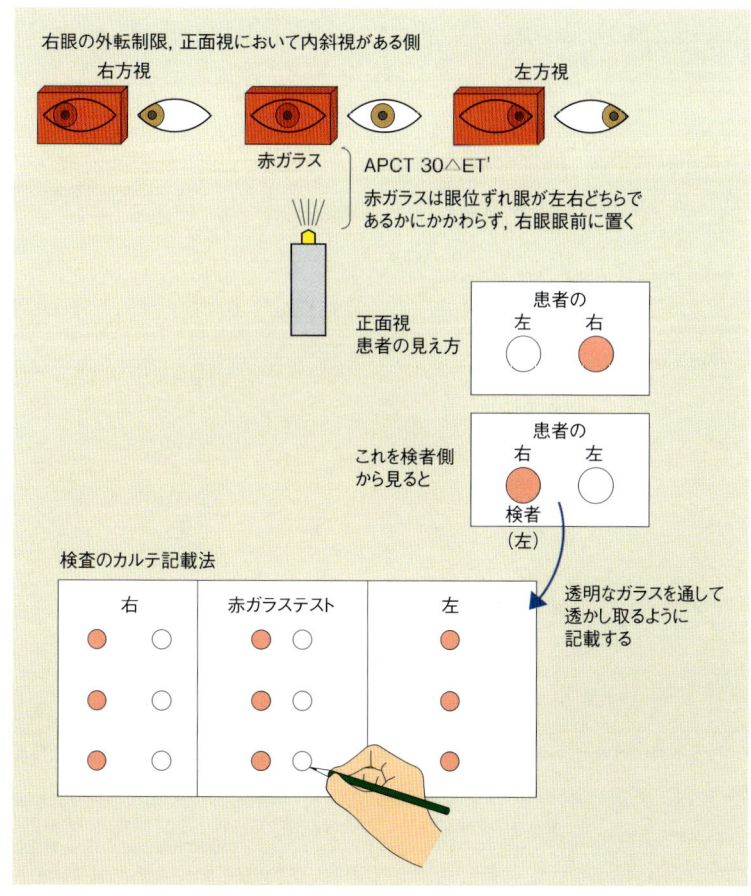

右眼の外転制限，正面視において内斜視がある側

右方視　　　　　　　　　　　　左方視

赤ガラス
APCT 30△ET'
赤ガラスは眼位ずれ眼が左右どちらであるかにかかわらず，右眼眼前に置く

正面視
患者の見え方

患者の	
左	右
○	●

これを検者側から見ると

患者の	
右	左
●	○
検者（左）	

検査のカルテ記載法

透明なガラスを通して透かし取るように記載する

❷ **赤ガラステストと記載法**
患者と検者の間に透明なガラスがあると仮定してそのガラス上にマジック・インクで見たとおりの赤ライト・白ライトを書き込んでもらい，それを検者側から見たように記載する．患者が自覚した赤ライトは検者右側にとって白ライトの左側に描かれる．

両眼性複視を訴える患者に対しては，必ず右眼に赤ガラスを装着しペンライトを見せる．視能矯正学では麻痺眼に赤ガラス装着と指導するが，そもそも麻痺眼がどちらか当初はわからないことも多い．

赤ガラスを通して見たライトは赤く見え，赤ガラスがない眼は白ライトを見ているので両眼性複視がなく眼位が正位である場合は赤いライト1つが見えることになる．実際はごく軽度の斜位をもつ患者も多く，赤ガラスが両眼視を妨げるため，患者が斜位としての小さいずれを訴えるかもしれない．斜位は9方向むき眼位でほとんどずれが変動しない．

たとえば右眼が後天性に内斜した場合，患者は右眼の赤ライトを白ライトに対して右側に自覚する．すなわち同側性複視である．理解のために，たとえば患者の前に透明なガラスを置いて赤ガラスの位置を赤マジックで書き込んでもらい，検者側からガラスを通して見ると想定すると，検者の左側に患者の自覚する赤ライトが描かれる．これを検者側から見たままの位置関係でカルテに記載していくことが原則である（❷）．

❷の例では右方視では眼位ずれが縮小し，左方視で眼位ずれが水平に拡大する．このことによって右眼の後天的な内転障害，内斜視が診断される．これをすぐに外転神経麻痺としてはならない．柏井聡医師のmnemonics（記憶法）であるpseudo BCGすなわちpseudotumor, blowout fracture, congenital syndromesすなわちDuane症候群，Moebius症候群さらにGraves disease orbitopathy（Basedow），myasthenia gravisを鑑別する．鑑別のポイントとなる検査はforced duction testおよびテンシロンテストである（❶）．

Hessチャート

障害筋を特定する検査である．

HessチャートはHeringの法則とSherringtonの法則を基礎に，第一眼位（健眼固視）と第二眼位（患眼固視）との眼位の差を赤フィルター（固視点の赤色灯を見る），緑フィルター（矢印灯を見る）による分離視（赤フィルターでは緑ライトが見えない，緑フィルターでは赤ライトが見えない）を利用して明確に示し，障害筋を特定する検

7. 視神経

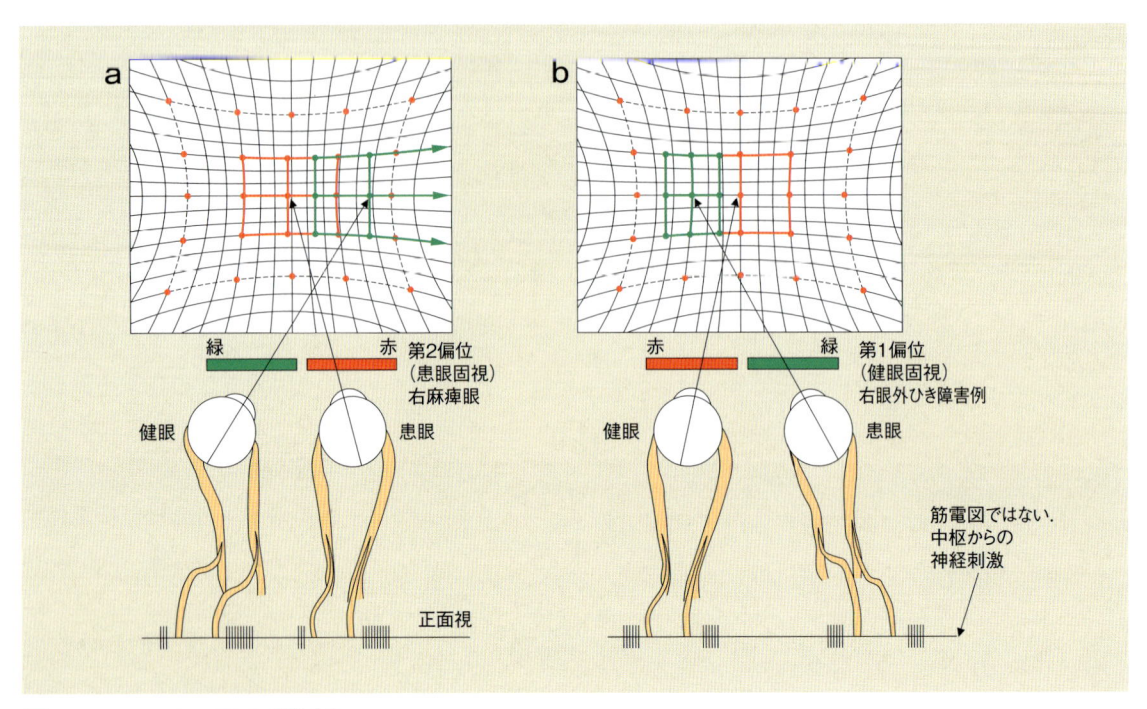

3 Hess チャートの原理（基本）

赤ガラスで赤い固視指標を見る．緑ガラスで緑の矢印を見る．Hess チャートは赤ガラスを置いた眼で指標を固視した場合の緑ガラス眼の位置を検査する方法である．
a：Sherrington の法則．ある外眼筋の神経支配が亢進するとその拮抗筋の神経支配が相反的に抑制される．麻痺している眼で固視するためには障害筋に対して大きなインパルスを与えないときちんと固視できないので，Hering の法則に従ってもう一方の眼の拮抗筋（ここでは左眼の内直筋）には必要以上に過大なインパルスが入ってしまい，オーバーシュートしてしまう．
b：Hering の法則．共同筋の均等神経支配．正面の固視点を健眼固視している場合，通常の神経刺激が両眼に伝わるが，右眼の外直筋から外転神経までのどこかに障害があるため，神経刺激が十分でなく右眼を固視点までもってくることができない．このため，右眼の緑色矢印は手前を指すことになる．緑の図形が小さくなる．

危険な複視への対応 Point!

危険な複視として内頸動脈後交通分枝動脈瘤を考えた場合には，その場で脳外科医に電話し患者にそのまま画像診断のために脳外科医のオフィスへ移ってもらうように勧めることが鉄則である．筆者の友人は山間地の病院において両眼性複視を主訴に歩いて来院した動眼神経麻痺の患者が内頸動脈後交通分枝動脈瘤によるものではないかと考え，MRI を備えた脳外科施設に至急救急車で搬送した．最も近い施設まででも 2 時間近くを要する搬送の間にその患者は脳動脈瘤破裂によるくも膜下出血を生じ危険な状態となった．このような複視は生命にかかわる危険な症状であることをわれわれは常に心にとどめるべきである．複視の診断において，正確な検査を行えないことがあれば，それが最大のリスクである．

査である（3）．

右眼の外直筋から外転神経までのどこかが障害されている例を3aに示す．健眼固視している場合，通常の神経刺激量が外転神経に与えられるので，障害筋は十分に外転することができず，患眼は本来見ようとする固視点に届かない．患眼の位置を示す緑色の矢印は本来の位置より手前側を指してしまう．

これに対して患眼固視している場合は，右眼の外ひきが障害されているので固視点まで右眼をもっていくためには正常眼より大きな神経刺激を要する．Hering の法則によってこの過大な神経刺激は左眼の共同筋である内直筋に与えられるので，緑色の矢印で示される健眼は固視点を行きすぎてしまう（3a）．

■引用文献

1. 尾﨑峯生：運動障害 複視．柏井 聡（編）：臨床神経眼科学，第 1 版，金原出版，2008．

上方視神経低形成の診断ポイント

尾﨑峯生
尾﨑眼科/宮崎大学医学部眼科

上方視神経低形成と正常眼圧緑内障との鑑別の意義

　上方視神経低形成は当初，小児神経眼科領域の話題であったが[1-3]，上方視神経低形成を誤って正常眼圧緑内障と診断・治療している例が報告されており，緑内障診断学的にも注意が必要である[4]．さらに上方視神経低形成に高眼圧が合併したり，40歳以降では上方視神経低形成に正常眼圧緑内障が加わったりしている例が存在する可能性もある．この場合，上方視神経低形成による視野障害を進行した緑内障性視野障害として過大に評価してしまうこともありうるため，視野検査結果の注意深い解釈が必要である．

上方視神経低形成の定義

　上方視神経低形成は，①上方に限局した視神経乳頭辺縁部の狭細化，②それに対応する網膜神経線維層の欠損，③下方楔形視野欠損，④良好な視力を示す部分的な視神経低形成である[2]．
　Kimらは，①網膜上方の網膜神経線維層欠損，②乳頭上部の蒼白化，③乳頭上方の強膜halo，④乳頭における網膜中心動脈起始部の上方偏位の4項目をあげているが[3]，日本人ではこれらの特徴がすべてそろうことは多くない．

大学生眼科検診の上方視神経低形成有病率が示唆すること

　九州保健福祉大学の岡野らは，視機能療法学科の学生にGoldmann視野検査の実習を行っている際に，下方に特徴的な視野欠損を示す学生が数名いることに気づいた．相談を受けて，筆者が該当者を診察したところ上方視神経低形成であると考えられた．そこで同大学の学生を検診するプロジェクトが開始され，20歳前後の上方視神経低形成有病率は2.6％を示した[5,6]．対象は大学生229名（男性92名，女性137名）．研究への同意が得られたのは193名（男性73名，女性120名）．参加率は84.3％．年齢は18〜25歳（平均±SD：20.8±1.4歳）であった[7]．Yamamotoらは日本人における上方視神経低形成の有病率を40歳以上では0.3％と報告している[4]が，この大学生の上方視神経低形成有病率はYamamotoらの疫学調査結果よりも8倍以上高い．

> 眼底写真のみでは上方視神経低形成を漏れなく検出することはできない．

　これについては学会発表当時，大学生の上方視神経低形成頻度が高すぎると疑問を呈されることが多かったが，最近では上方視神経低形成は決してまれな先天異常ではないと考える医師が増えているように思われる．またYamamotoらの健診では（多治見スタディと並行して実施された眼科健康診断受診者が対象）膨大な数の健診受診者を見極めるために眼底写真を主たる判定手段としているが，眼底写真のみでは上方視神経低形成を漏れなく検出することは難しい．また近視眼底では上方視神経低形成と判断を迷う例もある．

7. 視神経

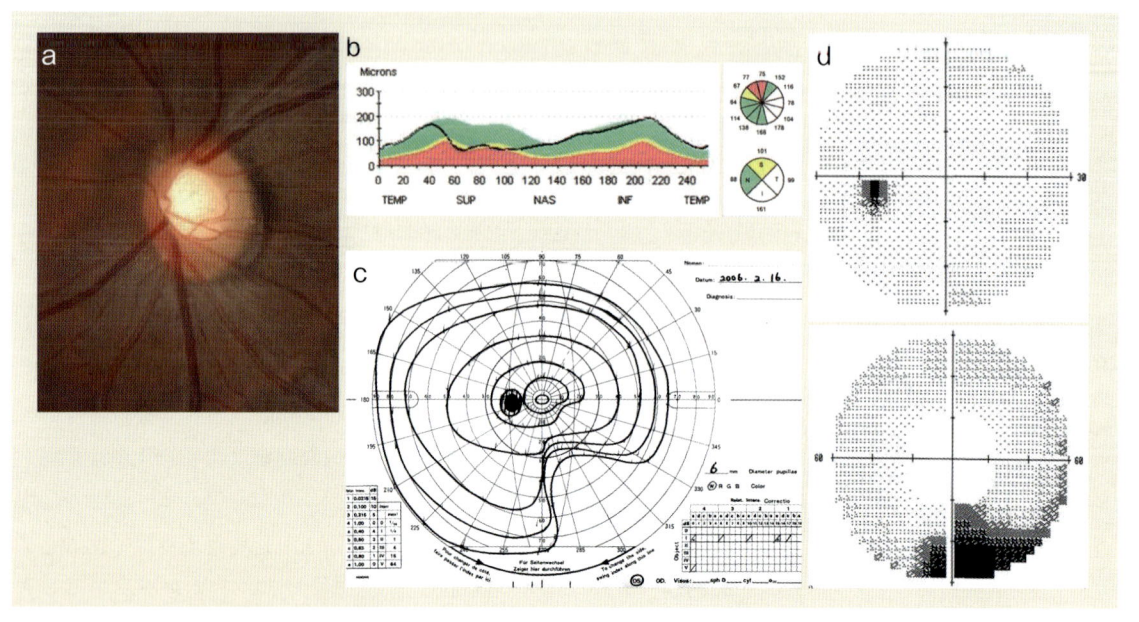

1 若年者の上方視神経低形成典型例
21歳,女性.左目上鼻側の網膜神経線維層の菲薄化と鼻下側の大型楔型視野欠損がみられる.
a:左眼眼底写真,b:左眼OCT,c:左眼動的視野検査,d:左眼静的視野検査

> 年齢が高くなるほど緑内障と上方視神経低形成の鑑別は困難になり,緑内障群に含まれている可能性もある.

われわれは緑内障専門家に視野検査結果を伏せて,上方視神経低形成例と近視乳頭例の写真を多数提示し,上方視神経低形成を診断検出してもらうテストを行ったところ,結果として見落としが少なくないことを確認した[7].これらは従来の大規模調査においては克服困難な問題であったと思われる.さらにYamamotoらの報告においては年齢が上がるほど上方視神経低形成の有病率が低くなっている[4].緑内障の頻度が上がる高齢者においては上方視神経低形成と緑内障との鑑別が困難になり,上方視神経低形成が緑内障群に含まれていき,上方視神経低形成の有病率が低くなっている可能性もある.

周辺視野検査と光干渉断層法（OCT）の重要性

以下に,①成人型緑内障のない年代である20歳前後の学生における上方視神経低形成例（症例1,**1**),②40〜60歳代における上方視神経低形成例（症例2,**2**),③上方視神経低形成と緑内障とが合併していると考えられる例（症例3,**3**),④視神経乳頭上方の網膜神経線維層欠損を示す緑内障単独例（症例4,**4**)を提示し,それらの比較検討を行い,検査の注意点について述べる.

上方視神経低形成診断のための症例提示

・**症例1（1）**:若年者の上方視神経低形成の典型例である.21歳,女性.自覚症状なし.視力は良好.屈折異常は軽度.相対性入力瞳孔反射異常は正常.眼圧,隅角,前眼部中間透光体に異常なし.C/D比は両眼0.4%.DM/DD比は両眼3.0未満であり,乳頭サイズは正常であった.眼底検査およびOCTにて左眼の上鼻側の視神経乳頭辺縁部狭細化および網膜神経線維層の菲薄化が確認された.母親の糖尿病歴はなかった.左眼の上鼻側の網膜神経線維層菲薄化が認められ,鼻下側に大型の楔型視野欠損が見られた.

・**症例2（2）**:41歳の女性.左眼に上方視神経

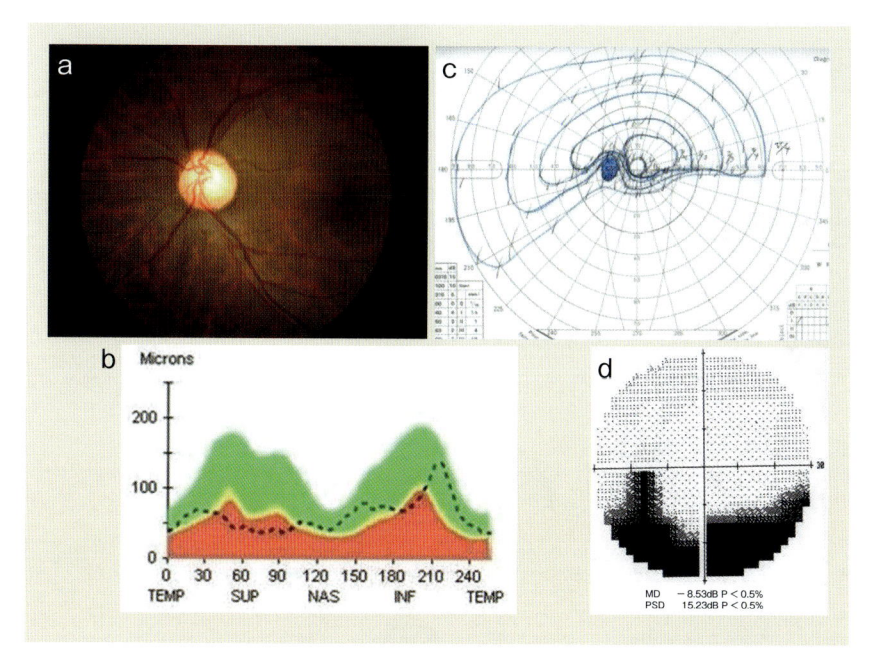

2 40〜60歳代の上方視神経低形成の例

41歳，女性．左眼視神経乳頭変化と視野欠損があるが，初診から15年後も視野障害の進行はない．
a：左眼眼底写真
b：左眼 OCT
c：左眼動的視野
d：左眼静的視野

低形成．1994年5月（26歳時）左眼の痛みと下方視野のかすみを訴えて初診．
VD = 0.6（1.2 × − 1.25D）
VS = 0.2（1.2 × − 2.0D）
眼圧：右17mmHg，左17mmHg．
左眼の上方視神経低形成と考えられる視神経乳頭変化および視野欠損が認められた．
定期的に経過を追ったが，2009年4月6日（41歳時）現在，
VD = 0.2（1.2 × − 1.75D）
VS = 0.15（1.2 × − 1.75D）
眼圧：右16mmHg，左15mmHg．
視神経乳頭垂直CD比：右0.7，左0.7．
視野障害の進行はない．広い視野欠損であるのにBjerrum領域が比較的保たれている．OCTにて網膜神経線維層を観察するとtemporal領域がsuperiorの大きな障害に比べて比較的保たれている．

・症例3（**3**）：61歳の女性．両眼の上方視神経低形成および正常眼圧緑内障．1995年4月（47歳時）コンタクトレンズ処方のため受診．
VD = 0.5（1.2 × − 2.0D − C − 0.75DAx 100°） VS = 0.15（1.2 × − 4.0D）
眼圧：右17mmHg，左17mmHg．
視神経乳頭垂直CD比：右0.8，左0.8を示していたため，Hamphrey視野検査を施行．上方視神経低形成と考えられる視神経乳頭変化および緑内障性視野異常を認めた．

定期的受診を勧めたがその後来院せず，不定期の受診をはさんで10年ぶりに2009年3月（61歳時）受診．その間緑内障治療を受けていない．
VD = 0.3（1.2 × − 1.75D = C − 1.25DAx 95°）
VS = 0.15（1.0 × − 2.25D = C − 1.25DAx 85°）
眼圧：右18mmHg，左17mmHg．
視神経乳頭垂直CD比：右0.8，左0.8．

13年間に大きく緑内障性視野障害が進行し，視野異常がMD − 5.49dBから − 15.74dBへと悪化している．下方の網膜神経線維層が緑内障によって障害されている．すなわち上方視神経低形成に緑内障が合併している例ではないかと考えられる．左眼も上方視神経低形成様であることも右眼が上方視神経低形成であると考える理由の一つである．このような例では通常の開放隅角緑内障と同じく，可及的に眼圧を下げるほうが安全であると考えられる．

・症例4（**4**）：上方視神経低形成との比較対照のため，典型的な初期正常眼圧緑内障を呈示する．57歳の男性．右眼の正常眼圧緑内障．2001年9月

7. 視神経

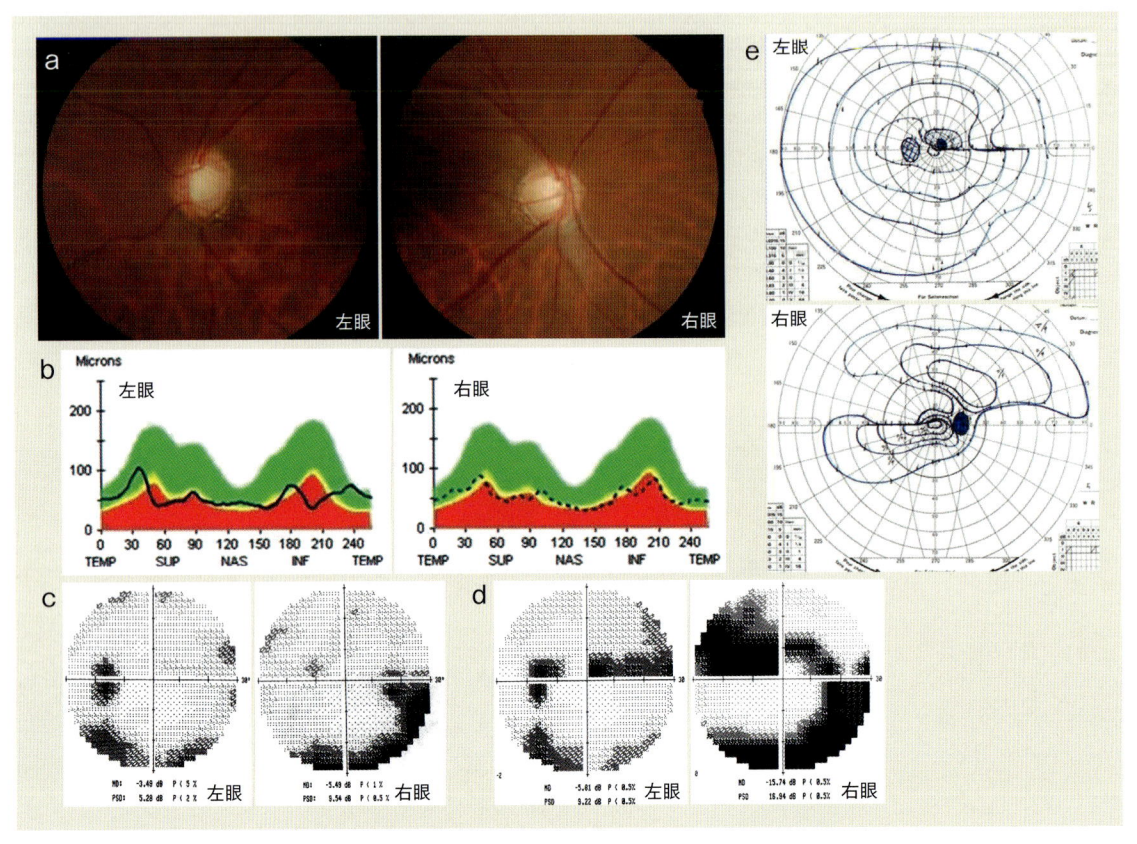

3 上方視神経低形成と正常眼圧緑内障の合併が考えられる例
61歳，女性．初診時緑内障は指摘されるも，10年間放置し，視野異常が悪化した．
a：61歳時眼底写真，b：61歳時OCT，c：47歳時の静的視野検査，d：61歳時の静的視野検査，e：61歳時の動的視野検査

初診．左霰粒腫にて受診．

VD = 0.7（1.0 × + 0.25 D = C − 0.5DAx 80°）

VS = 0.4（0.8 × + 0.25D = C − 0.5DAx 80°）

眼圧：右17mmHg，左16mmHg．

2009年4月30日

VD = 1.0（n.c.）

VS = 0.6（1.2 × + 1.25D = C − 2.0DAx 90°）

眼圧右12mmHg，左12mmHg．

視神経乳頭垂直CD比：右0.8，左0.7．

Bjerrum領域の視野異常があり，対応する網膜神経線維層欠損は上方視神経低形成において網膜神経線維層欠損が見られる領域より「手前」になる．

上方視神経低形成と正常眼圧緑内障の鑑別

われわれは上方視神経低形成と正常眼圧緑内障の鑑別ポイントとして，症例1が示すようにHamphrey 60°視野検査およびGoldmann視野検査の重要性を強調したい．

さらにOCTの出現により上方視神経低形成の診断はOCTによる判断が重要となってきた[8]．正視，近視の健常者と上方視神経低形成とをOCTで測定した岡野らの研究では，上方視神経低形成以外の者では網膜神経線維層は上方と下方が厚い2峰性パターンを示した（ 5 ．ツァイス社OCTではX軸の1目盛が1.4°となっているが，このグラフでは時間表示としている）．一方，上方視神経低形成の網膜神経線維層は，下方のみが厚い1峰性パターンを示した．上方視神経低形成の網膜神経線維層は，健常者の網膜神経線維層と比較し，視神経乳頭周囲の11時～2時で有意に菲薄化していた．

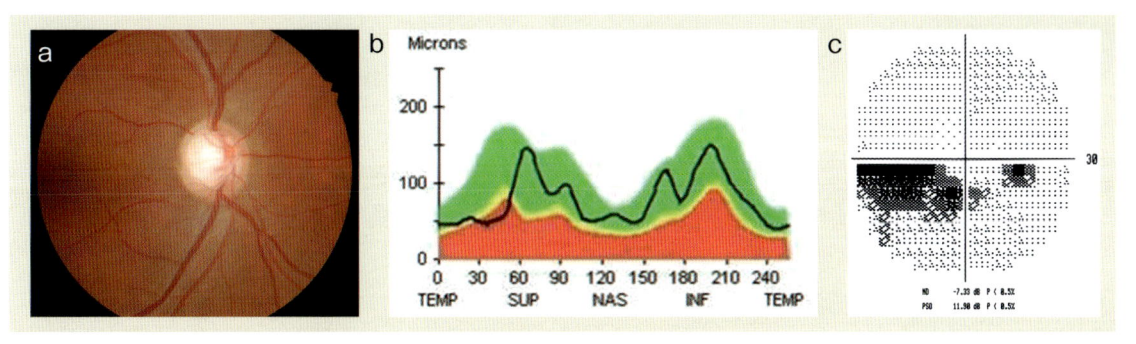

4 典型的な初期正常眼圧緑内障

57歳，男性．右眼のBjerrum領域の視野異常がある．網膜神経線維欠損は，上方視神経低形成よりも手前に見られる．
a：右眼眼底写真，b：右眼OCT，c：右眼静的視野検査

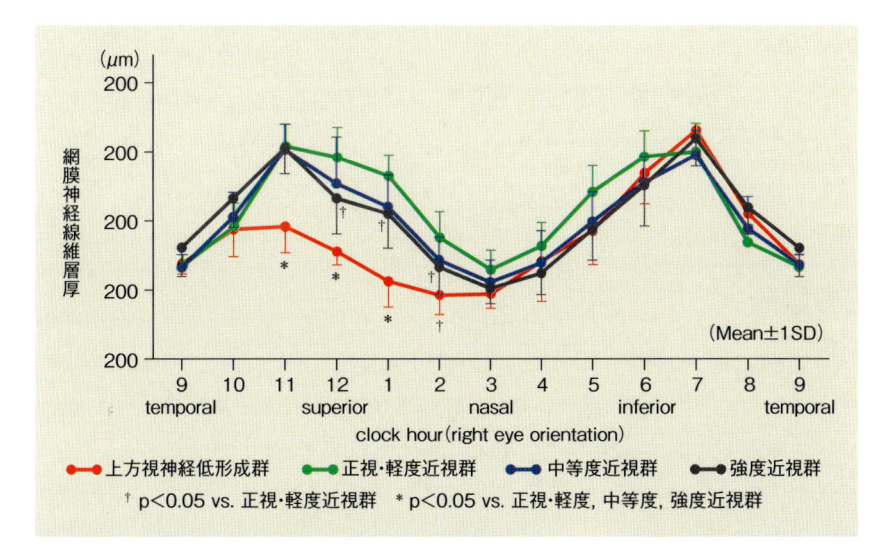

5 視神経乳頭周囲の網膜神経線維層厚

上方視神経低形成以外は2峰性を示すが，上方視神経低形成では，下方網膜神経線維層のみが厚い1峰性パターンを示す．
(岡野真弓，ほか，2008[7])より引用)

> OCTによる90〜120°あたりの網膜神経線維層の菲薄化が上方視神経低形成では著明で，鑑別上重要である．

> 270°前後の神経線維層がどのようになっているか，視野検査結果と照合することも鑑別に重要である．

　各症例のOCTによる網膜神経線維層厚を比較した（⑥）が示すように，上方視神経低形成例では90〜120°あたりまで網膜神経線維層菲薄化が著明であり，この領域が鑑別のために最も重要なポイントであると思われる．健常者と上方視神経低形成との比較では，上方視神経低形成ではダブルハンプの左の山が低下する．これに対し初期緑内障では60°あたりまでに網膜神経線維層欠損が見られ，90〜120°の網膜神経線維層はしっかり残っている．

　上方視神経低形成に緑内障が加わると60°前後の山が低くなり全体にフラットになってくる．または上方視神経低形成自体による広範囲の神経線維層があれば60〜100°あたりまでが全体として平坦化してしまうこともある．上方視神経低形成では視神経乳頭下方の網膜神経線維層は保たれているはずである．このため270°前後での神経線維層がどのようになっているか注目し，視野検査結果と照らし合わせることも緑内障との鑑別や緑内障が上方視神経低形成に合併していないかどうかの鑑別に重要である．症例3では下方に網膜神

7. 視神経

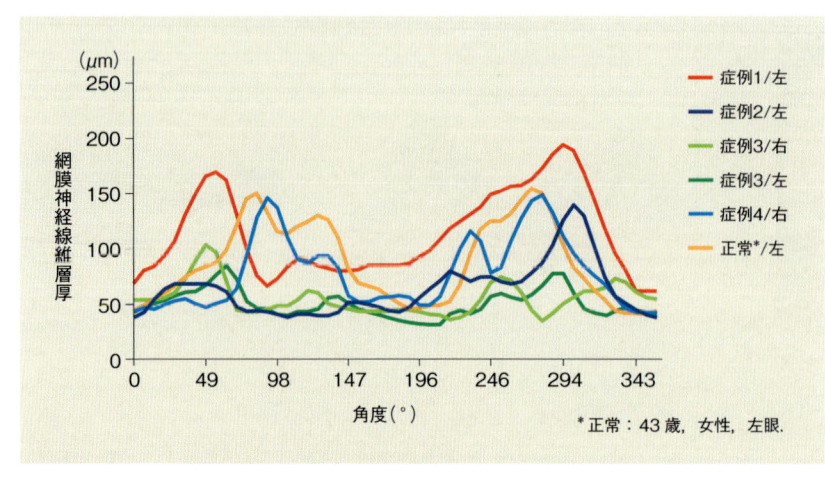

図6 症例1～4と正常眼の網膜神経線維層厚
上方視神経低形成（症例1～3）では90～140°あたりまでの菲薄化が著明であることが鑑別のポイントとなる．

経線維層欠損を伴い，鼻側上方の視野異常を伴うことから上方視神経低形成に加えて正常眼圧緑内障が合併していることが示唆される．

上方視神経低形成の診断

上方視神経低形成の診断においては視野検査が特に重要であるが，眼科外来では全例に視野検査が行われているわけではない．まず視神経乳頭を見る際にこの例は上方視神経低形成ではないのかという意識をもつことが大切である（⇒**Point!**）．

①上方に限局した視神経乳頭辺縁部の狭細化，②それに対応する網膜神経線維層の欠損に注意する．

視野検査によりBierrum領域よりも下方に楔形の視野障害を認めた場合，上方視神経低形成の可能性が高くなる．OCT検査を行い，網膜神経線維層欠損を評価し，総合的に診断する．

Point! 上方視神経低形成は意外に多い

正常眼圧緑内障と上方視神経低形成が合併している例では，視野欠損を緑内障の悪化として厳しすぎる管理となる場合もあるので，両者の区別が重要となる．
視神経乳頭を見る際には，上方に限局した視神経乳頭辺縁部の狭小化と，それに対応する網膜神経線維層の欠損に注意する．

上方視神経低形成は現在まで進行性に視野自体障害が証明された例はなく，上方視神経低形成自体の悪化という面からは安全な病態である．しかし緑内障が合併する比率が高いのか，そうでないのかは検討が困難であるため慎重な経過観察が必要である．

日本における正常眼圧緑内障の頻度の高さを考えれば，高齢者では上方視神経低形成と緑内障が合併していて緑内障にマスクされている例があっても不思議ではない．このような合併例では，進行した緑内障として厳しすぎる管理を受けてしまう場合もありうる．上方視神経低形成と正常眼圧緑内障との鑑別をきちんと行い，また合併が疑われれば，上方視神経低形成の部分と緑内障の部分とを分けて評価し，進行があれば治療すべきである．

上方視神経低形成と正常眼圧緑内障の問題はさらに解明すべき複雑な要素を含んでおり，患者との適切なコミュニケーションをとって，長期的な観察を行うことが重要である．

■引用文献

1. Walton DS, et al: Optic nerve hypoplasia. A report of 20 cases. Arch Ophthalmol 1970; 84: 572-578.
2. Peterson RA, et al: Optic nerve hypoplasia with good visual acuity and visual field defects. Arch Ophthalmol 1977; 95: 254-258.
3. Kim RY, et al: Superior segmental optic hypoplasia. A sign of maternal diabetes. Arch Ophthalmol 1989; 107: 1312-1315.
4. Yamamoto T, et al: Superior segmental optic hypoplasia found in Tajimi Eye Health Care Project participants. Jpn J Ophthalmol 2004; 48: 578-583.
5. 岡野真弓，ほか：20歳前後における上方視神経低形成の推定有病率．臨眼 2007; 61: 1221-1225.
6. 岡野真弓，ほか：上方視神経低形成の頻度－20歳前後における頻度．神眼 2007; 24: 389-396.
7. 岡野真弓，ほか：眼底写真による上方視神経低形成検出の限界．臨眼 2008; 62: 929-933.
8. Unoki K, et al: Optical coherence tomography of superior segmental optic hypoplasia. Br J Ophthalmol 2002; 86: 910-914.

8.
外眼部
（涙嚢・涙道・眼窩など）

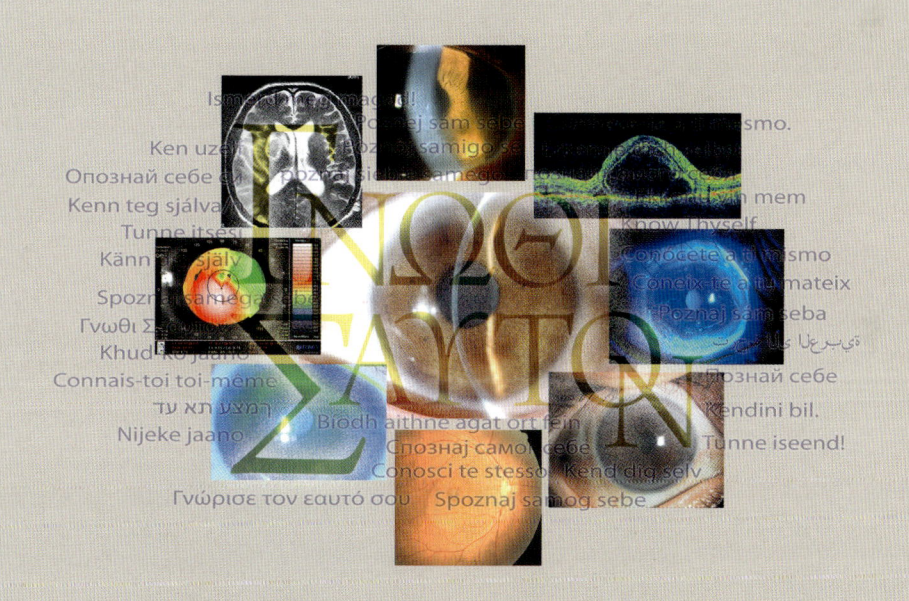

8. 外眼部（涙嚢・涙道・眼窩など）

眼窩悪性リンパ腫はCT, MRIなどの画像上は浸潤性の増殖を示すとされているが，境界鮮明で孤立性のものもある

髙村 浩
公立置賜総合病院眼科

眼窩悪性リンパ腫の好発部位と画像検査上の特徴

眼窩悪性リンパ腫は特発性眼窩炎症との鑑別が大切である．

一般的に，眼窩の悪性リンパ腫は浸潤性の増殖を示す印象があり，臨床的には特発性眼窩炎症との鑑別が重要である．特発性眼窩炎症とは，これまで眼窩炎症性偽腫瘍と呼称されていたものである．悪性リンパ腫と特発性眼窩炎症の鑑別点は，**1**のようにまとめられる．悪性リンパ腫は涙腺や結膜など眼窩の前方に多く，特発性眼窩炎症は球後など眼窩の後方に多い．増殖様式は，悪性リンパ腫は特発性眼窩炎症や眼窩蜂巣炎などの炎症性病変に比べると，部分的にでも境界鮮明でいわゆる「腫瘤」の形態をとろうとする傾向があるものと思われる（**2**）．

眼窩悪性リンパ腫のなかには孤立性で，画像上，良性腫瘍と似ているものがある．

さらに，悪性リンパ腫は眼窩内の好発部位である涙腺部以外の部位で，境界鮮明で孤立性の形態をとることがある．**3**は眼窩の下方に発症した悪性リンパ腫である．皮膚上から触知可能で，表面平滑，孤立性で，ある程度の可動性もみられた．この患者は心臓ペースメーカーが埋め込まれているためMRI検査ができなかった．CTでは，眼窩下壁に接するようにして境界鮮明な腫瘤が見られ，特発性眼窩炎症や血管腫などが疑われた．腫瘍は周囲組織との癒着も少なく，全摘出された．病理組織学的にはMALT（粘膜関連リンパ組織）リンパ腫であった．

MRI画像をよく読むと，非典型的な増殖を示す場合でも術前に悪性リンパ腫と推測できることもある．

4は，CTで球後の筋円錐内に球状の孤立性の腫瘤として見られた悪性リンパ腫である．この局在と形態からは，血管腫や神経鞘腫，あるいは神経原性腫瘍が強く疑われた．一方MRIでは，腫

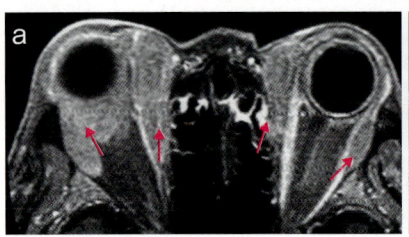

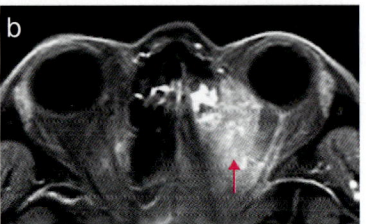

1 眼窩悪性リンパ腫と特発性眼窩炎症との鑑別

	悪性リンパ腫	特発性眼窩炎症
臨床症状・所見	腫瘤触知	眼瞼発赤・腫脹 結膜充血，疼痛
両側・片側	両側性は 悪性リンパ腫に多い	
局在	涙腺・結膜に多い	筋円錐内に多い
MRI所見	境界鮮明	境界不鮮明

2 悪性リンパ腫と特発性眼窩炎症のMRI所見

a：両側眼窩悪性リンパ腫．腫瘍（→）の主体は眼窩の前方にあり，後方に進展する腫瘍の境界は比較的鮮明である．
b：左眼窩の特発性眼窩炎症．病変（→）の主座は球後の眼窩後方にあり，周囲組織との境界は不鮮明である．

8. 外眼部（涙嚢・涙道・眼窩など）

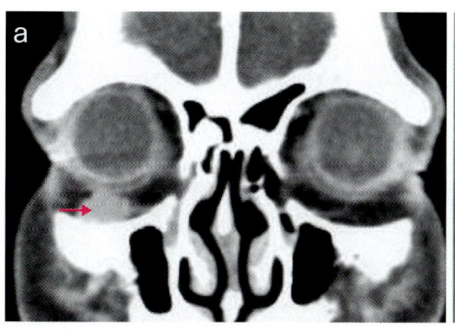

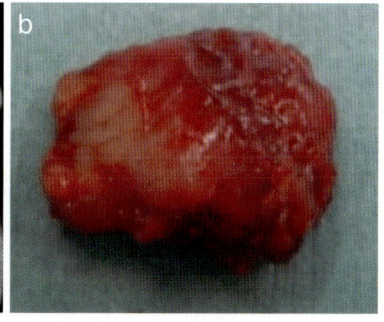

3 右眼窩悪性リンパ腫
a：CTでは，眼窩下壁に接するようにして境界鮮明で孤立性の腫瘤が見られる（→）．骨破壊や眼球圧排は見られない．
b：腫瘍は周囲組織との癒着も弱く，全摘出が可能であった．

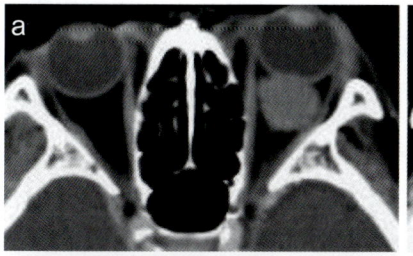

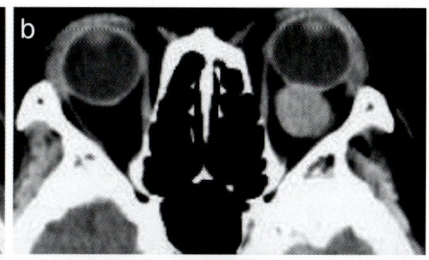

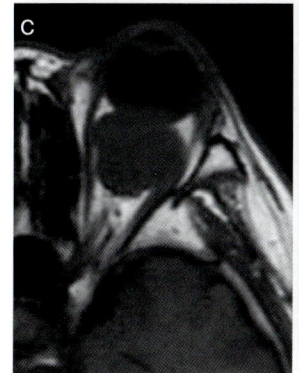

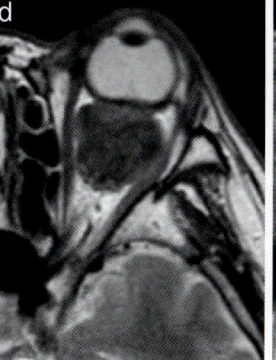

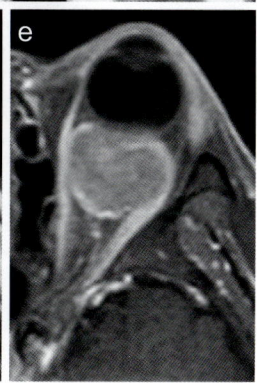

4 左眼窩悪性リンパ腫
a：単純CT．球後に境界鮮明，球状で比較的高吸収の腫瘤が見られる．
b：造影CT．腫瘤は軽度に造影される．
c：MRI T1強調画像．腫瘤は低信号を示す．
d：MRI T2強調画像．腫瘤はやや低信号を示す．血管腫のような高信号ではない．
e：造影MRI．腫瘤は軽度に造影される．

瘤はT1強調画像で低信号，T2強調画像でやや低信号，造影では軽度に増強された．T2強調画像で高信号，造影で経時的に不均一に増強される血管腫とは異なる所見であった．これらのMRI所見からは，悪性リンパ腫が疑われた．生検では悪性度が高い，びまん性大細胞型，B細胞性悪性リンパ腫（DLBCL）であった．

眼窩悪性リンパ腫のマネジメント

> 画像所見のみで良性腫瘍と判断していたずらに経過観察するのではなく，生検などで組織学的診断を下すことが大事である．

さらに，悪性リンパ腫ではないが，未分化腺癌でも孤立性の症例があった．3の症例は悪性リンパ腫の骨髄浸潤が見られた．4の症例は悪性リンパ腫の全身播種が見られ，死亡の転帰をとった．CT，MRIなどの画像上，孤立性で境界鮮明であることだけから良性腫瘍と考えて漫然と経過を観察することは危険である．腫瘍は病理検査が確定診断に必須であるので，画像診断で良性腫瘍と考えられても可及的すみやかに生検を行うべきである（⇒ **Point!**）．

Point! 良性腫瘍に見える眼窩悪性リンパ腫

一般的に，CT，MRIで孤立性，表面平滑に見えれば，良性腫瘍と思いがちだが，眼窩悪性リンパ腫や未分化腺癌でも，孤立性，境界鮮明のものがある．すみやかに生検を行うべきである．

涙嚢部悪性腫瘍の初期は涙嚢炎との鑑別が困難である．臨床経過や涙洗の所見で腫瘍を疑う

髙村 浩
公立置賜総合病院眼科

涙嚢部の腫瘍と症状

> 涙嚢部の悪性腫瘍のなかでは扁平上皮癌が多い．

　涙嚢部に腫瘍が発症することは非常にまれである．涙嚢部腫瘍は，女性より男性に多く，悪性腫瘍がその60％以上を占める．涙嚢部腫瘍のなかで多く見られるものを **1** に示す．良性腫瘍では，乳頭腫，線維性組織球腫（fibrous histiocytoma），母斑，肉芽腫，膨大細胞腫（好酸性顆粒細胞腫），嚢腫などが多い．悪性腫瘍では，扁平上皮癌，悪性リンパ腫，悪性黒色腫，粘表皮癌，未分化癌，腺癌，移行細胞癌などが多い．涙嚢部腫瘍の症状としては，流涙が最も多く，次いで涙嚢部に腫瘤を触知することや繰り返す涙嚢炎である．

慢性涙嚢炎と涙嚢部腫瘍

> 慢性涙嚢炎には抗菌薬がある程度奏効する．

　慢性涙嚢炎は，涙嚢洗浄（涙洗）や抗菌薬の局所投与によって完治しないまでも，状態は落ち着いている場合が多い．涙嚢鼻腔吻合術やtubingを施行すれば恒久的な治癒も期待できる．時に，慢性涙嚢炎が急性増悪すると涙嚢部はもとより，眼瞼部までに著明な発赤・腫脹が及び，疼痛を訴えるが，基本的に抗菌薬の局所および全身投与により軽快する．涙嚢炎では，基本的に血性の分泌物や皮膚の融解はない．

> 涙嚢部悪性腫瘍には，抗菌薬は無効で，涙洗で血性成分の逆流や皮膚の融解が見られる．

　一方，涙嚢部の悪性腫瘍の初期では，涙嚢部が腫脹して流涙をきたし，CT検査やMRI検査でも涙嚢部に限局した病変が描出されるのみで，一般の涙嚢炎との鑑別は困難である．涙洗をすると膿の逆流はなく，血性成分の逆流が見られることがある．腫瘍が増大してくると，腫瘍を覆う皮膚が融解したり，出血をきたす場合がある．特に，涙嚢部の悪性腫瘍のなかで頻度が高い扁平上皮癌（皮膚科的には有棘細胞癌と呼称する）は，時として涙嚢部や眼瞼全体の発赤や紫色を呈して涙嚢炎あるいは眼窩蜂巣炎と見間違うようなものもある（**2**，**3**）．篩骨洞や上顎洞などの副鼻腔にも扁平上皮癌の発症頻度は高いが，それらが皮膚に浸潤してくると予後は不良とされている．

　4 の症例は，3か月前から左内眼角部の発赤・腫脹が出現し，急性涙嚢炎として抗菌薬を投与されていた．当初のCT検査で左涙嚢部に限局した病変が見られていた．抗菌薬治療は奏効せず，病変は次第に増大した．MRI検査でも病変の副鼻

1 頻度が高い涙嚢部腫瘍

良性腫瘍	悪性腫瘍
・乳頭腫	・扁平上皮癌
・線維性組織球腫	・悪性リンパ腫
・母斑	・悪性黒色腫
・肉芽腫	・粘表皮癌
・好酸性顆粒細胞腫	・未分化癌
・嚢腫	・腺癌
・神経線維腫	・移行細胞癌

8. 外眼部（涙嚢・涙道・眼窩など）

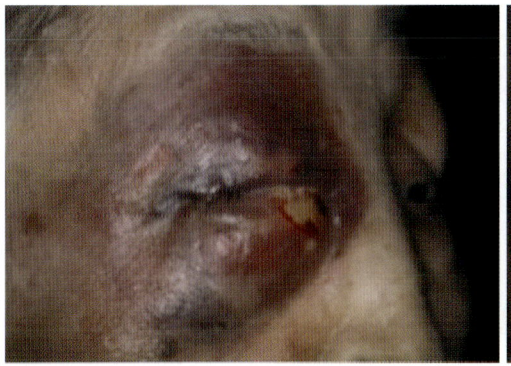

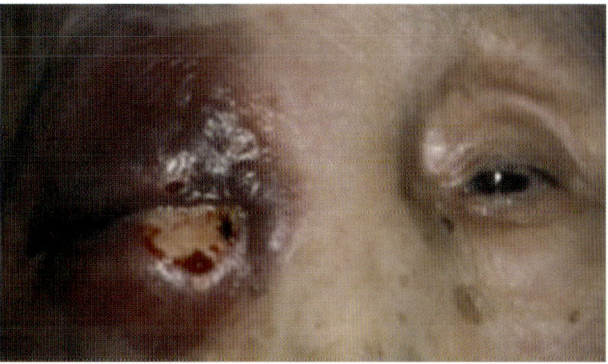

2 扁平上皮癌
右眼部全体にわたって赤〜紫色に腫脹し，眼窩蜂巣炎のように見える．下眼瞼内側の皮膚は融解している．

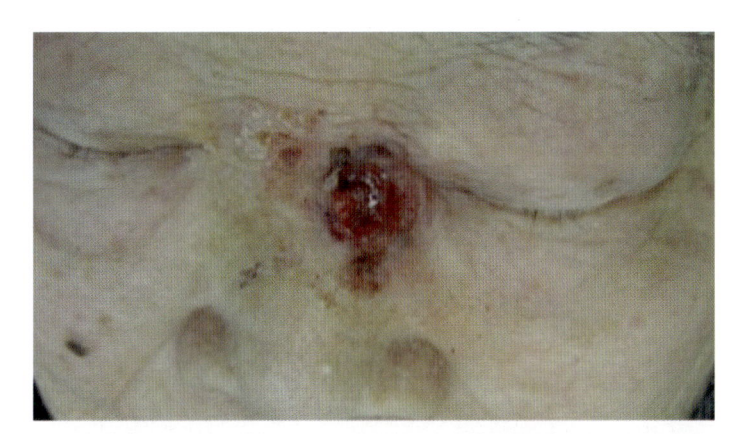

3 扁平上皮癌
涙嚢部直上の皮膚は融解，消失して出血が見られる．

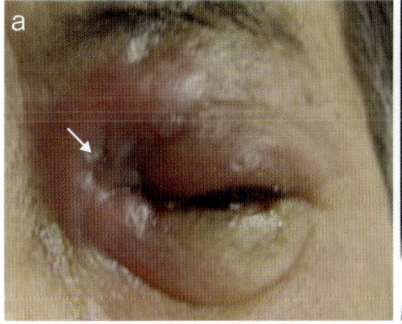

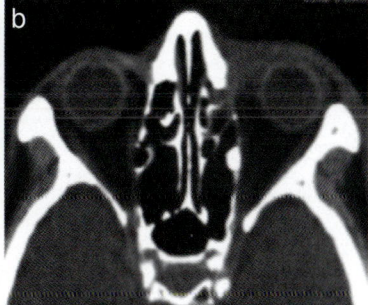

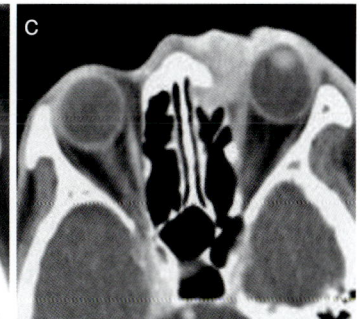

4 粘表皮癌
a：左内眼角部に著明な発赤，腫脹，硬結が見られ，上・下眼瞼も腫脹している．内眼角部には圧痛もあり，膿点も見られた（⇨）．
b：抗菌薬投与前のCT所見．病変は左涙嚢部に限局している．
c：抗菌薬投与後のCT所見．病変は拡大し，表皮のほうへ進展している．また，一部が篩骨洞内まで浸潤している．

Point! 抗菌薬が無効の場合は，涙嚢部悪性腫瘍を疑う

涙嚢部悪性腫瘍は進行すると，鼻涙管よりも眼窩内へ進展する傾向がある．いわゆる涙嚢炎様の病変を見た場合に，いたずらに抗菌薬投与のみで経過を観察するのは危険である．腫瘍の可能性も疑って積極的な生検が必要である．

腔への進展が見られ，涙洗では血性成分の逆流や融解した皮膚の部位からの漏出が認められた．腫脹した部位を生検したところ，粘表皮癌であった．粘表皮癌は扁平上皮癌のaggressive variantとされ，予後は不良である．本症例も全身転移をきたして死亡の転帰をとった（⇒Point!）．

319

上方視，下方視時の眼瞼の動きのみでは，眼瞼挙筋機能を正しく評価できない症例がある．正確な眼瞼挙筋機能はMRIで評価できる

兼森良和
カネモリ眼科形成外科クリニック

従来の眼瞼挙筋機能評価法の問題点

> 眉毛を押さえて上方視・下方視時の眼瞼の動きを眼瞼挙筋機能とする従来の評価法では正しく評価できないときがある．

　従来は眉毛を押さえて上方視・下方視時の眼瞼の動きを眼瞼挙筋機能としていた．しかし，このような従来の評価法では，正しく眼瞼挙筋機能を評価できない症例が少なからず存在する．従来の評価法は，眼瞼の動きが眼瞼挙筋の動きを忠実に反映していることを前提としている．先天眼瞼下垂では眼瞼の動きと眼瞼挙筋の動きは連動しているので，若年の先天眼瞼下垂の場合は従来の方法でも正しく評価できる．しかし，進行した腱膜性眼瞼下垂においては眼瞼挙筋と眼瞼の間に解離が存在するので，眼瞼の動きは必ずしも眼瞼挙筋の動きを反映しない．その実例を **1** と **2** に示す．

　1 は最もよく見られる腱膜性眼瞼下垂である加齢性眼瞼下垂の症例であるが，左眼瞼は眼瞼の動く幅が狭く，従来の挙筋機能評価法では挙筋機能不良と判定される．しかし，眼瞼MRI（**2**）を撮影すると左右の眼瞼ともに眼瞼挙筋およびMüller筋（図中⇒）がよく発達しており，十分収縮している．両眼瞼ともに眼瞼挙筋機能は良好であることがわかる．したがって，通常の眼瞼挙筋短縮術で十分改善できる症例である（⇒**Point!**）．

MRIによる眼瞼挙筋機能評価

> 眼瞼MRIでは眼瞼挙筋そのものの動きをとらえて画像化することが可能で，正確な挙筋機能評価ができる．

　MRIでは眼瞼挙筋の動きそのものを画像化することができるので，本当の眼瞼挙筋機能を正確に評価することができる．その実例を **3** と **4** に示す．**3** は少し加齢性変化が加わった先天眼瞼下垂の症例である．先天眼瞼下垂の臨床所見として下方視時に下眼瞼が下りてこないlid lag現象が特徴的であるが，加齢変化が加わるとこの現象がなくなるので診断を誤りやすい．この症例でも下方視のlid lag現象が消失しており，右眼瞼は中程度の挙筋機能を有しているように見える．しかし，**4** の眼瞼MRIを見てみると，左右の眼瞼ともに眼瞼挙筋およびMüller筋（図中⇒）の著しい形成不全があり，上方視でもほとんど収縮が見られな

なぜ正しい眼瞼挙筋機能評価が重要であるか[1,2] **Point!**

眼瞼下垂の術式を大きく分けると眼瞼挙筋短縮術と前頭筋吊り上げ術の2つが存在する．正しい術式選択は重要であり，術式の選択を誤るといくら上手にその術式を行ってもよい結果を得ることはできない．この2つの術式の選択する際の基準になるものが眼瞼挙筋機能であり，挙筋機能が不良である症例では前頭筋吊り上げ術のほうが効果がある．多くの場合，既往歴と臨床所見から挙筋機能をある程度推測できる．しかし，再手術例などで術式に迷ったときは，本当の眼瞼挙筋機能を評価する方法として眼瞼MRIは最も有効な手段である．

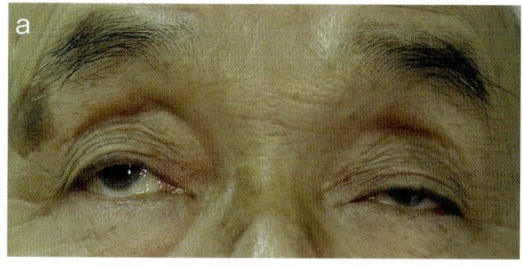

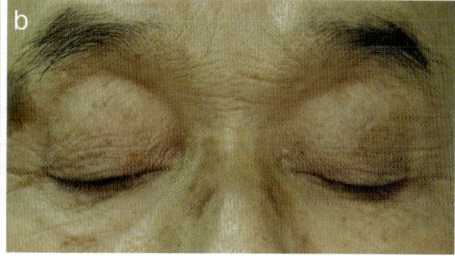

1 加齢性眼瞼下垂症例

a：上方視，b：下方視．左眼瞼は動きが悪く，従来の評価法では挙筋機能不良と判定される．

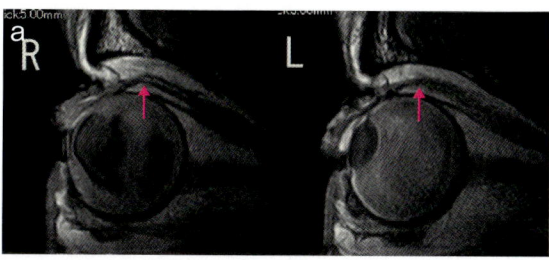

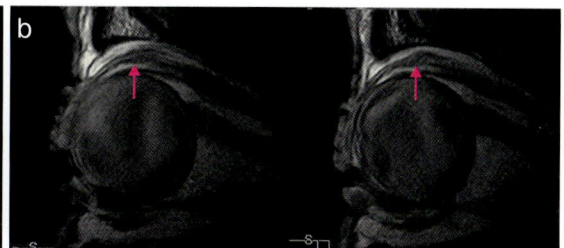

2 加齢性眼瞼下垂のMRI所見

a：上方視，b：下方視．左右の眼瞼ともに眼瞼挙筋およびMüller筋（→）がよく発達しており，上方視で十分収縮している．両眼瞼ともに眼瞼挙筋機能は良好であることがわかる．

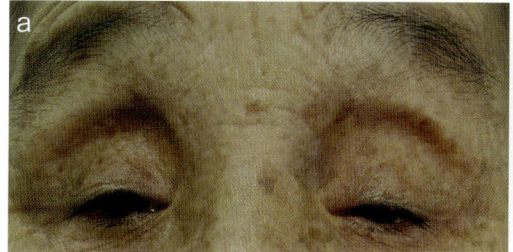

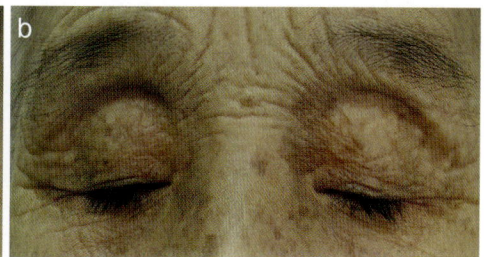

3 先天眼瞼下垂症例

a：上方視，b：下方視．右眼瞼の動きのみで判断すると中程度の挙筋機能があるように見える．

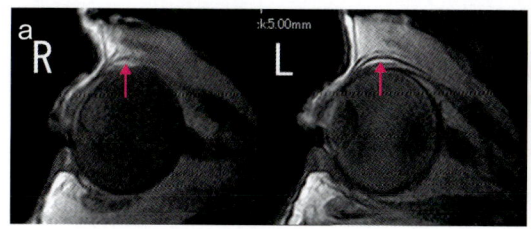

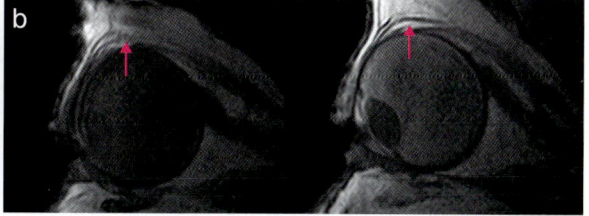

4 先天眼瞼下垂のMRI所見

a：上方視，b：下方視．左右の眼瞼ともに眼瞼挙筋およびMüller筋（→）の著しい形成不全があり，上方視でもほとんど収縮が見られない．両眼瞼ともに眼瞼挙筋機能は不良であることがわかる．十分な開瞼を得るためには眼瞼挙筋短縮術では不十分で，前頭筋吊り上げ術のほうが有効である．

■引用文献

1. 兼森良和：眼瞼下垂手術；術式の選択と手術治療の実際．あたらしい眼科 2007; 24: 547-555.
2. 兼森良和：磁気共鳴画像（MRI）による眼瞼下垂術前挙筋機能評価．あたらしい眼科 2006; 23: 555-558.

8. 外眼部（涙嚢・涙道・眼窩など）

眼内悪性リンパ腫の臨床診断と切除硝子体による確定診断の方法

後藤 浩
東京医科大学医学部眼科学教室

所見から眼内悪性リンパ腫を疑うポイント

　眼内に発生する悪性リンパ腫には，全身の悪性リンパ腫の経過中に眼内に病変が生じてくる場合と，眼と中枢神経系に原発する，いわゆる眼・中枢神経系悪性リンパ腫がある．前者の場合，病歴が明らかであれば眼病変の診断は比較的容易であり，少なくとも眼内悪性リンパ腫を想起することは可能である．問題は後者であり，特に眼症状が中枢神経症状に先行して現れてくる症例では，眼科医自身が眼所見を基に悪性リンパ腫を疑わなくてはならず，ぶどう膜炎との鑑別を含め診断に苦慮し，治療が遅れてしまうことも決してまれではない．本症は眼科医が遭遇する可能性のある悪性腫瘍のなかでもきわめて生命予後不良な疾患の一つであるが[1]，診断にはそれなりの根拠が必要であり，確実な手順を踏んで診断，治療に結びつけていく必要がある．

> 代表的な仮面症候群である眼内悪性リンパ腫にも特徴的な眼所見はあり，いくつかのポイントを押さえることによって臨床診断が可能となる．

　眼内悪性リンパ腫は2つの病型に大別できる[2]．一つは網膜下の黄白色かつ斑状の病巣を主徴とし，初期の小病巣の段階では炎症による網膜滲出性変化との鑑別が困難であるが（**1**），ある程度大きくなると病巣は黄色調になるとともにわずかな隆起を示し，網膜深層には豹の毛皮のような黒褐色の小斑点を伴ってくる（**2**）．もう一つの病型は硝子体混濁を主徴とし，この場合は細胞が集まって集塊を形成する傾向があり（**3**），硝子体腔内で帯状，索状の混濁を呈することが多い（**4**）．

　これらの眼所見は全身，局所投与にかかわらず，副腎皮質ステロイド薬に対してほとんど反応しない，すなわち改善が見られないことが特徴である．眼内悪性リンパ腫が疑われた場合，あえてプレドニゾロン30mg/day程度からステロイド薬の全身投与を行い，治療効果が乏しいことを確認することも臨床的には重要な場合がある．

　なお，濃厚な硝子体混濁があっても矯正視力はかなり良好なことがあり，本症を疑うきっかけとなる．また，慢性的に硝子体炎様の所見が持続するにもかかわらず，嚢胞様黄斑浮腫を生じることがない点もぶどう膜炎との鑑別のポイントとなる．

> 眼内悪性リンパ腫ではフルオレセイン蛍光眼底造影（FA）によって見えない病態が顕性化されることがある．

　ある程度進行した眼内悪性リンパ腫，特に網膜下浸潤型は，前述した特徴的な眼底所見から臨床的に診断，あるいは疑うことはさほど困難なことではない．ぶどう膜炎との異同，鑑別が問題となるのは，眼底には一見異常がなく，硝子体混濁のみが主徴となる症例や，網膜下浸潤型の発症まもない症例である．ただし，網膜下浸潤型ではFAを行うと網膜色素上皮レベルの異常，すなわち顆粒状あるいは斑状の不規則な過蛍光や，網膜血管

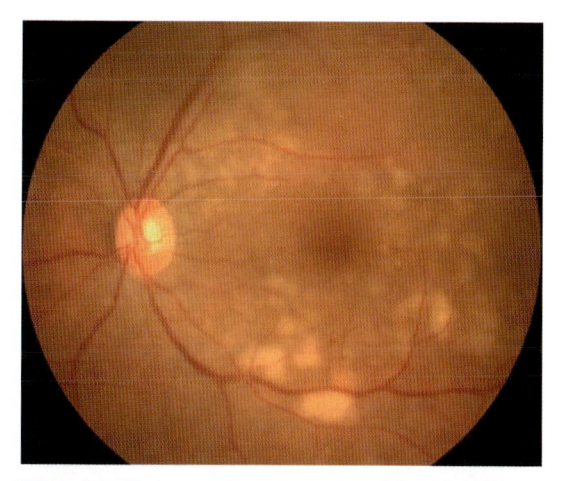

8. 外眼部（涙嚢・涙道・眼窩など）

1 眼内悪性リンパ腫の初期病巣（網膜下浸潤型）
黄白色調で癒合，拡大傾向のある多数の斑状病巣が網膜下に見られる．

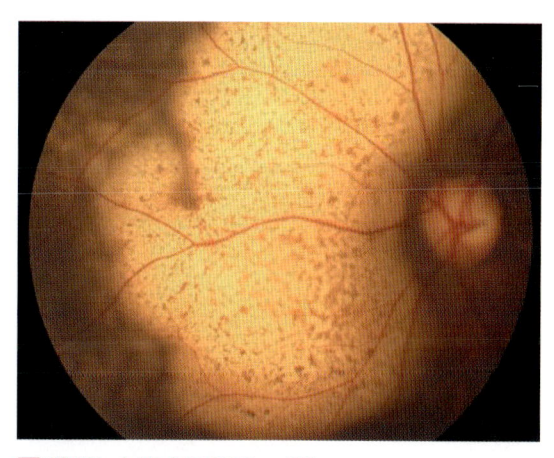

2 進行した眼内悪性リンパ腫
黄白色調で境界が明瞭な，やや隆起を伴った大きな病巣．茶褐色の斑点が多数観察されるのが特徴．

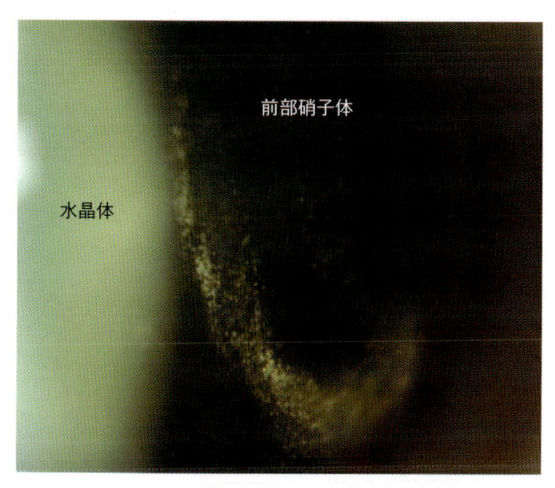

3 眼内悪性リンパ腫に見られる硝子体混濁
細隙灯顕微鏡で観察される前部硝子体中の異型リンパ球の集塊．

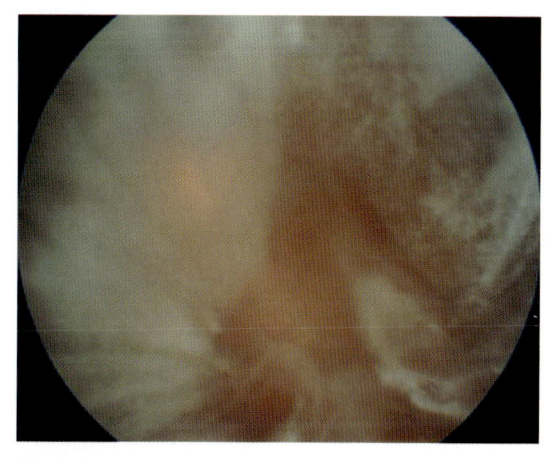

4 眼内悪性リンパ腫に見られる硝子体混濁
帯状，策状の硝子体混濁が眼球運動に伴って眼内で波打つように揺れ動く様子が観察される．

からの漏出や組織染が検出されることがあり，眼内悪性リンパ腫を疑う根拠となる（**5**）．

硝子体生検の実際と検体を用いた診断のアプローチ

> 医原性の合併症を避けながら，確実かつ必要最低限の病的硝子体を採取し，細胞診だけでなく，多角的に悪性リンパ腫の可能性を追求する．

硝子体中に異型リンパ球が存在する場合，すなわち臨床的に眼内悪性リンパ腫による硝子体混濁が疑われる場合には，前述したように場合によってはあえてステロイド治療を試行し，あるいはこれは割愛して硝子体切除に踏み切る．毛様体扁平部からの針生検（シリンジによる吸引）という考えもあるが，混濁した中間透光体の清明化による視機能の向上とともに，診断に必要十分量の検体を確保するためにも，通常の3ポートシステムで硝子体切除を行うことが望ましい（⇒**Point!**）．むろん，全身的に悪性リンパ腫，特にびまん性大細胞性B細胞リンパ腫の既往があり，眼所見が悪性リンパ腫に矛盾しないのであれば，必ずしも生検を行わずに治療が開始される場合もあるかもしれない．しかし，そのようなケースであっても，

323

8. 外眼部（涙嚢・涙道・眼窩など）

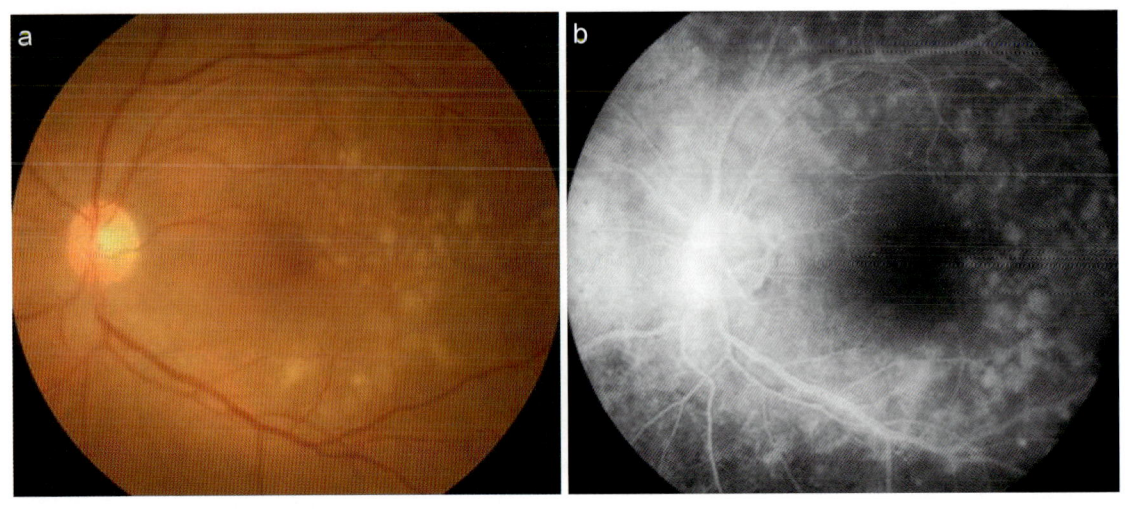

5 眼内悪性リンパ腫の眼底所見とFA所見

検眼鏡的に得られる所見（a）以上にFAでは激しい蛍光色素の漏出や組織染が見られる（b）．

ぶどう膜炎との鑑別のためにはやはり硝子体切除による診断の確定なしには，治療を含めた次のステップには進みにくい場合もある．

　硝子体切除に際しては，まずは可能な限り眼内に灌流液を流入させる前に検体を採取する．すなわち，カッターに接続している吸引チューブを連結部で外し，10mLのシリンジなどに接続して助手が手動で陰圧をかけながら硝子体を吸引していく．カッター孔はできるだけ混濁の強い部分に向けて，効率のよい採取を心がける．侵襲の少ない23Gや25Gシステムでも採取は可能であるが，25Gシステムで高速回転の下に硝子体を切除した場合には，細胞の損傷により形態学的評価が困難となる可能性がある．どのゲージで行うにしてもカットレートは低く設定して切除，吸引することが望ましい．

　硝子体の回収に際しては吸引チューブ内の残留分も有効に利用する．通常，灌流液を流入させる前でも0.5〜0.7mLの硝子体は採取可能であるが，症例による違いもあるため，眼球虚脱や脈絡膜剝離などに注意し，合併症を生じないよう心がける．後述する諸検査を行うには，0.5〜0.7mL程度の硝子体で十分である．また，眼底最周辺部まで丹念に硝子体を切除する必要性はなく，医原性網膜裂孔をつくってしまっては本末転倒となるので，あくまで検体採取に主眼を置くべきである．

　なお，網膜下浸潤型の眼内悪性リンパ腫で硝子体が清明であり，細隙灯顕微鏡でも細胞がまったく観察されないような症例に対して硝子体生検を行っても，診断に直結する十分な結果を得ることは期待できない．後述するサイトカインの測定値が参考となる可能性はあるが，このような症例に確実な診断を期すのであれば網膜（下組織）生検が必要となる．

> 採取した検体を用いて，細胞診，サイトカイン測定，遺伝子再構成の3つを検索し，結果がそろうのを待って総合的に確定診断を行う．

　採取した硝子体の処理方法にはいくつかの方法があるが，筆者は通常，得られた検体を直ちに2つの容器に分注し，一つは細胞診およびサイトカイン測定用として，もう一つは免疫グロブリン遺伝子再構成の検索用として使用している．これらの検索は眼内悪性リンパ腫のほとんどがBリンパ球由来であることを前提としているが，Tリンパ球由来のときはこの限りでなく，T細胞受容体の遺伝子再構成の確認などが必要となる．

　得られた2つの検体のうち，一つは病理診断部

8. 外眼部（涙嚢・涙道・眼窩など）

などに設置してあるオートスメア（サイトスピン）で沈渣と上清に分離し，沈渣はGiemsa染色もしくはPapanicolaou染色による細胞診に使用し，上清についてはインターロイキン（IL）-10とIL-6の測定用試料としている．

> 細胞診は眼内悪性リンパ腫の診断の鍵となる重要な検査であるが，必ずしも期待どおりの結果が得られないことも多く，結果の判定には慎重を要する．

硝子体の細胞診は眼内悪性リンパ腫の診断確定に最も重要な検査法である．得られた検体に対しGiemsa染色もしくはPapanicolaou染色を施すことによって，典型例では大型の球形ないし楕円形で切れ込みのある核を有する，核細胞質比の大きな細胞が検出される（⑥）．眼内組織の細胞診によって眼内悪性リンパ腫の診断が確定される割合については諸説あるが，眼内に浸潤した異型リンパ球を確実に採取して適切な処理と染色が行われた場合には高い診断率になると考えられる．しかし，現実には典型例であっても細胞診で常に"Class V"あるいは"Class IV"の結果が得られるとは限らず，判断に苦慮する場合も少なくない．

細胞診の結果が不安定となる原因としては，検体処理の遅れなどによってプレパラート上の細胞の質が良好でないために診断困難となる場合や，反応性に眼内に浸潤した炎症細胞や壊死に陥った腫瘍細胞の混在の影響などが考えられる．

なお，硝子体中の細胞数が多ければ複数のプレパラートを作成し，CD19，CD20，CD22などのB細胞マーカーを用いた免疫組織化学染色による検索も可能となる（⑥）．

> 硝子体中のサイトカインの測定，すなわちIL-10の値を求めることは，症例によっては細胞診以上に診断的意義が高いことがある．

眼内悪性リンパ腫の補助診断法としての硝子体中サイトカインの測定はきわめて重要である．これはB細胞由来の眼内悪性リンパ腫の多くが，硝子体中のIL-10がIL-6よりもはるかに高い値を示す性質を利用したものである[1,2]．

⑦は自験例における硝子体中のIL-10とIL-6の値を示したもので，対照としてぶどう膜炎における測定結果を提示している．硝子体中のサイトカインの値については，硝子体採取の病期，疾患としての活動性の高低，ステロイドによる治療歴の有無などにも左右される可能性があるが，一般に眼内悪性リンパ腫ではIL-10の測定値は3〜5桁と非常に高値となることが多い（単位はpg/mL）．一方，対照としてのぶどう膜炎のIL-10値は多くの症例で検出限界値以下であり，反対にIL-6値は原疾患によっても幅が見られるが，ほとんど常にIL-10値よりも高値となり，両者の鑑別に際して有益な情報となる．

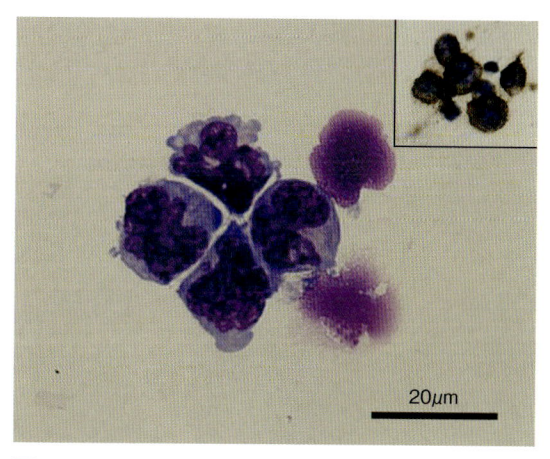

⑥ 眼内悪性リンパ腫の硝子体細胞診

硝子体切除標本の細胞診で得られた異型リンパ球（Papanicolaou染色）と免疫組織化学染色によるCD20陽性細胞（枠内）．

⑦ 硝子体液中のIL-10およびIL-6の平均値

	眼内悪性リンパ腫 (n = 28)	ぶどう膜炎 (n = 21)	p値*
IL-10 (pg/mL)	4162.5	16.5	0.0001
IL-6 (pg/mL)	104.2	1484.2	0.0036

* Mann-Whitney U test

8. 外眼部（涙嚢・涙道・眼窩など）

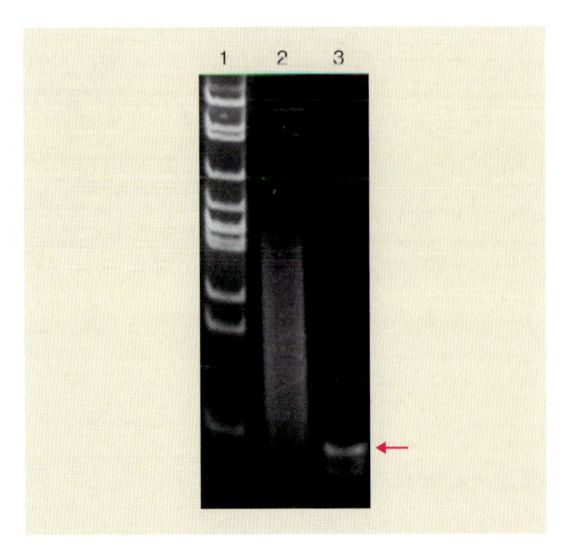

8 PCR法による免疫グロブリン遺伝子再構成の確認

免疫グロブリンjH鎖に一致したバンド（→）, 1：サイズマーカー, 2：陰性コントロール, 3：患者検体（硝子体）

> 眼内で増殖したリンパ球の遺伝子再構成の有無の確認は診断上, 重要であるが, 偽陽性の可能性があることを忘れてはならない

B細胞由来のリンパ腫細胞がモノクローナルに増殖している場合, すなわち悪性リンパ腫の場合には, 増幅された遺伝子産物が電気泳動により明瞭な1本のバンドとなって検出される（**8**）。ポリクローナルな増殖, すなわち悪性リンパ腫でない場合には1本のバンドとはならず, 複数の重なりあったスメアとなる。この原理を利用して, ポリメラーゼ連鎖反応（PCR）法による硝子体中に浸潤した細胞の免疫グロブリン遺伝子再構成の確認を行う。

PCR法による免疫グロブリン遺伝子再構成の検索は, 灌流液が混入した硝子体検体でも可能で

Point! 眼内悪性リンパ腫を臨床的に疑うポイントと確定診断の実際

- ステロイド薬の局所投与や全身投与を行っても治療効果が乏しい。
- 濃厚な硝子体混濁があっても矯正視力が良好なことがある。慢性的に硝子体炎様所見が持続するのに嚢胞様黄斑浮腫を生じない。
- 網膜下浸潤型はFAを行うと病態がより広範に顕在化されることがある。

〈方法〉
- 硝子体切除術は3ポートシステムで行い, 灌流液流入前に検体を採取する。
- 検体の細胞診, サイトカイン測定, 遺伝子再構成から総合的に診断する。

ある。一方, この遺伝子再構成については偽陽性の可能性が否定できないこともあるので, 結果の解釈に際しては他の検査結果と併せて慎重に判断する。

その他の遺伝子検索として, びまん性大細胞型リンパ腫では18染色体に存在する抗アポトーシス分子であるBcl-2と, 14染色体に存在する免疫グロブリン重鎖遺伝子の2つの遺伝子の転座を示すことが知られているが, 眼内悪性リンパ腫でも同様の転座であるbcl-2t（14：18）が報告されている[3]。

■引用文献

1. 木村圭介, 後藤 浩：眼内悪性リンパ腫28例の臨床像と生命予後の検討. 日眼会誌 2008; 112: 674-678.
2. 後藤 浩：眼腫瘍の最前線：3. 眼内悪性リンパ腫. 眼科 2008; 50: 161-170.
3. Shen DF, et al: Utility of microdissection and polymerase chain reaction for the detection of immunoglobulin gene rearrangement and translocation in primary intraocular lymphoma. Ophthalmology 1998; 105: 1664-1669.

8. 外眼部（涙嚢・涙道・眼窩など）

松尾による代償期の腱膜性眼瞼下垂症（腱膜すべり症）の診断に睫毛クリップ負荷テストも有用である

栗橋克昭
栗橋眼科

腱膜性眼瞼下垂症を理解するために

> Müller筋近位部に局在する機械受容器はRuffini小体で眼瞼挙筋が不随意に収縮するためのセンサーの役割を担っている[1]。

　松尾はMüller筋近位部に局在する機械受容器を発見し（**1**），開瞼は随意開瞼と不随意開瞼の組み合わせで維持されるとした．松尾の説に基づいて以下と**2**に開瞼の仕組みを説明する．

　眼瞼挙筋の目的はMüller筋や挙筋腱膜を引っ張り，開瞼することである．眼瞼挙筋は不随意筋である遅筋と随意筋である速筋からなる．松尾は眼瞼挙筋のなかの遅筋と速筋に対する神経筋単位がまったく異なることを明らかにした．すなわち，不随意開瞼のための不随意遅筋反射系と随意開瞼のための随意速筋収縮系である．Müller筋近位部には伸展機械受容器（Ruffini小体）が存在する（**1**）ことから，ヒトは随意開瞼では，自らの意思で前頭眼野から指令を出し，動眼神経複合体尾側正中核の中の速筋亜核を刺激する．そこから出た刺激は，動眼神経を通り，眼瞼挙筋の中の速筋を刺激する．眼瞼挙筋のなかの随意筋である速筋が収縮すると，Müller筋と挙筋腱膜は引っ張られ開瞼する．そのときMüller筋の機械受容器は伸展され，そこから不随意開瞼のための固有知覚が生じる．固有知覚は涙腺神経，三叉神経第1枝を通り，三叉神経中脳路核の三叉神経第1枝領域に行く．三叉神経中脳路核は固有知覚を受け止める細胞があるが，そこからの刺激が動眼神経複合体尾側正中核の遅筋亜核を刺激する．そこから出た刺激は動眼神経を通り，眼瞼挙筋のなかの不随意筋である遅筋を刺激する．遅筋が収縮すると

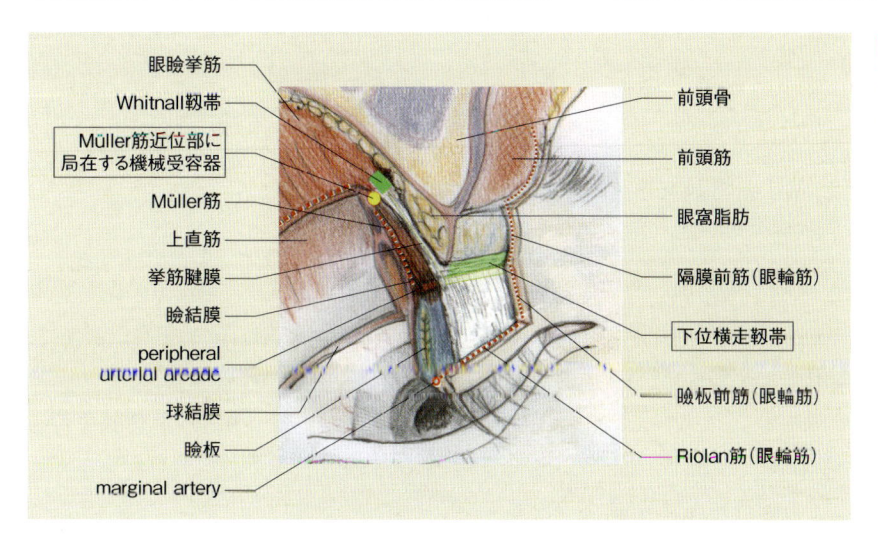

1 眼瞼の臨床解剖（右）

(Zeid BM, Jelks GW, 1990[1]より引用改変)

327

8. 外眼部（涙嚢・涙道・眼窩など）

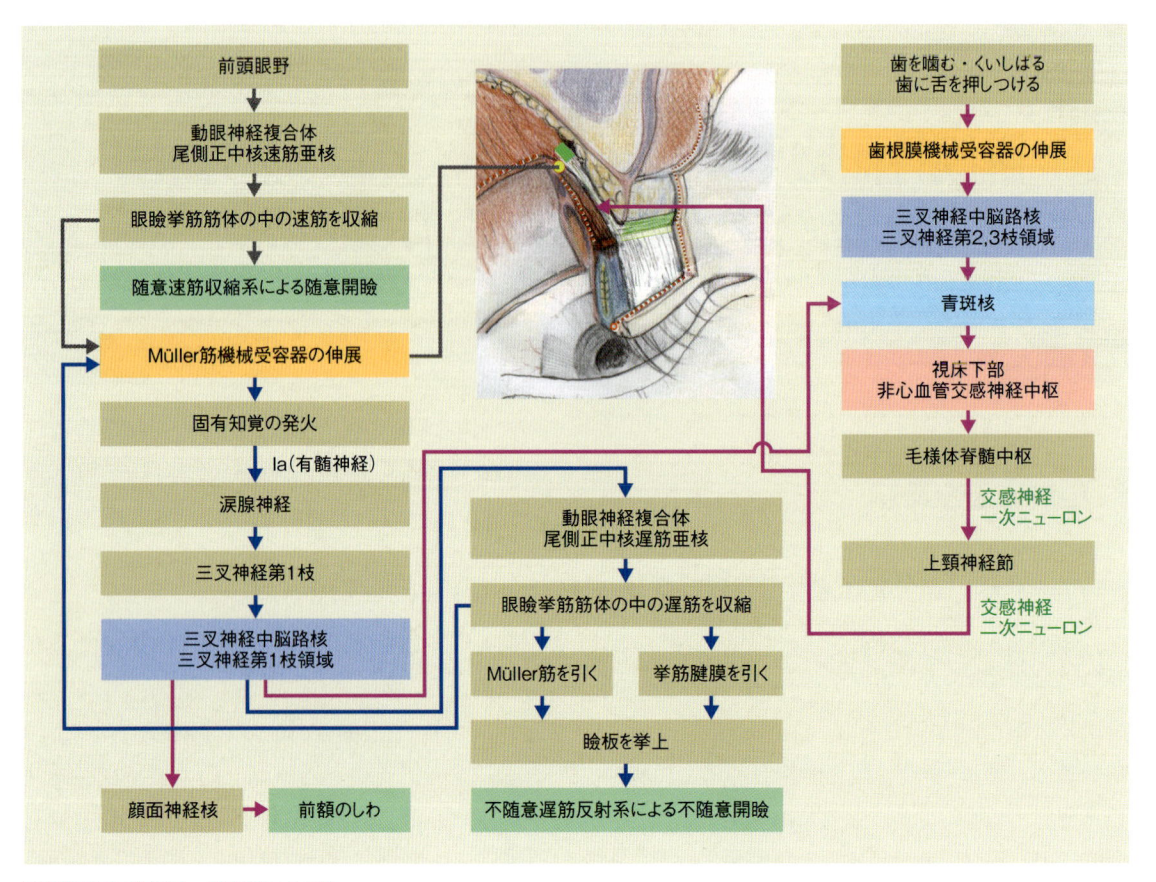

❷ 開瞼の仕組み（松尾による）

開瞼は随意開瞼と不随意開瞼の組み合わせで維持される．

（松尾 清，2008[4]）より引用）

Müller筋と挙筋腱膜は引っ張られ開瞼する．これが不随意遅筋反射系である．そのときMüller筋近位部に局在する機械受容器は引っ張られ，不随意遅筋反射系のための固有知覚が生じる．眼瞼挙筋は収縮することで，再び自らを自動的に収縮させる装置（機械受容器）を目的とする器官（Müller筋）の中にもっているのである．

> 挙筋腱膜が瞼板から外れると，Müller筋は交感神経を緊張させて，Müller筋近位部に局在する機械受容器の感度を上げる．

挙筋腱膜が十分に瞼板についている限りMüller筋は収縮することはない．瞼板から挙筋腱膜が外れると，眼瞼挙筋は予備能を使用して，強く収縮するためMüller筋機械受容器は強く伸展し，固有知覚が強く生じる．強く生じた固有知覚は顔面神経核の中の前頭筋亜核も刺激し，前頭筋も収縮する．また，挙筋腱膜とMüller筋が伸びて菲薄化する．そしてMüller筋近位部に局在する伸展機械受容器の感度が下がってしまう．腱膜性眼瞼下垂症の人は，伸展機械受容器の感度を上げるために，眉をしかめたり，歯をくいしばったり，舌を歯に押しつけたりして交感神経を緊張させ，Müller筋を収縮させている（❷）．これがMüller筋の負担になっているのだが，Müller筋だけでなく，歯，歯根膜，歯肉，顎関節，表情筋やアブミ骨筋を支配する顔面神経核，肩こりに関係する僧帽筋，腰痛に関連する脊椎，三叉神経中脳路核-青斑核-視床下部の非心血管交感神経中枢，そして眼瞼痙攣と関係する大脳基底核や青斑核を抑制するセロトニンをつくる縫線核にも負担をかけているようである．

328

8. 外眼部（涙囊・涙道・眼窩など）

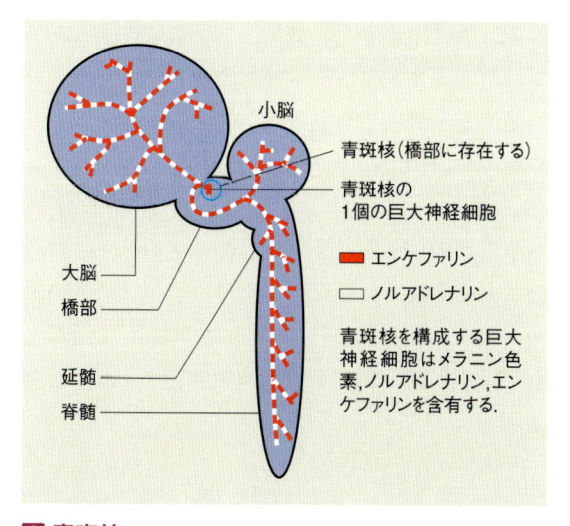

3 青斑核

エンケファリン，ノルアドレナリンは細胞体内で合成され，軸索の中を流れて末梢部で貯蔵・放出される．

（山内昭雄，鮎川武二，2001[2)] より引用）

アブミ骨筋は聴覚過敏に関係する．松尾は強直性眼瞼痙攣は腱膜性眼瞼下垂症の進行した状態で，さらに進行すると間代性眼瞼痙攣になると述べている．眼瞼痙攣は大脳基底核の調節機能障害に基づくといわれている．

腱膜性眼瞼下垂症の症状はあらゆる科に関係している．すべての診療は瞼にうかがいを立てて行わなければならない時代が到来したのである．

> 腱膜性眼瞼下垂症で体調が悪くなるのは，主として交感神経過緊張による．

腱膜性眼瞼下垂症になると体調が悪くなるのは，青斑核（ 3 ）のノルアドレナリン神経細胞が過剰に活動し，交感神経過緊張になることによる．そこで以下のような手順で診察するとよい．

> 重錘負荷テストや粘着テープ瞼吊り上げ法（松尾法）は画期的である．腱膜性眼瞼下垂症の診療に重要なことは，それに伴う症状を聞き出すことである．

筆者は松尾の眼瞼下垂症の自己診断を参考にしている[4)]．患者は頭痛，肩こり，強い冷え症，羞明，閉瞼しているほうが楽，と訴える．また，腱膜性眼瞼下垂症が進行したときに起こる強直性眼瞼痙攣の症状として，目袋と羞明，舌で歯を吸いながら押しているのでチュッチュッと音をたててしまう，下を向いているのは楽だが，上を向くのはつらい，眼がショボショボする，上を向くと瞼がピクピクする，垂れ眼，寝不足や過労で痙攣が悪化すると訴えていることがある．

重い瞼と軽い瞼（松尾による）

上眼瞼は一般に8層からなるといわれている（ 4 ）．瞼板の直上の高さにおいて上から，①皮膚，②眼輪筋，③中央結合組織，④眼窩隔膜，⑤眼窩脂肪，⑥挙筋腱膜，⑦Müller筋，⑧結膜という8層である．①の皮膚から③の中央結合組織までを前葉とよぶ．④の眼窩隔膜から⑧の結膜までを後葉とよぶ．Müller筋は瞼板につながる．瞼板は後葉に属する．また，下方横走靱帯は後葉に属する．

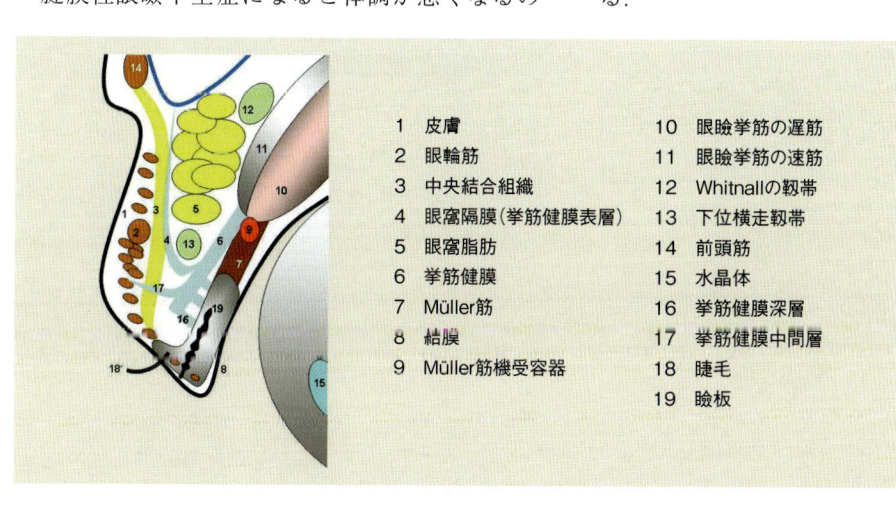

4 上眼瞼の臨床解剖

1 皮膚	10 眼瞼挙筋の遅筋
2 眼輪筋	11 眼瞼挙筋の速筋
3 中央結合組織	12 Whitnallの靱帯
4 眼窩隔膜（挙筋腱膜表層）	13 下位横走靱帯
5 眼窩脂肪	14 前頭筋
6 挙筋腱膜	15 水晶体
7 Müller筋	16 挙筋腱膜深層
8 結膜	17 挙筋腱膜中間層
9 Müller筋機受容器	18 睫毛
	19 瞼板

329

8. 外眼部（涙嚢・涙道・眼窩など）

松尾は日本人の瞼を重い瞼と軽い瞼に分類している．重い瞼は日本人のうち北方系の人で，一重瞼で下位横走靱帯の発育がよく，掘りが浅いのが特徴的である．一方，瞼が軽く南方系の人は掘りが深い．

> 開瞼するということは踵を上げ爪先立ちすることと似ている．踵に相当するのが瞼板でAchilles腱に相当するのが挙筋腱膜である．

Achilles腱を引っ張る腓腹筋に相当するのが，眼瞼挙筋である[3]．Achilles腱がよく断裂するのと同様に，挙筋腱膜は瞼板から容易に外れるが，Achilles腱断裂とは異なり，予備能を利用して正常に開瞼できるような仕組みになっている．しかし，それは交感神経を緊張させ，Müller筋に負担をかけた状態である．日本人の8割が挙筋腱膜が瞼板から外れているといわれている[4]．この数字は大げさなものではない．挙筋腱膜の外側と内側は外角（lateral horn），内角（medial horn）といわれ，白人と異なり日本人の外角と内角は太く，バンド状になっている．このバンド状の外角や内角は下位横走靱帯とともに開瞼の抵抗組織になっている．これら，開瞼の抵抗組織を眼瞼下垂症手術で外してやると，不眠，頭痛，肩こり，うつ，三白眼，目袋などが改善され，術後，別人のようになってしまうことがある．挙筋腱膜の瞼板に対する接着強度は弱く，目をこすることで外れてしまうことが大きな問題である．

> 頭痛，肩こり，冷え症，不眠，うつなどがあったら代償期の腱膜性眼瞼下垂症を疑う．

松尾は代償期の腱膜性眼瞼下垂症（腱膜すべり症）が頭痛，肩こり，冷え症，不眠，うつ，便秘，下痢，ストレス食い，羞明，出歯，歯周病，顎関節症などの多くの疾患の原因になることを報告している．三白眼も代償期の腱膜性眼瞼下垂症の症状であるが，さらに進行するとギョロ目（goggle-eye）になる．したがって，ギョロ目は代償期の腱膜性眼瞼下垂症で，睫毛クリップ負荷テストで見つけることができる（⇒**Point!**）．

脊椎下垂症に相当するのが顕性の腱膜性眼瞼下垂症であるが，松尾は非代償期の腱膜性眼瞼下垂症とよんでいる．その状態においてはMüller筋や挙筋腱膜がさらに菲薄化し伸びているが，頭痛，肩こり，不眠，冷え症などまったくないことがある．これはMüller筋機械受容器が伸展しにくくなり，そこから固有知覚が強く生じなくなるためである．

代償期の腱膜性眼瞼下垂症においては瞼が下がらず，かえって大きな眼をしていることがある．代償期の腱膜性眼瞼下垂症の患者の瞼に1〜3gの重錘を貼りつけるだけで開瞼できなくなり，驚くことが多い．これは瞼に重錘を負荷することにより，予備能を使い果たした状態にし，顕性の腱膜性眼瞼下垂症すなわち非代償期の腱膜性眼瞼下垂症の状態にしてしまうのが目的の，松尾が発見した画期的な検査法である．

筆者は重錘負荷として，1〜7gのクリップを睫毛に取りつける睫毛クリップ負荷テストを行っている（**5**）．

また，セロハンテープなどの粘着テープで瞼を吊り上げると（**6**），頭痛，肩こりなどの腱膜性眼瞼下垂症による症状が改善することが多い．これも松尾が考えたもので，眼瞼下垂症手術の効果を体感させることができる画期的な方法である．

検査と治療の実際

症例1

> 挙筋腱膜を瞼板に固定するだけで，体調がよくなり，表情も改善し，別人のようになることがある．

眼瞼性うつ病の代表的例で，**7**aは腱膜性眼瞼下垂症手術の術前，**7**bは術後123日目の写真である．

術前は，いつも疲れている眼で，眠そうで，老けた怖そうな顔をしていた．気合いを入れるとき

8. 外眼部（涙嚢・涙道・眼窩など）

5 代償期の腱膜性眼瞼下垂症（腱膜すべり症）の診断法

睫毛クリップ負荷テスト

テスト用のクリップ（3.2g, 18×32mm）

目袋　1〜7gのクリップ

腱膜性眼瞼下垂症による形態学的変化と症状

形態学的変化	症状
・前額のしわ ・眉毛挙上 ・眉毛と瞼縁の距離の拡大 ・二重瞼の幅の拡大 ・二重瞼が三重瞼 ・脱毛 ・三白眼 ・鼻唇溝が深い ・目袋　　など	・頭痛 ・肩こり ・冷え症 ・不眠 ・うつ ・歯周病 など

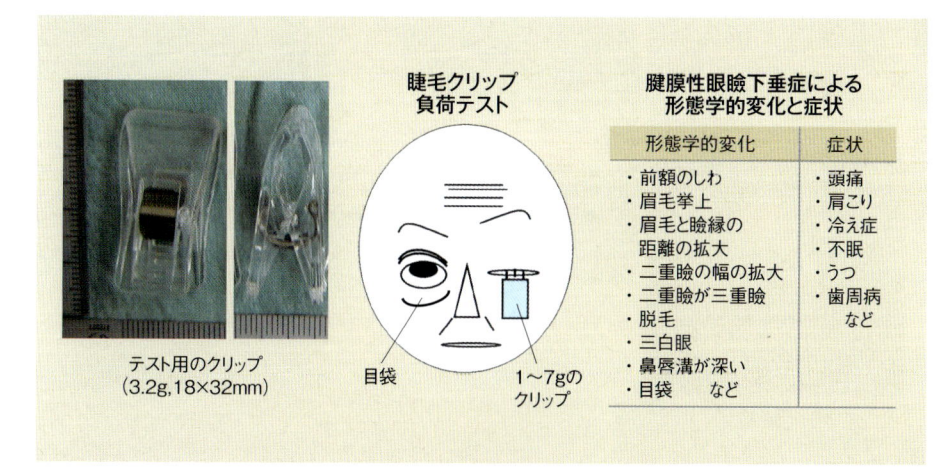

Point!

頭痛，肩こり，冷え性，不眠，うつなどのある眼瞼下垂には，重錘負荷テストや粘着テープ瞼吊り上げテストをしてみる

腱膜性眼瞼下垂症では，歯をくいしばったり舌を歯に押しつけたりして交感神経を緊張させることでMüller筋を収縮させ開瞼している．これが負担となり，頭痛，肩こり，うつなどを生じる．粘着テープ瞼吊り上げテストをしてみると，その場で肩こりや頭痛などが改善することが多い．眼が大きくて一見正常でも，重錘負荷テストである睫毛クリップ負荷テストをすると，まったく開瞼できなくなる代償期の腱膜性眼瞼下垂の場合があるので，試してみるのがよい．

6 粘着テープ瞼吊り上げ法（松尾法）

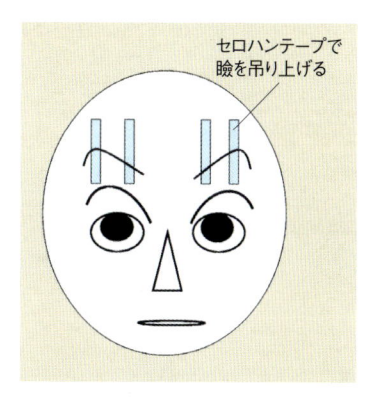

セロハンテープで瞼を吊り上げる

（松尾　清, 2008[4)]を参考に作成）

は前屈みになり，前をにらみつけ，上を向いていないのに眉毛の位置が上がって，額にしわが寄るようになっていた．眼球が上に上がって，眼球下方の強膜が露出し，lower scleral show, すなわち三白眼になっており，目の下には目袋ができていた．朝なかなか瞼が開かない状態が続いていた．さらに，奥歯が欠損していたが，いつも強く歯を食いしばっているためと考えられる（**7**c）．

術後まもなく，うつとともに表情も改善し，別人のようになっている．術前と術後の違いの最も目立つところは，前頭筋を使わないで瞼を挙上できるようになったことで，眉毛の挙上が起こらなくなった．術前の三白眼や目袋も消失している．しかし，三白眼に伴う睫毛内反は腱膜固定術術後かなり改善したものの，不十分であったため，追加手術を行い改善した．

粘着テープ瞼吊り上げ法（テスト）は腱膜性眼瞼下垂症の治療や検査として役に立つ．

症例1にセロハンテープで粘着テープ瞼吊り上げテストを行ったところ，頭痛が改善し，頭がスーッとしたと述べていた．また，瞼を吊り上げることで，怖い顔が少し改善されている（**7**d）．

睫毛クリップ負荷テストは重り負荷テストとして腱膜性眼瞼下垂症の診療に有用である．

症例1の術前，術中，術後に睫毛クリップ負荷テストを行ってみた（**7**e〜j）．術後は6.4gの負荷をかけても開瞼できるようになっている．このテストは術直後にも容易に行えることが利点である．症例1は重い瞼で，皮膚も中央結合組織も厚く，眼窩隔膜は固く，眼窩脂肪が瞼板の近くまで降りていて，それを発育のよい下位横走靱帯と眼窩隔膜が抑えつけていた（**7**k）．

8. 外眼部（涙嚢・涙道・眼窩など）

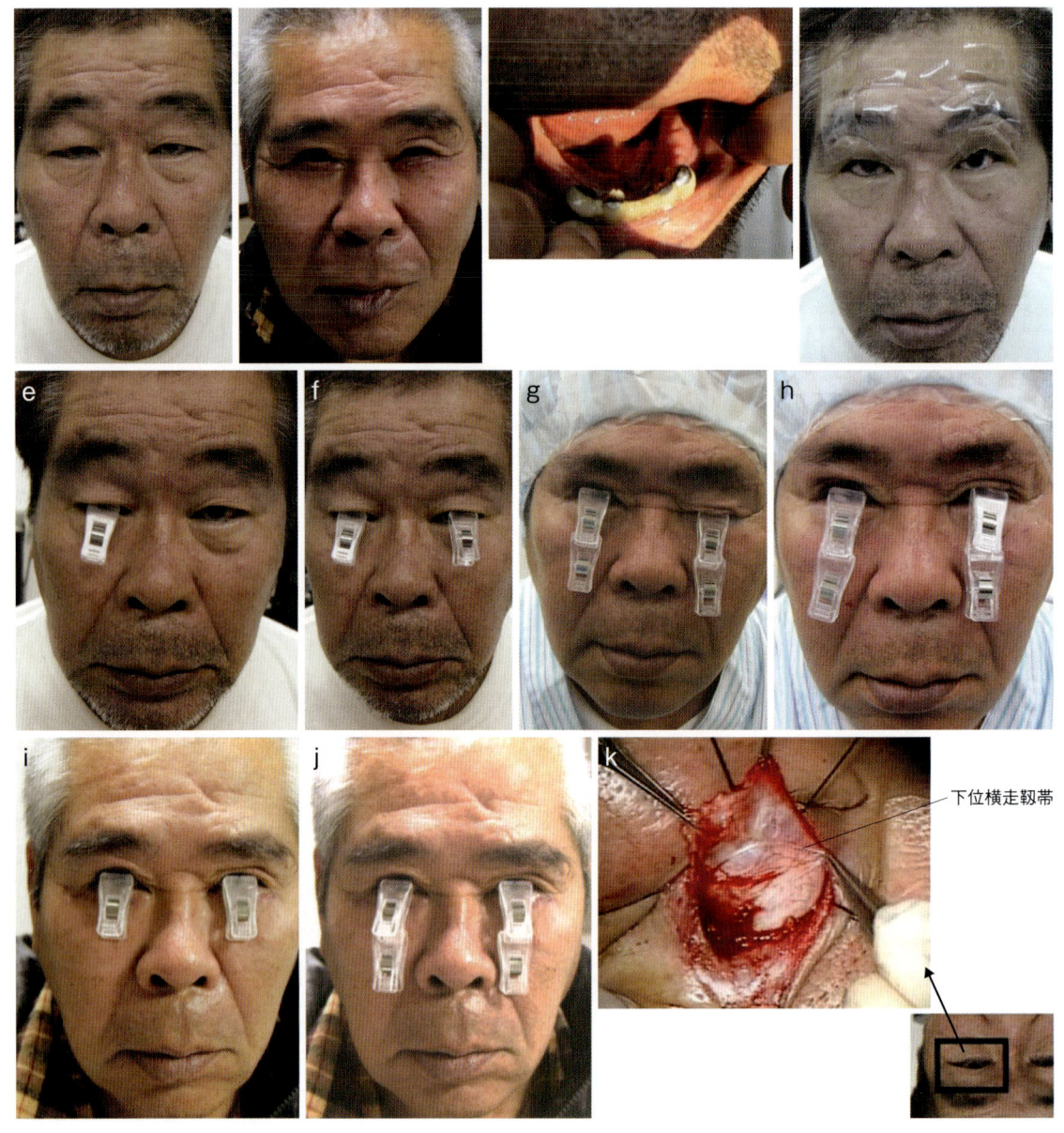

7 症例1（重い瞼） 腱膜性眼瞼下垂症

a：術前．うつ，肩こり，冷え症，不眠，ストレス食い，歯周病の訴えがあった．
b：眼瞼下垂症手術術後 123 日目．
c：腱膜性眼瞼下垂症のため歯を強くくいしばっていたことから，歯周病になり，歯が欠損したと考えられる．
d：セロハンテープ瞼吊り上げテスト．表情が少し改善されている．頭がスーッとしたと述べていた．
e, f：術前の睫毛クリップ負荷テスト．
g：右眼瞼膜固定術直後．3.2 g のクリップを 2 個つないで 6.4 g にしても右眼は楽に挙上している．
h：両眼瞼膜固定術直後．両眼は楽に挙上している．
i：術後 123 日目．3.2 g のクリップ負荷で楽に瞼を挙上している．
j：術後 123 日目．3.2 g のクリップを 2 個つないで 6.4 g にしても両眼は楽に挙上している．
k：右眼瞼下垂症手術の術中．発育のよい下位横走靱帯が開瞼の抵抗組織となっていた．

332

8. 外眼部（涙嚢・涙道・眼窩など）

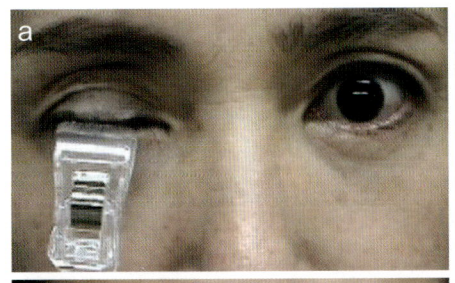

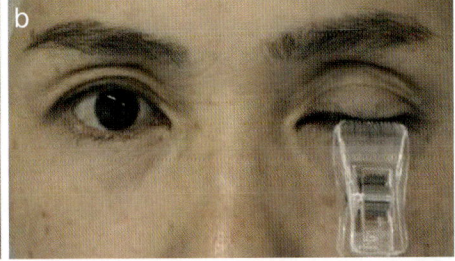

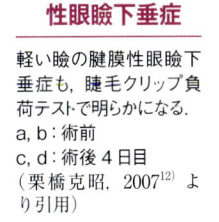

8 症例2（軽い瞼）代償期の腱膜性眼瞼下垂症

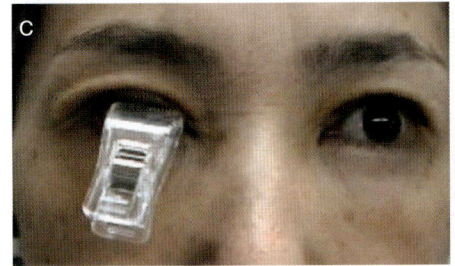

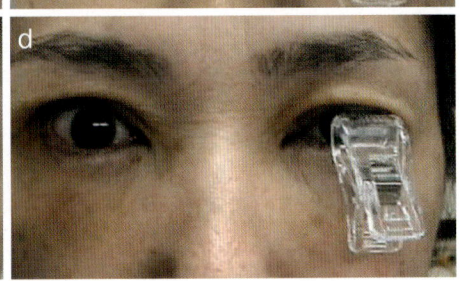

軽い瞼の腱膜性眼瞼下垂症も，睫毛クリップ負荷テストで明らかになる．
a, b：術前
c, d：術後4日目
（栗橋克昭，2007[12]）より引用）

下位横走靱帯，挙筋腱膜の外角，厚い皮膚や中央結合組織，固い眼窩隔膜は開瞼の邪魔をする抵抗組織である．これら下位横走靱帯の両側，挙筋腱膜の外角，内角を切断し，皮膚と中央結合組織と眼窩脂肪の一部を切除し，眼窩隔膜を利用して挙筋腱膜を瞼板に固定した[13]．

症例2

> 眼が大きくても眼瞼下垂症のことがあり，診断に睫毛クリップ負荷テストが有用である．

水を飲んでも食べてもすぐに吐き，8日間まったく食べられず，生命の危機を感じていた症例である．頭痛，肩こり，不眠，うつの気分，腰痛，足の冷え，聴覚過敏，チクチクする眼痛などを訴えていた．大きな美しい眼をしているので正常に見えたが，睫毛クリップ負荷テストを行ってみたら，3.2gの負荷でまったく瞼を挙上することができず，本人も驚いていた．さらに負荷をかけることで，眉毛の下の掘りが深くなった（8 a, b）．腱膜固定で眼瞼下垂症手術を行ったところ，術直後から食事がとれるようになり，諸症状が改善した．術後，3.2gの負荷をかけても瞼を挙上できるようになり，瞼の陥凹も起こらなくなった（8 c, d）[12]．

腱膜性眼瞼下垂症における睫毛クリップ負荷テストの機序と限界

> 腱膜性眼瞼下垂症には代償期と非代償期がある．

症例2のように，一見正常な「顕性になる前の腱膜性眼瞼下垂症」は「代償期の腱膜性眼瞼下垂症」として松尾により報告されている．松尾は腱膜性眼瞼下垂症の進行を腱膜分離症→腱膜すべり症（代償期の腱膜性眼瞼下垂症）→眼瞼下垂症と分類している．この分類は腰仙関節のすべり症の分類「脊椎分離症→脊椎すべり症→脊椎下垂症」（9）に従っている．第5腰椎の棘突起が骨折した状態を脊椎分離症というが，この状態では症状はない．第5腰椎が第1仙椎の上関節突起上に保持されなくなり，下前方にすべって，脊椎すべり症になるが，この状態になると症状が出てくる．さらにすべり落ちた状態を脊椎下垂症という．

腱膜分離症は瞼板から挙筋腱膜が離れただけの状態で子どものころにもよく起こるが無症状である．腱膜すべり症は瞼板から挙筋腱膜がすべるように外れてきた状態であるが，この時期からそれに関連するいろいろな症状が出てくる．予備能を使用して一見正常に開瞼しているが，上瞼に1～3g程度の重錘負荷をかけるだけで瞼が下がって

333

8. 外眼部（涙嚢・涙道・眼窩など）

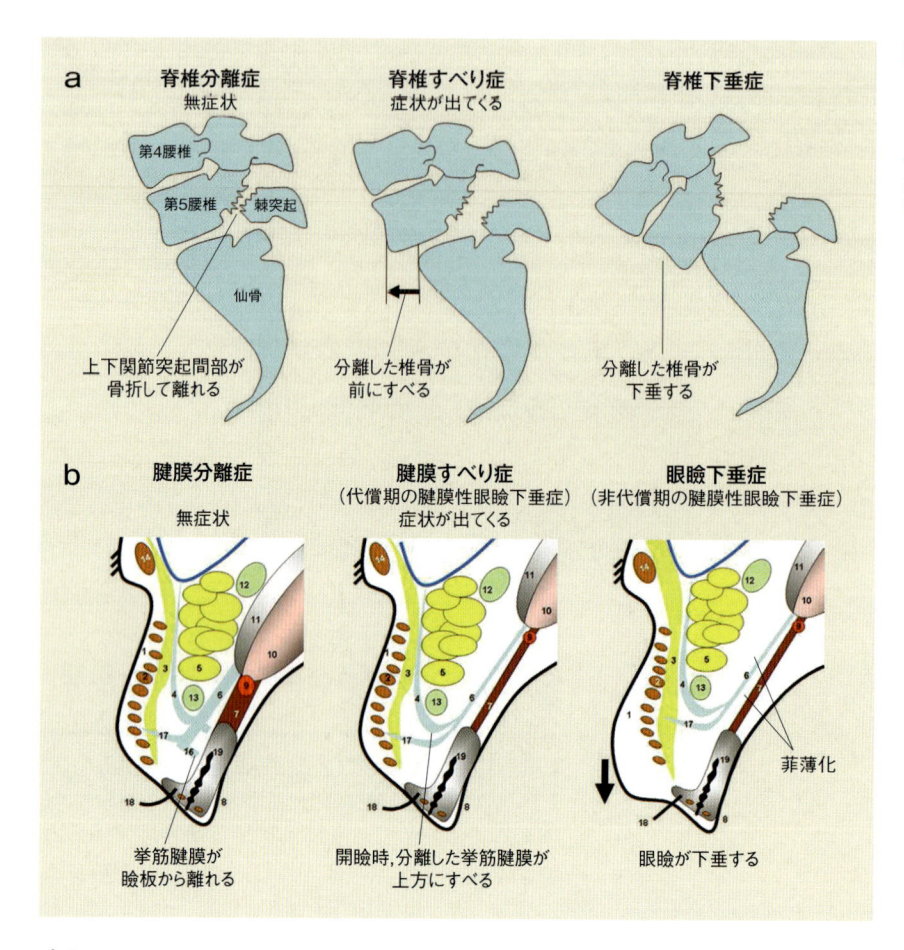

9 腰仙関節のすべり症の分類に基づいた挙筋腱膜のすべり症の分類（松尾による）

a：腰仙関節のすべり症の分類
b：挙筋腱膜のすべり症の分類
（松尾 清, 2008[4]を参考に作成）

くる．

睫毛クリップ負荷テスト時の注意

　開瞼するのに前頭筋を使用している人が多い．しかし，睫毛クリップ負荷テストで前頭筋を使用して十分に瞼を挙上できる人でも，前頭筋を使用しないとあけられなくなることが多いので注意を要する．

7 8 は M.L.C. Co. Ltd の許可による．

■引用文献

1. Zeid BM, Jelks GW: Surgical Anatomy of the Orbit. Raven Press, New York, 1990.
2. 山内昭雄，鮎川武三：痛覚．感覚の地図帳．講談社, 2001; p.83.
3. 松尾　清：眼瞼の手術．d. Brepharoplasty に関する新しい考察．ADVANCE SERIES II-4 美容外科最近の進歩，改訂第2版．克誠堂出版, 2005; p 45-50.
4. 松尾　清：まぶたで健康革命―下がりまぶたを治すと体の不調がよくなる！？．小学館, 2008; p.1-141.
5. 松尾　清：まぶたの手術に取り憑かれた理由．形成外科 1999; 42: 1111.
6. Fujiwara T, et al: Etiology and pathogenesis of aponeurotic blepharoptosis. Ann Plast Surg 2001; 46: 29-35.
7. Matsuo K: Stretching of the Mueller muscle results in involuntary contraction of the levator muscle. Ophthal Plast Reconstr Surg 2002;18: 5-10.
8. Matsuo K: Restration of involuntary tonic contraction of the levator muscle in patients with aponeurotic blepharoptosis or Horner syndrome by aponeurotic advancement using the orbital septum. Scand J Plast Reconstr Surg Hand Surg 2003; 37: 81-89.
9. Kushima H, et al: Blepharoplasty with aponeurotic fixation corrects asymmetry of the eyebrows caused by paralysis of the unilateral frontalis muscle in Orientals. Scand J Plast Reconstr Surg Hand Surg 2005; 39: 39-44.
10. Uzuriha S, et al: Efferent and afferent innervations of Mueller's muscle related to involuntary contraction of the levator muscle; important for avoiding injury during eyelid surgery. The British Association of Plastic Surgeons 2005; 58: 42-52.
11. Matsuo K, et al: Alternative etiology and surgical correction of acquired lower-eyelid entropion. Ann Plast Surg 2007; 58: 166-172.
12. 栗橋克昭：眼瞼学：眼瞼下垂症手術．メディカル葵出版, 2007; p.1-106.
13. 栗橋克昭 編・著：涙嚢鼻腔吻合術と眼瞼下垂症手術 II 眼瞼下垂症手術．メディカル葵出版, 2009; p.1-34.

涙液分泌テストとしては5分測定のSchirmer濾紙法よりも5〜10秒測定の濾紙法，綿糸法，チューブ加綿糸法が有用である

栗橋克昭
栗橋眼科

涙液量と涙液分泌テスト法

　正常涙液量とされている7μLは非常に多すぎる量に思われる．しかし，これまでは正常涙液量は7μLで，そのうち3〜4μLが涙液メニスカスをつくるという三島らの説（**1**）が信じられており，その説に基づいて綿糸法（**2a**）はSchirmer濾紙法（**2b**）よりも信頼性がないとされている．

> 3〜4μLの涙液は濾紙の先端から平均8.60〜11.25 mmを示す．

　Alcon社製のSchirmer濾紙（5×15mm）の濡れの長さと液量の関係を1%フルオレセイン液とマイクロピペットを用いて調べてみたところ，3μLの液量は瞬時にしてSchirmer濾紙に吸い込まれ，濾紙の先端から平均8.60mmの濡れの長さを示した（**3**）．同様に4μLでは濾紙の先端から平均11.25mmの濡れの長さであった．

> 3〜4μL程度の涙液量は濾紙に瞬時にして吸引され，5秒もかからない．

　Schirmer濾紙法の涙液を吸い込む力はきわめて強い．正常の涙液量7μLのうち少なくともメニスカスの3〜4μLに相当する量はSchirmer濾紙で5秒もかからず瞬時に全部吸引される．先の調査の測定値では濾紙の先端から平均8.60〜11.25mmを示した．

　1回の瞬目で涙小管の中に流れ込む涙液量は2

1 正常者の涙液分泌および排泄の生理

涙液量	約7μL
角膜表面	1μL
涙液メニスカス	3〜4μL
1分間の分泌量	0.7〜1μL
交換率	10〜15%/min
1回の瞬目で涙小管に流れ込む量	2μL

(Mishima S, et al, 1996[1]より引用)

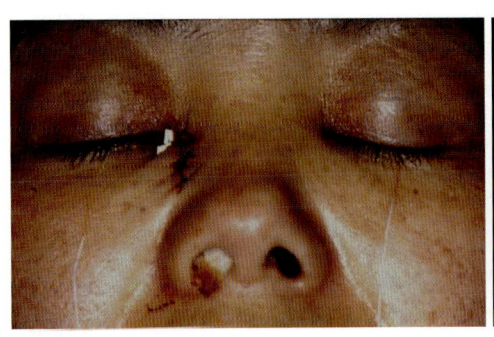

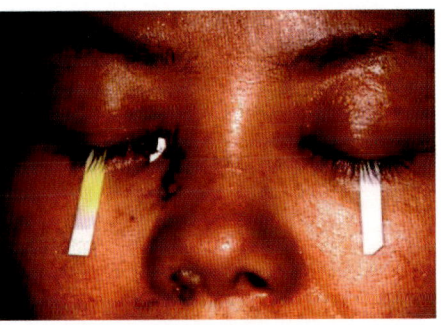

2 綿糸法と濾紙法

綿糸法（a）の後に濾紙法（b）を行っている．右涙道手術後で，右眼は綿糸法でも濾紙法でも左眼より大きな濡れの長さを示している．右眼の濾紙はフルオレセイン色素の残留のため黄色に染まっている（色素残留テスト）．綿糸（No.82/3，スーピマ綿糸，American pima cotton），Schirmer濾紙

(栗橋克昭，1996[2]より引用)

8. 外眼部（涙嚢・涙道・眼窩など）

3 液量とシルマー濾紙の濡れの長さ

液量 μL	濾紙の先端からの濡れの長さ 平均±SD mm (n=10)
1	6.0 ± 0.00
2	7.5 ± 0.24
3	8.6 ± 0.21
4	11.3 ± 0.82
5	13.3 ± 0.63
6	15.4 ± 0.47
7	16.2 ± 0.35
8	18.0 ± 0.47
9	20.0 ± 0.16
10	21.3 ± 0.42

（栗橋克昭，2007[3]）より引用）

μLといわれている．2μLはSchirmer濾紙の先端から7.5mmの濡れの長さに相当する．涙液量が3～4μLであるならば，5秒間測定のSchirmer濾紙法では8mm以上の濡れの長さを示すはずである．

筆者が正常112眼に対し，5秒間無麻酔で閉瞼させてSchirmer濾紙法と綿糸法を行い，濡れの長さを濾紙の先端から計測した結果を 4 に示す．濾紙法の濡れの長さは1～12mm（平均4.7±2.7mm）で，104眼（93％）が8mm以下を，77眼（69％）が5mm以下を示した．涙液量が3～4μLであるならば，5秒間測定の濾紙法では8mm以上の濡れの長さを示すはずである．したがって正常涙液量は3～4μLもないのである．

2μLでも正常涙液量として多すぎる．

1回の瞬目で涙小管の中に流れ込む涙液量は2μLとされている説が正しいとすると，2μLは確実にSchirmer濾紙法で吸引され，濾紙の先端から7.5mm±0.24mmを示すはずである．しかし，正常眼の96眼（85.7％）が7mm以下であった．すなわち，涙液量は2μLもない．したがって，三島らの説である正常涙液量の約7μLはきわめて多すぎるのである．

正常涙液量は0.5μL以下である．

5秒で行うSchirmer濾紙法の正常眼の濡れの長さの平均は4.7mmであり，この濡れの長さは，1μLが6mmであることから，比例計算すると4.7mmは0.78μLに相当する．すなわち，催涙刺激を考慮に入れると正常涙液量は0.78μL以下で，さらに正常112眼の結果から催涙刺激のないときの正常涙液量を求めて絞り込むと0.5μL以下になる．

正常112眼の平均の濡れの長さは4.7mmであるが，112眼のなかには，濾紙の強い刺激で流涙や涙液分泌過多になったデータがかなり含まれてい

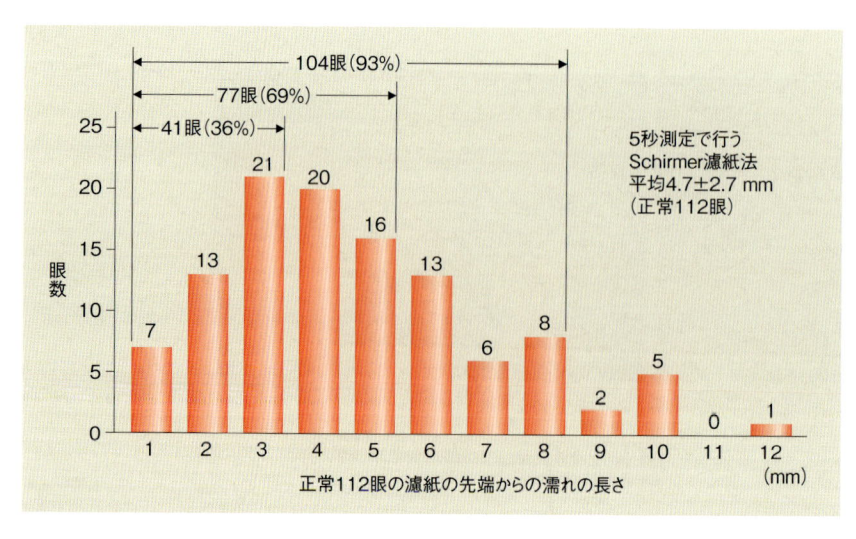

4 5分ではなく，5秒測定で濾紙の先端から濡れの長さを測る濾紙法

涙液量3μLは濾紙の先端から8.6mmの濡れの長さに相当する．濡れの長さ8mm以下を示したものは104眼（93％）である．
（栗橋克昭，1986[7]）より引用）

5秒測定で行うSchirmer濾紙法 平均4.7±2.7 mm （正常112眼）

104眼（93％）
77眼（69％）
41眼（36％）

眼数: 7, 13, 21, 20, 16, 13, 6, 8, 2, 5, 0, 1

正常112眼の濾紙の先端からの濡れの長さ (mm): 1, 2, 3, 4, 5, 6, 7, 8, 9, 10, 11, 12

336

る．したがって3mm以下を示したもの41眼（36％）が正常涙液量を反映していると仮定すると，3mmは比例計算で0.5 μLに相当するので，正常涙液量は0.5 μL以下ということになる．三島らの説を基にしても6mm未満が正常メニスカスの涙液量を反映していると考えると，正常メニスカスの涙液量は1 μL未満ということになる．

　Farrisらは2×6mmの小さな濾紙（Periopaper®）で涙液を採取し，Periotronで涙液量を計測し，正常者の涙液量は1.18 ± 0.36 μLであると報告している[5]．さらに2×6mmの小さな濾紙といえども綿糸に比較すると，催涙刺激は強い．綿糸法の正常眼の平均値は報告者によって大きく異なることはなく，おおむね約20mmである．20mmは約0.5 μLに相当する．1 μLは綿糸（No. 82/3）の約40mmに相当するからである．したがって，筆者は正常涙液量は0.5 μL以下と考えている．

> 綿糸が吸水している最初の5秒間という同じ測定条件で，綿糸法と他の検査法を比較すべきである．

　横井らは三島らの正常涙液量の説を支持し，1分間の綿糸法を行って綿糸法を否定している[6]．綿糸を数秒でも涙液に浸してしまうと，瞬時に涙液を吸ってしまい，綿糸の吸水能力はほとんどすぐに失われてしまう．他の検査と比較する場合，1分は綿糸法にとっては非常に長すぎる計測時間である．綿糸が吸水している最初の5秒間という同じ測定条件で，綿糸法と他の検査法を比較してほしいものである．

　前述のとおり正常涙液量が3 μLでも多すぎることは，5秒測定のSchirmer濾紙法を行うとすぐにわかることである．5秒測定では濾紙で強く催涙刺激を与えないと，濾紙の先端からの濡れの長さが，8mm以上にならないからである．

　5分測定のSchirmer濾紙法では，濾紙の先端5mmの濡れは無視することになっている．た

> Schirmer濾紙法における濡れの長さの測定は濾紙の先端から測定したほうがよい．

とえば8mmの濡れの長さであれば，先端の5mmを引いて，3mmと記載することになっている．これは，濾紙の先端5mmを濡らす涙液はすでに存在するので，先端5mmの濡れは必要がなく，反射性涙液分泌検査としては除いたほうが正確であるという考えに基づいている．しかし，前述のように5秒間測定の濾紙法での，正常77眼（69％）が濾紙の先端からの濡れが5mm以下である．先端5mmの濡れの長さを無視すると，濾紙先端からの濡れの長さが3mmでも5mmでも0mmとして扱われる．しかし，先端から5mmと3mmのわずかな2mmの差は臨床的に重要な意味をもつ．

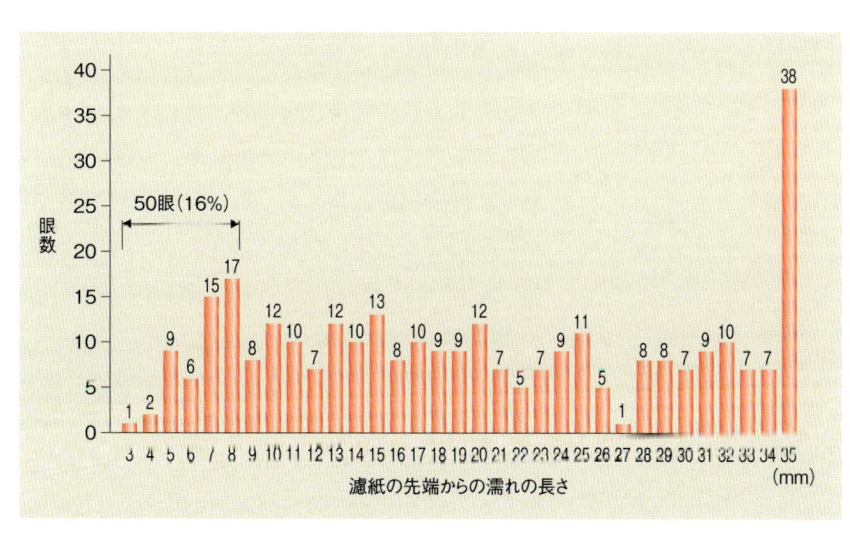

5　5分間で行うSchirmer I法（正常310眼）

濡れの長さは濾紙の先端から計測している．涙液量 3 μLは濾紙の先端から8.6mmの濡れの長さに相当する．濡れの長さ8mm以下を示したものは50眼（16％）である（**3**参照）．

（栗橋克昭，1986[9]）より引用）

8. 外眼部（涙嚢・涙道・眼窩など）

> Schirmer濾紙法を5分で行っても先端からの濡れが5mm未満のことがあり，正規分布にまったく従わない．

　正常310眼に5分間，無麻酔で閉瞼させて，Schirmer濾紙法を行い，濡れの長さを濾紙の先端から測定した（**5**）．濾紙の先端からの濡れの長さ8mm以下のものが50眼（16％）を占め，12眼（4％）が先端からの濡れの長さ5mm以下を示した．5分で行うSchirmer濾紙法の正常眼の平均値は報告者によって大きく異なり，正規分布にまったく従わない．

涙液分泌検査法としての Schirmer濾紙法の機序と限界

> 大きな濾紙の面積は涙液量を長さとして表現するには不都合である．

　Schirmer濾紙の5×15mmは涙液検査として大きすぎる面積である．そして面積の大きな濾紙は涙液量を濡れの長さとして表現するには適していない．
　なぜならSchirmer濾紙の濡れ方を詳しく観察すると，濾紙は長軸方向に濡れてくるのではなく，面積があるため濾紙の先端5×5mmの部分を周りから囲むように濡れてきて，中央部は最後に濡れるか，濡れない状態で終わるからである（**6**）．実際に5秒測定で行うSchirmer濾紙法で正常眼が先端5×5mmの中央部を残して，周囲だけ濡らしていることが多い．さらに同じ3mmの濡れの長さでも，濾紙の裏側までしっかり濡れているのと，濾紙の結膜に触れた面の表面だけ軽く濡れているのとは，同等に扱うことはできない．すなわち，Schirmer濾紙法のデータを読むときは，面積だけでなく濾紙の厚さにまで注意を払う必要がある．Schirmer濾紙の濡れ1mmは綿糸（No. 82/3）の14mmの濡れに相当する．今まではSchirmer濾紙の1mmの差は重要視されていないが，臨床的に意味をもつ．5分間で行うSchirmer濾紙法の正常眼のデータは報告者によっても大きく異なり，正規分布に従わないが，このことも問題であろう．

> Schirmer濾紙法の測定時間は催涙刺激を一定にするために5分よりも，5～10秒のほうがよく，無麻酔で閉瞼で濡れの長さを濾紙の先端から計るほうがよい．

　Schirmer濾紙法の測定時間を5分ではなく，綿糸法と同じく無麻酔閉瞼で5～10秒と短時間にし，濡れの長さを先端から計測するほうがよい．5分という長い測定時間は，被験者に苦痛を与えるだけでなく，被験者ごとに異なった催涙刺激が加わり，時間をかけることにより，かえってわけのわからないデータになってしまうからである．特に開瞼で行うと測定中に瞬目するたびに濾紙が動いて催涙刺激となるが，瞬目回数や閉瞼時に瞼が眼球に与える圧には個人差がある．Millerは眼瞼の眼球に対する圧を測定しており，通常は10.3mmHgであるが，強く閉瞼すると51mmHgになるという[10]．しかしこの圧は個人差が大きいと思われる．Schirmer濾紙法の5分もの間，開瞼させ自由に瞬目させるという方法は，被験者ごとに，いろいろな強さの催涙刺激を与えることにな

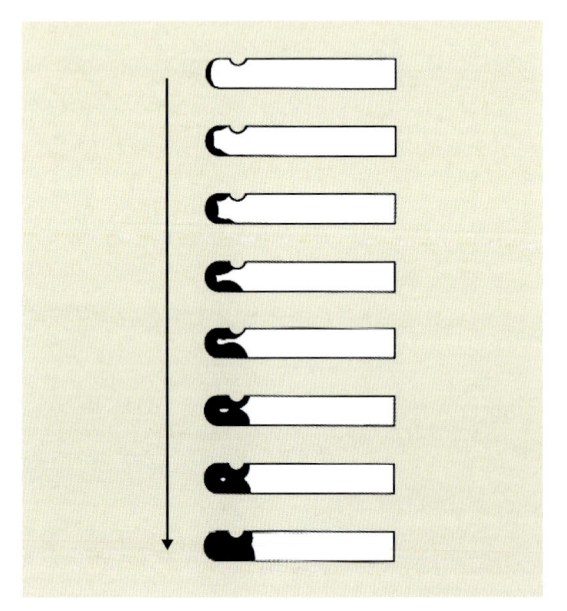

6 Schirmer法の濾紙（5×35mm）の濡れ方

（栗橋克昭，1986[9] より引用）

8．外眼部（涙嚢・涙道・眼窩など）

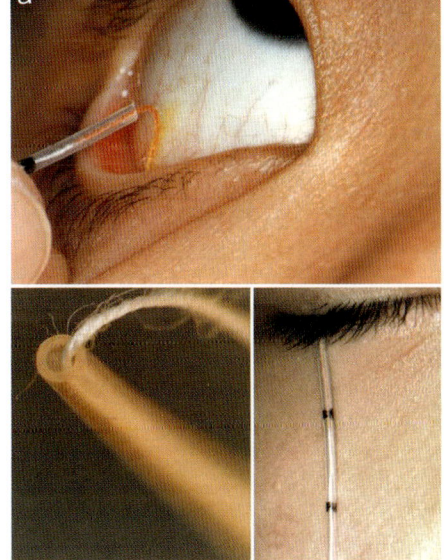

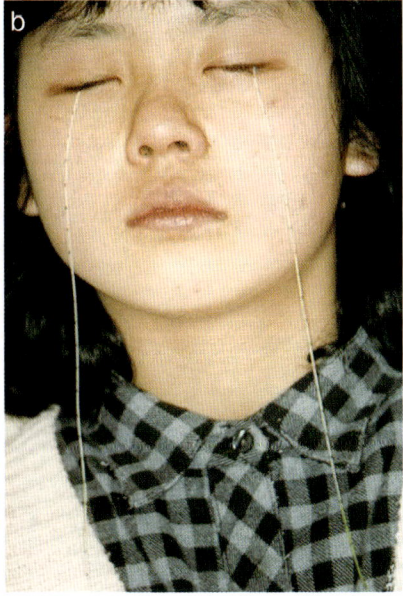

7 シリコンチューブ加綿糸法

シリコンチューブの内径 0.6mm，外径 1.2mm，綿糸 (No.82/3, American pima cotton)
(Kurihashi K, 1987[10] より引用)

8 シリコンチューブ加綿糸法，綿糸法，濾紙法の比較

<table>
<tr><th colspan="2"></th><th colspan="5">綿糸または濾紙の先端からの濡れの長さ, mm/5〜10秒</th></tr>
<tr><th></th><th></th><th>正常状態</th><th>p値</th><th>軽度流涙症</th><th>p値</th><th>中・高度流涙症</th></tr>
<tr><td rowspan="2">シリコンチューブ加綿糸法</td><td>平均±SD
range
n</td><td>18.0 ± 4.6
12〜26
10</td><td>< 0.001</td><td>53.5 ± 18.6
36〜68
12</td><td>< 0.001</td><td>226.9 ± 56.0
115〜260
18</td></tr>
<tr><td>p値</td><td>> 0.6</td><td></td><td>< 0.01</td><td></td><td>< 0.001</td></tr>
<tr><td rowspan="2">綿糸法</td><td>平均±SD
range
n</td><td>18.7 ± 4.8
12〜28
24</td><td>< 0.001</td><td>34.0 ± 3.9
31〜44
10</td><td>0.02 < p < 0.05</td><td>41.0 ± 8.9
31〜60
12</td></tr>
<tr><td>p値</td><td>< 0.001</td><td></td><td>< 0.001</td><td></td><td>< 0.001</td></tr>
<tr><td>濾紙法</td><td>平均±SD
range
n</td><td>4.4 ± 0.5
4〜5
8</td><td>< 0.001</td><td>8.4 ± 2.0
6〜12
8</td><td>< 0.001</td><td>24.7 ± 6.5
13〜33
10</td></tr>
</table>

＊いずれも計測時間は5〜10秒．
(Kurihashi K, 1987[10] より引用)

る．このことが，5分で行うSchirmer濾紙法の正常眼の成績が正規分布に従わない原因であろう．この5分の間は，特に子どもでは情動性涙液分泌まで気を配る必要がある．

> 5〜10秒で行うチューブ加綿糸法は5分で行うSchirmer濾紙法に代わる優れた検査法である．

5分で行うSchirmer濾紙法に代わる涙液分泌検査法として，綿糸法，5〜10秒測定の濾紙法，tear meniscus height（TMH），色素残留テストからなる精密涙液分泌テストがある．シリコンチューブの中に綿糸を通した，シリコンチューブ加綿糸法はさらに優れている（ 7 ）．シリコンチューブ加綿糸法は5〜10秒の測定時間で行うが，涙液分泌低下やドライアイだけでなく，涙液分泌過多や流涙症にも対応できる（ 8 ）．軽度流涙症のときは，シリコンチューブ加綿糸法や綿糸法では30mm以上，濾紙法では濾紙の先端から6〜12mm（平均8.4mm）の濡れを示した．中高度流涙症のときは，濾紙法では13〜33mm（平均

339

8. 外眼部（涙嚢・涙道・眼窩など）

24.7mm），シリコンチューブ加綿糸法では115～260mm（平均226.9mm）の大きな濡れの長さを示した．この濡れの長さはシリコンチューブ加綿糸の長さによって制限されたもので，糸の長さを延長すれば，濡れの長さはさらに大きくなる．実験では，500mmのチューブ加綿糸を垂直にし，50μLの0.1％フルオレセインを綿糸につけたところ，50μLの液は10秒で吸引され，35秒で濡れの長さは500mmに達した（⇒**Point!**）．

> **通常の5～10秒で行う綿糸法も有用である．**

正常状態ではシリコンチューブ加綿糸法と綿糸法の間に有意差はない．正常状態では5～10秒測定の濾紙法の先端からの濡れの長さは4～5mm（平均4.4mm）であった（ **8** ）．涙液分泌過多や流涙症が起こっていなければ，チューブを使用しない通常の綿糸法でよいということである．

> **腱膜性眼瞼下垂症にも睫毛クリップ負荷テストだけでなく涙液分泌テストも行う必要がある．**

腱膜性眼瞼下垂症にドライアイと流涙症が合併することがある．これには腱膜性眼瞼下垂症によって起こる交感神経過緊張が関係しているようである．ドライアイを合併する腱膜性眼瞼下垂症に眼瞼下垂症手術を行うと，術後，多量の涙液分泌が起こることがまれではない．腱膜性眼瞼下垂症に睫毛クリップ負荷テストだけでなく，涙液分泌テストを行う必要がある．腱膜性眼瞼下垂症はさまざまな疾患に関係する．したがって，眼科だけでなく，あらゆる科が瞼にうかがいを立ててから診療しなければならなくなった．睫毛クリップ負荷テストと涙液分泌テストはどの科においても重要になってくるだろう．

> **Point!**
>
> **チューブ加綿糸法はこれからの新しい涙液分泌検査法**
>
> Schirmer濾紙法は，5分という測定時間の長さや，面積の大きさ，催涙刺激から見ると，限界がある．Schirmer濾紙法では5～10秒無麻酔閉眼で濡れの長さを濾紙の先端から計るほうがよい．5～10秒測定時間で行うチューブ加綿糸法は，ドライアイ，涙液分泌低下および過多や流涙症にも対応できる優れた検査法である．

■引用文献

1. Mishima S, et al : Determination of tear volume and tear flow. Invest Ophthalmol 1966; 5: 264-276.
2. 栗橋克昭：精密涙分泌検査法について―TMH，綿糸法，濾紙法，色素残留テストの合併法．眼科 1996; 38: 183-198.
3. 栗橋克昭：序説　眼瞼下垂症手術の新しい展開．眼瞼学：眼瞼下垂症手術．メディカル葵出版，2007; p.1-17.
4. Maurice DM:Int Ophthalmol Clin 1973; 13: 103-116.
5. Farris R, et al : Basal and reflex human tear analysis. I . Physical measurements: osmolarity, basal volume, and reflex flow rate.Ophthalmology 1981; 88: 852-857.
6. Yokoi N, et al: Tear meniscus changes during cotton thread and Schirmer testing. Invest Ophthalmol Vis Sci 2000; 41: 3748-3753.
7. 栗橋克昭，ほか：顔面神経機能検査による流涙テストの再検討．耳鼻臨床 1975; 68: 533-541.
8. 栗橋克昭：流涙検査法．柳原尚明（編）：耳鼻咽喉科・頭頸部外科MOOK No.13, 顔面神経麻痺，金原出版，1989; p.86-103.
9. Kurihashi K: Diagnostic tests of lacrimal function using cotton thread. Holly FJ (ed): The preocular tear film in health, disease, and contact lens wear. Dry Eye Institute, Inc., Lubbock, Texas, 1986; p.89-116.
10. Kurihashi K: A new thread tear test using silicone tubing. Ophthalmologica 1987; 195: 192-198.
11. 栗橋克昭：Ⅰ涙液，ダクリオロジー―臨床涙液学，第1版，メディカル葵出版，1998; p.1-36.
12. 栗橋克昭：ⅩⅡ綿糸法，ダクリオロジー―臨床涙液学，第1版．メディカル葵出版，1998; p. 281-316.
13. Miller D: Pressure of the lid on the eye. Arch Ophthalmol 1967; 78: 328-330.
14. 栗橋克昭：第一部　眼瞼下垂症手術と自律神経機能検査－睫毛クリップ負荷テストと涙液分泌テスト．眼瞼学：眼瞼下垂症手術．メディカル葵出版，2007; p21-45.
15. 栗橋克昭：第二部　症例編－全身機能改善への道．眼瞼学：眼瞼下垂症手術．メディカル葵出版，2007; p48-106.
16. 栗橋克昭編・著：1総論（1）第59回日本臨床眼科学会の松尾清教授のご講演「開瞼のメカニズム－新しい神経生理と解剖学的知見に基づいた腱膜性眼瞼下垂症手術－」より，涙囊鼻腔吻合術と眼瞼下垂症手術　Ⅱ　眼瞼下垂症手術，メディカル葵出版，2009; p.1-14
17. 栗橋克昭編・著：1総論（2）眼瞼下垂症手術とその周辺，涙囊鼻腔吻合術と眼瞼下垂症手術　Ⅱ　眼瞼下垂症手術，メディカル葵出版，2009; p.15-34.

涙道通過障害の諸検査と治療選択

栗原秀行
栗原眼科病院

涙道通過障害に対する外科的治療が盛んに行われるようになったのは1950年代後半以降のことで，当時の文献を見ると，道具も材料も乏しいなかで実に無数の工夫と努力がなされていて，あらためて先達の偉大さと苦労が実感されるのである．その後多少の消長が繰り返されながらも涙器治療を得意とする人，涙器治療にまったく関心をもたない人に二極化し，どちらかというと関心をもたない人が多かった時期を経て，今日では多数の人が涙器治療に取り組むようになり，材料と器材も進歩を続けていることは有難いことと言わねばならない．

しかし，その一方で，たとえば内視鏡下治療や留置チューブなどはできるが観血的涙囊鼻腔吻合（DCR）はできないという人も少なからずあり，治療者として重要な治療的方法論の引き出しを，より多数備えることについては十分でない人も見受けられるようである．筆者は過去多数の治療的方法論を自験し，観血的涙囊鼻腔吻合は今日なお涙道通過障害治療の中心にあるべきものと考えている．以下に，その適応と検査について述べ，さらに涙囊鼻腔吻合施行後再閉塞を生じた症例の対応とその検査について示す．

涙囊鼻腔吻合の適応と症例の選択

この項では涙囊鼻腔吻合を施行する対象症例の選択について述べる．ただし，なるべくどの医療機関でも準備があるような簡便な器材を用いての検査を中心に説明したい．

> 総涙小管が健全であれば涙囊鼻腔吻合は容易に行える．

通水テスト

通水テストは涙道の疎通性を見るための最も基本的な検査であり，次項のブジーによる検査を組み合わせれば，涙道閉塞のほぼ全容を知ることができ，外科的適応をも容易に判断することが可能である．通水テストによって観察すべき要点は，**1**のとおりである．

1の所見のうち最も重要なのは④で，通水テスト時に一側の涙点から注入した洗浄水が他側の涙点から排出されてくるか否か，すなわち上下涙点間の疎通性が確保されているか否か，別な言い方をすると総涙小管が健全であれば，涙囊鼻腔吻合は容易に施行しうる対象となる．上下の疎通性がまったく得られず，加えて涙点により近い位置で涙小管が強固に閉塞している場合は，涙湖鼻腔吻合の対象となる例が多い．また，bacterial poolを証明するものはそのほとんどすべてが涙囊鼻腔吻合の対象である．

1 通水テストの観察点

① 涙点の開放状態
② 洗浄水の疎通性
③ 洗浄水の逆流量
④ 上下涙点間の疎通性の良否
⑤ 濃性ないし濃縮された涙囊内容物の逆流の有無
⑥ 通水テスト後の涙囊部指圧による逆流現象の有無
⑦ その他

8. 外眼部（涙嚢・涙道・眼窩など）

> 閉塞が強固，多数感知される場合や閉塞部が長い場合はまず涙嚢鼻腔吻合が考慮されるべきである．

涙管ブジー

　ブジーもきわめて古典的な器材であるが，正しく行えば手術適応の是非を容易に知ることができる．ブジー施行にあたっては，先端をわずかに弧状に曲げて行うと涙道の自然な走行に沿ってブジーを進めることができるほか，鼻涙管内への挿入が，真っ直ぐなブジーに比べて，より容易にできるように思われる．最近では，弧状の形態をした消息子兼涙管洗浄針も市販されており，その一例を ❷ に示す．この洗浄針には簡単な目盛が刻まれていて，通水針の先端が閉塞点に達した場合，涙点からのおおよその距離を知ることができる．ブジーによって確認すべき内容はおおむね以下のようなものである．
① 涙道全域についての狭窄ないし閉塞点の有無
② 閉塞部の強度，すなわち容易に開放できるのか否か
③ 閉塞部の涙点からの距離，深さ

　一般にごく軽い力を加えただけで穿開，開放できるもの，閉塞点が単一かつ限局性の高いものはチューブ留置法などの涙嚢鼻腔吻合以外の治療法を試みてしかるべきと思われるが，強固な閉塞，多数の閉塞点が感知される場合ないし閉塞部が長い場合などは，まず涙嚢鼻腔吻合が考慮されるべきであろうかと思われる．

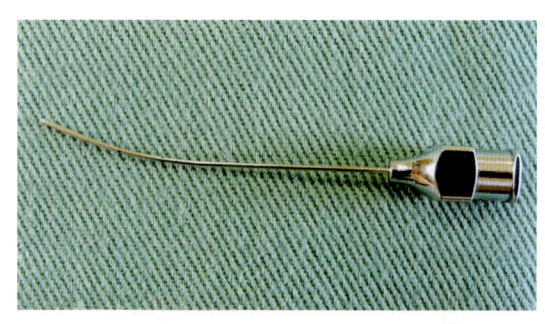

❷ Geuder社製保子浜・バンガーター氏涙管カニューラ

先端から10mm，15mmの位置に印がついている．

> poolを見極めるためにはしっかりとした造影が必要である．

涙嚢造影

　涙道内に造影剤を注入して涙道の形態的全体像を見ようとするもので，観察のポイントは以下の2つである．
① poolの有無
② poolの大きさ，深さ　ことにpoolの下端がどこまで達しているか

　涙嚢造影を効果的に行うには，撮影前に涙嚢内容物を十分に洗い流し，涙道内にごく軽微な閉塞点が存在する場合は，あらかじめブジーでこれを開放しておくことも必要である．X線写真上poolが認められる場合，実際に手術を行ってみると，意外に大きなpoolであることが多く，仮にpoolがX線写真上認められなかった場合でも小さなpoolもないということにはならないので注意が必要である．またpoolの下端が鼻涙管内に長く伸びている場合にはその深さまで鼻道側の骨壁を除去する必要があるほか，涙嚢鼻腔吻合で対応するべきではない症例も存在することから，しっかりとした造影はたいへん重要度の高いものである．

> 内視鏡の光源や硝子体手術用ライトプローブなどは鼻腔側から涙道閉塞点を探すのに有用である．

内視鏡，光ファイバー

　内視鏡は涙小管を経由して涙道内の詳細を知ろうとするものと鼻腔内の状況を知るための鼻腔内視鏡とがあり，同時に使用する場合もあるので，どちらか一つではなく，両方あることが望ましい．欠点は，画素数の関係であまり鮮明な映像が得られないこと，その画像が涙道のどの部分ないし位置にあたるのかがあまり明確に把握できないこと，検査中の操作性に課題が残されていることなどがあげられるが，最近画素数については海外メーカーの光ファイバーのなかの格段に優れたものが輸入されてきており，近い将来画期的なもの

8. 外眼部（涙嚢・涙道・眼窩など）

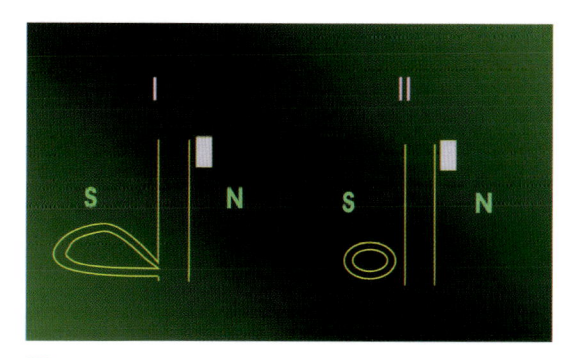

3 涙嚢鼻腔吻合術後再閉塞の様式
S：涙嚢側，N：鼻腔

に発展する可能性がある．内視鏡の光源ないし硝子体手術用のライトプローブなどは鼻腔側から涙道の閉塞点を探すときなどに有用であり，ことにまれなケースではあるが，膜性鼻涙管のみの閉塞の際などにはたいへん便利なものといえる．

予後

前述のようなさまざまな方法を用いて手術の適応を見ていくのであるが，もともと変性したり瘢痕化しつつある組織を対象として行われる手術であるため，いかなる術者であろうとも長期予後を見ると，なかなか100％良好とはいかないのが普通である．筆者の自験例では術後6か月以上経過した症例の予後は，自覚的ないし他覚的な症状，所見の改善を考慮して良好といえるのは87％前後であり，おおむね13％は手術直後は良好でも，長い間には再閉塞に至る経過をたどっている．再閉塞例はそれだけで再手術の対象といって差し支えない．

術後再閉塞

メカニズム

涙嚢鼻腔吻合の自験例のうち再閉塞に至った症例を多数経験するうちに，再閉塞した症例の涙嚢部が常に予想したよりも深い位置に存在し，初回手術の際の創底に近いところに発見されることに気がついた（**3**）．図中Sは涙嚢側，Nは鼻腔を示しており，この断面略図に示したとおり，閉塞に

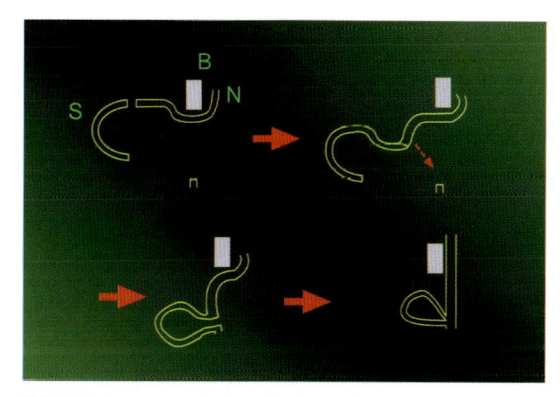

4 涙嚢鼻腔吻合術後再閉塞のプロセス
S：涙嚢側，N：鼻腔，B：骨部

至った．涙嚢は鼻粘膜に接していないし，離れて創底にあり，閉塞期間が長期にわたったものほど鼻粘膜側から離れて発見される傾向（図中IIのタイプ）にあった．このことから，内視鏡などを用いて術後例を詳しく観察した結果，おおよその閉塞のプロセスが理解できるようになり，その結果を示したのが**4**である．閉塞の最大の因子は鼻粘膜側の創傷のきわめてすみやか，かつ強靱な修復治癒のプロセスにあり，鼻粘膜側に作成した吻合弁があたかもドアが閉じていくようにして涙嚢側の粘膜を引きずりながら閉塞していくことがわかってきた．このことは，術後成績の良好なケースでも，新たにつくられた涙道は涙点からまっすぐに直線的な経路で鼻腔に達する例よりも，むしろやや下方に彎曲ないし屈曲して鼻腔に達する例が多いと思われ，自験例についての調査では多くの例がまさにその傾向にあった．

再閉塞例に対する検査と対応

通水テスト

通例の通水テストで水流が鼻腔に達しないことを確認するのであるが，洗浄水にフルオレセイン溶液を混ぜて洗浄した後，はなをかませてティッシュペーパーにフルオレセイン染色液の痕跡が認められるかを調べる．認められる場合は留置チューブで対応できることが多く，認められないケースでは涙嚢造影を次に行う．

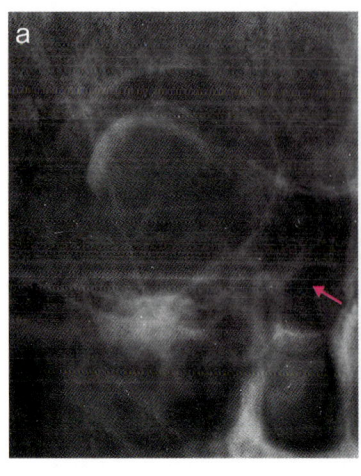

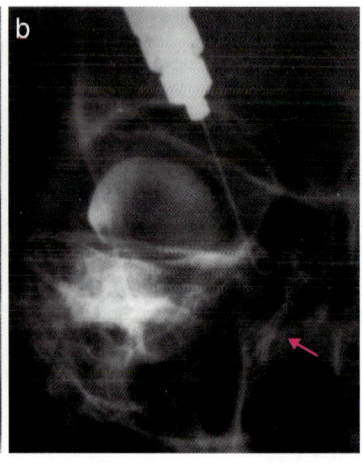

5 通常の涙嚢造影

a：造影剤の流れがよくわからない．
b：造影剤連続注入中のX線写真．aと同一の症例であるが，こちらは流れがよく見える．

> 造影剤を流しながらX線撮影を行うと，閉塞の状況をつかみやすい．

涙嚢造影

　再閉塞例の場合は初回手術前に見られた大きなbacterial poolなどはないケースが多い．したがって初回手術前の検査のように，単純に涙道内に造影剤を流してもとどまる量がごく少量にすぎないことが多いので，涙道の詳細が不明なままに終わることが少なくない．そこで筆者は被曝を恐れず，造影剤を流しながらX線撮影を行うようにしたところ，割合はっきりと描出されることに気づき，症例を選択しながら，これを行っている（**5**）．このやり方はX線被曝があるため実施にあたってはしっかりとプロテクターを着用して行う必要があるが，症例によっては閉塞の状況の詳細がつかみやすくなるので，一つの方法といえるのではないかと思っている．

鼻腔内視鏡とライトガイドによる検査

　涙点・涙小管側から硝子体手術用ライトガイドプローブを挿入し，鼻腔側よりその光を観察することにより，吻合部の位置を同定し，その部をピオクタニンなどでマークした後，あらためて鼻腔側から内視鏡を入れて，その部の粘膜の状況を見ようとするもので，鼻粘膜の修復が高度に進んでいる場合は再手術によるほか再建の方法がない．

　ただし，ライトガイド挿入時に，鼻腔内が血管

Point! 涙道通過障害には涙嚢鼻腔吻合を

涙道病変に対する外科的治療では，内視鏡治療や留置チューブによる治療だけでなく，観血的涙嚢鼻腔吻合が確実な涙道再建の方法として身につけておくべき基礎技術である．通水テストや涙管ブジー，涙嚢造影，内視鏡などで適応を見極める．長期予後では再閉塞が見られる例もある．

などを透かした赤い光でなく白色の光で満たされている場合は，完全に吻合部が閉鎖していないことも多く，留置チューブなどで切り抜けられることが多かった．

　涙道病変に対する外科的治療としては近年内視鏡治療なども行われているが，障害を抱えている症例すべてに対応できるものではなく，その効果も不確実ないし暫定的であることが多い．

　一方，一部で主張されているようなチューブ利用の各種の方法においても，その永続的効果については大きな疑問が残されている．涙嚢鼻腔吻合は侵襲が大きいという批判はあるが，最も決定的かつ確実な涙道再建の方法であり，涙道の手術，治療に関わる者が必ず修得しなくてはならない基礎技術の一つである（⇒**Point!**）．

　最近の治療者のなかには，涙嚢鼻腔吻合を学ばないまま涙道の専門家を自認する人までおり，治療者として治療的方法論のすべてに通ずるべきことの重要性を思えば，残念なことと言わなくてはならない．

インドシアニングリーン蛍光造影の血管拡張や蛍光漏出などの異常所見は，見間違えやすい

森　圭介
埼玉医科大学病院眼科

インドシアニングリーン蛍光眼底造影（IA）がわが国で市民権を得て久しい．現在では，各種網脈絡膜疾患，特に加齢黄斑変性の脈絡膜新生血管を観察するのに必須の検査法となっている．眼底の造影検査としては，他にフルオレセイン蛍光眼底造影（FA）がある．FAのほうが臨床応用されてからの歴史は長く，またその応用範囲も広い．そのため，眼底疾患の基本的検査としてほとんどの施設で導入され，基礎教育でも必ず取り上げられるようになっている．

このような背景から，IAの読影にはFAの考え方を応用したくなるのが人情であるが，実際にはIAとFAはまったく別物であり，FAの読影の考え方のままIAを読むと必ず大きな落とし穴に陥る．強い蛍光で描出される脈絡膜新生血管の判定は難しくないであろうが，その背景にある脈絡膜の血管拡張や蛍光漏出などの異常所見は，意外に見間違えやすい．以下に，IAの異常所見を見間違えないための，読影に関して重要な基礎事実と読影の限界について解説する．

フルオレセインソジウム（F-Na）とインドシアニングリーン（ICG）の物理学的特性の相違

造影色素の最適励起光と蛍光は，F-Naで465〜490nmと520〜530nmであるのに対し，ICGは780〜810nmと820〜850nmにある．ICG色素は励起光と蛍光が赤外域にあり組織透過性が高いため，色素の豊富な脈絡膜の観察に有利である．一方，FAのそれは短波長域にあるため，色素上皮より後ろの蛍光の大部分がブロックされる．加えてF-NaはICGに比べ蛍光輝度がきわめて高いため，コントラストの高い網膜血管の画像が簡単に得られる．

IAはFAより解像度が劣る．

これに対し，ICG蛍光は色素上皮を透過するため，網膜血管と脈絡膜血管の蛍光が重なり合う．特に脈絡膜の血流は網膜の10倍以上あるため，断然，脈絡膜由来の蛍光輝度は高くなる．このIAの脈絡膜蛍光は，色素上皮の薄いブロックと脈絡毛細血管板の淡いベール状の蛍光に重なるようにして観察されるため，どうしても毛細血管の1本1本まで観察できるFAに比べ解像度に劣る．事実，加齢黄斑変性の地図状萎縮（geographic atrophy）や色素上皮裂孔などのように色素上皮や脈絡毛細血管板が欠損したり萎縮している領域では，解像度の高い脈絡膜血管が観察できる．

ICGは蛍光の加算現象がある．

また，F-Naは蛍光輝度が高く，通常の投与量で網膜血管の蛍光は飽和するため，充盈された血管の交叉部の蛍光輝度が高くなることはない．一方，ICGの蛍光は弱いので，交叉部でいわゆる「蛍光の加算現象」が見られる．時としてこの加算現象は過蛍光と誤って読影されるので注意を要する．

ICGは血管から漏出しにくい．

F-Naの分子量は376であるのに対し，ICGは

775である．F-Naは40〜80％がアルブミンと結合し，ICGは血漿蛋白，主にアルブミンとリポ蛋白（主にHDLとLDL）と結合する[1]．最も重要な点は，F-Naはアルブミンと結合すると蛍光は減弱するのに対し，ICGは血漿蛋白，特にリポ蛋白と結合すると蛍光輝度が上がる．したがって，FAでの蛍光漏出がないということは，F-Naの蛍光はもともときわめて高いため，分子量376のfree F-Naも透過しないということを意味する．一方，ICGは主にリポ蛋白と結合したものの蛍光を観察していることになるため，分子量は20万以上となり，血管から漏出しにくいということになる．

> ICGの蛍光漏出の程度で網脈絡膜新生血管の滲出性変化の程度を推量できる．

これらの物理学的特性が顕著に現れるのが，網脈絡膜新生血管の造影像である．網膜新生血管では，FAで造影初期から新生血管からの蛍光漏出が旺盛である．一方，IAでは造影後期まで待っても，新生血管は描出されるが，蛍光漏出は見られない．これは血中投与後高分子化するため，ほとんど蛍光漏出がないか，もしくは，あっても蛍光輝度が低いため，重なり合って強くなった脈絡膜蛍光で隠されて，硝子体腔に拡散した弱い蛍光を検出できないためと考えられる．脈絡膜新生血管では，漏出した蛍光色素が周囲組織に貯留しやすいため，ICGの蛍光漏出を検出しやすい．蛍光漏出が高度であれば，いわゆるhot spotとして描出される．新生血管の活動性が低下し，線維化や色素上皮による囲い込みが高度になると蛍光漏出はあってもhot spotのような高輝度とはならず，いわゆるplaqueとよばれる状態となる（**1**）．FAでは両者とも高輝度に描出されるのと好対照である．つまり，IAでは蛍光漏出の程度で脈絡膜新生血管の滲出性変化の程度を推量することができる．

分子量の違いは撮影時間にも影響する．FAの撮影時間は一般的には5分前後，せいぜい10分が相場と思うが，IAの場合，リポ蛋白と結合した結果，分子量が300倍ほど大きくなり，組織への拡散のスピードがかなり低下する．そのため，蛍光漏出を見るための撮影時間は理想的には30分程度は必要である．

脈絡膜血管の血管構築と充盈パターンの生理的バリエーションと加齢性変化

> 脈絡膜造影の異常を正しく読み取るには，正常者の生理的バリエーションと加齢性変化を理解しておく．

網膜血管の血管構築と充盈パターンに関してはバリエーションが少ないため，FAでは，読影の「範」となる正常所見が明確である．これに対し，脈絡膜では正常者にかなりのバリエーションがあ

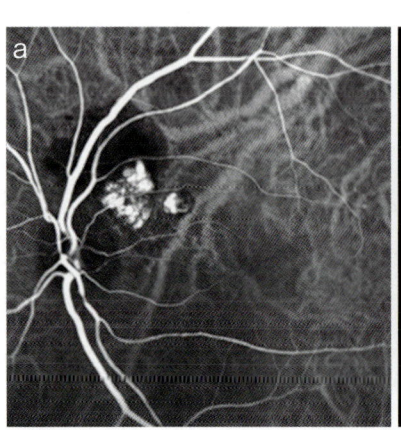

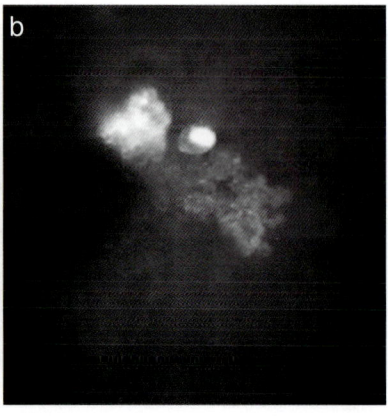

1 IAにおけるhot spotとplaque

乳頭型のポリープ状脈絡膜血管症の症例．静脈相（a：静注後1分30秒）では乳頭に接するポリープ状病巣と黄斑の方向に伸びる異常血管網が描出されている．後期相（b：静注後31分）では，ポリープ状病巣がhot spotとして描出され，異常血管網のある領域がplaqueとして観察される．a：Heidelberg社 HRA2，b：Topcon社 TRC-50LXで撮影．

8. 外眼部（涙嚢・涙道・眼窩など）

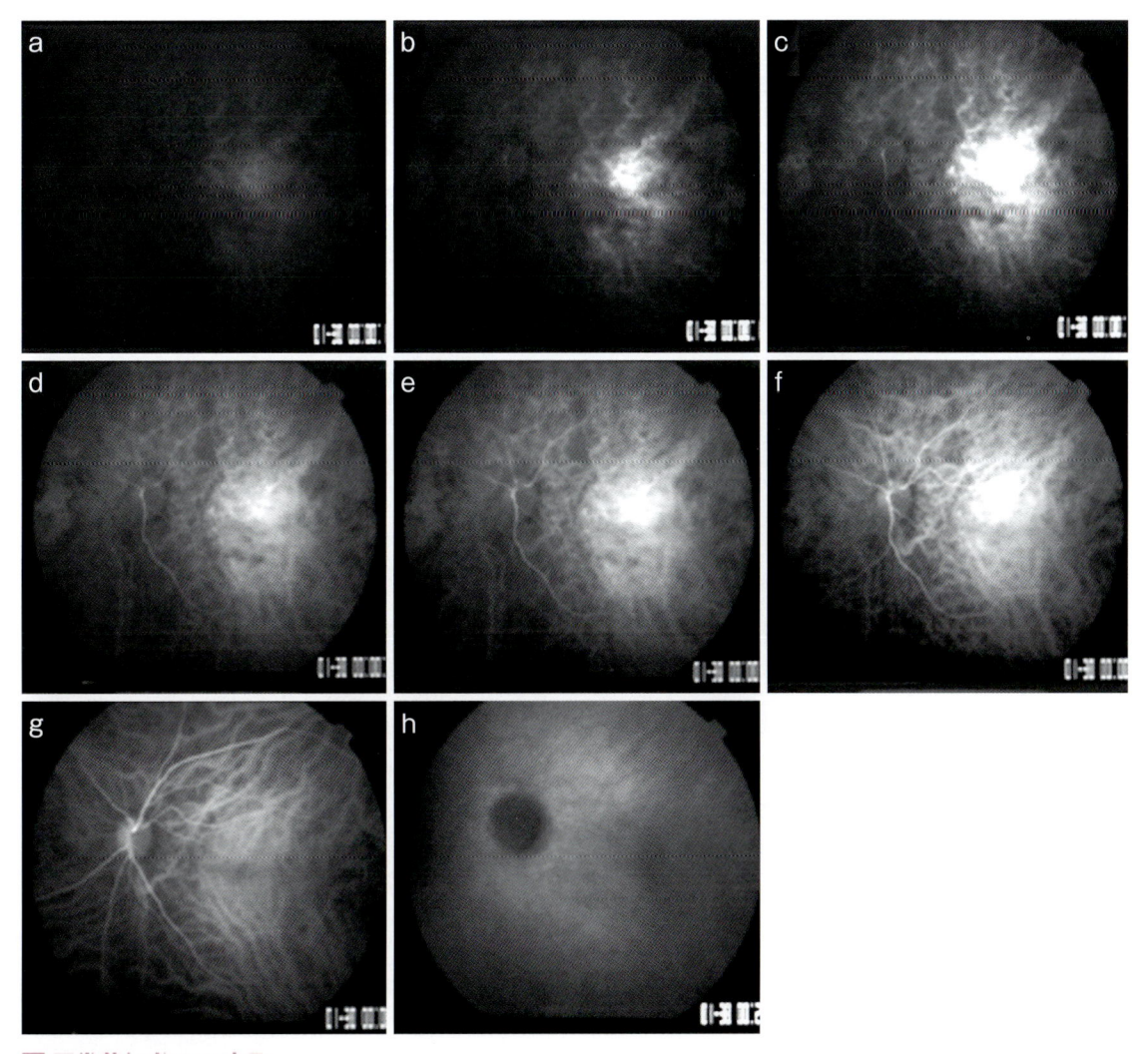

2 正常若年者のIA充盈

脈絡膜動脈の充盈は黄斑部より開始する（a）．動脈の充盈は黄斑部を中心に周辺に拡散するように広がっていく（b～e）．黄斑部への蛍光流入の極期では，動脈静脈とも充盈されている（f）．この動静脈相では，一般に細動脈の分布が疎になっており，蛍光の充盈が他の部位に比べ弱くなっている部位が，乳頭黄斑間を帯状に縦走する．これは，FAの分水嶺（water shed zone）に相当する所見である．g：静脈相，h：後期相．

（Yoneya S et al, 1998[2]）より引用改変）

り，加齢性変化も顕著である．これらの変化が脈絡膜造影の読影をかなり難解なものにしていることは意外に知られていない．脈絡膜造影の異常を正しく読み取るためには，以下に紹介する正常者におけるIAの生理的バリエーションと加齢性変化を理解しておくことが必須である．

正常若年者のIAでは，乳頭耳側の黄斑部を含む領域がまず造影され，それから周辺に向かって充盈が広がっていく．それとほぼ同時か若干遅れて，乳頭鼻側にも短後毛様動脈の充盈が始まる．

黄斑部の脈絡膜動脈は細く多分岐で屈曲蛇行しており，分布密度が高い．このため，動脈流入の極期には黄斑部の蛍光輝度がきわめて高くなる．この黄斑部への流入は非常に立ち上がりがよく，循環時間は網膜に比べ短い．具体的には，動静脈循環時間（動脈に流入が開始してから，その灌流域の静脈の充盈開始まで）は約0.5秒である．

また，動画で見ると，流入・拡散は拍動性である．あたかも黄斑部に1本の太い動脈が流入し，そこから周辺へ噴水状に，そして拍動性に拡散す

8. 外眼部（涙嚢・涙道・眼窩など）

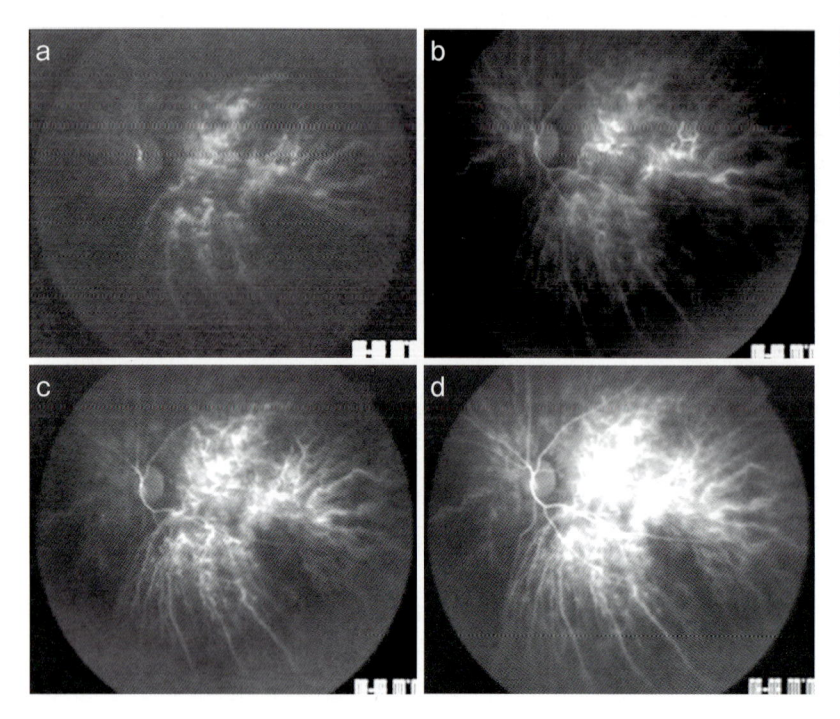

3 正常若年者のIA充盈

2と異なり，下耳側に充盈が遅延している領域がある．

（清水弘一，ほか，2004[3]）より引用）

るかのように観察される．後極部では短く屈曲蛇行していた脈絡膜動脈は，周辺に広がるに従って，長く直線的になり，その分布密度も疎になってくる（2）[2]）．

一方，脈絡膜動脈の充盈は正常若年者といっても，必ずしもすべて対称性かつ均一に，2のようにきれいに充盈されるとは限らない．症例により，部分的に流入が遅れる領域のあるもの（3）[3]）や初期流入の立ち上がりの悪いものなどさまざまなバリエーションがあることは念頭に置かなければならない．読影にあたっては，正常IAを少なくとも10例ほど観察した後で判断すべきであろう．「IAにおける充盈遅延という読影所見ほどあてにならないものはない」ということがよくわかると思う．

> 優先排出路となる渦静脈を静脈拡張と誤って読影してしまう危険がある．病的拡張は静脈相口径不同と中後期の異常過蛍光で見分ける．

脈絡膜静脈は動静脈相の極期を過ぎた，静注20秒以降で，より明瞭に観察できるようになる．典型的なものでは，乳頭−黄斑を結ぶ水平線で分かれるようにして，上下の渦静脈に流入していく．それぞれが鼻側・耳側別々に分布し，典型的なものでは，4象限に血流が分配し流出していく（4）．しかし，このような典型的な血流分配が行われるものは正常例の約半数にすぎず，残りの半数では4象限の渦静脈のどれかが優先排出路として，黄斑部の血流排出を担う[4]）．この優先排出路は太く目立つため，静脈拡張と誤って読影してしまう危険があるので注意が必要である（5）．このような優先排出路では，血管壁の辺縁は滑らかで口径は一定であるのに対し，病的拡張では，辺縁は不整で口径不同がみられ，また，中後期では病的に拡張した領域を中心に異常過蛍光が見られることが多い（6）．

> IA後期相で充盈遅延・欠損や顆粒状の残存蛍光があっても必ずしも病的とは判断できない．

上述したように，網膜血管においては加齢性変化は少なく，硬化性変化が見られることはあっても，血管構築に変化が及ぶことは，病的状態にならない限り一般にない．これに対し，脈絡膜は病理組織学的にも加齢に伴い薄くなり，脈絡膜血管

348

8. 外眼部（涙嚢・涙道・眼窩など）

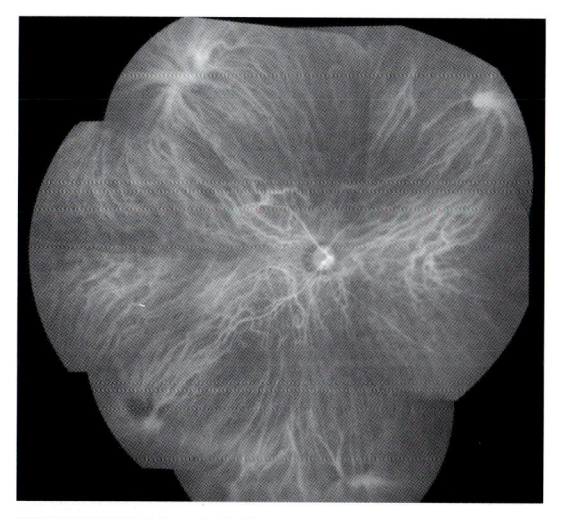

4 脈絡膜静脈の分水嶺

正常者のIAパノラマ画像. 脈絡膜排出路は4象限に均等に分割され, それぞれの渦静脈に排出している.

（Mori K, et al, 2004[4] より引用改変）

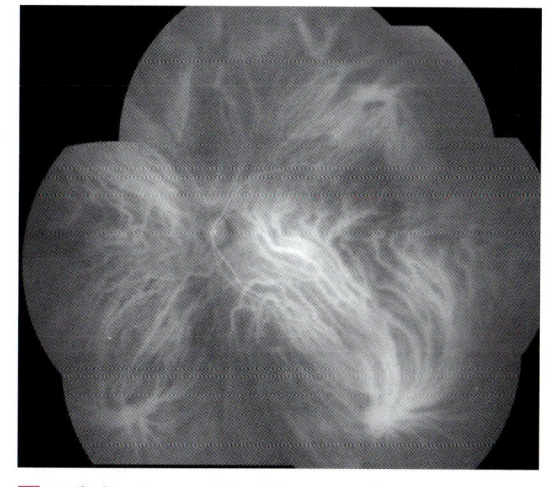

5 正常者における脈絡膜優先排出路

正常者のIAパノラマ画像. 下耳側に脈絡膜優先排出路があり, 血管構造は非対称性である. このような排出路は後極部のみ観察すると異常に拡張した脈絡膜静脈と誤って判断しやすい.

（Mori K, et al, 2004[4] より引用改変）

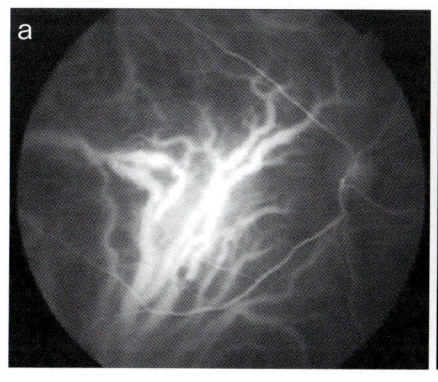

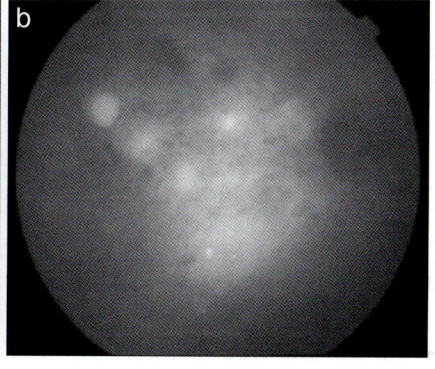

6 病的脈絡膜静脈拡張と蛍光漏出

多発性後極部網膜色素上皮症の症例. 静脈相では口径不動を伴った静脈拡張が見られる. 後期相では, 拡張した静脈のある領域に一致して, 網膜色素上皮を含む過蛍光病巣が描出されている.

密度の減少, 脈絡毛細血管板の径の狭細化や密度の減少などが報告されている[5]. IAにおいてもこの変化は明瞭に描出される. 正常若年者に比べ, 腕-眼時間が延長し, 黄斑部への初期流入の立ち上がりは悪くなる. 網膜と脈絡膜の流入時期のずれが見られなくなるが, これは加齢に伴う脈絡膜血管系の硬化性変化とそれによる充盈の遅れによると推察される. 動脈径は太く直線的で, 血管密度も疎となる. 静脈相後期では, 散在性の低蛍光点や顆粒状の残存蛍光が高頻度に観察されるようになる（**7**）[6]. したがって, IA後期相で充盈遅延・欠損や顆粒状の過蛍光が見られても必ずしも病的とは判断できない. かなり相対的な問題であり, たくさんの生理的な加齢性変化をIA上で観察しても（「観察すると」といったほうがよいかもしれない）, 充盈遅延や欠損を病的と判定するのには勇気が必要である.

以上のように, 血管構築が生涯不変で, 個体間の差異もあまり見られない網膜血管系と異なり, 脈絡膜血管は個体差が大きく, 少しの修飾でその血管構築や充盈・造影パターンに影響を受ける.

Point! IAはFAと同じ読影をしない

IAの蛍光はFAに比べ弱いことや分子量が大きいことなどから, 脈絡膜の血管拡張や蛍光漏出などの異常は見間違えやすい. また, 脈絡膜血管は, 個体差や加齢による変化が大きい. 正常な所見のバリエーションと加齢変化の理解が必須である.

8. 外眼部（涙嚢・涙道・眼窩など）

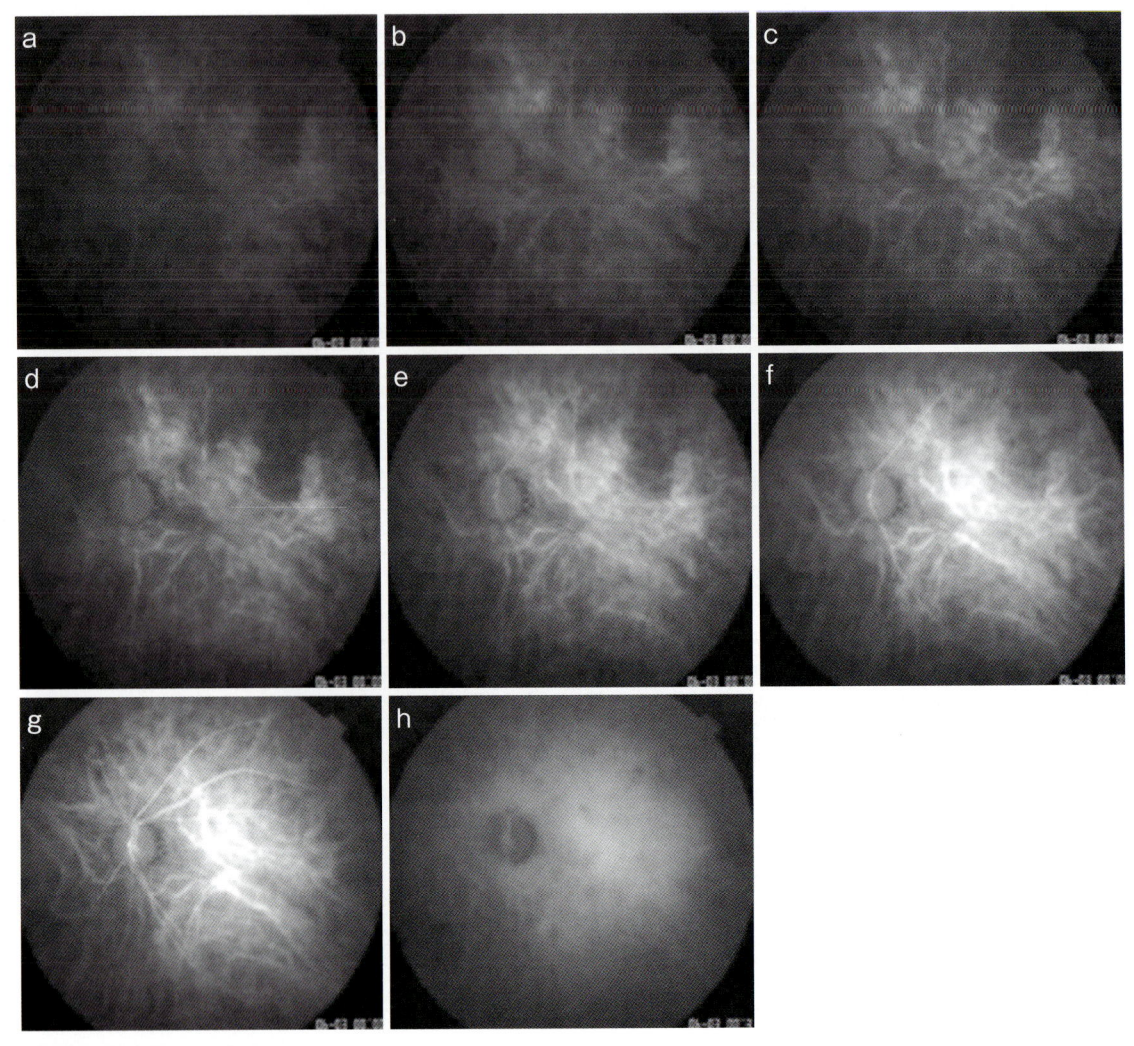

7 正常高齢者のIA充盈

正常若年者に比べ，腕-眼時間が延長し，黄斑部への初期流入の立ち上がりは悪くなる．動脈径は太く直線的で，血管密度も疎となる．静脈相後期では，散在性の低蛍光点や顆粒状の残存蛍光が高頻度に観察されるようになる．

(Mori K, et al, 2007[4] より引用)

したがって，FAと同じつもりでIAを読むと誤った解釈をする危険があるので，上述した読影の限界をわきまえ，慎重にIA像を解釈すべきであろう（⇒**Point!**）．

■引用文献

1. Yoneya S, et al: Binding properties of indocyanine green in human blood. Invest Ophthalmol Vis Sci 1998; 39: 1286-2290.
2. Yoneya S, et al: Improved image of indocyanine green angiography in young healthy volunteers. Retina 1998; 18: 30-36.
3. 清水弘一，ほか：脈絡膜循環と網膜疾患．医学書院，2004; p.19-33.
4. Mori K, et al: Asymmetry of choroidal venous vascular patterns in the human eye. Ophthalmology 2004; 111: 507-512.
5. Ramrattan RS, et al: Morphometric analysis of Bruch's membrane, choriocapillaris, and the choroid in aging. Invest Opthalmol Vis Sci 1994; 35: 2857-2864.
6. Nishiyama-Ito Y, et al: Aging changes of the choroidal dye filling pattern in indocyanine green angiography of normal subjects. Retina 2001; 21: 237-242.
7. Mori K, et al: Indocyanine green angiography. Agarwal A (editor): Fundus fluorescein and indocyanine green angiography, Slacks, Thorofare, USA, 2007; p.29-34.

Keyword Index

ア行

アイステスト
　テンシロンテスト，抗アセチルコリン受容体抗体，重症筋無力症　37
赤ガラステスト
　動眼神経麻痺，脳動脈瘤，単眼性複視　305
アカントアメーバ角膜炎
　囊子，栄養体，ファンギフローラY　78
アプラクロニジン
　フェニレフリン，コカイン，点眼試験，Horner症候群　31
アルカリ外傷
　フルオレセイン染色，角膜上皮幹細胞疲弊，木下分類　48
アレルギー
　肥満細胞，IgE，好酸球　69
イベント解析
　パターン偏差，緑内障，Humphrey視野計，トレンド解析　159
インドシアニングリーン蛍光眼底造影（IA）
　脈絡膜血管，フルオレセイン蛍光眼底造影　345
　フルオレセイン蛍光眼底造影（FA），多発性後極部網膜色素上皮症（MPPE），Vogt-小柳-原田病　263
うっ血乳頭
　頭蓋内圧亢進症，脳静脈洞血栓症，MR venography（MRV）　299
栄養体
　ファンギフローラY，アカントアメーバ角膜炎，囊子　78
円錐角膜
　前眼部光干渉断層計，スリットスキャン式角膜トポグラフィ，ビデオケラトスコープ，フォトケラトスコープ　51
黄斑円孔
　Watzke-Allenテスト，Amslerチャート，黄斑前膜　196
黄斑前膜
　黄斑円孔，Watzke-Allenテスト，Amslerチャート　196
黄斑部局所ERG
　多局所ERG，acute zonal occult outer retinopathy，occult macular dystrophy，錐体ジストロフィ　215
黄斑浮腫
　光干渉断層計，前置レンズ，網膜肥厚　205
　網膜中心静脈閉塞症，形態学的検査，機能的検査　209
黄斑部出血
　強度近視眼，単純型黄斑部出血，血管新生型黄斑部出血，脈絡膜新生血管　237
黄斑分離
　レトロモード眼底撮影，細隙灯顕微鏡，強度近視　235

Keyword Index

オートケラトメータ
　clinical history method (CHM), 角膜屈折力, スリットスキャン式角膜トポグラフィ　122

カ行

外傷性散瞳
　swinging flashlight test, RAPD　302
回析型
　屈折型, 多焦点眼内レンズ, 焦点深度　131
回旋斜視
　眼底検査, 固定内斜視, 眼頭部傾斜反応, 上斜筋麻痺　12
外部視標
　両眼視, 調節　98
角膜屈折力
　スリットスキャン式角膜トポグラフィ, オートケラトメータ, clinical history method (CHM)　122
角膜混濁
　術後無水晶体, 屈折測定, レチノスコープ, 水晶体亜脱臼　35
角膜上皮幹細胞疲弊
　木下分類, アルカリ外傷, フルオレセイン染色　48
角膜上皮浮腫
　スリットランプ, 間接観察法, 直接観察法, 細胞浸潤　60
角膜浸潤
　感染性角膜炎診断ツール, 虹彩反帰光法　67
角膜トポグラフィ
　屈折誤差, 白内障手術, 翼状片手術　108
角膜内皮
　スペキュラーマイクロスコープ, Fuchs角膜ジストロフィ, 滴状角膜　87
　角膜ヘルペス, 再発性上皮びらん, 虹彩角膜内皮症候群　90
角膜ヘルペス
　再発性上皮びらん, 虹彩角膜内皮症候群, 角膜内皮　90
角膜モザイク
　K-structure, LASIK　83
下斜筋過動症
　交代性上斜位, 遮蔽-非遮蔽試験, head-tilt test　2
画像診断
　境界鮮明, 特発性眼窩炎症, 浸潤性増殖, 眼窩悪性リンパ腫　316
滑車神経麻痺
　微小斜視角, 交代遮蔽検査, Maddox杆　9
　眼頭部傾斜反応, 斜偏位, Parks-Bielschowsky 3段階試験　26
　同名半盲, 相対的入力瞳孔反射異常, 球後視神経症　293
下方楔形視野欠損
　正常眼圧緑内障, 上方視神経部分低形成, OCT　309
カラーコードマップ
　Hartmann-Shack型波面センサー, Zernike多項式, 収差検査, 三重視　102
加齢黄斑変性
　網膜色素上皮剥離, 網膜剥離, ポリープ状脈絡膜血管症, 中心性漿液性網脈絡膜症　185
　網膜色素上皮剥離剥離, 中心性漿液性脈絡網膜症, 網膜血管腫状増殖, ポリープ状脈絡膜血管症, 網膜細動脈瘤, 網膜
　　静脈分枝閉塞症　212
　特発性脈絡膜新生血管, ポリープ状脈絡膜血管症, 中心性漿液性脈絡網膜症　230
　囊胞様黄斑浮腫, フルオレセイン蛍光造影, 脈絡膜新生血管　241
眼圧測定
　体位変動, 季節変動, 日内変動, 自然変動, 測定誤差　140

眼位依存性
　　振り子様眼振，周期交代性眼振，Alexanderの法則，ヌル眼位　23
眼窩悪性リンパ腫
　　画像診断，境界鮮明，特発性眼窩炎症，浸潤性増殖　316
眼外結核病巣
　　Behçet病，サルイコイドーシス，免疫反応，網膜血管炎，結核性ぶどう膜炎　246
眼合併症対策
　　フルオレセイン蛍光眼底造影，光干渉断層計，慢性・再発性ぶどう膜炎　253
眼窩蜂巣炎
　　扁平上皮癌，涙囊炎，涙囊部悪性腫瘍　318
眼感染症
　　PCR，眼内液　274
眼瞼
　　MRI，眼瞼挙筋機能，眼瞼下垂　320
眼瞼下垂
　　眼瞼，MRI，眼瞼挙筋機能　320
眼瞼挙筋機能
　　眼瞼下垂，眼瞼，MRI　320
眼瞼内皮
　　強制瞬目テスト，結膜弛緩症　64
眼軸長測定
　　IOLマスターTM，光干渉眼軸長測定装置，超音波Aモード法　111
　　最適化A定数，A定数，IOLマスターTM，光干渉眼軸長測定装置，超音波Aモード法　115
間接観察法
　　直接観察法，細胞浸潤，角膜上皮浮腫，スリットランプ　60
感染性角膜炎診断ツール
　　虹彩反帰光法，角膜浸潤　67
感染性ぶどう膜炎
　　非肉芽腫性ぶどう膜炎，肉芽腫性ぶどう膜炎，ぶどう膜炎　249
杆体
　　錐体，眼底疾患，ERG，網膜電図　224
眼底検査
　　固定内斜視，眼頭部傾斜反応，上斜筋麻痺，回旋斜視　12
　　網膜神経線維層欠損，傍乳頭網脈絡膜委縮，ラミナドットサイン，視神経乳頭　136
眼底疾患
　　ERG，網膜電図，杆体，錐体　224
眼頭部傾斜反応
　　上斜筋麻痺，回旋斜視，眼底検査，固定内斜視　12
　　斜偏位，Parks-Bielschowsky 3段階試験，滑車神経麻痺　26
眼内液
　　眼感染症，PCR　274
　　硝子体液採取，前房水採取　283
眼内レンズ度数
　　光学的眼軸長計測装置，超音波Aモード　119
偽性うっ血乳頭
　　超音波，MRI　290
季節変動
　　日内変動，自然変動，測定誤差，眼圧測定，体位変動　140
機能的検査
　　黄斑浮腫，網膜中心静脈閉塞症，形態学的検査　209
木下分類
　　アルカリ外傷，フルオレセイン染色，角膜上皮幹細胞疲弊　48
球後視神経症
　　滑車神経麻痺，同名半盲，相対的入力瞳孔反射異常　293

Keyword Index

急性進行性網膜壊死
　PCR, 急性網膜壊死, サイトメガロウイルス網膜炎, 免疫不全　198

急性前部ぶどう膜炎
　Behçet病, ぶどう膜炎, HLA, 交感性眼炎, Vogt-小柳-原田病　258
　皮内反応, 急性網膜壊死, 水痘・帯状疱疹ウイルス　278

急性網膜壊死
　サイトメガロウイルス網膜炎, 免疫不全, 急性進行性網膜壊死, PCR　198
　水痘・帯状疱疹ウイルス, 急性前部ぶどう膜炎, 皮内反応　278
　輪状締結術, 硝子体切除, 後部硝子体剥離, 硝子体手術　280

境界鮮明
　特発性眼窩炎症, 浸潤性増殖, 眼窩悪性リンパ腫, 画像診断　316

強制瞬目テスト
　結膜弛緩症, 眼瞼内皮　64

強度近視
　黄斑分離, レトロモード眼底撮影, 細隙灯顕微鏡　235

強度近視眼
　単純型黄斑部出血, 血管新生型黄斑部出血, 脈絡膜新生血管, 黄斑部出血　237

挙筋腱膜
　腱膜すべり症, 腱膜性眼瞼下垂症, 青斑核, Muller筋機械受容器, 不随意開瞼, 随意開瞼　327

虚血性視神経症
　中毒性視神経症, 視神経乳頭陥凹, 緑内障　296

近見視力
　瞳孔径, 多焦点眼内レンズ, 瞳孔計　127

隅角鏡検査
　原発閉塞隅角症, 原発閉塞隅角緑内障, 負荷試験, 前眼部OCT, UBM　165

隅角結節
　細隙灯顕微鏡検査, 周辺虹彩前癒着, 線維柱帯結節　285

隅角検査
　閉塞隅角眼, 動的隅角鏡検査, 静的隅角鏡検査　144

屈折型
　多焦点眼内レンズ, 焦点深度, 回折型　131

屈折誤差
　白内障手術, 翼状片手術, 角膜トポグラフィ　108

屈折測定
　レチノスコープ, 水晶体亜脱臼, 角膜混濁, 術後無水晶体　35

クリスタリン網膜症
　色素性傍静脈網脈絡膜委縮, Stargardt病, 脳回状網脈絡膜委縮, コロイデレミア, 錐体ジストロフィ, 網膜色素変性, 白点状網膜症, 白点状眼底　217

形態学的検査
　機能的検査, 黄斑浮腫, 網膜中心静脈閉塞症　209

血液検査
　サルコイドーシス, ぶどう膜炎　271

結核性ぶどう膜炎
　眼外結核病巣, Behçet病, サルコイドーシス, 免疫反応, 網膜血管炎　246

血管新生型黄斑部出血
　脈絡膜新生血管, 黄斑部出血, 強度近視眼, 単純型黄斑部出血　237

結膜弛緩症
　眼瞼内皮, 強制瞬目テスト　64

結膜上皮障害
　フルオレセイン, リサミングリーン, ローズベンガル, スルフォローダミンB　55

検査配置点
　preperimetric glaucoma, 静的視野検査　173

原発閉塞隅角症
　原発閉塞隅角緑内障, 負荷試験, 前眼部OCT, UBM, 隅角鏡検査　165

原発閉塞隅角緑内障
　　負荷試験，前眼部OCT，UBM，隅角鏡検査，原発閉塞隅角症　165
腱膜すべり症
　　腱膜性眼瞼下垂症，青斑核，Muller筋機械受容器，不随意開瞼，随意開瞼，挙筋腱膜　327
腱膜性眼瞼下垂症
　　青斑核，Muller筋機械受容器，不随意開瞼，随意開瞼，挙筋腱膜，腱膜すべり症　327
抗アセチルコリン受容体抗体
　　重症筋無力症，アイステスト，テンシロンテスト　37
光学的眼軸長計測装置
　　超音波Aモード，眼内レンズ度数　119
交感性眼炎
　　Vogt-小柳-原田病，急性前部ぶどう膜炎，Beh?et病，ぶどう膜炎，HLA　258
虹彩角膜内皮症候群
　　角膜内皮，角膜ヘルペス，再発性上皮びらん　90
虹彩反帰光法
　　角膜浸潤，感染性角膜炎診断ツール　67
好酸球
　　アレルギー，肥満細胞，IgE　69
交代遮蔽検査
　　Maddox杆，滑車神経麻痺，微小斜視角　9
交代性上斜位
　　遮蔽-非遮蔽試験，head-tilt test，下斜筋過動症　2
後頭葉視覚中枢
　　Humphreyプログラム，同名性孤立暗点　16
後部硝子体剥離
　　硝子体ポケット，OCT　182
　　硝子体手術，急性網膜壊死，輪状締結術，硝子体切除　280
膠様滴状角膜ジストロフィ
　　薬剤毒性角膜症，delayed staining，tight junction，フルオレセイン　45
コカイン
　　点眼試験，Horner症候群，アプラクロニジン，フェニレフリン　31
国際分類
　　plus disease，retinopathy of prematurity，ROP，aggressive posterior　193
固定内斜視
　　眼頭部傾斜反応，上斜筋麻痺，回旋斜視，眼底検査　12
コバルトフィルター
　　Fleischer輪，ディフューザー　47
コロイデレミア
　　錐体ジストロフィ，網膜色素変性，白点状網膜症，白点状眼底，クリスタリン網膜症，色素性傍静脈網脈絡膜委縮，
　　　Stargardt病，脳回状網脈絡膜委縮　217

サ行

細隙灯顕微鏡
　　強度近視，黄斑分離，レトロモード眼底撮影　235
細隙灯顕微鏡検査
　　周辺虹彩前癒着，線維柱帯結節，隅角結節　285
最適化A定数
　　A定数，IOLマスター™，光干渉眼軸長測定装置，超音波Aモード法，眼軸長測定　115
サイトメガロウイルス網膜炎
　　免疫不全，急性進行性網膜壊死，PCR，急性網膜壊死　198
再発性角膜上皮びらん
　　しわサイン，anterior stromal puncture　72

Keyword Index

再発性上皮びらん
　虹彩角膜内皮症候群，角膜内皮，角膜ヘルペス　90

細胞診
　免疫グロブリン遺伝子再構成，IL-10　322

細胞浸潤
　角膜上皮浮腫，スリットランプ，間接観察法，直接観察法　60

サルイコイドーシス
　免疫反応，網膜血管炎，結核性ぶどう膜炎，眼外結核病巣，Behçet病　246
　両側肺門リンパ節腫脹（BHL），臨床診断群，サルコイドーシス診断手引き，サルコイドーシス診断基準　266
　ぶどう膜炎，血液検査　271

サルコイドーシス診断基準
　サルコイドーシス，両側肺門リンパ節腫脹（BHL），臨床診断群，サルコイドーシス診断手引き　266

サルコイドーシス診断手引き
　サルコイドーシス診断基準，サルコイドーシス，両側肺門リンパ節腫脹（BHL），臨床診断群　266

三重視
　カラーコードマップ，Hartmann-Shack型波面センサー，Zernike多項式，収差検査　102

色素性傍静脈網脈絡膜委縮
　Stargardt病，脳回状網脈絡膜委縮，コロイデレミア，錐体ジストロフィ，網膜色素変性，白点状網膜症，白点状眼底，クリスタリン網膜症　217

視神経乳頭
　緑内障，眼底検査，網膜神経線維層欠損，傍乳頭網脈絡膜委縮，視神経乳頭　136

視神経乳頭画像解析
　緑内障診断，OCT，GDx，HRT，乳頭周囲神経線維層画像解析　153

視神経乳頭陥凹
　緑内障，虚血性視神経症，中毒性視神経症　296

自然変動
　測定誤差，眼圧測定，体位変動，季節変動，日内変動　140

耳側視野欠損
　上部分節状視神経低形成，緑内障　169

視野検査
　Matrix，フリッカー視野測定，FDT，SWAP　148

遮蔽-非遮蔽試験
　head-tilt test，下斜筋過動症，交代性上斜位　2

斜偏位
　Parks-Bielschowsky 3段階試験，滑車神経麻痺，眼頭部傾斜反応　26

周期交代性眼振
　Alexanderの法則，ヌル眼位，眼位依存性，振り子様眼振　23

収差検査
　三重視，カラーコードマップ，Hartmann-Shack型波面センサー，Zernike多項式　102

重症筋無力症
　アイステスト，テンシロンテスト，抗アセチルコリン受容体抗体　37

周辺虹彩前癒着
　線維柱帯結節，隅角結節，細隙灯顕微鏡検査　285

術後無水晶体
　屈折測定，レチノスコープ，水晶体亜脱臼，角膜混濁　35

硝子体液採取
　前房水採取，眼内液検査　283

硝子体手術
　急性網膜壊死，輪状締結術，硝子体切除，後部硝子体剥離　280

硝子体切除
　後部硝子体剥離，硝子体手術，急性網膜壊死，輪状締結術　280

硝子体ポケット
　OCT，後部硝子体剥離　182

Keyword Index

上斜筋牽引試験
　上斜筋麻痺，上斜筋腱鞘症候群　29
上斜筋腱鞘症候群
　上斜筋牽引試験，上斜筋麻痺　29
上斜筋麻痺
　回旋斜視，眼底検査，固定内斜視，眼頭部傾斜反応　12
　上斜筋腱鞘症候群，上斜筋牽引試験　29
焦点深度
　回析型，屈折型，多焦点眼内レンズ　131
上皮内新生物
　フルオレセイン染色，扁平上皮癌　42
上部分節状視神経低形成
　緑内障，耳側視野欠損　169
上方視神経部分低形成
　OCT，下方楔形視野欠損，正常眼圧緑内障　309
シリコーンチューブ加綿糸法
　綿紙法，Schirmer 濾紙法，涙液量，涙液メカニズム　335
しわサイン
　anterior stromal puncture，再発性角膜上皮びらん　72
浸潤性増殖
　眼窩悪性リンパ腫，画像診断，境界鮮明，特発性眼窩炎症　316
随意開瞼
　挙筋腱膜，腱膜すべり症，腱膜性眼瞼下垂症，青斑核，Muller筋機械受容器，不随意開瞼　327
水晶体亜脱臼
　角膜混濁，術後無水晶体，屈折測定，レチノスコープ　35
錐体
　眼底疾患，ERG，網膜電図，杆体　224
錐体ジストロフィ
　黄斑部局所 ERG，多局所 ERG，acute zonal occult outer retinopathy，occult macular dystrophy　215
　網膜色素変性，白点状網膜症，白点状眼底，クリスタリン網膜症，色素性傍静脈脈絡膜萎縮，Stargardt病，脳回状網脈絡膜萎縮，コロイデレミア　217
水痘・帯状疱疹ウイルス
　急性前部ぶどう膜炎，皮内反応，急性網膜壊死　278
頭蓋内圧亢進症
　脳静脈洞血栓症，MR venography (MRV)，うっ血乳頭　299
スペキュラーマイクロスコープ
　Fuchs角膜ジストロフィ，滴状角膜，角膜内皮　87
スリットスキャン式角膜トポグラフィ
　ビデオケラトスコープ，フォトケラトスコープ，円錐角膜，前眼部光干渉断層計　51
　オートケラトメータ，clinical history method (CHM)，角膜屈折力　122
スリットランプ
　間接観察法，直接観察法，細胞浸潤，角膜上皮浮腫　60
スルフォローダミンB
　結膜上皮障害，フルオレセイン，リサミングリーン，ローズベンガル　55
正常眼圧緑内障
　上方視神経部分低形成，OCT，下方楔形視野欠損　309
静的隅角鏡検査
　隅角検査，閉塞隅角眼，動的隅角鏡検査　144
静的視野検査
　検査配置点，preperimetric glaucoma　173
青斑核
　Muller筋機械受容器，不随意開瞼，随意開瞼，挙筋腱膜，腱膜すべり症，腱膜性眼瞼下垂症　327
生物・物理的特性
　Goldmann圧平眼圧計，使い捨てプリズム，トノセーフ，トノジェット　176

357

Keyword Index

接触型前置レンズ
　網膜剥離，網膜裂孔　189
線維柱帯結節
　隅角結節，細隙灯顕微鏡検査，周辺虹彩前癒着　285
前眼部OCT
　濾過胞，プラトー虹彩，閉塞隅角緑内障，UBM　162
　UBM，隅角鏡検査，原発閉塞隅角症，原発閉塞隅角緑内障，負荷試験　165
前眼部光干渉断層計
　スリットスキャン式角膜トポグラフィ，ビデオケラトスコープ，フォトケラトスコープ，円錐角膜　51
前置レンズ
　網膜肥厚，黄斑浮腫，光干渉断層計　205
前房水採取
　眼内液検査，硝子体液採取　283
相対的入力瞳孔反射異常
　球後視神経症，滑車神経麻痺，同名半盲　293
測定誤差
　眼圧測定，体位変動，季節変動，日内変動，自然変動　140

タ行

体位変動
　季節変動，日内変動，自然変動，測定誤差，眼圧測定　140
対座法視野検査
　同名半盲，半側空間無視　5
多局所ERG
　acute zonal occult outer retinopathy，occult macular dystrophy，錐体ジストロフィ，黄斑部局所ERG　215
多焦点眼内レンズ
　瞳孔計，近見視力，瞳孔径　127
　焦点深度，回折型，屈折型　131
多発性後極部網膜色素上皮症（MPPE）
　Vogt-小柳-原田病，インドシアニングリーン蛍光眼底造影（IA），フルオレセイン蛍光眼底造影（FA）　263
単眼性複視
　赤ガラステスト，動眼神経麻痺，脳動脈瘤　305
単純型黄斑部出血
　血管新生型黄斑部出血，脈絡膜新生血管，黄斑部出血，強度近視眼　237
中心性漿液性脈絡網膜症
　網膜血管腫状増殖，ポリープ状脈絡膜血管症，網膜細動脈瘤，網膜静脈分枝閉塞症，加齢黄斑変性，網膜色素上皮剥離　212
　加齢黄斑変性，特発性脈絡膜新生血管，ポリープ状脈絡膜血管症　230
中心性漿液性網脈絡膜症
　加齢黄斑変性，網膜色素上皮剥離，網膜剥離，ポリープ状脈絡膜血管症　185
中毒性視神経症
　視神経乳頭陥凹，緑内障，虚血性視神経症　296
中脳背側症候群
　OKN，輻湊後退眼振　21
超音波
　MRI，偽性うっ血乳頭　290
超音波Aモード
　眼内レンズ度数，光学的眼軸長計測装置　119
超音波Aモード法
　眼軸長測定，IOLマスターTM，光干渉眼軸長測定装置　111
　眼軸長測定，最適化A定数，A定数，IOLマスターTM，光干渉眼軸長測定装置　115
調節
　外部視標，両眼視　98

Keyword Index

直接観察法
　細胞浸潤，角膜上皮浮腫，スリットランプ，間接観察法　60
使い捨てプリズム
　トノセーフ，トノジェット，生物・物理的特性，Goldmann圧平眼圧計　176
ディフューザー
　コバルトフィルター，Fleischer輪　47
滴状角膜
　角膜内皮，スペキュラーマイクロスコープ，Fuchs角膜ジストロフィ　87
点眼試験
　Horner症候群，アプラクロニジン，フェニレフリン，コカイン　31
テンシロンテスト
　抗アセチルコリン受容体抗体，重症筋無力症，アイステスト　37
動眼神経麻痺
　脳動脈瘤，単眼性複視，赤ガラステスト　305
瞳孔径
　多焦点眼内レンズ，瞳孔計，近見視力　127
　近見視力，瞳孔径，多焦点眼内レンズ　127
動的隅角鏡検査
　静的隅角鏡検査，隅角検査，閉塞隅角眼　144
同名性孤立暗点
　後頭葉視覚中枢，Humphreyプログラム　16
同名半盲
　半側空間無視，対座法視野検査　5
　相対的入力瞳孔反射異常，球後視神経症，滑車神経麻痺　293
特発性脈絡膜新生血管
　ポリープ状脈絡膜血管症，中心性漿液性脈絡網膜症，加齢黄斑変性　230
特発性眼窩炎症
　浸潤性増殖，眼窩悪性リンパ腫，画像診断，境界鮮明　316
トノジェット
　生物・物理的特性，Goldmann圧平眼圧計，使い捨てプリズム，トノセーフ　176
トノセーフ
　トノジェット，生物・物理的特性，Goldmann圧平眼圧計，使い捨てプリズム　176
トレンド解析
　イベント解析，パターン偏差，緑内障，Humphrey視野計　159

ナ行

内視鏡
　涙嚢造影，涙管ブジー，涙嚢鼻腔吻合，涙道通過障害　341
肉芽腫性ぶどう膜炎
　ぶどう膜炎，感染性ぶどう膜炎，非肉芽腫性ぶどう膜炎　249
日内変動
　自然変動，測定誤差，眼圧測定，体位変動，季節変動　140
乳頭周囲神経線維層画像解析
　視神経乳頭画像解析，緑内障診断，OCT，GDx，HRT　153
ヌル眼位
　眼位依存性，振り子様眼振，周期交代性眼振，Alexanderの法則　23
脳回状網脈絡膜委縮
　コロイデレミア，錐体ジストロフィ，網膜色素変性，白点状網膜症，白点状眼底，クリスタリン網膜症，色素性傍静脈網脈絡膜委縮，Stargardt病　217
嚢子
　栄養体，ファンギフローラY，アカントアメーバ角膜炎　78

359

Keyword Index

脳静脈洞血栓症
　MR venography（MRV），うっ血乳頭，頭蓋内圧亢進症　299
脳動脈瘤
　単眼性複視，赤ガラステスト，動眼神経麻痺　305
囊胞様黄斑浮腫
　フルオレセイン蛍光造影，脈絡膜新生血管，加齢黄斑変性　241

ハ行

白点状眼底
　クリスタリン網膜症，色素性傍静脈網脈絡膜委縮，Stargardt病，脳回状網脈絡膜委縮，コロイデレミア，錐体ジストロフィ，網膜色素変性，白点状網膜症　217
白点状網膜症
　白点状眼底，クリスタリン網膜症，色素性傍静脈網脈絡膜委縮，Stargardt病，脳回状網脈絡膜委縮，コロイデレミア，錐体ジストロフィ，網膜色素変性　217
白内障手術
　翼状片手術，角膜トポグラフィ，屈折誤差　108
パターン偏差
　緑内障，Humphrey視野計，トレンド解析，イベント解析　159
反射性涙液分泌
　涙液分泌，Schirmer試験　57
半側空間無視
　対座法視野検査，同名半盲　5
光干渉眼軸長測定装置
　超音波Aモード法，眼軸長測定，IOLマスターTM　111
　超音波Aモード法，眼軸長測定，最適化A定数，A定数，IOLマスターTM　115
光干渉断層計
　前置レンズ，網膜肥厚，黄斑浮腫　205
　慢性・再発性ぶどう膜炎，眼合併症対策，フルオレセイン蛍光眼底造影　253
微小斜視角
　交代遮蔽検査，Maddox杆，滑車神経麻痺　9
ビデオケラトスコープ
　フォトケラトスコープ，円錐角膜，前眼部光干渉断層計，スリットスキャン式角膜トポグラフィ　51
皮内反応
　急性網膜壊死，水痘・帯状疱疹ウイルス，急性前部ぶどう膜炎　278
非肉芽腫性ぶどう膜炎
　肉芽腫性ぶどう膜炎，ぶどう膜炎，感染性ぶどう膜炎　249
肥満細胞
　IgE，好酸球，アレルギー　69
ファンギフローラY
　アカントアメーバ角膜炎，囊子，栄養体　78
フェニレフリン
　コカイン，点眼試験，Horner症候群，アプラクロニジン　31
フォトケラトスコープ
　円錐角膜，前眼部光干渉断層計，スリットスキャン式角膜トポグラフィ，ビデオケラトスコープ　51
負荷試験
　前眼部OCT，UBM，隅角鏡検査，原発閉塞隅角症，原発閉塞隅角緑内障　165
輻湊後退眼振
　中脳背側症候群，OKN　21
不随意開瞼
　随意開瞼，挙筋腱膜，腱膜すべり症，腱膜性眼瞼下垂症，青斑核，Muller筋機械受容器　327
ぶどう膜炎
　感染性ぶどう膜炎，非肉芽腫性ぶどう膜炎，肉芽腫性ぶどう膜炎　249

HLA，交感性眼炎，Vogt-小柳-原田病，急性前部ぶどう膜炎，Behçet病　258
　　血液検査，サルコイドーシス　271
プラトー虹彩
　　閉塞隅角緑内障，UBM，前眼部OCT，濾過胞　162
振り子様眼振
　　周期交代性眼振，Alexanderの法則，ヌル眼位，眼位依存性　23
フリッカー視野測定
　　FDT，SWAP，視野検査，Matrix　148
フルオレセイン
　　膠様滴状角膜ジストロフィ，薬剤毒性角膜症，delayed staining，tight junction　45
　　リサミングリーン，ローズベンガル，スルフォローダミンB，結膜上皮障害　55
フルオレセイン蛍光眼底造影
　　光干渉断層計，慢性・再発性ぶどう膜炎，眼合併症対策　253
　　インドシアニングリーン蛍光眼底造影，脈絡膜血管　345
フルオレセイン蛍光眼底造影（FA）
　　多発性後極部網膜色素上皮症（MPPE），Vogt-小柳-原田病，インドシアニングリーン蛍光眼底造影（IA）　263
フルオレセイン蛍光造影
　　脈絡膜新生血管，加齢黄斑変性，囊胞様黄斑浮腫　241
フルオレセイン染色
　　扁平上皮癌，上皮内新生物　42
　　角膜上皮幹細胞疲弊，木下分類，アルカリ外傷　48
プログラム10-2
　　プログラムG，プログラム30-2，Octopus，Humphrey，プログラムM　19
プログラム30-2
　　Octopus，Humphrey，プログラムM，プログラム10-2，プログラムG　19
プログラムG
　　プログラム30-2，Octopus，Humphrey，プログラムM，プログラム10-2　19
プログラムM
　　プログラム10-2，プログラムG，プログラム30-2，Octopus，Humphrey　19
閉塞隅角眼
　　動的隅角鏡検査，静的隅角鏡検査，隅角検査　144
閉塞隅角緑内障
　　UBM，前眼部OCT，濾過胞，プラトー虹彩　162
扁平上皮癌
　　上皮内新生物，フルオレセイン染色　42
　　涙囊炎，涙囊部悪性腫瘍，眼窩蜂巣炎　318
傍乳頭網脈絡膜萎縮
　　ラミナドットサイン，視神経乳頭，緑内障，眼底検査，傍乳頭網脈絡膜萎縮　136
ポリープ状脈絡膜血管症
　　中心性漿液性脈絡網膜症，加齢黄斑変性，特発性脈絡膜新生血管　230
ポリープ状脈絡膜血管症
　　中心性漿液性脈絡網膜症，加齢黄斑変性，網膜色素上皮剥離，網膜剥離　185
　　網膜細動脈瘤，網膜静脈分枝閉塞症，加齢黄斑変性，網膜色素上皮剥離，中心性漿液性脈絡網膜症，網膜血管腫状増殖　212

マ行

マイボーム腺
　　マイボーム腺機能不全，マイボグラフィー　92
マイボーム腺機能不全
　　マイボグラフィー，マイボーム腺　92
マイボグラフィー
　　マイボーム腺，マイボーム腺機能不全　92

Keyword Index

慢性・再発性ぶどう膜炎
  眼合併症対策，フルオレセイン蛍光眼底造影，光干渉断層計　253

脈絡膜血管
  フルオレセイン蛍光眼底造影，インドシアニングリーン蛍光眼底造影　345

脈絡膜新生血管
  黄斑部出血，強度近視眼，単純型黄斑部出血，血管新生型黄斑部出血　237
  加齢黄斑変性，囊胞様黄斑浮腫，フルオレセイン蛍光造影　241

免疫グロブリン遺伝子再構成
  IL-10，細胞診　322

免疫反応
  網膜血管炎，結核性ぶどう膜炎，眼外結核病巣，Beh?et病，サルコイドーシス　246

免疫不全
  急性進行性網膜壊死，PCR，急性網膜壊死，サイトメガロウイルス網膜炎　198

綿紙法
  Schirmer 濾紙法，涙液量，涙液メカニズム，シリコーンチューブ加綿糸法　335

網膜血管炎
  結核性ぶどう膜炎，眼外結核病巣，Beh?et病，サルコイドーシス，免疫反応　246

網膜血管腫状増殖
  ポリープ状脈絡膜血管症，網膜細動脈瘤，網膜静脈分枝閉塞症，加齢黄斑変性，網膜色素上皮剥離，中心性漿液性脈絡網膜症　212

網膜細動脈瘤
  網膜静脈分枝閉塞症，加齢黄斑変性，網膜色素上皮剥離，中心性漿液性脈絡網膜症，網膜血管腫状増殖，ポリープ状脈絡膜血管症　212

網膜色素上皮剥離
  網膜剥離，ポリープ状脈絡膜血管症，中心性漿液性網脈絡膜症，加齢黄斑変性　185
  中心性漿液性脈絡網膜症，網膜血管腫状増殖，ポリープ状脈絡膜血管症，網膜細動脈瘤，網膜静脈分枝閉塞症，加齢黄斑変性　212

網膜色素変性
  白点状網膜症，白点状眼底，クリスタリン網膜症，色素性傍静脈網脈絡膜委縮，Stargardt病，脳回状網脈絡膜委縮，コロイデレミア，錐体ジストロフィ　217

網膜静脈の口径不同
  網膜新生血管，網膜内細小血管異常，網膜静脈の自鞘化，網膜静脈のループ形成　202

網膜静脈の自鞘化
  網膜静脈のループ形成，網膜静脈の口径不同，網膜新生血管，網膜内細小血管異常　202

網膜静脈のループ形成
  網膜静脈の口径不同，網膜新生血管，網膜内細小血管異常，網膜静脈の自鞘化　202

網膜静脈分枝閉塞症
  加齢黄斑変性，網膜色素上皮剥離，中心性漿液性脈絡網膜症，網膜血管腫状増殖，ポリープ状脈絡膜血管症，網膜細動脈瘤　212

網膜神経線維層欠損
  傍乳頭網脈絡膜委縮，ラミナドットサイン，視神経乳頭，緑内障，網膜神経線維層欠損　136

網膜新生血管
  網膜内細小血管異常，網膜静脈の自鞘化，網膜静脈のループ形成，網膜静脈の口径不同　202

網膜中心静脈閉塞症
  形態学的検査，機能的検査，黄斑浮腫　209

網膜電図
  杆体，錐体，眼底疾患，ERG　224

網膜内細小血管異常
  網膜静脈の自鞘化，網膜静脈のループ形成，網膜静脈の口径不同，網膜新生血管　202

網膜剥離
  ポリープ状脈絡膜血管症，中心性漿液性網脈絡膜症，加齢黄斑変性，網膜色素上皮剥離　185
  網膜裂孔，接触型前置レンズ　189

網膜肥厚
  黄斑浮腫，光干渉断層計，前置レンズ　205

Keyword Index

網膜裂孔
　　接触型前置レンズ，網膜剥離　189

ヤ行

薬剤毒性角膜症
　　delayed staining，tight junction，フルオレセイン，膠様滴状角膜ジストロフィ　45
翼状片手術
　　角膜トポグラフィ，屈折誤差，白内障手術　108

ラ行

ラミナドットサイン
　　視神経乳頭，緑内障，眼底検査，網膜神経線維層欠損，ラミナドットサイン　136
リサミングリーン
　　ローズベンガル，スルフォローダミンB，結膜上皮障害，フルオレセイン　55
両眼視
　　調節，外部視標　98
両側肺門リンパ節腫脹（BHL）
　　臨床診断群，サルコイドーシス診断手引き，サルコイドーシス診断基準，サルコイドーシス　266
緑内障
　　眼底検査，網膜神経線維層欠損，傍乳頭網脈絡膜委縮，ラミナドットサイン，緑内障　136
　　Humphrey視野計，トレンド解析，イベント解析，パターン偏差　159
　　耳側視野欠損，上部分節状視神経低形成　169
　　虚血性視神経症，中毒性視神経症，視神経乳頭陥凹　296
緑内障診断
　　OCT，GDx，HRT，乳頭周囲神経線維層画像解析，視神経乳頭画像解析　153
臨床診断群
　　サルコイドーシス診断手引き，サルコイドーシス診断基準，サルコイドーシス，両側肺門リンパ節腫脹（BHL）　266
輪状締結術
　　硝子体切除，後部硝子体剥離，硝子体手術，急性網膜壊死　280
涙液分泌
　　Schirmer試験，反射性涙液分泌　57
涙液メカニズム
　　シリコーンチューブ加綿糸法，綿紙法，Schirmer濾紙法，涙液量　335
涙液量
　　涙液メカニズム，シリコーンチューブ加綿糸法，綿紙法，Schirmer濾紙法　335
涙管ブジー
　　涙嚢鼻腔吻合，涙道通過障害，内視鏡・光ファイバー，涙嚢造影　341
涙道通過障害
　　内視鏡・光ファイバー，涙嚢造影，涙管ブジー，涙嚢鼻腔吻合　341
涙嚢炎
　　涙嚢部悪性腫瘍，眼窩蜂巣炎，扁平上皮癌　318
涙嚢造影
　　涙管ブジー，涙嚢鼻腔吻合，涙道通過障害，内視鏡・光ファイバー　341
涙嚢鼻腔吻合
　　涙道通過障害，内視鏡・光ファイバー，涙嚢造影，涙管ブジー　341
涙嚢部悪性腫瘍
　　眼窩蜂巣炎，扁平上皮癌，涙嚢炎　318
レチノスコープ
　　水晶体亜脱臼，角膜混濁，術後無水晶体，屈折測定　35

Keyword Index

レトロモード眼底撮影
　細隙灯顕微鏡，強度近視，黄斑分離　235
ローズベンガル
　スルフォローダミンB，結膜上皮障害，フルオレセイン，リサミングリーン　55
濾過胞
　プラトー虹彩，閉塞隅角緑内障，UBM，前眼部OCT　162

a-z

A定数
　IOLマスター TM，光干渉眼軸長測定装置，超音波Aモード法，眼軸長測定，最適化A定数　115
acute zonal occult outer retinopathy
　occult macular dystrophy，錐体ジストロフィ，黄斑部局所ERG，多局所ERG　215
aggressive posterior
　国際分類，plus disease，retinopathy of prematurity，ROP　193
AGIS
　MD slope，MD，CIGTS　178
Alexanderの法則
　ヌル眼位，眼位依存性，振り子様眼振，周期交代性眼振　23
Amslerチャート
　黄斑前膜，黄斑円孔，Watzke-Allenテスト　196
anterior stromal puncture
　再発性角膜上皮びらん，しわサイン　72
Behçet病
　サルコイドーシス，免疫反応，網膜血管炎，結核性ぶどう膜炎，眼外結核病巣　246
　ぶどう膜炎，HLA，交感性眼炎，Vogt-小柳-原田病，急性前部ぶどう膜炎　258
CIGTS
　AGIS，MD slope，MD　178
clinical history method（CHM）
　角膜屈折力，スリットスキャン式角膜トポグラフィ，オートケラトメータ　122
delayed staining
　tight junction，フルオレセイン，膠様滴状角膜ジストロフィ，薬剤毒性角膜症　45
ERG
　網膜電図，杆体，錐体，眼底疾患　224
FDT
　SWAP，視野検査，Matrix，フリッカー視野測定　148
Fleischer輪
　ディフューザー，コバルトフィルター　47
Fuchs角膜ジストロフィ
　滴状角膜，角膜内皮，スペキュラーマイクロスコープ　87
GDx
　HRT，乳頭周囲神経線維層画像解析，視神経乳頭画像解析，緑内障診断，OCT　153
Goldmann圧平眼圧計
　使い捨てプリズム，トノセーフ，トノジェット，生物・物理的特性　176
Hartmann-Shack型波面センサー
　Zernike多項式，収差検査，三重視，カラーコードマップ　102
head-tilt test
　下斜筋過動症，交代性上斜位，遮蔽-非遮蔽試験　2
HLA
　交感性眼炎，Vogt-小柳-原田病，急性前部ぶどう膜炎，Behçet病，ぶどう膜炎　258
Horner症候群
　アプラクロニジン，フェニレフリン，コカイン，点眼試験　31

HRT
乳頭周囲神経線維層画像解析，視神経乳頭画像解析，緑内障診断，OCT，GDx　153
Humphrey
プログラムM，プログラム10-2，プログラムG，プログラム30-2，Octopus　19
Humphrey視野計
トレンド解析，イベント解析，パターン偏差，緑内障　159
Humphreyプログラム
同名性孤立暗点，後頭葉視覚中枢　16
IgE
好酸球，アレルギー，肥満細胞　69
IL-10
細胞診，免疫グロブリン遺伝子再構成　322
IOLマスター™
光干渉眼軸長測定装置，超音波Aモード法，眼軸長測定　111
光干渉眼軸長測定装置，超音波Aモード法，眼軸長測定，最適化A定数，A定数　115
K-structure
LASIK，角膜モザイク　83
LASIK
角膜モザイク，K-structure　83
Maddox杆
滑車神経麻痺，微小斜視角，交代遮蔽検査　9
Matrix
フリッカー視野測定，FDT，SWAP，視野検査　148
MD
CIGTS，AGIS，MD slope　178
MD slope
MD，CIGTS，AGIS　178
MR venography（MRV）
うっ血乳頭，頭蓋内圧亢進症，脳静脈洞血栓症　299
MRI
偽性うっ血乳頭，超音波　290
眼瞼挙筋機能，眼瞼下垂，眼瞼　320
Muller筋機械受容器
不随意開瞼，随意開瞼，挙筋腱膜，腱膜すべり症，腱膜性眼瞼下垂症，青斑核　327
occult macular dystrophy
錐体ジストロフィ，黄斑部局所ERG，多局所ERG，acute zonal occult outer retinopathy　215
OCT
GDx，HRT，乳頭周囲神経線維層画像解析，視神経乳頭画像解析，緑内障診断　153
後部硝子体剥離，硝子体ポケット　182
下方楔形視野欠損，正常眼圧緑内障，上方視神経部分低形成　309
Octopus
Humphrey，プログラムM，プログラム10-2，プログラムG，プログラム30-2　19
OKN
輻湊後退眼振，中脳背側症候群　21
Parks-Bielschowsky 3段階試験
滑車神経麻痺，眼頭部傾斜反応，斜偏位　26
PCR
急性網膜壊死，サイトメガロウイルス網膜炎，免疫不全，急性進行性網膜壊死　198
眼内液，眼感染症　274
plus disease
retinopathy of prematurity，ROP，aggressive posterior，国際分類　193
preperimetric glaucoma
静的視野検査，検査配置点　173

Keyword Index

RAPD
外傷性散瞳，swinging flashlight test　302

retinopathy of prematurity
ROP，aggressive posterior，国際分類，plus disease　193

ROP
aggressive posterior，国際分類，plus disease，retinopathy of prematurity　193

Schirmer試験
反射性涙液分泌，涙液分泌　57

Schirmer濾紙法
涙液量，涙液メカニズム，シリコーンチューブ加綿糸法，綿紙法　335

Stargardt病
脳回状網脈絡膜委縮，コロイデレミア，錐体ジストロフィ，網膜色素変性，白点状網膜症，白点状眼底，クリスタリン網膜症，色素性傍静脈網脈絡膜委縮　217

SWAP
視野検査，Matrix，フリッカー視野測定，FDT　148

swinging flashlight test
RAPD，外傷性散瞳　302

tight junction
フルオレセイン，膠様滴状角膜ジストロフィ，薬剤毒性角膜症，delayed staining　45

UBM
前眼部OCT，濾過胞，プラトー虹彩，閉塞隅角緑内障　162
隅角鏡検査，原発閉塞隅角症，原発閉塞隅角緑内障，負荷試験，前眼部OCT　165

Vogt-小柳-原田病
急性前部ぶどう膜炎，Beh?et病，ぶどう膜炎，HLA，交感性眼炎　258
インドシアニングリーン蛍光眼底造影（IA），フルオレセイン蛍光眼底造影（FA），多発性後極部網膜色素上皮症（MPPE）　263

Watzke-Allenテスト
Amslerチャート，黄斑前膜，黄斑円孔　196

Zernike多項式
収差検査，三重視，カラーコードマップ，Hartmann-Shack型波面センサー　102

眼科検査のグノーティ・セアウトン
この検査では,ここが見えない

2010 年 11 月 25 日　第 1 版第 1 刷発行

編　集　山下英俊
　　　　谷原秀信

発行者　七野俊明
発行所　株式会社シナジー
　　　　〒101-0062 東京都千代田区神田駿河台 3-4-2
　　　　TEL：03-5209-1851（代）
　　　　URL：http://www.syg.co.jp
装丁・DTP　有限会社プロジェクト・エス
印刷・製本　図書印刷株式会社

ISBN 978-4-916166-37-1

©Synergy, 2010. Printed in Japan.
乱丁・落丁本はお取り替えいたします.

本書の複写・複製・転載・翻訳・上映・譲渡・データベースへの取り込み,および送信に関する許諾権は,株式会社シナジーが保有します.

専門医とプライマリケア医のブリッジテキスト!

脳とこころのプライマリケア
Primary Care in Psychiatry and Brain Science

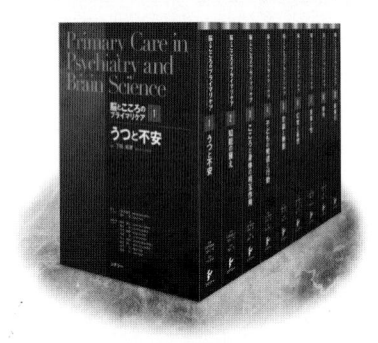

精神症状から疾患を読み解く

■監修 (五十音順)
日野原重明（聖路加国際病院理事長）
宮岡　等（北里大学教授）

■編集委員 (五十音順)
飯田　順三（奈良県立医科大学教授）
池田　学（熊本大学大学院教授）
下田　和孝（獨協医科大学教授）
千葉　茂（旭川医科大学教授）
中山　和彦（東京慈恵会医科大学教授）
福居　顯二（京都府立医科大学教授）
堀口　淳（島根大学教授）
宮岡　等（北里大学教授）

シリーズの特色

1. 臨床で役立つ
全8巻は精神疾患の主要な症状別に構成。これまでの疾患別構成とは一線を画し、日常の臨床現場で使える内容です。

2. 最新の研究成果を解説
21世紀に入ってからの遺伝子レベルでの疾患解明や、長足に進歩した画像診断を、随所に取り入れました。

3. 必要な情報を過不足なく
シリーズ書籍にありがちな冗漫さを避け、シンプル&コンデンスな編集を心がけました。

4. 複雑化する社会環境にも配慮
インターネット環境が浸透し、患者と医療者の関係が激変しつつある現代社会の諸問題にも言及しました。

5. プライマリケア医のベッドサイドに
精神科を専門としない臨床医にも理解できるよう、精神疾患の最新知識と診療のコツをコンパクトに整理しました。

6. 臨床で活躍中の医師600有余人の叡知を結集
総項目数570、とくに臨床を重視した執筆陣容です。

シリーズ（全8巻）の構成

1　うつと不安（編集：下田和孝）
2　知能の衰え（編集：池田学）
3　こころと身体の相互作用（編集：宮岡等）
4　子どもの発達と行動（編集：飯田順三）
5　意識と睡眠（編集：千葉茂）
6　幻覚と妄想（編集：堀口淳）
7　食事と性（編集：中山和彦）
8　依存（編集：福居顯二）
別巻　総索引

＊2010年6月第1回配本（以降隔月刊行予定）

体裁：B5判、2色刷(一部4色)、上製本、箱入、各巻400〜700ページ。
価格：各巻25,000〜35,000円（予定）。
★セット価格：本体240,000円+税
★セットご購入特典：全8巻セットご購入者には「別巻 総索引」を1冊進呈いたします。詳しくは小社までお問い合せください。

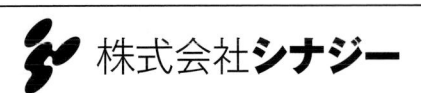

株式会社シナジー
〒101-0062　東京都千代田区神田駿河台3-4-2　日専連朝日生命ビル
Tel: 03-5209-1853　Fax: 03-3252-1771　http//www.syg.co.jp